100 Interesting
Case Studies in Neurointervention
Tips and Tricks

100个有趣的神经介入病例 提示与技巧

原著 [印] Vipul Gupta　　[美] Ajit S. Puri　　[印] Rajsrinivas Parthasarathy
主译　郭　庚　吕　明　马　宁

中国科学技术出版社
·北京·

图书在版编目（CIP）数据

100 个有趣的神经介入病例：提示与技巧 /（印）维普尔·古普塔,（美）阿吉特·S. 普里,（印）拉杰斯里尼夫·帕塔萨拉蒂原著；郭庚，吕明，马宁译 . — 北京：中国科学技术出版社，2022.5

书名原文：100 Interesting Case Studies in Neurointervention: Tips and Tricks

ISBN 978-7-5046-9464-5

Ⅰ . ① 1… Ⅱ . ①维… ②阿… ③拉… ④郭… ⑤吕… ⑥马… Ⅲ . ①神经系统疾病—介入性治疗—病案 Ⅳ . ① R741.05

中国版本图书馆 CIP 数据核字 (2022) 第 033471 号

著作权合同登记号：

First published in English under the title
100 Interesting Case Studies in Neurointervention: Tips and Tricks
edited by Vipul Gupta, Ajit S. Puri, Rajsrinivas Parthasarathy
Copyright © Springer International Publishing Switzerland, 2020
This edition has been translated and published under licence from Springer Nature Switzerland AG.
All rights reserved.

策划编辑	丁亚红　焦健姿
责任编辑	史慧勤
装帧设计	佳木水轩
责任印制	徐　飞

出　　版	中国科学技术出版社
发　　行	中国科学技术出版社有限公司发行部
地　　址	北京市海淀区中关村南大街 16 号
邮　　编	100081
发行电话	010-62173865
传　　真	010-62179148
网　　址	http://www.cspbooks.com.cn

开　　本	889mm×1194mm　1/16
字　　数	457 千字
印　　张	21
版　　次	2022 年 5 月第 1 版
印　　次	2022 年 5 月第 1 次印刷
印　　刷	天津翔远印刷有限公司
书　　号	ISBN 978-7-5046-9464-5/R · 2851
定　　价	198.00 元

（凡购买本社图书，如有缺页、倒页、脱页者，本社发行部负责调换）

译者名单

主　　译 郭　庚　吕　明　马　宁

副 主 译 吴勇强　张文举　朱　卿

学术秘书 孙彦琪

译　　者（以姓氏汉语拼音为序）

　　　　　高　超　复旦大学附属华山医院
　　　　　郭　庚　山西医科大学第一医院
　　　　　郭庆东　空军军医大学西京医院
　　　　　郭晓隆　山西医科大学第一医院
　　　　　郭宗铎　重庆医科大学附属第一医院
　　　　　霍晓川　首都医科大学附属北京天坛医院
　　　　　李心国　中国医科大学附属第一医院
　　　　　刘　健　首都医科大学附属北京天坛医院
　　　　　吕　明　首都医科大学附属北京天坛医院
　　　　　马　宁　首都医科大学附属北京天坛医院
　　　　　倪　伟　复旦大学附属华山医院
　　　　　孙力泳　首都医科大学宣武医院
　　　　　孙彦琪　山西医科大学第一医院
　　　　　王小刚　山西医科大学第一医院
　　　　　汪　阳　首都医科大学附属北京朝阳医院
　　　　　吴勇强　山西医科大学第一医院
　　　　　张文举　山西医科大学第一医院
　　　　　朱　卿　苏州大学附属第二医院

主译简介

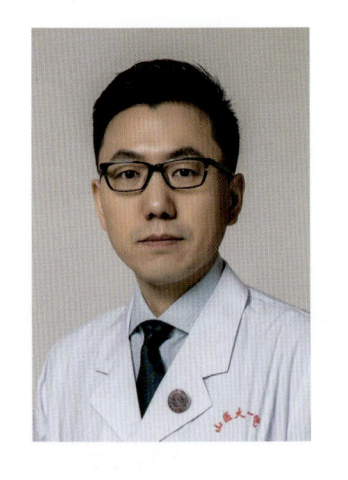

郭 庚 医学博士，博士后，主任医师，教授，硕士研究生导师，博士后合作导师，山西医科大学第一医院血管神经外科主任。山西省学术技术带头人，山西省首批"三晋英才"拔尖骨干人才，山西省首届青年医师奖获得者，山西省高等学校131领军人才，山西省高等学校优秀青年学术带头人，山西省首位血流导向装置导师。中华医学会神经外科学分会青年委员会委员，中华医学会神经外科学分会脑血管病学组委员，中国研究型医院学会脑血管病专业委员会委员兼青年委员会常委，中国老年医学学会脑血管病分会常委，山西省医学会神经外科学分会委员兼青年委员会副主委，山西省医师协会神经外科医师分会委员兼副总干事，9种学术期刊编委及审稿专家。曾赴意大利佛罗伦萨大学卡雷基医院、美国巴洛神经病学研究所、日本札幌祯心会病院访问学习。擅长脑（脊髓）血管病的外科手术与介入治疗。主持国家自然科学基金、中国博士后科学基金等9项。获山西省科技进步二等奖、三等奖各1项。主编、主译《血管内神经外科学与介入神经放射学教程》《七种类型搭桥》等著作4部，参编5部。近年来发表学术论文60余篇，其中SCI收录21篇。

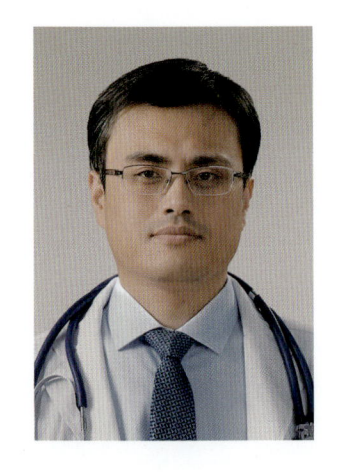

吕 明 医学博士，主任医师，教授，博士研究生导师，现就职于首都医科大学附属北京天坛医院神经介入中心。中国研究型医院学会脑血管病专业委员会委员，中国医师协会出血性脑血管病神经介入专业委员会秘书，中国医师协会神经介入专业委员会第一届青年委员会委员。主要从事神经系统血管病的介入治疗，主攻颅内动脉瘤、蛛网膜下腔出血、脑血管畸形、颈动脉海绵窦瘘、硬脑膜动静脉瘘、脊髓血管畸形、脑动脉狭窄、缺血性脑卒中等各类脑脊髓血管病，尤其对颅内动脉瘤的血管内治疗有独到见解和较深造诣。承担北京天坛医院部分协作单位的会诊工作，带动和促进了国内多家省市医院神经介入技术的开展。目前科研方向致力于颅内动脉瘤介入治疗的规范化和个体化，得到北京市科技新星计划、北京市优秀人才项目和北京市卫生系统高层次卫生技术人才培养计划资助。主译著作2部，主持制作医学多媒体教学软件1部。近年来在国内外期刊发表论文30余篇。

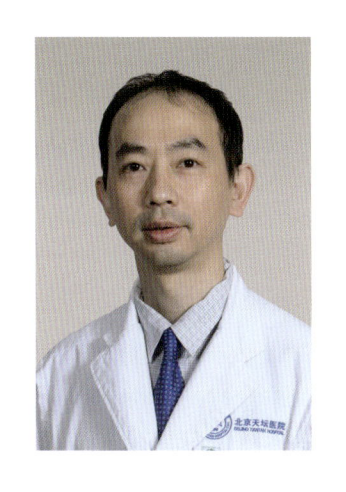

马　宁　医学博士，主任医师，教授，博士研究生导师，首都医科大学附属北京天坛医院神经介入中心副主任。北京医学会介入分会青年委员会副主任委员，国家神经系统疾病临床医学研究中心脑血管病工作委员会委员，中国医师协会神经介入专业委员会缺血性脑血管病学组委员，中国研究型医院学会介入神经病学专业委员会委员，国家卫生健康委员会脑卒中防治工程中青年专家委员会委员。2004年获中国协和医科大学博士学位，之后一直从事缺血性脑血管病介入治疗工作。多次参加国际会议交流。作为主要完成人参与多个国家自然科学基金面上项目。作为第一作者或通讯作者发表SCI收录论文27篇、国内核心期刊发表脑血管病相关论文10余篇。

内容提要

本书引进自世界知名的Springer出版社，由神经介入专家Vipul Gupta、Ajit S. Puri和Rajsrinivas Parthasarathy倾力打造。书中收集汇总了神经介入治疗的100个有趣病例，着重强调临床实践，从病例概述、诊疗思路、治疗经过、提示与技巧等方面进行了详细阐释，可为不同层次的从业人员展示相关临床要点，进而帮助其轻松掌握神经介入治疗中的相关操作技巧。本书编排简洁、重点突出、图文并茂，便于读者快速查阅相关内容，同时附有大量高清影像图片，可视化展示神经介入治疗的相关操作步骤，对神经介入医师有重要的指导意义，可供神经内、外科一线临床医生在工作中阅读参考。

中文版序

过去的三十年，中国的发展可谓沧海桑田，我们的医疗，特别是神经介入领域，虽然发展历史很短，但却弥足珍贵，目前规模也越来越大，这与我们民族的发展、对脑血管健康认识的发展、技术理念及材料的发展息息相关。

神经介入作为神经科学一个新兴而重要的组成部分，其发展伊始就如同一条涓涓细流，凭借其操作时间短、手术创伤小、术后恢复快等优势，逐渐成为脑血管疾病治疗的重要手段之一，现如今已迅猛发展为一条波澜壮阔的江河。

对于从事神经介入的临床工作者来说，通过手中的导丝和导管，治疗复杂而危险的脑血管疾病，颇有四两拨千斤的意味。想要成为一名优秀的神经介入医生，不仅要有斗榫合缝的技艺，还要有洞幽烛微的精神。特别是在遇到一些特别难以诊治的病例时，具体的操作技巧往往来自于不断地探索，以及与同道专家的紧密合作。

郭庚、吕明、马宁三位教授领衔翻译的《100个有趣的神经介入病例：提示与技巧》是一部不可多得的神经介入工具书。该书作者从具体病例出发，将自己治疗过程中的手术方案、决策思考、交流探讨、替代方案等记录下来并分享给读者，配合珍贵的术中影像，使读者阅读时犹如身临其境，尤其在每个病例的结尾附以"提示与技巧"，更是起到了画龙点睛的作用。因此，本书具有较高的参考价值，值得反复研读。

希望广大神经介入同道可以从本书获益，进而更好地造福患者。

首都医科大学附属北京天坛医院神经介入中心
北京市神经外科研究所教授、博士研究生导师

译者前言

21世纪以来，神经介入放射学飞速发展。时至今日，随着介入理念的突破、介入技术的提高和介入器材的更新，神经介入技术在脑血管疾病的诊治中全面深化拓展，已使越来越多的脑血管病患者获益。

目前，在神经介入学习的过程中，大多数年轻医师都是在上级医师指导下，不断积累临床工作经验中成长起来的，这个过程通常是缓慢的，并且经常伴有深刻的临床教训。一次偶然的机会，笔者看到了神经介入专家Vipul Gupta、Ajit S. Puri和Rajsrinivas Parthasarathy编著的这部*100 Interesting Case Studies in Neurointervention: Tips and Tricks*，书中精心汇总了神经介入治疗的100个经典有趣的病例，着重强调介入理念和临床实践，每个病例介绍均包含病例概述、诊疗思路和治疗经过，同时配以丰富清晰的插图进行详细阐释，并且在病例后均总结列出"提示与技巧"。本书难能可贵之处也正在于此，不但有成功病例的分享，还有失败病例的详细补救措施和经验教训总结。"前车已覆，后未知更，何觉时？"鉴于此，本书不仅对神经介入初学者大有益处，对经验丰富的神经介入专家亦有重要参考价值。因此，我们决定将其翻译成中文，与国内同道分享。

本书译者均为神经介入工作经验丰富的临床医师，他们在翻译和校对过程中付出大量时间和精力，反复研读推敲，力求内容准确、语义通达。我们衷心希望这部译著能对国内广大神经介入同道有所帮助，为我国介入神经放射学发展添砖加瓦，尽绵薄之力。

由于参与翻译人员较多，加之中外术语规范及语言表述习惯有所差异，书中可能存在偏颇之处，敬请各位读者批评指正。

原书前言

在过去的二十年，神经介入取得了长足进步。最近，急性脑卒中临床试验的阳性结果（对我来说是神经介入的"圣杯"）和动脉瘤治疗材料进化使得这一领域变得更加突出，并在神经内、外科疾病中发挥越来越大的作用。

然而，尽管需要更多的神经介入医师，但培训计划仍无法跟上步伐。在南亚和东南亚尚缺乏可以启动培训项目（有足够数量、质量）的教学中心。不仅如此，在西方施行的培训有时可能也不适合此地区患者的临床和经济状况。

在我的职业生涯中，我与著名的神经内、外科医师密切合作，并在许多场合讲解我用来处理特别困难病例的"提示与技巧"。我的同事们鼓励我将这些内容汇总编写成一部著作，以帮助有抱负的年轻神经介入医师。本书的出版是他们不懈鼓励和大力支持的结果。

编写本书的初衷是希望完成一部实用的教学图谱，为神经介入医师处理具有挑战性情况时提供快速参考。书中讲解了我采用的技术、决策过程、替代的临床治疗方案，并配有术前和术后的影像。在每个病例的结尾都会有一个"提示与技巧"，以分享我的个人经验，希望能帮助年轻的同事们在神经介入领域缩短学习曲线。

我真诚地希望你会发现本书在你的"军械库"中是一个有用的工具，更重要的是，它能使你获得更好的技术和临床结果。

Dr. Vipul Gupta
Gurgaon, India

致 谢

衷心感谢我的合著者 Dr. Rajsrinivas Parthasarthy 和 Dr. Ajit S. Puri，他们不仅在撰写病例方面给予我很大帮助，而且在审查其他编者提供的病例材料方面发挥了关键作用。同时，还要感谢各位编者，他们在百忙之中抽出时间为本书提供病例。特别感谢我的同事和挚友 Dr. Aditya Gupta 和 Dr. Sumit Singh 在编写本书期间的支持；非常感谢 Dr. Swati Chinchure、Dr. Milind Sawant 和 Dr. Anshul Mahajan 帮助审阅这些病例。我们的患者在我们的学习中发挥了很大作用，并同意将影像学资料用于学术目的。最后，非常感谢出版社的工作人员 Dinesh Sinha 和 Naren Aggarwal 的耐心与支持。

目 录

上篇 动脉瘤

病例 1	极度迂曲路径的基底动脉尖动脉瘤：三轴技术	002
病例 2	主动脉迂曲患者的动脉瘤栓塞治疗	005
病例 3	困难路径颅内动脉瘤：同轴技术行远端通路导管置入	007
病例 4	主动脉弓中断：直接颈动脉穿刺	010
病例 5	巨大海绵窦段动脉瘤：球囊闭塞试验后行载瘤动脉闭塞	013
病例 6	双微导管技术	016
病例 7	球囊辅助和双微导管技术（三维导管塑形）	018
病例 8	累及后交通动脉起始处的颈内动脉动脉瘤栓塞治疗	022
病例 9	瘤颈附近破裂可能的动脉瘤：血管内治疗	024
病例 10	分叶状小动脉瘤：球囊辅助栓塞	026
病例 11	球囊辅助栓塞颈内动脉分叉部大型动脉瘤：瘤颈评估	029
病例 12	动脉瘤起源自分支血管：控制性球囊充盈技术	032
病例 13	分叶状宽颈动脉瘤：End-Hole 技术	035
病例 14	颈内动脉分叉部动脉瘤：通过前交通动脉使球囊到位	038
病例 15	双球囊技术辅助治疗宽颈动脉瘤	041
病例 16	大脑中动脉夹层动脉瘤：支架辅助栓塞	043
病例 17	支架辅助栓塞大脑后动脉夹层动脉瘤	046
病例 18	镍钛合金开环支架治疗瘤颈部有分支血管的动脉瘤（眼动脉、脉络膜前动脉动脉瘤等）	048
病例 19	小支架辅助微导管超选入动脉瘤	051
病例 20	小支架辅助栓塞左侧大脑中动脉分叉部夹层动脉瘤	054
病例 21	支架辅助栓塞分叉部动脉瘤的"灯笼"技术	058
病例 22	使用 LVIS Jr. 支架行 Y 形支架辅助弹簧圈栓塞宽基底动脉瘤	061
病例 23	球囊辅助导管通路在大型和巨大型动脉瘤中的应用	066
病例 24	支架回收辅助通路	069
病例 25	同轴技术在血流导向装置置入的应用	073
病例 26	颈内动脉多发血泡样动脉瘤：Pipeline 血流导向装置的治疗	077

病例 27	长血流导向装置治疗部分血栓性基底动脉主干动脉瘤	080
病例 28	Pipeline Flex 血流导向装置治疗胼周动脉动脉瘤	084
病例 29	p64 血流导向装置治疗复发性动脉瘤	088
病例 30	释放血流导向装置的"导管推挤技术"	095
病例 31	释放血流导向装置的"导管回拉技术"	098
病例 32	释放血流导向装置的"球囊推挤技术"	101
病例 33	实现更好的血流导向装置贴壁的血管内技术：桥接器械置入	103
病例 34	pCONus 辅助重建基底动脉尖动脉瘤	105
病例 35	复发分叉部宽颈动脉瘤：使用 PulseRider® 辅助治疗	109
病例 36	分叉部宽颈动脉瘤：使用 WEB 瘤内扰流装置治疗	113
病例 37	诱导心脏停搏下使用栓塞剂闭塞夹层动脉瘤	117
病例 38	前交通动脉瘤：A_1 与 A_2 成锐角情况下的微导丝塑形	122
病例 39	宽颈形态不规则的前交通动脉瘤：分区栓塞	125
病例 40	基底动脉顶端宽颈动脉瘤：充分理解瘤颈结构	128
病例 41	填圈过程中动脉瘤破裂：应对关键	130
病例 42	填圈过程中动脉瘤破裂：球囊的应用	133
病例 43	球囊辅助栓塞过程中动脉瘤破裂	135
病例 44	具有血流导向作用的编织支架释放后动脉瘤破裂	137
病例 45	弹簧圈脱出：球囊复位技术	140
病例 46	弹簧圈脱出：球囊复位和弹簧圈固定技术	143
病例 47	弹簧圈脱出：紧急置入支架	146
病例 48	动脉瘤栓塞过程中弹簧圈逃逸的处理：使用 Snare 捕捉器回收	149
病例 49	动脉瘤栓塞过程中血栓形成：肝素化方案	151
病例 50	球囊辅助栓塞后迟发性血栓形成	153
病例 51	动脉瘤栓塞过程中的空气栓塞	156
病例 52	弹簧圈回收：支架辅助回收技术	159
病例 53	分离导丝的回收方法：基于支架和 Snare 捕捉器的回收技术	165
病例 54	微小（小于 2mm）动脉瘤伴重度血管痉挛：血管预舒张处理	168
病例 55	重度弥漫性血管痉挛：双侧动脉内血管舒张后进行弹簧圈栓塞	171
病例 56	动脉内给药舒张血管治疗蛛网膜下腔出血引起的脑血管痉挛	174
病例 57	持续动脉内给药舒张血管治疗顽固性 / 恶性脑血管痉挛	177
病例 58	CT 灌注成像诊断蛛网膜下腔出血后脑血管痉挛	182

中篇　动静脉畸形

- 病例 59　海绵窦区硬脑膜动静脉瘘：经静脉岩下窦入路 … 188
- 病例 60　海绵窦区硬脑膜动静脉瘘：血管计算机断层扫描引导定位瘘口 … 191
- 病例 61　弹簧圈栓塞直接型颈动脉海绵窦瘘 … 194
- 病例 62　经动脉和经静脉球囊辅助 Onyx 联合栓塞硬脑膜动静脉瘘 … 198
- 病例 63　伴有占位效应静脉瘤的硬脑膜动静脉瘘 … 203
- 病例 64　引流入孤立静脉囊的硬脑膜动静脉瘘：栓塞技巧 … 206
- 病例 65　硬脑膜动静脉瘘栓塞——迂曲路径：导丝成襻技术 … 211
- 病例 66　经静脉 Onyx 栓塞硬脑膜动静脉瘘 … 215
- 病例 67　有进行性水肿和占位效应的硬脑膜动静脉瘘 … 218
- 病例 68　应用近端球囊导管阻断技术栓塞硬脑膜动静脉瘘 … 222
- 病例 69　小型脑动静脉畸形：Onyx 栓塞 … 225
- 病例 70　微型 AVM 伴颅内血肿：动脉内 DynaCT 血管造影——指导手术切除 … 228
- 病例 71　AVM 伴血肿：一期介入栓塞及手术治疗 … 231
- 病例 72　AVM 伴颅内血肿：动脉内 DynaCT 血管造影引导下靶向栓塞及球囊辅助置管 … 233
- 病例 73　高流量软脑膜动静脉瘘：头端可解脱的微导管和近端球囊封堵技术的安全性衡量 … 236
- 病例 74　合并静脉瘤的急性破裂动静脉畸形：侧支血供——血管内治疗策略 … 240
- 病例 75　脑 AVM 栓塞：引流静脉闭塞引起的术后出血（一） … 244
- 病例 76　脑 AVM 栓塞：引流静脉闭塞引起的术后出血（二） … 248
- 病例 77　Galen 静脉瘤样畸形：心力衰竭状态下急诊栓塞 … 252
- 病例 78　增殖型脑血管病：鉴别 AVM … 256
- 病例 79　脊髓前动脉动静脉瘘：栓塞技术 … 259
- 病例 80　硬脊膜动静脉瘘 … 264

下篇　卒中与颈动脉疾病

- 病例 81　球囊导引导管辅助下可回收支架的急性机械取栓：近端血流阻滞和逆流 … 268
- 病例 82　单纯抽吸技术在脑卒中取栓中的应用 … 271
- 病例 83　中间导管辅助取栓技术 … 274
- 病例 84　脑卒中抽吸取栓术 … 276
- 病例 85　颈内动脉末端闭塞：6mm×30mm 可回收支架的应用 … 279
- 病例 86　动脉粥样硬化性基底动脉闭塞：需将支架释放 … 282

病例 87	大脑前动脉分支闭塞	284
病例 88	大脑中动脉重度狭窄导致的进展性卒中	286
病例 89	颅内动脉粥样硬化性疾病：次最大化的血管成形术	288
病例 90	串联闭塞：支架顺行优先技术	291
病例 91	颅内动脉闭塞合并串联颈动脉狭窄：远端至近端入路	294
病例 92	颅内动脉闭塞合并串联颈动脉狭窄：保留保护伞	297
病例 93	急性颈内动脉夹层：支架辅助再通	301
病例 94	多枚支架置入治疗长节段症状性夹层	304
病例 95	颈动脉狭窄伴血栓形成	307
病例 96	难以通过的颈动脉狭窄：微导管交换技术	309
病例 97	迂曲主动脉弓的颈动脉支架置入术	312
病例 98	颈动脉支架急性血栓形成	315
病例 99	合并反复 TIA 的颈动脉狭窄：急诊支架置入	317
病例 100	近闭塞性颈动脉狭窄合并术中形成的颈动脉颈段限流性夹层	320

附录	缩略语	324

上篇
动脉瘤

Aneurysms

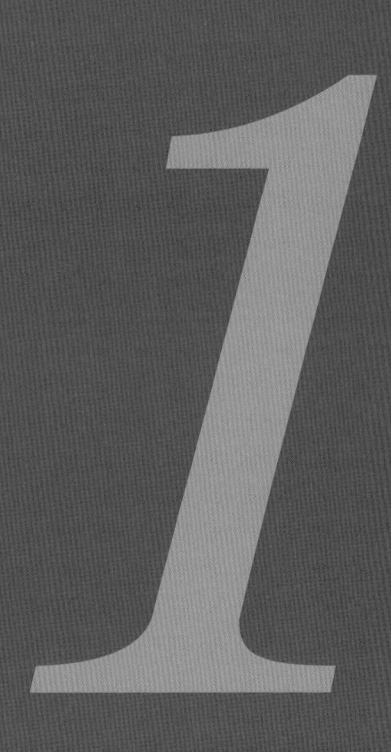

1

病例 1
极度迂曲路径的基底动脉尖动脉瘤：三轴技术
Basilar Top Aneurysm with Extreme Tortuosity: Triaxial Technique

Vipul Gupta　著

【病例概述】

一名 84 岁老年女性，因蛛网膜下腔出血（Hunt-Hess Ⅱ级，Fisher Ⅲ级）入院。血管造影（图 1-1）显示一个小的基底动脉尖宽颈动脉瘤。动脉瘤呈分叶状，瘤颈累及左侧大脑后动脉起始处，两侧椎动脉极度迂曲，在起始处和 V_2 节段均有迂曲的血管襻。

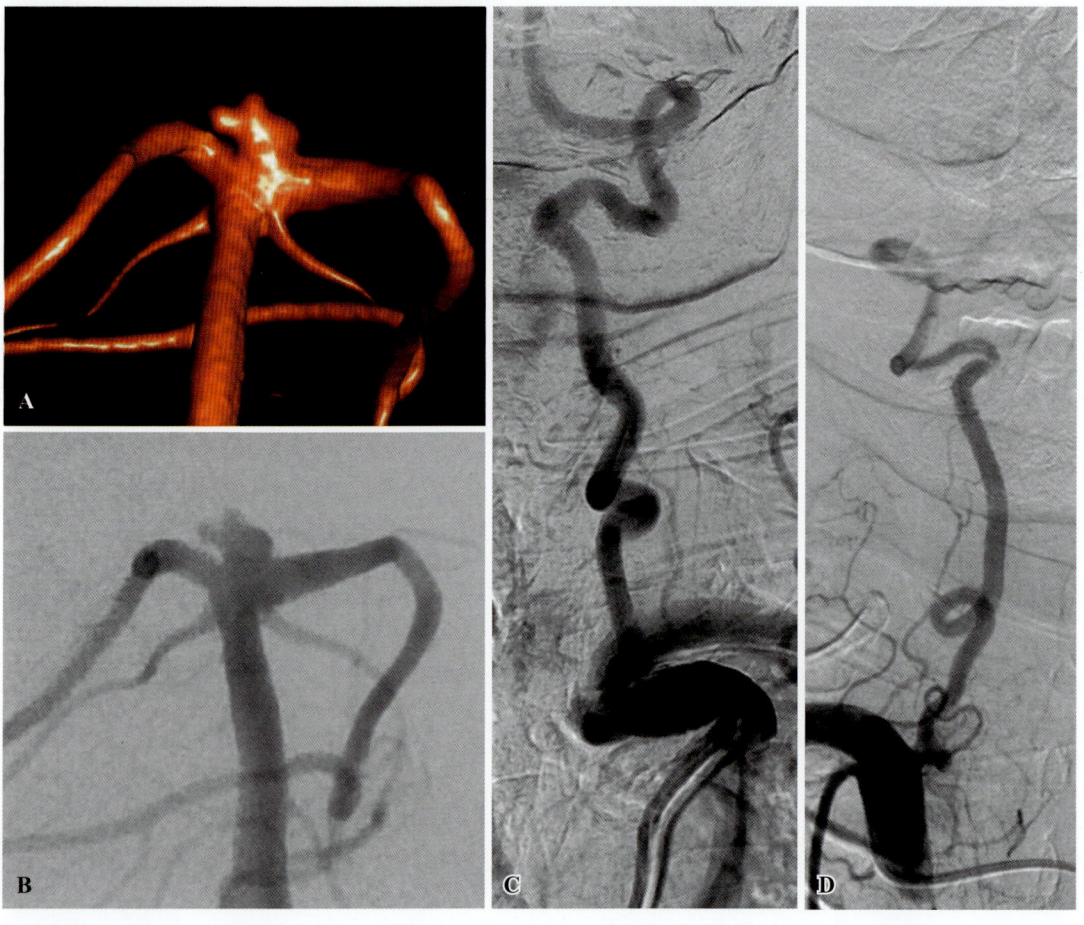

▲ 图 1-1　A 和 B. 三维重建和 DSA 血管造影图像显示基底动脉尖小的分叶状宽颈动脉瘤；C 和 D. 经锁骨下动脉造影显示双椎动脉明显迂曲成襻

病例 1　极度迂曲路径的基底动脉尖动脉瘤：三轴技术
Basilar Top Aneurysm with Extreme Tortuosity: Triaxial Technique

【诊疗思路】

稳定的微导管位置是安全使用弹簧圈栓塞破裂小动脉瘤的理想选择。当导引导管位置过低或不稳定时，微导管的运动无法控制，在置管或栓塞过程中可能导致动脉瘤破裂。因此，手术关键的挑战是尽可能远地将导引导管安全通过迂曲血管襻。

【治疗经过】

全身麻醉下进行手术。在手术开始时一次性给予 3000U 肝素。在左锁骨下动脉内置入一长鞘（6F，Raphe），为导引导管提供稳定支撑。然后将抗折性导引导管 Neuron（Penumbra，Alameda，California，USA）置入左侧椎动脉。如图 1-2 所示，为了使其通过血管襻，通过同轴微导管 Prowler 21（Codman & Sheurtleff, Inc. USA）和 Traxcess 0.014 微导丝（MicroVention，Tustin，California，USA）携带软的中间导管（Penumbra 0.041，Alameda，California，USA）到达 V_3 段。Penumbra 中间导管的置入为导引导管 Neuron 通过近端血管襻提供了支撑，使其顺利到达椎动脉 V_2 段远端的理想位置。随后，在左大脑后动脉内置入一个球囊导管（Scepter XC 4mm×11mm，MicroVention，Tustin，California，USA），并将 Echelon 10 微导管（ev3 Inc., Irvine, California, USA）置入瘤内。动脉瘤囊内填入多个柔软弹簧圈，使动脉瘤完全闭塞。最终检查血管造影显示所有子囊内均有弹簧圈襻，动脉瘤完全闭塞（图 1-2E）。

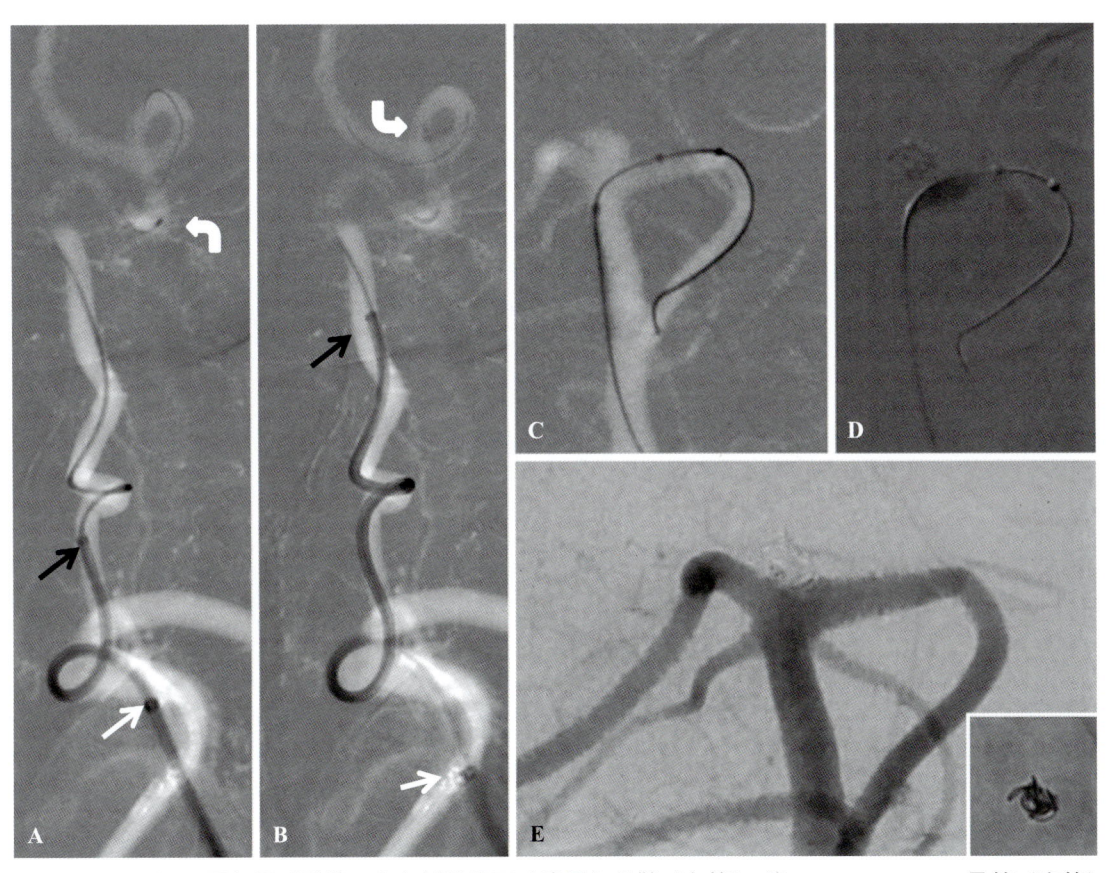

▲ 图 1-2　**A** 和 **B.** 置入导引导管，在左侧锁骨下动脉置入长鞘（白箭），用 **Penumbra 0.041** 导管（弯箭）携带 **Neuron 6F** 导引导管（黑箭）；**C.** 球囊微导管置于左侧大脑后动脉内；**D.** 球囊辅助弹簧圈栓塞；**E.** 最终 **DSA** 图像显示动脉瘤完全闭塞，动脉瘤子囊腔内可见弹簧圈襻

003

【提示与技巧】

1. 对于近端迂曲的患者，获得稳定的远端导引导管通路是绝对关键的，对于小而易破裂的动脉瘤尤为重要。

2. 本病例中使用长鞘为导引导管到达远端位置提供了必要的支撑。

3. 优选软头导引导管，因为它可以通过血管攀而不伤及血管壁。它通常由一个紧密贴合的同轴内衬导管携带，既提供必要的支撑，又消除内外导管之间的空间，可以避免血管壁损伤，特别是在血管的弯曲处。

4. 对于血管解剖结构迂曲的老年患者，在建立治疗通路时遇到困难容易导致血栓栓塞，因此在手术过程中应保持足够的肝素化。

推荐阅读

[1] Chaudhary N, Pandey AS, Thompson BG, et al. Utilization of the Neuron 6 French 0.053 inch inner luminal diameter guide catheter for treatment of cerebral vascular pathology: continued experience with ultra distal access into the cerebral vasculature. J Neurointerv Surg. 2012;4:301–6.

[2] Park MS, Stiefel MF, Fiorella D, et al. Intracranial placement of a new, compliant guide catheter: technical note. Neurosurgery. 2008;63: E616–7.

[3] Simon SD, Ulm AJ, Russo A, et al. Distal intracranial catheterization of patients with tortuous vascular anatomy using a new hybrid guide catheter. Surg Neurol. 2009;72:737–40.

病例 2
主动脉迂曲患者的动脉瘤栓塞治疗
Aneurysm Embolization in Patient with Tortuous Aorta

Vipul Gupta 著

【病例概述】

一名 68 岁女性，突发右侧动眼神经麻痹。MRI 显示右侧颈内动脉动脉瘤。DSA 显示颈内动脉一个分叶状宽颈动脉瘤（图 2-1A）。患者患有先天性脊柱侧弯畸形伴主动脉极度迂曲（图 2-1B 和 C）。术者计划进行支架辅助弹簧圈栓塞。

【诊疗思路】

1. 因血管过度迂曲导致导引导管置入困难。
2. 导引导管在术中会变得不稳定。

【治疗经过】

患者在术前晚间服用抗血小板药物（阿司匹林 300mg 和氯吡格雷 300mg）。右侧股动脉置入 8F 短鞘。然后，通过导管（Slipcath 5.5F，Cook）同轴使 6F 长鞘进入右侧颈总动脉（图 2-2A，箭）。长鞘到位后，在右侧颈内动脉内置入一根导引导管（ENVOY 6F，Codman & Shurtleff，Inc.USA）（图 2-2B）。此后，在微导管置入动脉瘤内后进行支架辅助弹簧圈栓塞（图 2-2C）。动脉瘤几乎完全闭塞（图 2-2D 和 E）。

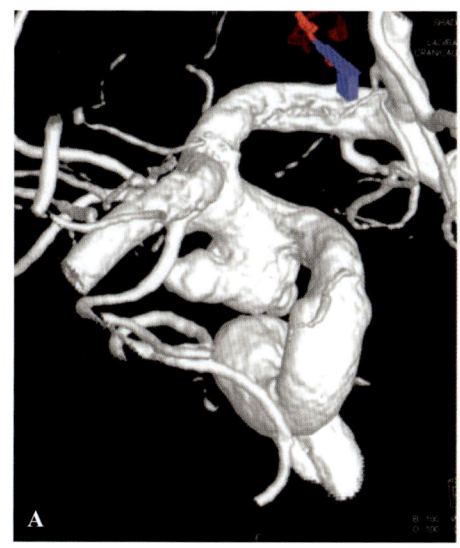

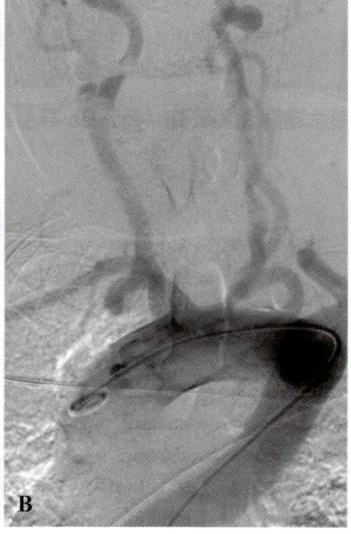

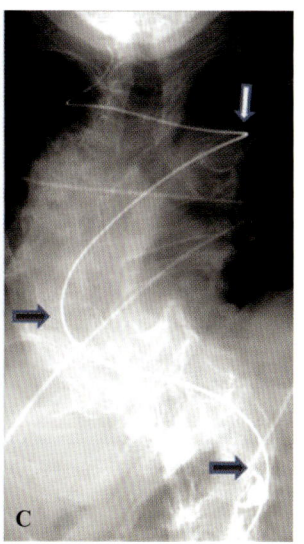

▲ 图 2-1　DSA 同时行 3D 血管造影
A. 颈内动脉宽颈分叶状动脉瘤；B. 猪尾导管走行可见主动脉弓显著迂曲并呈拱形；C. 箭示诊断导管的走行

【提示与技巧】

1. 对于通路极度迂曲的患者，为使导引导管稳定，建议置入长鞘。

2. 在血管迂曲角度过大的情况下，使用长鞘（图2-2，箭）可能比较硬鞘更容易导入。

3. 在这种情况下使用同轴导管很有帮助，一旦同轴导管就位，将更容易引导长鞘到位。

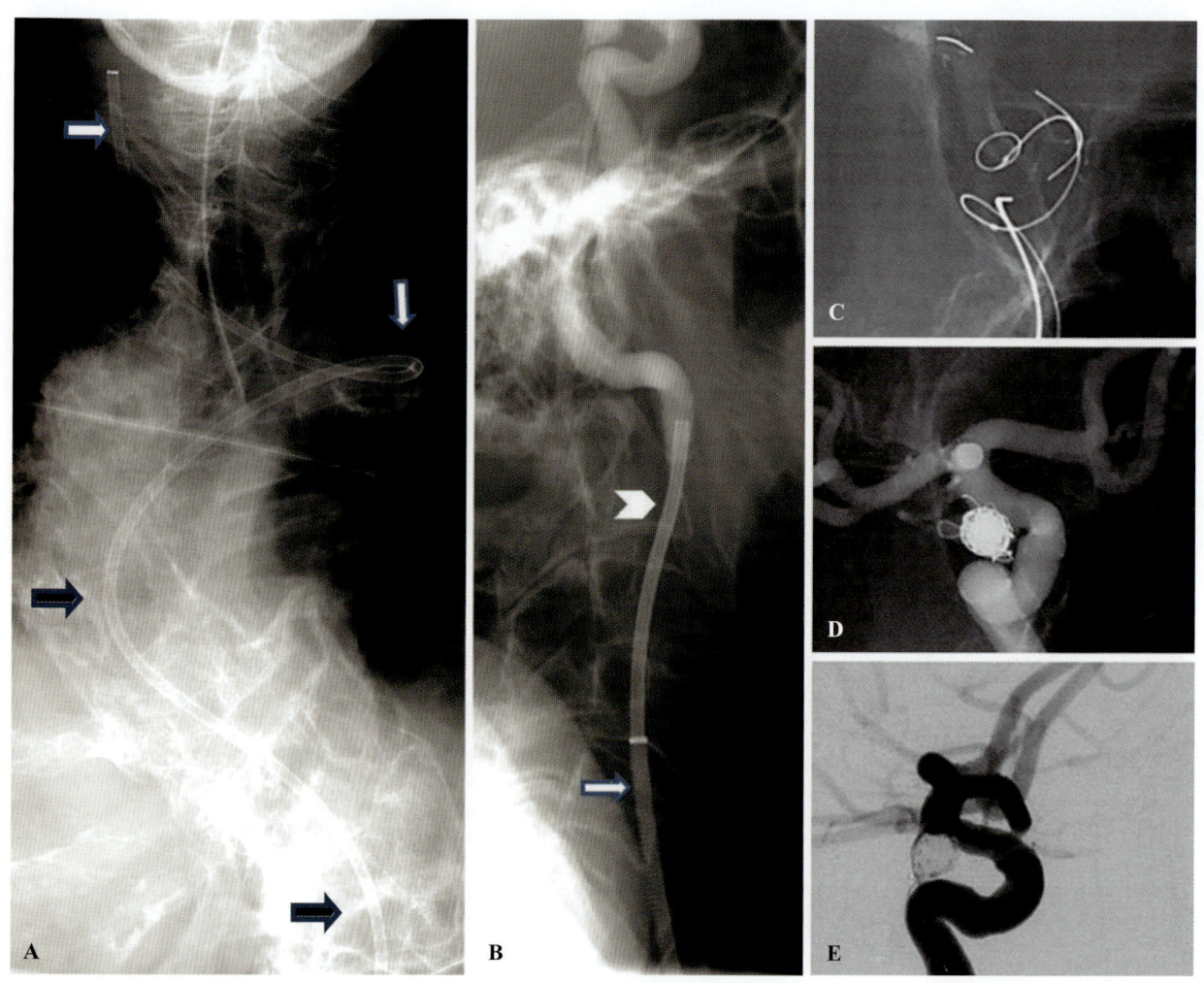

▲ 图2-2 A. 使用同轴导管在右侧颈总动脉置入长鞘（箭）；B. 导引导管（箭头）通过长鞘（长箭）；C. 支架辅助弹簧圈栓塞；D 和 E. 动脉瘤完全闭塞

推荐阅读

[1] Chaudhary N, Pandey AS, Thompson BG, et al. Utilization of the Neuron 6 French 0.053 inch inner luminal diameter guide catheter for treatment of cerebral vascular pathology: continued experience with ultra-distal access into the cerebral vasculature. J Neurointerv Surg. 2012;4:301–6.

[2] Park MS, Stiefel MF, Fiorella D, et al. Intracranial placement of a new, compliant guide catheter: technical note. Neurosurgery. 2008;63:E616–7.

[3] Simon SD, Ulm AJ, Russo A, et al. Distal intracranial catheterization of patients with tortuous vascular anatomy using a new hybrid guide catheter. Surg Neurol. 2009;72:737–40.

病例 3
困难路径颅内动脉瘤：同轴技术行远端通路导管置入
Cerebral Aneurysm with Tortuous Access: Distal Access Catheter Placement Using Coaxial Technique

Rajsrinivas Parthasarathy　Vipul Gupta　著

【病例概述】

一名 56 岁女性，突发头痛伴意识丧失。入院时脑部 CT 平扫显示弥漫性蛛网膜下腔出血伴脑室扩张。脑血管造影显示左侧颈内动脉床突旁囊状宽颈动脉瘤，大小为 4.2mm×3.6mm。左侧颈内动脉迂曲且颈段成襻。拟行球囊辅助弹簧圈栓塞。

【诊疗思路】

1. 动脉入路迂曲，对颈内动脉远端置管建立通路带来了挑战。

2. 小动脉瘤栓塞导管置入困难，术中破裂概率高，尤其是在近端路径迂曲的情况下。

【治疗经过】

全麻下，经右侧股动脉行动脉瘤栓塞治疗。将 6F 长鞘（Flexor Check-Flo Introducer, Cook Medical, Bloomington, USA）置入左侧颈总动脉。在 DAC 070/105cm 导引导管（Concentric Medical, Inc., Mountain View, CA）内通过 DAC 044/115cm 远端通路导管（Concentric Medical, Inc., Mountain View, CA）和 0.035Terumo 导丝（Terumo Corporation, Tokyo, Japan），导引通过迂曲的颈内动脉。DAC 044 远端通路导管在 Terumo 导丝引导下缓慢上行一段距离，然后在 DAC 044 远端通路导管引导下使 DAC 070 导引导管通过迂曲血管。紧密贴合的 DAC 044 为低剖面中间导管提供了必要的支撑，消除了内外导管之间的无效腔，因此可以顺利通过迂曲处并且不损伤动脉壁（图 3-1）。

将 DAC 070 导引导管远端置于颈内动脉海绵窦段近端，撤出 DAC 044 远端通路导管和 Terumo 导丝。将 4mm×11mm 的 Scepter XC 球囊（Microvention, Inc., Tustin, CA）置于动脉瘤瘤颈段，并通过 Echelon-10 微导管（Micro therapeutics, Inc., ev3 Neurovascular, Irvine, California）使用可解脱弹簧圈栓塞动脉瘤。术后血管造影显示动脉瘤完全闭塞（图 3-2）。

【提示与技巧】

1. 在颈内动脉远端置入导引导管利于提供稳定性，这在小动脉瘤的栓塞中尤为重要。

007

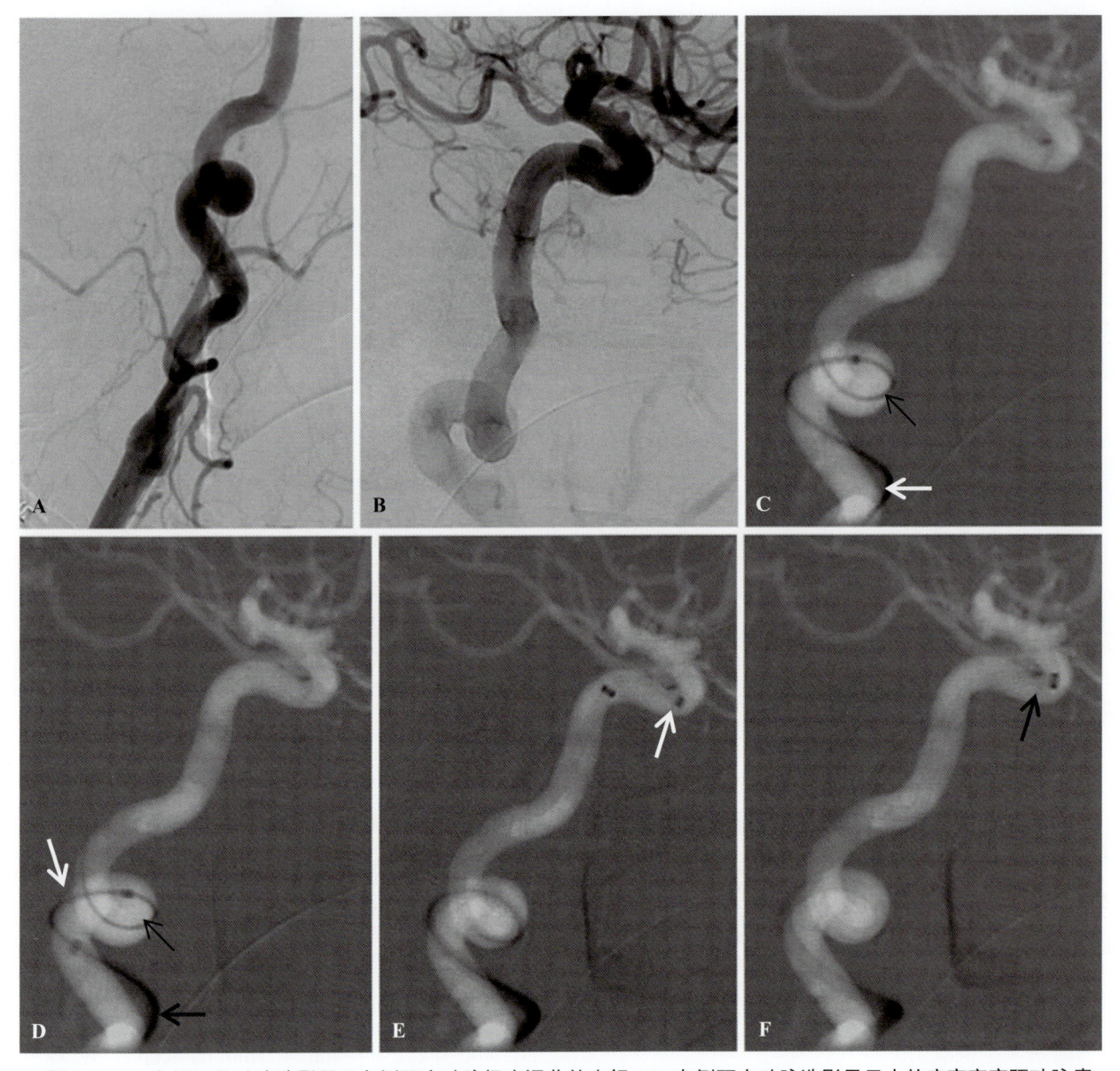

▲ 图 3-1　A. 左侧颈总动脉造影显示左侧颈内动脉极度迂曲的走行；B. 左侧颈内动脉造影显示小的床突旁宽颈动脉瘤；C 至 E. 路径图中，DAC 044 远端通路导管（白粗箭）通过 Terumo 导丝（黑箭）送入颈内动脉，随后用 DAC 070 导引导管顺 DAC 044 远端通路导管缓慢上行（黑粗箭）；F. 当到达颈内动脉海绵窦段时，撤出 DAC 044 远端通路导管和 Terumo 导丝。远端入路的同轴导管系统有助于通过颈内动脉颈段的迂曲血管襻

2. 借由三轴系统通过迂曲动脉能最大限度地减少对血管的损伤。

3. 使用 DAC 070/105cm 导引导管与内村更长的 DAC 044/115cm 远端通路导管同轴有助于通过迂曲的动脉。

4. 编织管壁的设计，为远端通路导管通过迂曲动脉提供了灵活性，同时提供足够的稳定性来支撑微导管。

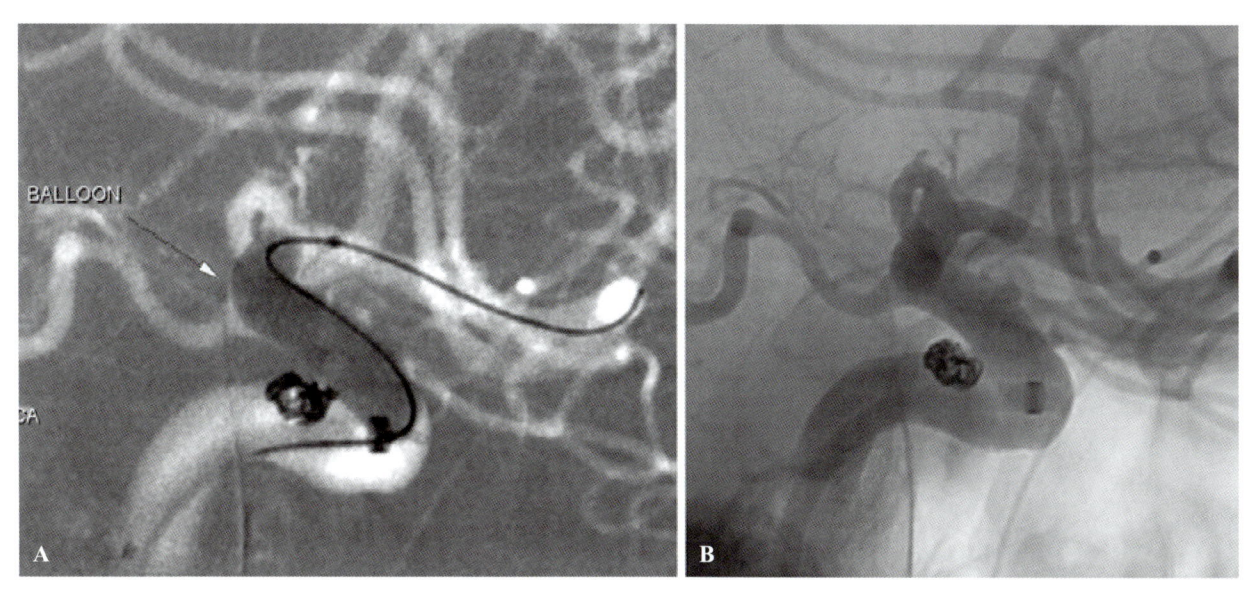

病例 3 困难路径颅内动脉瘤：同轴技术行远端通路导管置入
Cerebral Aneurysm with Tortuous Access: Distal Access Catheter Placement Using Coaxial Technique

▲ 图 3-2　A. 路径图显示充盈的球囊封闭瘤颈并进行动脉瘤内弹簧圈填塞；B. 减影图像显示动脉瘤完全闭塞，远端 DAC 070 导引导管有助于在动脉瘤弹簧圈填圈过程中为微导管提供稳定的支撑

推荐阅读

[1] Hauck EF, et al. Use of the outreach distal access catheter as an intracranial platform facilitates coil embolization of select intracranial aneurysms: technical note. J Neurointerv Surg. 2011;3(2):172–6.

[2] Lin L-M, et al. Pentaxial access platform for ultra-distal intracranial delivery of a large-bore hyperflexible DIC (distal intracranial catheter): a technical note. Neurosurgery. 2016;6:29–34.

病例 4
主动脉弓中断：直接颈动脉穿刺
Interrupted Aortic Arch: Access—Direct Carotid Puncture

Rajsrinivas Parthasarathy　　Vipul Gupta　著

【病例概述】

一名 40 岁男性，因前交通动脉瘤破裂导致蛛网膜下腔出血。他在接受顽固性高血压检查时被诊断为主动脉弓中断。

【诊疗思路】

1. 主动脉弓中断患者行右侧颈内动脉入路。
2. 血压管理。

【治疗经过】

拟行球囊辅助弹簧圈栓塞治疗大的宽颈前交通动脉瘤（图 4-1）。两侧肱动脉入路均不适合，因为右颈总动脉的锐角起源于右侧入路，而反向起源于左侧入路。因此，为了更好建立通路，直接进行颈动脉穿刺。

颈动脉穿刺的步骤如下。

1. 在超声引导下使用 21G Venflon 套管针穿刺右侧颈总动脉。
2. 随后，撤出针芯并造影，以确定分叉处的解剖结构（图 4-2A）。
3. 然后，将从 5F 微创穿刺装置（Cook Medical，Bloomington，USA）中取出的导丝通过 Venflon 导管置入颈外动脉。
4. 使用 4F 扩张器置换 Venflon 套管进入颈外动脉。
5. 将 0.035 Terumo 导丝引入，然后以 5F 扩张器置换后送入 6F 11cm 短鞘（图 4-2B 和 C）。
6. 通过颈动脉鞘送入 Envoy 6F 导引导管并置于右侧颈内动脉岩骨段（图 4-2D）。

将 Scepter XC 4mm×11mm 球囊置于动脉瘤颈口处，将 Echelon-10 微导管置入瘤腔，用多个可脱弹簧圈栓塞瘤腔。术后 Xper CT 显示无出血。

【提示与技巧】

1. 使用 0.018 无损伤导丝穿过 Venflon 导管，避免损伤内膜。
2. 确保扩张器（4F/5F/6F）不会进入颈内动脉，避免损伤内膜。
3. 拔鞘过程中避免出现血肿是手术成功的关键。
4. 多数情况下，手法压迫是一种简单有效的止血方法。
5. 在主动脉弓中断的患者中，由于血压高，实现止血是具有挑战性的。在颈动脉压迫过程中，可以通过短暂的药物降压来达到止血的目的。

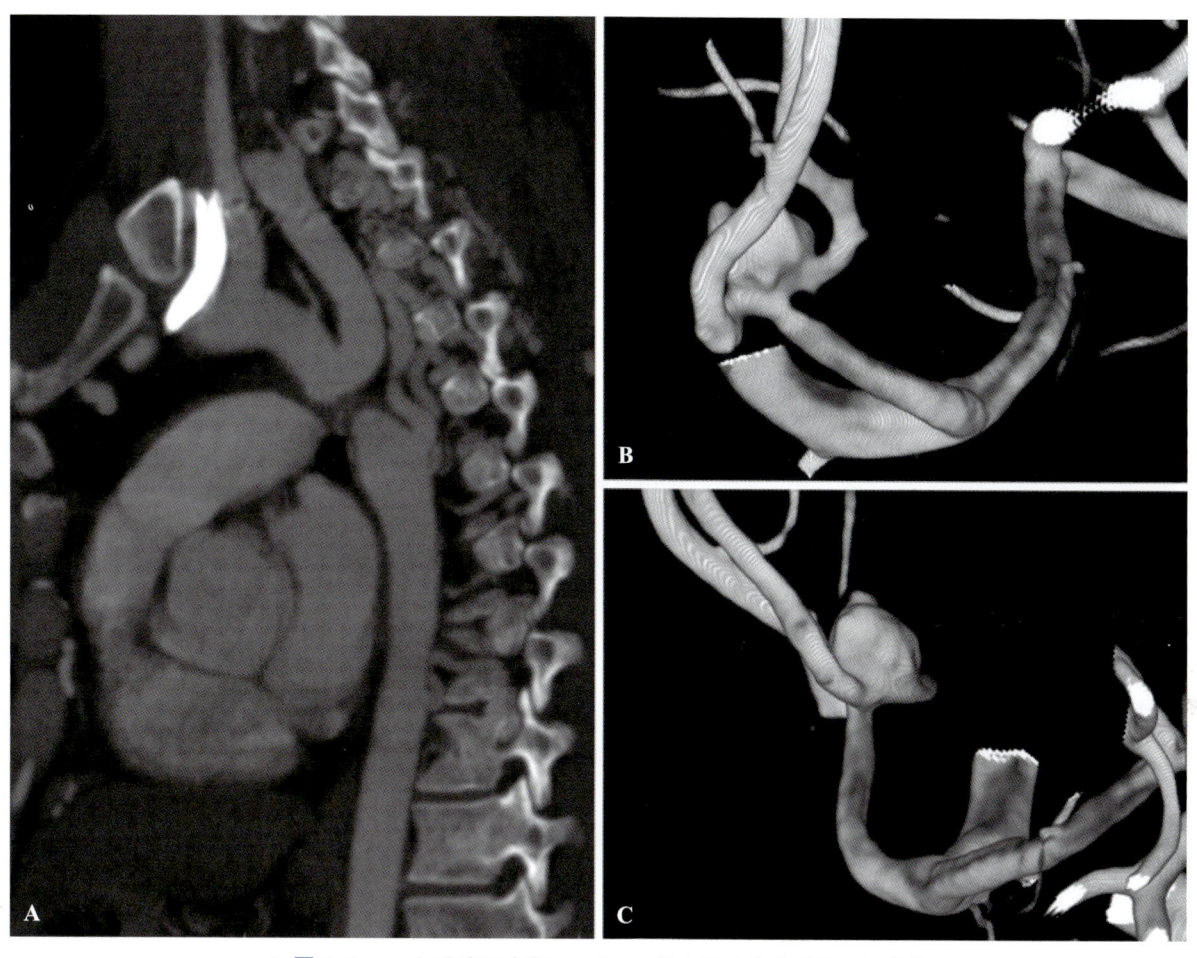

病例 4　主动脉弓中断：直接颈动脉穿刺
Interrupted Aortic Arch: Access—Direct Carotid Puncture

▲ 图 4-1　A. 主动脉弓中断；B 和 C. 前交通动脉瘤瘤颈及切线位

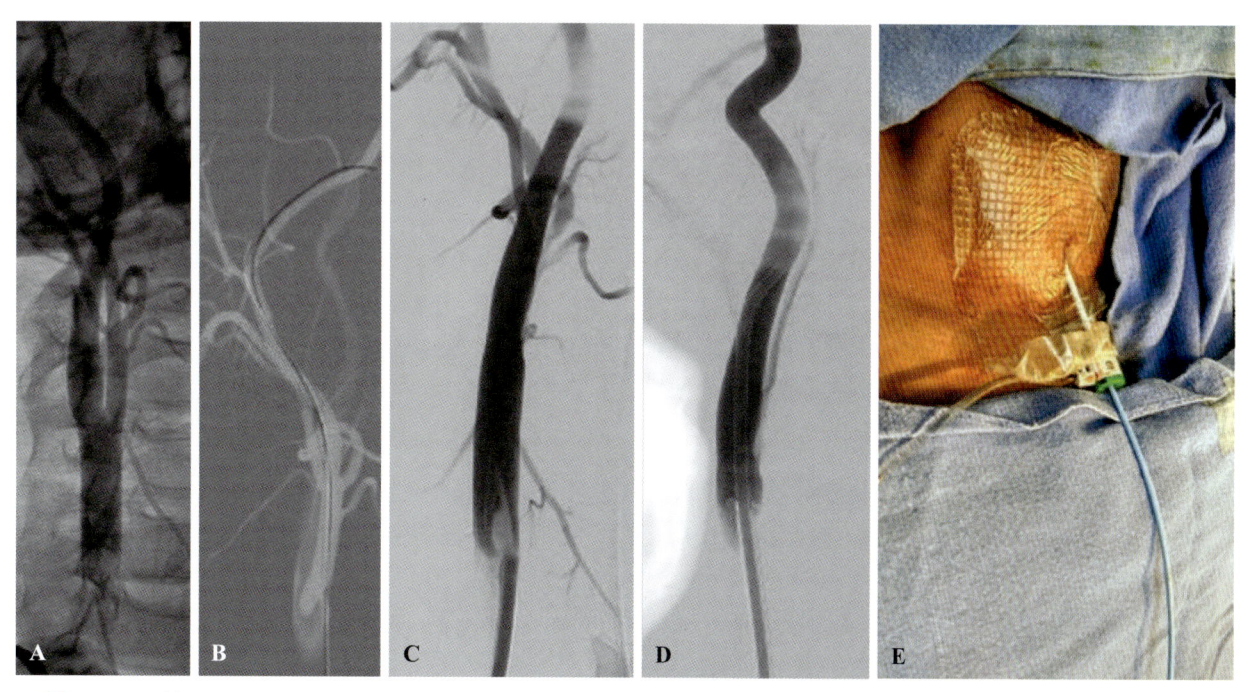

▲ 图 4-2　A. 使用 21G Venflon 造影；B. 0.035 Terumo 导丝在颈外动脉内；C. 通过 6F 鞘造影；D. 6F Envoy 导管置入颈内动脉；E. 6F 鞘及 Envoy 导管表面固定

011

6. 这些患者血压较高，以维持低于中断动脉弓水平的肾脏和脊髓灌注。应注意避免长时间低血压，以防止肾/脊髓灌注不足而导致急性肾功能衰竭或脊髓缺血。

7. 包括 Angio-Seal 和 StarClose 在内的闭合装置已经开始使用，但是由于这类患者很少使用闭合装置来止血，因此不能给出具体的建议。

推荐阅读

[1] Mokin M, et al. Direct carotid artery puncture access for endovascular treatment of acute ischemic stroke: technical aspects, advantages, and limitations. J Neurointerv Surg. https://doi.org/10.1136/neurintsurg-2013–011007.

病例 5
巨大海绵窦段动脉瘤：球囊闭塞试验后行载瘤动脉闭塞
Giant Cavernous Aneurysm: Parent Vessel Occlusion After Balloon Occlusion Test

Vipul Gupta 著

【病例概述】

一名 28 岁女性，出现头痛和复视。查体发现右侧动眼神经和展神经麻痹。MRI 显示右侧海绵窦内巨大动脉瘤。DSA 显示巨大宽颈动脉瘤累及右颈内动脉海绵窦段（图 5-1A 和 B）。可见良好的前交通动脉和后交通动脉供血（图 5-1C 和 D）。行球囊试验后拟行载瘤血管闭塞。

【诊疗思路】

颈内动脉海绵窦段巨大动脉瘤需评估载瘤动脉闭塞的可行性。

【治疗经过】

患者术前每天服用阿司匹林 150mg。局麻下进行球囊闭塞试验，给予肝素负荷量 5000U。右侧颈内动脉置入导引导管（Envoy, Codman & Shurtleff, Inc., USA），在左侧颈内动脉置入另一诊断导管（Picard, Cook Medical, Bloomington, USA），在岩骨段置入顺应性球囊（Hyperglide, ev3 Inc., Irvine, California, USA），充盈球囊以完全闭塞右侧颈内动脉，并通过导引导管注射对比剂。在球囊充盈的情况下，行左侧颈内动脉（图 5-2A 至 C）造影，可见侧支循环良好，双侧大脑半球同步充盈。进行静脉期计时，观察颈内动脉暂时性闭塞侧静脉染色有无延迟（图 5-2B）。如图 5-2D 所示，由于没有延迟，使用可脱弹簧圈（Nester, Cook Medical, Bloomington, USA）完全闭塞右侧颈内动脉。左侧椎动脉（图 5-2E）和左侧颈内动脉（图 5-2F）的重复血管造影显示右侧颈内动脉供血区完全充盈。患者在术前和术后神经功能保持一致。给予患者低分子肝素（注射剂型，Clexane 0.4ml，每天 2 次），疗程 2 天。患者卧床休息 2 天，然后慢慢离床活动。注意给患者补液并口服阿司匹林治疗 3 个月。在接下来的 3 个月和 6 个月的随访中，患者症状消失，MRI 显示动脉瘤完全消失，右侧大脑半球没有缺血的表现。

【提示与技巧】

1. 载瘤血管闭塞对于侧支血流充足的颈内动脉海绵窦段巨大动脉瘤仍是一种可接受的安全方法。

2. 文献中描述了球囊闭塞试验的各种技术和标准，如长时间闭塞、低血压激发和灌注成像。有研究表明"静脉期计时"是评估侧支循环充分性的一种非常可靠的方法。

3. 在 Moret J 等的研究中，当造影侧与闭塞

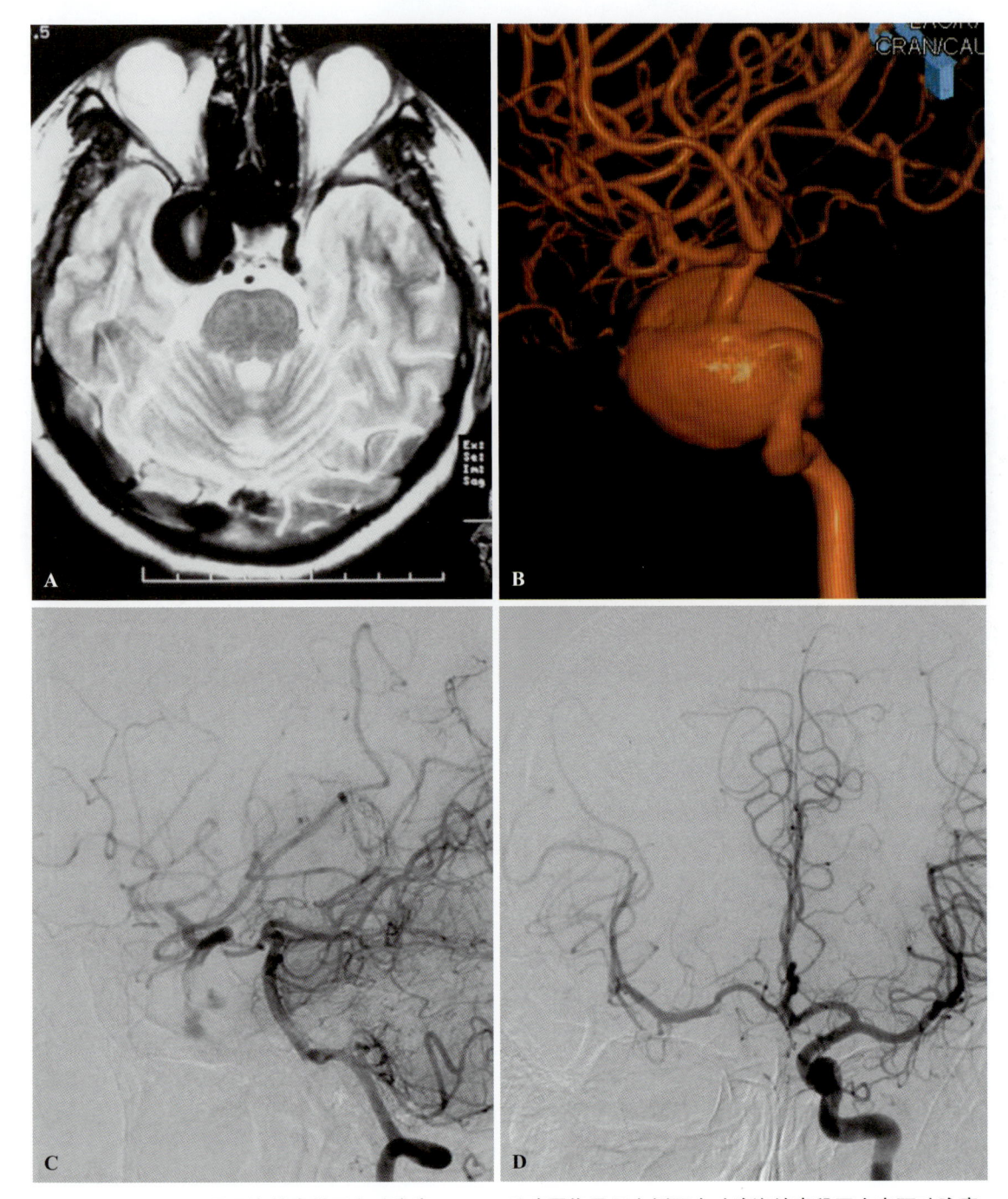

▲ 图 5-1 A. MRI 显示海绵窦段巨大动脉瘤；B. 3D 重建图像显示右侧颈内动脉海绵窦段巨大宽颈动脉瘤；C 和 D. 手法压迫右侧颈总动脉，左椎动脉（C）同时行左侧颈内动脉（D）造影显示前交通动脉及后交通动脉代偿良好

侧半球之间的静脉引流延迟不超过 2s 时，认为闭塞是可行的，静脉引流延迟超过 4s 被认为是颈内动脉永久性闭塞的禁忌证。静脉引流延迟 2~4s 的患者，仅在特定的病例中进行闭塞。

4. 在 van Rooij WJ 等的研究中，同步充盈（在闭塞的皮质静脉和侧支血管区显影延迟低于 1s）被认为是永久闭塞耐受性的预测因子。

5. 在这种情况下，我们倾向于让患者服用几个月的抗血小板药物来预防血栓栓塞。低分子肝素可能有助于防止血栓形成。

病例 5 巨大海绵窦段动脉瘤：球囊闭塞试验后行载瘤动脉闭塞
Giant Cavernous Aneurysm: Parent Vessel Occlusion After Balloon Occlusion Test

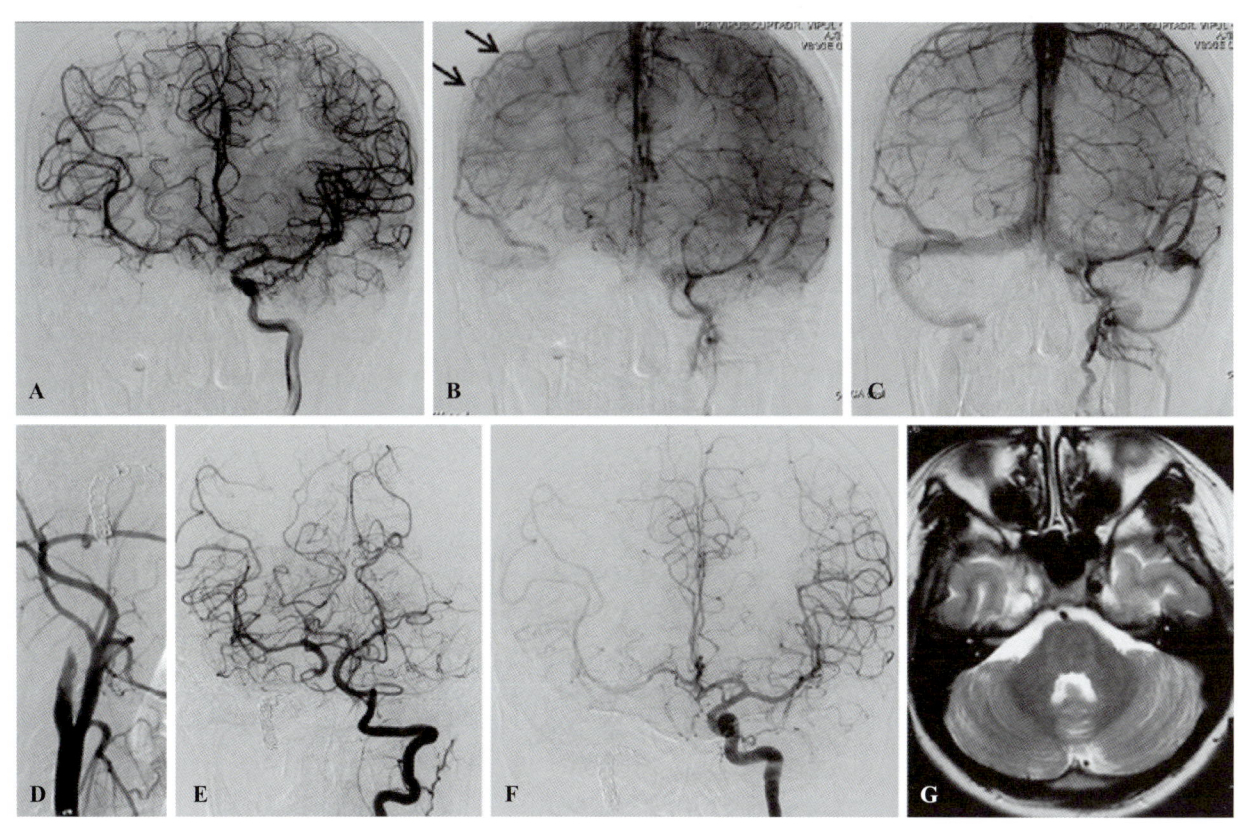

▲ 图 5-2 A 至 C. 右颈内动脉球囊闭塞后左颈内动脉造影显示动脉同步充盈（A）静脉显影（B 和 C）；D. 右颈内动脉闭塞后的造影；E 和 F. 闭塞后左椎动脉（E）和左颈内动脉造影；F. 血管造影显示前交通及后交通代偿良好；G. MRA 随访显示动脉瘤完全消失

推荐阅读

[1] Abud DG, Spelle L, Piotin M, Mounayer C, Vanzin JR, Moret J. Venous phase timing during balloon test occlusion as a criterion for permanent internal carotid artery sacrifice. AJNR Am J Neuroradiol. 2005;26(10):2602–9.

[2] Lesley WS, Rangaswamy R. Balloon test occlusion and endosurgical parent artery sacrifice for the evaluation and management of complex intracranial aneurysmal disease. J Neurointerv Surg. 2009;1(2):112–20.

[3] van Rooij WJ, Sluzewski M, Slob MJ, Rinkel GJ. Predictive value of angiographic testing for tolerance to therapeutic occlusion of the carotid artery. AJNR Am J Neuroradiol. 2005;26(1):175–8.

病例 6
双微导管技术
Dual Microcatheter Technique

Ajit S. Puri　Rajsrinivas Parthasarathy　著

【病例概述】

一名 48 岁女性因后交通动脉瘤破裂行血管内弹簧圈栓塞治疗（蛛网膜下腔出血 Hunt-Hess Ⅰ级，Fisher Ⅱ级）。她在治疗右侧大脑中动脉分叉部宽颈动脉瘤的间隔期入院（图 6-1）。

【诊疗思路】

大脑中动脉分叉处宽颈动脉瘤，因而有弹簧圈脱入载瘤动脉和逃逸风险。

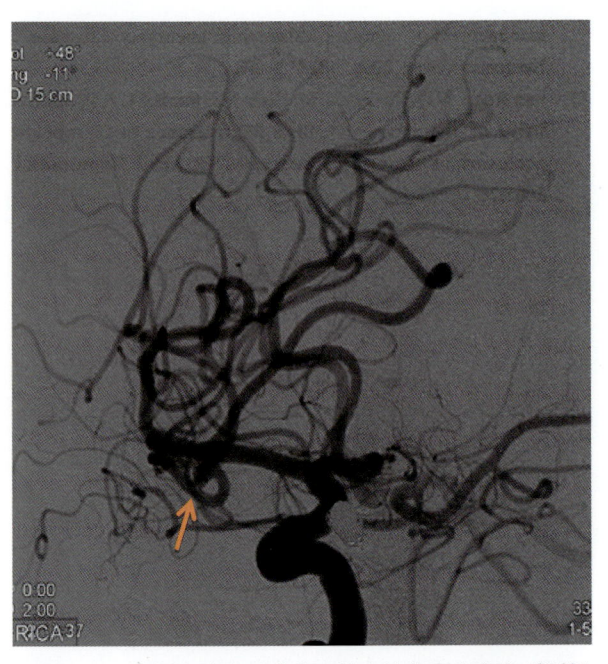

▲ 图 6-1　右侧大脑中动脉分叉处小的宽颈动脉瘤（橙箭）

【治疗经过】

在全麻下采用双微导管技术。在导引导管置入颈内动脉后，将第一个微导管（SL 10，Stryker Neurovascular，CA，USA）置入动脉瘤腔内（图 6-2A）。然后将成篮弹簧圈部分或全部填塞入动脉瘤腔内，直到成篮合适但暂不解脱；然后将第二个微导管（SL 10，Stryker Neurovascular，CA，USA）头端送至靠近瘤颈区的瘤腔内，并将另一枚弹簧圈在前一个弹簧圈襻内填塞（图 6-2B，橙箭）。将弹簧圈解脱并从第二个微导管继续填塞弹簧圈。一旦弹簧圈成襻稳定后才解脱第一个微导管内的第一枚弹簧圈。最终血管造影显示动脉瘤完全闭塞（图 6-3），有足够的填充密度。患者痊愈，随访血管造影显示动脉瘤完全闭塞。

【提示与技巧】

1. 在宽颈动脉瘤中，如果瘤颈没有临时支架，弹簧圈脱落和逃逸并不少见。

2. 双微导管技术在第一枚弹簧圈解脱后存在脱落和逃逸危险时尤其有用，例如在高流量动脉上的小宽颈动脉瘤。

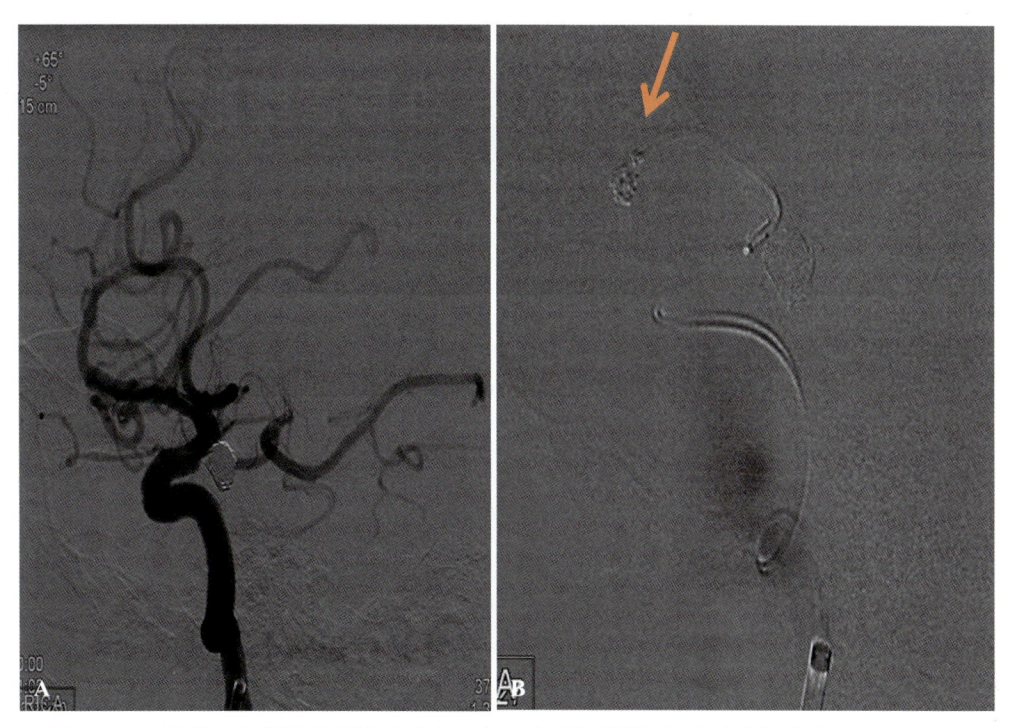

▲ 图 6-2　**A.** 将第一根微导管置于动脉瘤腔内，然后将成襻圈部分或全部填塞在动脉瘤腔内暂不解脱；**B.** 将第二根微导管置入动脉瘤，然后进行襻内填塞（橙箭），并继续通过第二根微导管依次填塞。一旦弹簧圈复合体稳定，就可以解脱首枚成篮弹簧圈

3. 第一枚弹簧圈部分或全部良好成篮，对于避免后续弹簧圈在填塞过程凸入载瘤动脉至关重要，不要解脱这个弹簧圈。

4. 成篮弹簧圈尺寸的选择是实现阻隔的关键。弹簧圈的大小应使保持所成篮筐与瘤腔各壁相对，以避免偏心填塞导致弹簧圈团不稳定。

5. 通过第二个微导管填入多个弹簧圈以形成稳定的弹簧圈复合体。一旦达到完全闭塞，第一个微导管中用于成篮的弹簧圈才可解脱。

6. 在小动脉瘤中，可能需要将第二个微导管的头端置于瘤颈，以避免先前填塞的弹簧圈移位。

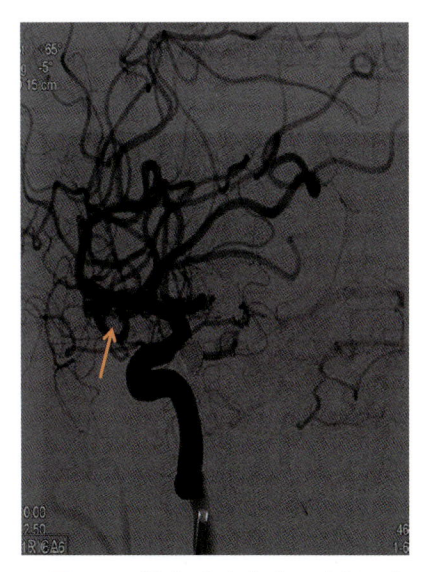

▲ 图 6-3　栓塞后动脉瘤无残留，右侧大脑中动脉下干显影良好

推荐阅读

[1] Griessenauer CJ, et al. Dual diagnostic catheter technique in the endovascular management of anterior communicating artery complex aneurysms. Surg Neurol Int. 2016;7:87.

[2] Horowitz M, et al. The dual catheter technique for coiling of wide-necked cerebral aneurysms. Interv Neuroradiol. 2005 Jun;11(2):155–60.

病例 7
球囊辅助和双微导管技术（三维导管塑形）
Balloon-Assisted and Dual Microcatheter Technique (Geometry Assessment and Catheter Shaping)

Ajit S. Puri　Rajsrinivas Parthasarathy　著

【病例概述】

一名 67 岁女性，突发蛛网膜下腔出血（Hunt-Hess Ⅱ级，Fisher Ⅲ级）。左侧椎动脉的正位和侧位血管造影显示基底动脉尖宽颈、分叶状动脉瘤，在瘤体上方有一个假性动脉瘤（图 7-1，黑箭）。

【诊疗思路】

1. 两个小叶应充分填塞，特别是前方瘤囊上的假性动脉瘤很可能是破裂的部位（图 7-2）。

2. 动脉瘤瘤颈评估。仔细研究 3D 旋转血管造影和侧位像显示，基底动脉顶部的环周受累，提示为宽颈，因此应考虑辅助弹簧圈栓塞的需要（图 7-2）。

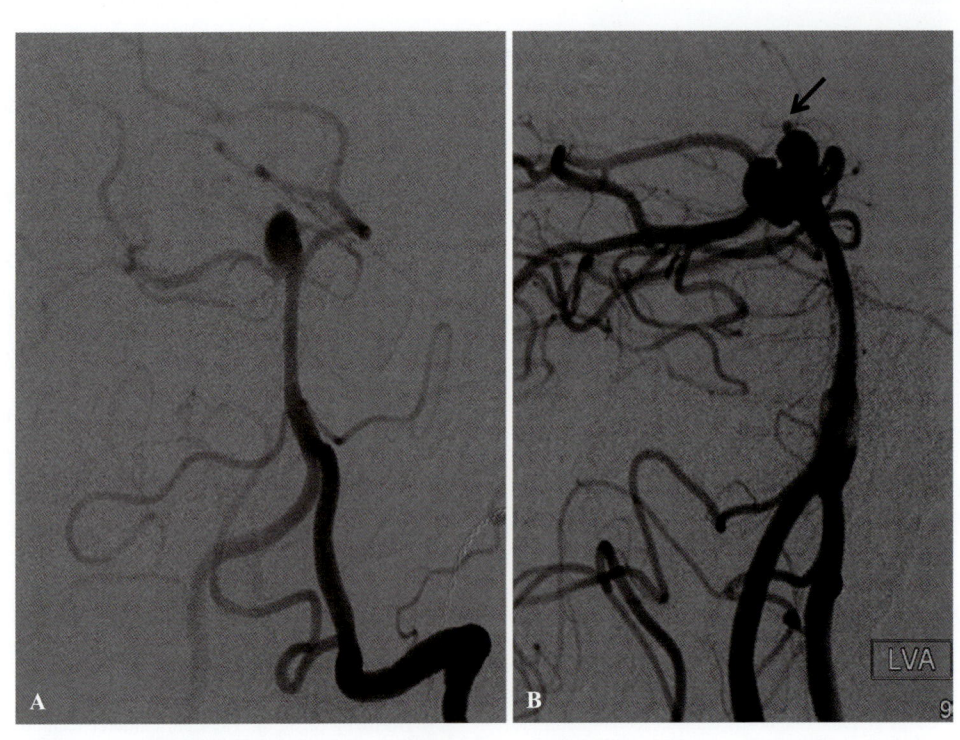

▲ 图 7-1　左侧椎动脉的正位（A）和侧位（B）血管造影显示宽颈、分叶状基底动脉尖动脉瘤，上方有一假性动脉瘤（黑箭）

3. 微导管形状精准塑形以到达两个瘤囊内。

【治疗经过】

手术是在全身麻醉下进行的。我们认为采用球囊辅助下双微导管技术进行两个瘤囊的充分填塞是最合适的策略。双侧椎动脉建立通路，6F 导引导管置入较粗的椎动脉，5F 导引导管置入较细的椎动脉。将一个顺应性 HyperGlide 球囊（ev3，Irvine，USA）置于基底动脉远端（图 7-3，粗箭）。使用 SL-10 微导管（Stryker Neurovascular, CA, USA）分别进入动脉瘤的子瘤内，并间歇性充盈球囊进行弹簧圈栓塞（图 7-3，双黑箭）。注意充盈的球囊在基底动脉末端覆盖动脉瘤瘤颈和部分右侧大脑后动脉（图 7-3，单黑箭）。从正位看，似乎有弹簧圈襻突入载瘤动脉；然而，侧位清楚地显示这些弹簧圈襻在动脉瘤囊内，因此没有重新调整填塞弹簧圈。动脉瘤两个瘤囊完全闭塞。术后侧位血管造影显示基底动脉顶部形态重建（图 7-4）。经随访，患者完全康复。定期脑血管造影结果稳定，无复发。

【提示与技巧】

1. 通过单根微导管无法进行多分叶动脉瘤分区充分填塞。通常情况下，可能需要重新塑形微导管才能进入另一个子瘤。形态学复杂情况下，进行部分弹簧圈栓塞之后从原来的位置进入另一个子囊可能很难到达。因此，我们可以使用两个微导管，并从一开始就对两个子瘤分别置管。

2. 基底动脉干曲度相对于子囊长轴的角度是决定微导管远端塑形的关键。由于基底动脉主干的曲度是前凸的，所以顶端的一条平缓的曲线很可能指向后方子囊（图 7-5A）。直头的微导管尖端可能指向中间部分（图 7-5B），而尖端的反弯很可能指向前方子囊（图 7-5C）。充分填塞前方子囊至关重要，因为这个子囊有一个假性动脉瘤。

3. 球囊辅助是必要的，因为仔细评估后确定为宽颈动脉瘤，同时累及基底动脉顶部环周，这在 3D 旋转血管造影的三维结构上可明显看出（图 7-2）。

4. 超顺应性球囊可以部分凸入瘤颈，进而充分重建颈部。

5. 当使用三个微导管系统时，必须有两个导引导管。其中一个微导管系统可以通过直径较小的导引导管。这样，基底动脉中有足够的血流。必须维持充分肝素化，并监测冲洗管路避免液体过量输入，特别是在心功能低下的患者中。

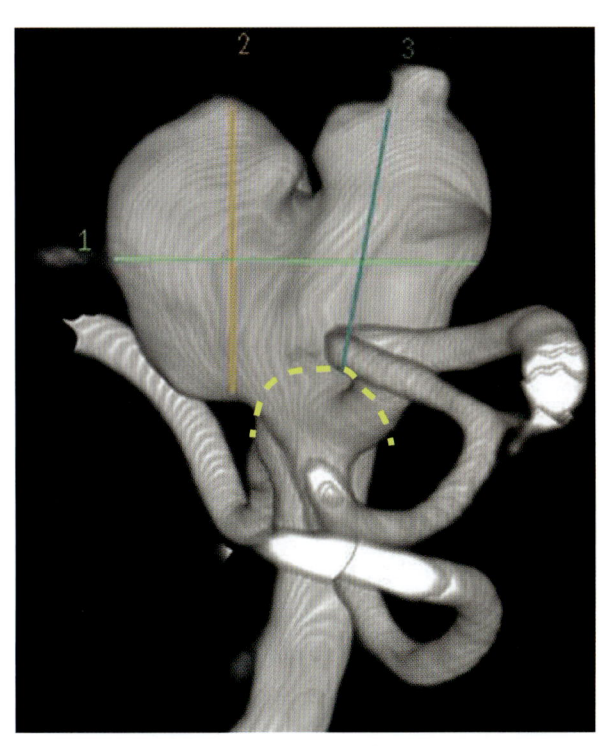

▲ 图 7-2 双瘤囊动脉瘤伴基底顶部环周受累（黄虚线）

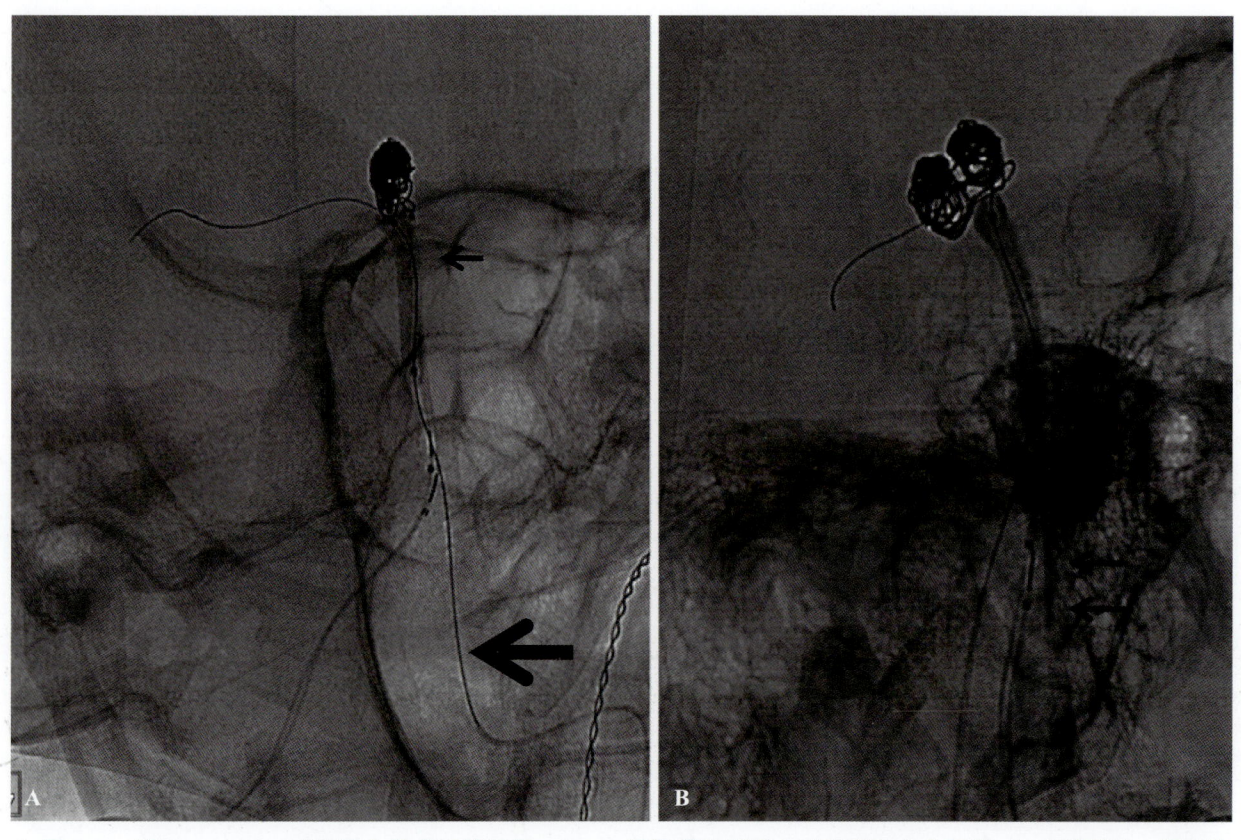

▲ 图 7-3 将 HyperGlide 球囊置入基底动脉远端。SL-10 微导管分别进入动脉瘤的各个子囊（B, 双黑箭），间断充盈球囊（A, 粗箭）进行弹簧圈栓塞。注意充盈的球囊在基底动脉远端的位置恰好覆盖瘤颈和部分右侧大脑后动脉（A, 单箭）

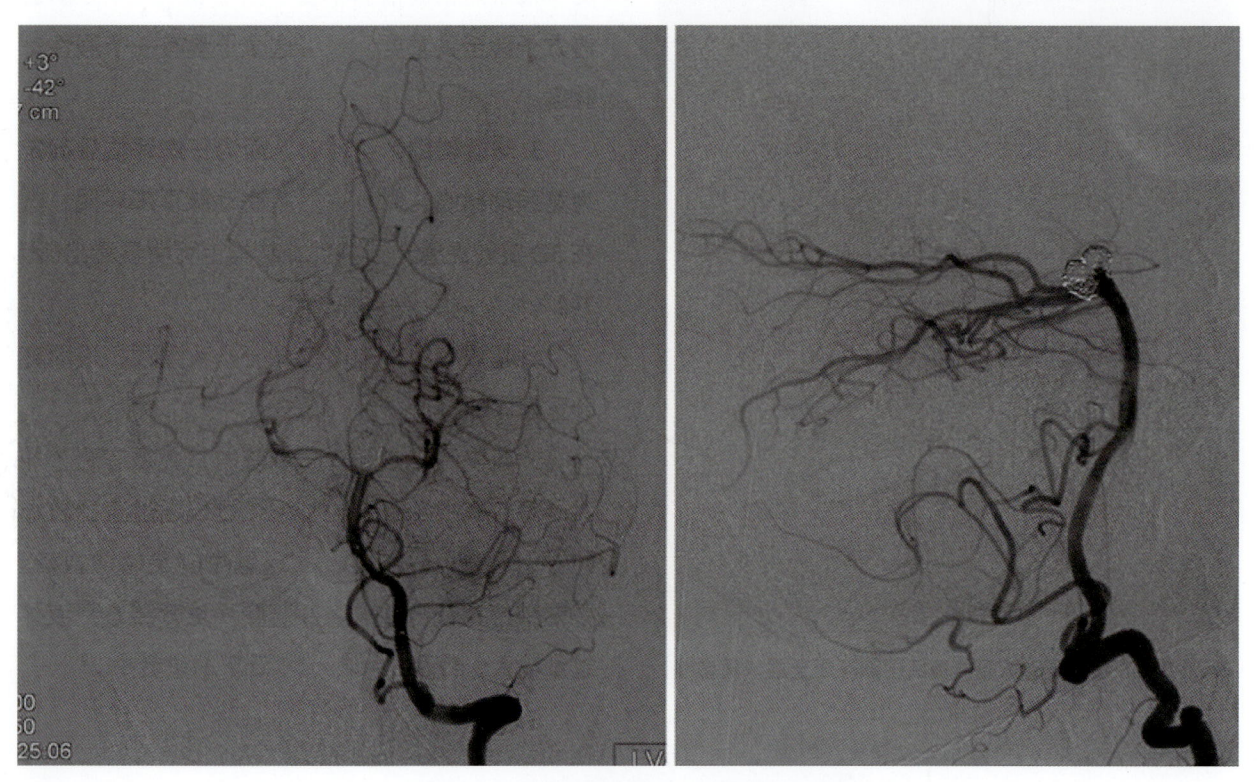

▲ 图 7-4 术后血管造影显示动脉瘤完全闭塞

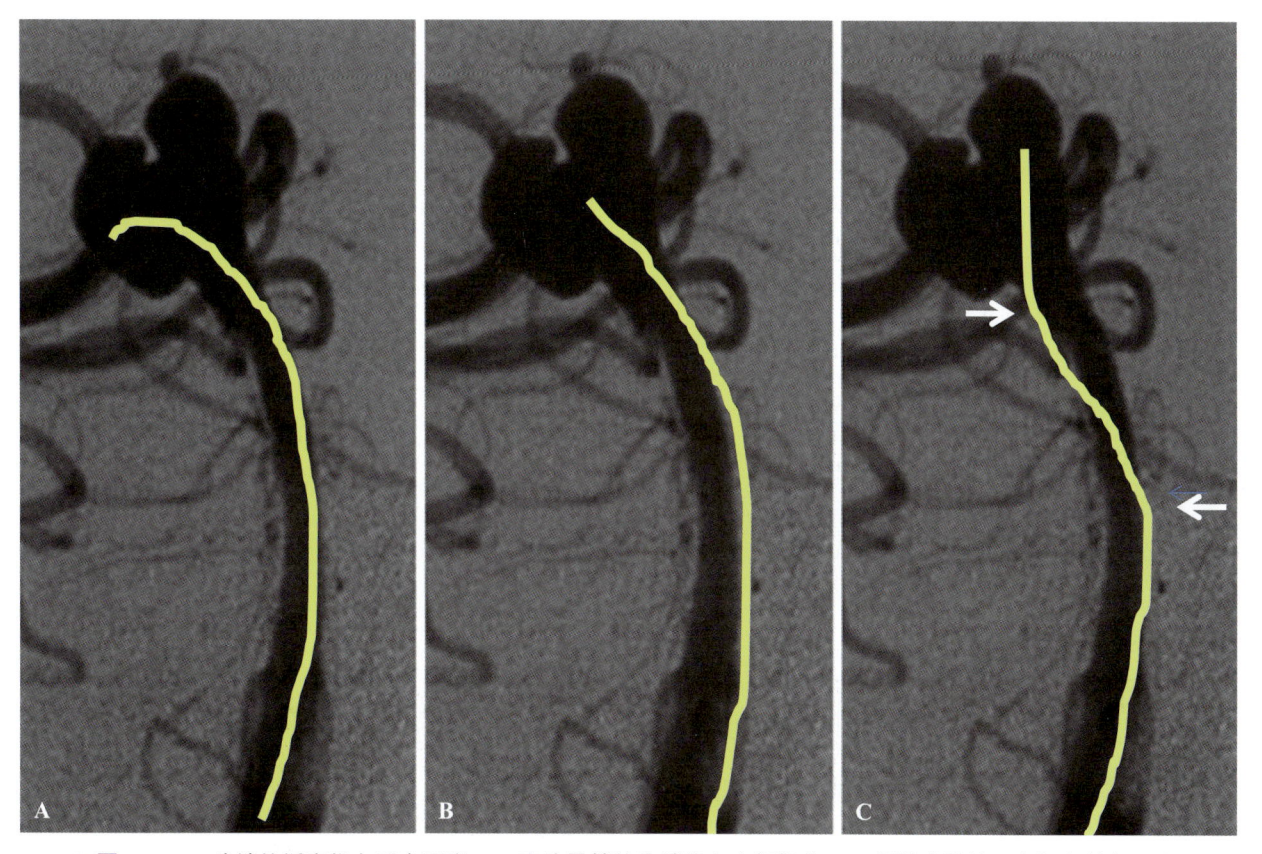

病例 7 球囊辅助和双微导管技术（三维导管塑形）
Balloon-Assisted and Dual Microcatheter Technique (Geometry Assessment and Catheter Shaping)

▲ 图 7-5　**A.** 头端的缓弯指向后方子囊；**B.** 直头导管的头端指向中间部分；**C.** 导管头端的反弯指向前方子囊

推荐阅读

[1] Griessenauer CJ, et al. Dual diagnostic catheter technique in the endovascular management of anterior communicating artery complex aneurysms. Surg Neurol Int. 2016;7:87.

[2] Horowitz M, et al. The dual catheter technique for coiling of wide-necked cerebral aneurysms. Interv Neuroradiol. 2005;11(2):155–60.

病例 8
累及后交通动脉起始处的颈内动脉动脉瘤栓塞治疗
Embolization of Internal Carotid Artery (ICA) Aneurysm Incorporating Origin of Posterior Communicating Artery

Vipul Gupta 著

【病例概述】

一名 58 岁女性，因右侧颈内动脉动脉瘤破裂而导致蛛网膜下腔出血。DSA 显示右侧颈内动脉宽颈动脉瘤（图 8-1A 和 B）。右后交通动脉起自动脉瘤。右侧大脑后动脉存在 P_1 段（图 8-1C）。

【诊疗思路】

宽颈动脉瘤上起源的后交通动脉，任何栓塞方式的尝试都可能累及后交通动脉的起源。

【治疗经过】

鉴于动脉瘤颈较宽，拟行球囊辅助弹簧圈栓塞。在球囊穿过动脉瘤瘤颈后，将微导管置入动脉瘤。在球囊充盈前送入弹簧圈第一圈襻，这样在充盈过程中微导管头端的任何突然移动都不会损伤动脉瘤壁（图 8-2A）。弹簧圈与后交通动脉的起点重叠。由于存在管径合适的右侧大脑后动脉 P_1 段，可能会供应右侧大脑后动脉区域并逆行充盈后交通动脉。因此，允许弹簧圈覆盖后交通动脉起点（图 8-2B）。球囊泄压以检查第一枚弹簧圈的稳定性。在球囊持续充盈下完成弹簧圈的填塞，直至动脉瘤完全闭塞（图 8-2C 至 E）。最终血管造影显示血流通过弹簧圈复合体进入后交通动脉。患者接受低分子肝素治疗 48h，随后口服阿司匹林（每天 150mg）。6 个月后随访 DSA 显

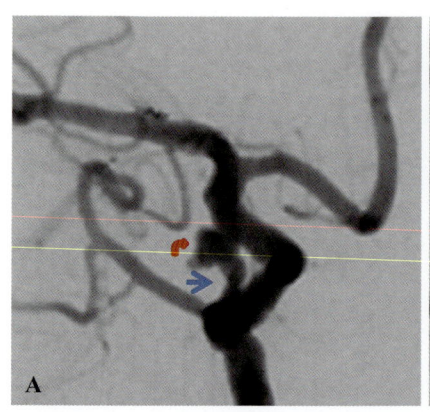

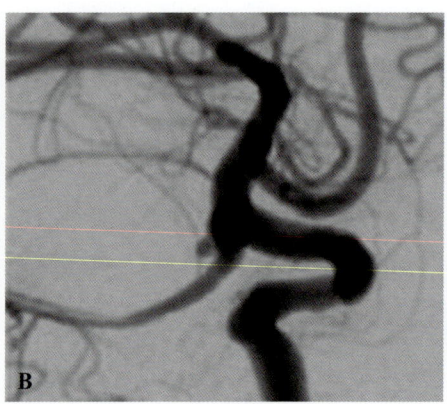

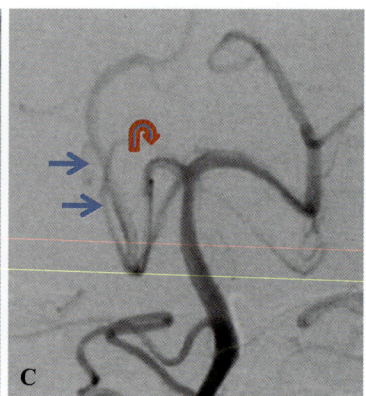

▲ 图 8-1　A 和 B. 右颈内动脉造影显示右后交通动脉起源于宽颈动脉瘤（A，弯红箭），瘤颈发出一个粗大的后交通动脉；C. 椎动脉造影显示右侧大脑后动脉右 P_1 段良好（弯箭），使大脑后动脉显影（箭）

病例 8　累及后交通动脉起始处的颈内动脉动脉瘤栓塞治疗
Embolization of Internal Carotid Artery (ICA) Aneurysm Incorporating Origin of Posterior Communicating Artery

示动脉瘤闭塞良好，后交通动脉通畅（图 8-2F）。

【提示与技巧】

1. 在后交通动脉起自动脉瘤的病例中，如果存在合适的大脑后动脉 P_1 段，则允许弹簧圈覆盖后交通动脉起始。即使后交通动脉完全闭塞，也可通过大脑后动脉逆行供血，但应注意防止弹簧圈进入后交通动脉，以免累及穿支动脉。

2. 当弹簧圈覆盖动脉起始部时，弹簧圈复合体可导致血栓形成和栓塞事件。建议使用上述抗凝和抗血小板药物，以防止血栓栓塞。

3. 使用球囊辅助时，在充盈球囊前，应通过微导管将弹簧圈填塞至动脉瘤内。弹簧圈圈襻比导管尖端柔软得多，并且在球囊充盈时导管头端移动不易导致破裂。这在小的破裂动脉瘤病例中尤为重要。

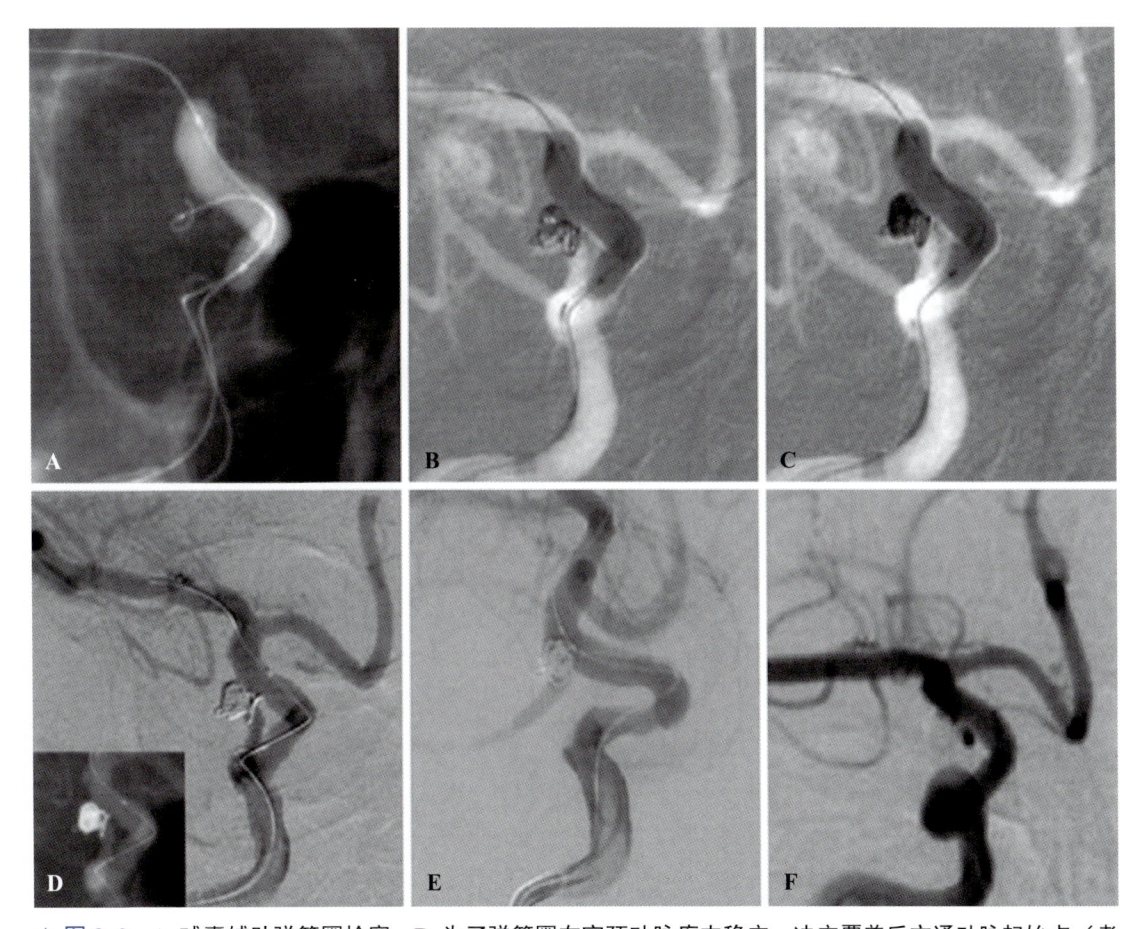

▲ 图 8-2　**A.** 球囊辅助弹簧圈栓塞；**B.** 为了弹簧圈在宽颈动脉瘤内稳定，决定覆盖后交通动脉起始点（考虑到大脑后动脉 P_1 段存在，我们认为这样做是安全的）；**C.** 在单次球囊充盈中，填充多枚弹簧圈以使其稳定；**D** 和 **E.** 最终血管造影显示动脉瘤完全闭塞，尽管在后交通动脉的起始处存在弹簧圈，但仍然存在正向血流；**F.** 随访血管造影结果稳定，后交通动脉充盈良好

推荐阅读

[1] Kim BM, Park SI, Kim DJ, Kim DI, Suh SH, Kwon TH, et al. Endovascular coil embolization of aneurysms with a branch incorporated into the sac. AJNR Am J Neuroradiol. 2010;31:145–51.

[2] Lubicz B, Lefranc F, Levivier M, Dewitte O, Pirotte B, Brotchi J, et al. Endovascular treatment of intracranial aneurysms with a branch arising from the sac. AJNR Am J Neuroradiol. 2006;27:142–7.

病例 9
瘤颈附近破裂可能的动脉瘤：血管内治疗
Aneurysm with Probable Near the Neck Rupture: Endovascular Management

Vipul Gupta 著

【病例概述】

一名 48 岁女性，蛛网膜下腔出血（Hunt-Hess Ⅱ级，Fisher Ⅲ级）。血管造影显示前交通宽颈动脉瘤（图 9-1A）。动脉瘤体有一小囊突出，靠近瘤颈，提示可能为破裂部位。

【诊疗思路】

1. 宽颈动脉瘤的血管内治疗，同时保留双侧大脑前动脉。
2. 瘤颈附近小囊的闭塞是防止再出血的关键。
3. 因其靠近瘤颈，术中破裂可能很难完全控制。

【治疗经过】

拟行球囊辅助弹簧圈栓塞。在导引导管置入颈内动脉后，将球囊导管（Eclipse，Balt，France）置于右侧大脑前动脉（图 9-1B），即瘤颈累及且有小囊一侧，以实现对该区域瘤颈的控制。在置入微导管（SL 10，Stryker Neurovascular）后进行弹簧圈填塞（图 9-1C）。微导管向瘤颈微微回撤以尝试进行小囊内填塞。进一步填入一个小的直径 2.5mm 的弹簧圈，使其进入小囊内（图 9-1D）。在同次充盈球囊辅助下填入另一枚弹簧圈，以封闭可能的破裂点和邻近的动脉瘤。最终血管造影显示动脉瘤完全闭塞（图 9-1E），填塞密度合理（图 9-1F）。患者痊愈，随访血管造影显示完全闭塞。

【提示与技巧】

1. 在破裂的动脉瘤中，应注意识别瘤颈附近的不规则部分或小囊。这些形态变化可能提示破裂位置。三维旋转造影及重建在这方面非常有用。
2. 手术夹闭具有挑战性，因术中可能发生难以控制的动脉瘤破裂。
3. 术中应确保瘤颈附近的小囊闭塞良好。这可能很困难，因其靠近载瘤动脉，任何过度的操作都会导致破裂。
4. 在这种情况下，因破裂点靠近瘤颈，在栓塞过程中破裂很难控制。这限制了弹簧圈在瘤颈小囊附近充分填塞。
5. 我们倾向于将球囊置于靠近瘤颈薄弱部位的一侧的血管内。
6. 可能需要调整导管位置以确保弹簧圈进入小囊。当弹簧圈圈襻进入小囊时，我们喜欢在球囊不泄压的情况下填入多个小而软的弹簧圈。这样是为了确保导管在同一位置实现完全闭塞，也确保了在小囊壁可能破裂时立即进行闭塞。

病例 9 瘤颈附近破裂可能的动脉瘤：血管内治疗
Aneurysm with Probable Near the Neck Rupture: Endovascular Management

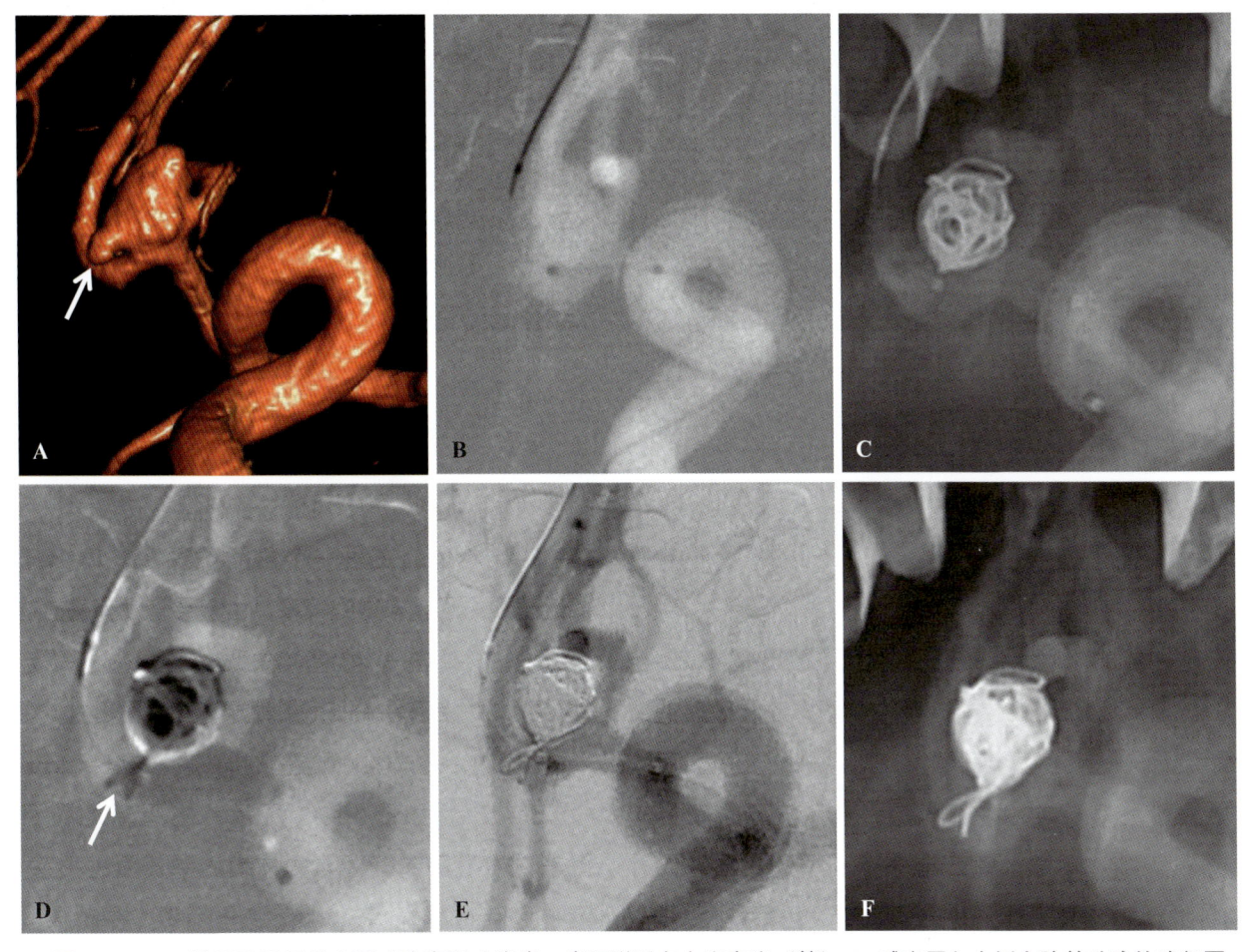

▲ 图 9-1 **A.** 三维重建显示前交通动脉宽颈动脉瘤，瘤颈附近有小囊突出（箭）；**B.** 球囊置入右侧大脑前动脉的路径图；**C.** 初始弹簧圈复合体，注意小囊内没有弹簧圈；**D.** 进一步填塞过程中圈襻进入小囊内（箭），球囊充盈以防弹簧圈脱入载瘤血管；**E.** 最终血管造影显示结果良好；**F.** 弹簧圈复合体

推荐阅读

[1] Fiehler J, Byrne JV. Factors affecting outcome after endovascular treatment of intracranial aneurysms. Curr Opin Neurol. 2009;22(1):103–8.

[2] Songsaeng D, Geibprasert S, terBrugge KG, Willinsky R, Tymianski M, Krings T. Impact of individual intracranial arterial aneurysm morphology on initial obliteration and recurrence rates of endovascular treatments: a multivariate analysis. J Neurosurg. 2011;114:994–1002.

病例 10
分叶状小动脉瘤：球囊辅助栓塞
Small Lobulated Aneurysm: Balloon-Assisted Coiling

Vipul Gupta 著

【病例概述】

一名 37 岁女性，突发蛛网膜下腔出血（Hunt-Hess Ⅲ级，Fisher Ⅳ级）。经左侧颈内动脉注射造影显示，一个小且宽颈的前交通动脉瘤充盈。双侧大脑前动脉均由左侧供应，右侧大脑前动脉 A_1 段缺如。动脉瘤底部有一个小子囊突出（图 10-1），靠近瘤颈叶有一子囊。计划采用球囊辅助弹簧圈栓塞。

【诊疗思路】

1. 双侧大脑前动脉均起源于该宽颈小动脉瘤的基底部。
2. 检查发现两个子囊，一个起源于瘤底，另一个起源于瘤颈，闭塞这些突起是闭塞动脉瘤的关键。
3. 应谨慎选择球囊放置侧别。

【治疗经过】

全身麻醉下进行球囊辅助弹簧圈栓塞。6F 导引导管置入左侧颈内动脉。根据动脉瘤基底的小叶朝向，将球囊导管 Scepter XC（MicroVention，Inc.）置于左侧大脑前动脉（图 10-1C）。随后，在一个工作角度进行弹簧圈栓塞，显示几乎完全闭塞（图 10-1D）。然而，在另一个角度观察（图 10-1E），靠近瘤颈的子囊未得到填塞。由于导管没有朝向这个子囊，尝试进一步栓塞均失败。因此，拔除了该微导管，并使用另一根直头微导管置入子囊内。在子囊内填塞一个非常小的超软弹簧圈（1mm×2cm）（图 10-1F）。如图 10-1F 所示，使用新的路径图来清晰显示弹簧圈与先前填入弹簧圈的关系。最终血管造影显示动脉瘤完全闭塞。在动脉瘤体、瘤底的子囊（图 10-2C）和瘤颈的子囊（图 10-2D）均可清楚地看到弹簧圈。患者顺利康复。

【提示与技巧】

1. 对于靠近瘤颈的子囊，球囊是非常有用的，应放置于靠近子囊一侧的分支上。
2. 部分子囊行弹簧圈栓塞需要单独的不同塑形的导管。同一个工作角度观察瘤颈附近子囊的轮廓，以利于导管置入和弹簧圈栓塞。在本病例中，所有的动脉瘤子囊在主工作角度都是看不见的。然而，选择了第二个角度，这样可以对其他子囊进行填塞。
3. 此病例中，使用非常小的弹簧圈是有利的，但是应选择合适长度以保证弹簧圈的稳定性。在球囊充盈下解脱弹簧圈，在球囊部分充盈情况下撤出微导管。

病例 10 分叶状小动脉瘤：球囊辅助栓塞
Small Lobulated Aneurysm: Balloon-Assisted Coiling

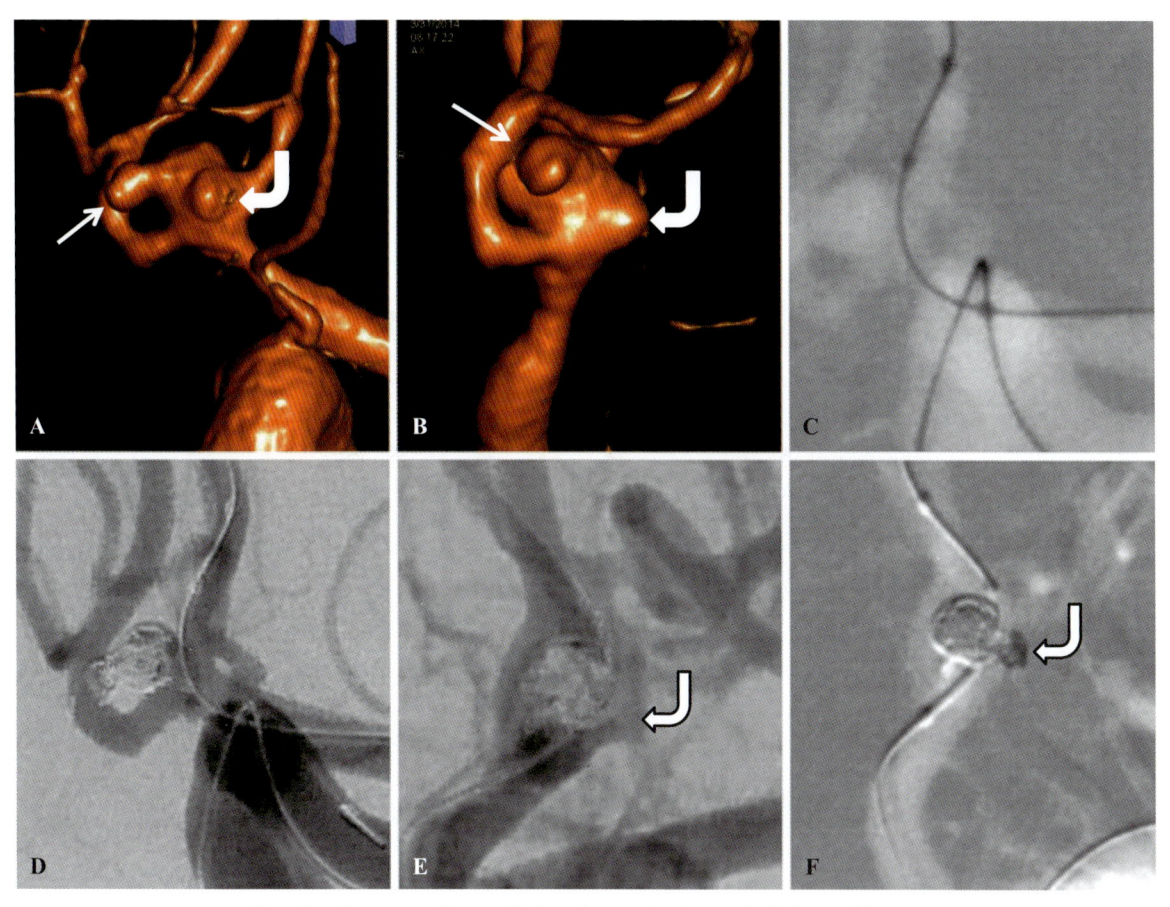

▲ 图 10-1 A 和 B. 三维重建图像可见一个小的前交通宽颈动脉瘤，可在瘤底（直箭）和靠近瘤颈部（弯箭）看到子囊，在这两个角度进行弹簧圈栓塞，第二个角度（B）在显示瘤颈附近子囊的轮廓；C. 球囊导管置入左侧大脑前动脉；D 和 E. DSA 显示 D 中动脉瘤几乎完全闭塞，但在 E 中，可以观察到靠近瘤颈的小囊内是空的（弯箭）；F. 路径图显示瘤颈附近小囊内有弹簧圈

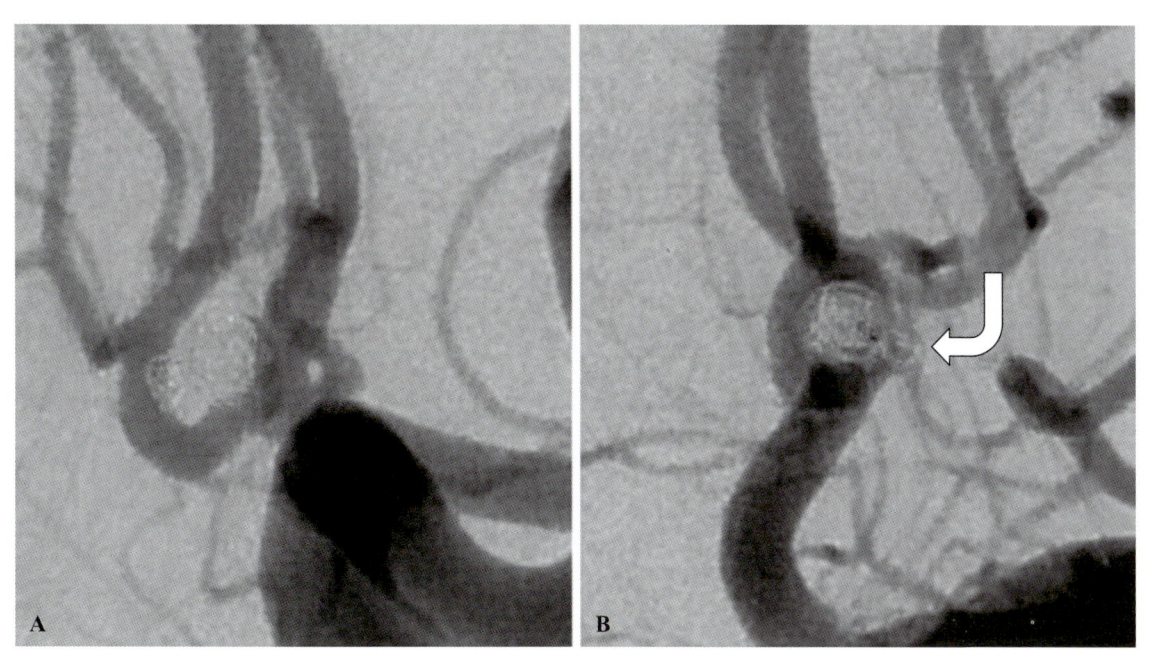

▲ 图 10-2 A 和 B. DSA 显示动脉瘤完全闭塞

027

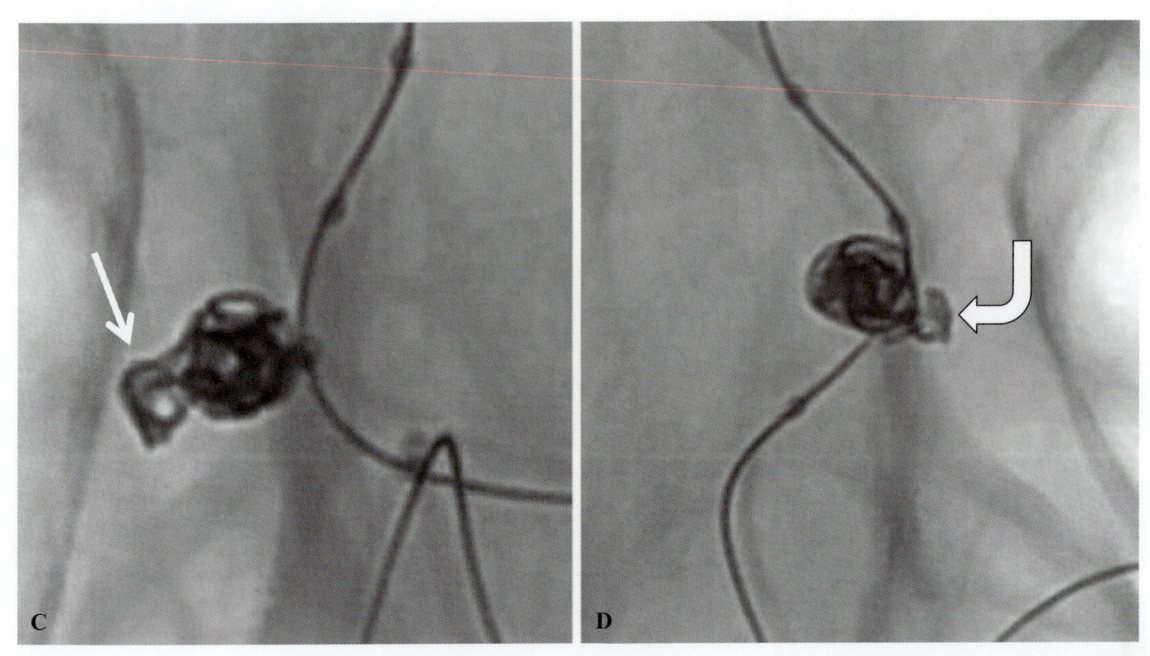

▲ 图 10-2（续） C 和 D. 两个角度的透视图像显示动脉瘤栓塞良好，瘤底及瘤颈的子囊内均有弹簧圈（直箭和弯箭）

推荐阅读

[1] Aletich VA, Debrun GM, Misra M, Charbel F, Ausman JI. The remodeling technique of balloon-assisted Guglielmi detachable coil placement in wide-necked aneurysms: experience at the University of Illinois at Chicago. J Neurosurg. 2000;93:388–96.

[2] Shapiro M, Babb J, Becske T, Nelson PK. Safety and efficacy of adjunctive balloon remodeling during endovascular treatment of intracranial aneurysms: a literature review. AJNR Am J Neuroradiol. 2008;29:1777–81.

病例 11
球囊辅助栓塞颈内动脉分叉部大型动脉瘤：瘤颈评估
Balloon-Assisted Coiling of Large Internal Carotid Artery (ICA) Bifurcation Aneurysm: Assessment of Neck

Vipul Gupta 著

【病例概述】

一名 52 岁男性，因诊断蛛网膜下腔出血由外院转入。Hunt-Hess Ⅳ 级，病情较重。头颅 CT 扫描示 Fisher Ⅳ 级，并伴有左侧基底节区血肿。可见脑室扩张，为降低颅内压已急诊行脑室外引流术。DSA（图 11-1）显示左侧颈内动脉分叉部大型动脉瘤。拟行球囊辅助栓塞治疗。

【诊疗思路】

1. 大型宽颈动脉瘤。
2. 大脑中动脉与颈内动脉成锐角。

【治疗经过】

全身麻醉下进行手术。左侧颈内动脉置入 6F 导引导管。在 0.014 微导丝（Synchro，Stryker Neurovascular，CA，USA）导引下，将球囊导管（Scepter XC，MicroVention，Tustin，California，USA）置于瘤颈处，将栓塞微导管置入动脉瘤瘤腔内。随后，通过球囊塑形后进行弹簧圈填塞。MCA 和 ACA 从颈内动脉发出的角度相对锐利，为保持术后 MCA 和 ACA 通畅，允许球囊在瘤颈部凸入瘤内一部分（图 11-1D）。栓塞结束后，可见部分弹簧圈圈襻位于瘤颈处。充盈球囊后，做空白路径图（不使用对比剂）。抽空球囊后，未见圈襻有移位（图 11-2A）。这说明弹簧圈均位于瘤颈的前方或者后方的瘤囊内。最终造影结果显示，在分支血管保留完好下动脉瘤完全闭塞。患者恢复缓慢但持续好转，术后间断随访 mRS 2 分。复查脑血管造影，可见动脉瘤栓塞效果稳定，无复发。

【提示与技巧】

1. 充分理解动脉瘤颈的解剖特点，在达到满意的动脉瘤囊弹簧圈填塞的同时保持载瘤动脉通畅是至关重要的。

2. 在分叉部动脉瘤治疗中，如果分支血管（如本例中的 MCA）是以比较锐利的角度从主干血管发出，应该特殊注意瘤颈的塑形，以保障血流的通畅。

3. 充盈球囊时使其稍稍凸入瘤颈，有助于瘤颈部的重建。

4. 顺应性球囊（如 Scepter XC 或 HyperForm）可以较容易地在动脉瘤颈处突入瘤囊，要比常规球囊（如 HyperGlide）更有帮助。我们推荐应用 0.014 微导丝配合球囊（Scepter XC），因为它比

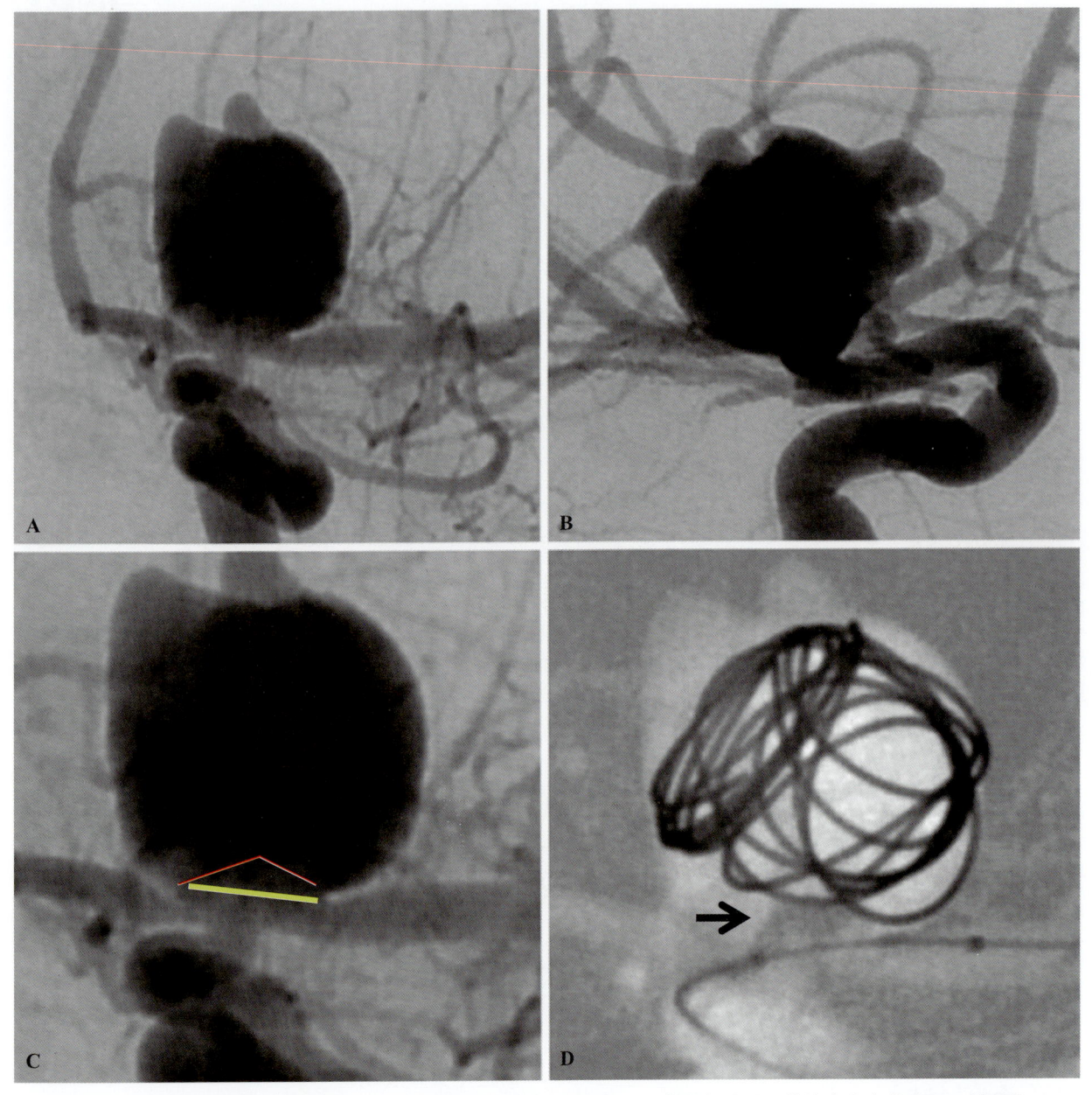

▲ 图 11-1　A 和 B. 左侧 ICA 造影示 ICA 分叉部巨大不规则动脉瘤；C. 黄线部分显示传统意义上的瘤颈，然而从 MCA 起源的角度观察，红线部分应被理解为理想的瘤颈，否则弹簧圈可能会突出瘤颈区域导致血栓形成；D. 球囊辅助栓塞，如 C 所示借助球囊顺应性来重塑瘤颈

0.010 微导丝更容易操控，且能使球囊在治疗过程中更稳定。

5. 如果患者有脑室外引流，一定要避免弹簧圈脱出至血管内，否则就必须使用抗凝或抗血小板药物。

6. 如果弹簧圈疑似脱出瘤颈，我们可以通过充盈球囊，再做新的空路径图来判断。当抽空球囊时，弹簧圈脱出会出现摆动（图 11-2A）。如果弹簧圈圈襻没有摆动，说明弹簧圈均位于瘤颈的前壁或后壁。

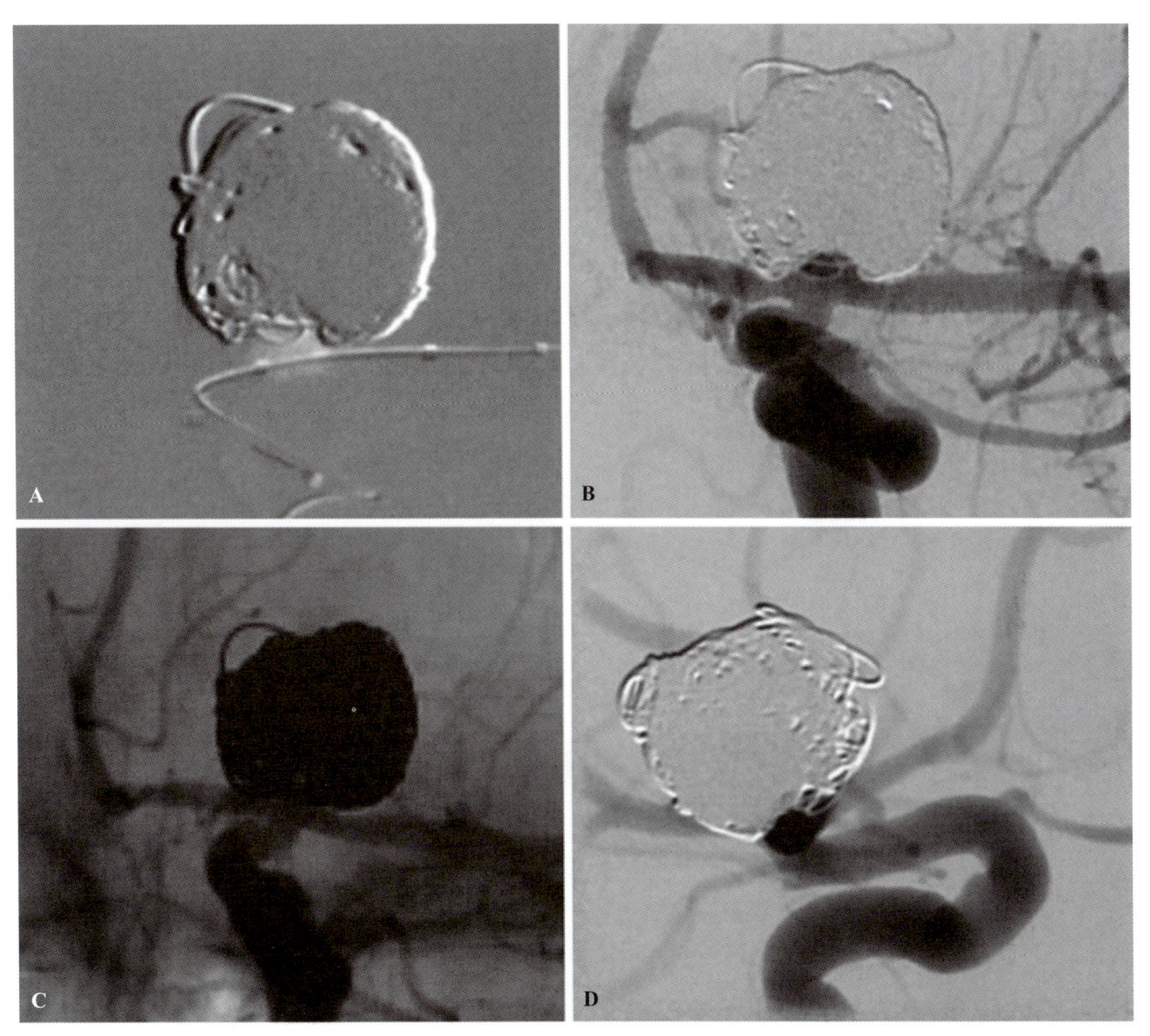

病例 11 球囊辅助栓塞颈内动脉分叉部大型动脉瘤：瘤颈评估
Balloon-Assisted Coiling of Large Internal Carotid Artery (ICA) Bifurcation Aneurysm: Assessment of Neck

▲ 图 11-2 **A.** 路径图显示球囊占据部分弹簧圈的位置；**B.** 最终 DSA 显示动脉瘤完全闭塞，可见少量的圈襻位于瘤颈后壁附近，因为它们在充盈和抽空球囊过程中没有摆动；**C.** 弹簧圈影像；**D.** 侧位造影显示动脉瘤闭塞同时载瘤动脉重建

推荐阅读

[1] Fiorella D, Woo HH. How I treat: balloon assisted treatment of intracranial aneurysms: the conglomerate coil mass technique. J Neurointerv Surg. 2009;1(2):121–31.

病例 12
动脉瘤起源自分支血管：控制性球囊充盈技术
Aneurysm with a Branch Arising from the Sac: Balloon over Inflation Technique

Vipul Gupta 著

【病例概述】

一名 68 岁女性，2 周前蛛网膜下腔出血起病。选择性右侧 ICA 血管造影（图 12-1）显示右侧后交通段动脉瘤，其中右侧 PCA 发自于瘤囊。右侧 PCA 为 ICA 供血的胚胎型 PCA。椎动脉造影示右侧 P_1 段缺如，PCA 未显影。动脉瘤为宽颈，瘤底部可见一小突起，疑为破裂点。

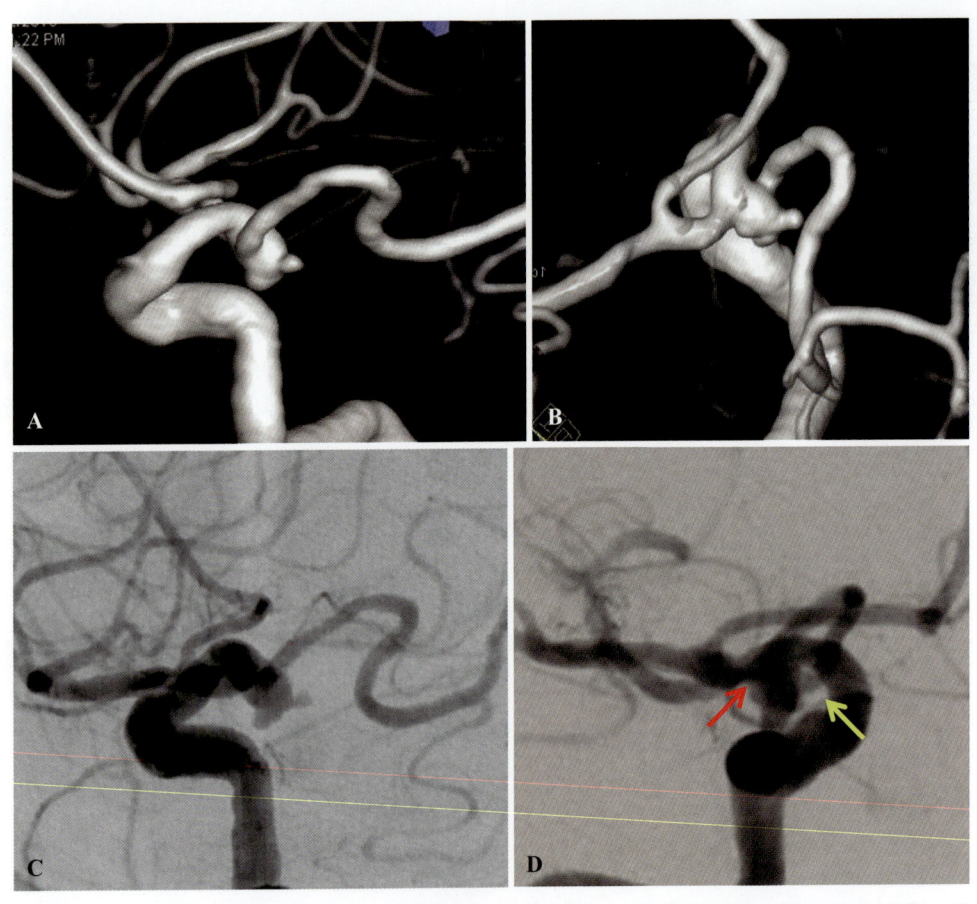

▲ 图 12-1　A 和 B. 选择性右侧 ICA 三维造影重建图像显示右侧宽颈后交通动脉动脉瘤，伴 PCA 起自动脉瘤，注意瘤底的突起，疑为破裂点；C 和 D. 选择性右侧 ICA 造影，图 D 清晰显示了 PCA（D，黄箭）与动脉瘤颈（D，红箭）的关系

病例 12　动脉瘤起源自分支血管：控制性球囊充盈技术
Aneurysm with a Branch Arising from the Sac: Balloon over Inflation Technique

【诊疗思路】

本病例的要点在于闭塞宽颈动脉瘤的同时保护 PCA 起始。

【治疗经过】

选取工作位角度（图 12-1C 和 D）。在图 12-1D 中，动脉瘤和 PCA 的关系非常明确。选取合适的切线位工作角度对于保护分支血管非常重要。一枚 4mm×20mm 的 HyperGlide 球囊（ev3，Irvine，USA）横跨瘤颈在 ICA 内充盈。通过对球囊的控制性充盈，使其轻微嵌入动脉瘤颈内（图 12-2A 和 B）。

在这个病例中，第一枚弹簧圈的填入非常关键。首枚弹簧圈成襻后造影（图 12-2D）示无弹簧圈圈襻突入 PCA 起始部。继续完成后续小圈的填塞。最终的造影结果显示，动脉瘤完全闭塞的同时 PCA 保留完好（图 12-3）。我们建议治疗结束后观察几分钟，确认是否存在血栓形成的情况。当患者的年龄较大时，我们通常会在 48h 内给予低分子肝素治疗。

【提示与技巧】

1. 在分支血管起源于动脉瘤瘤颈的病例中，其中一个技巧就是在载瘤动脉中使用球囊，通过控制性充盈使球囊轻微嵌入瘤颈内，以保护分支血管通畅。

2. 要求在高清晰度透视下缓慢控制性充盈球囊，以避免其过度嵌入瘤囊内。

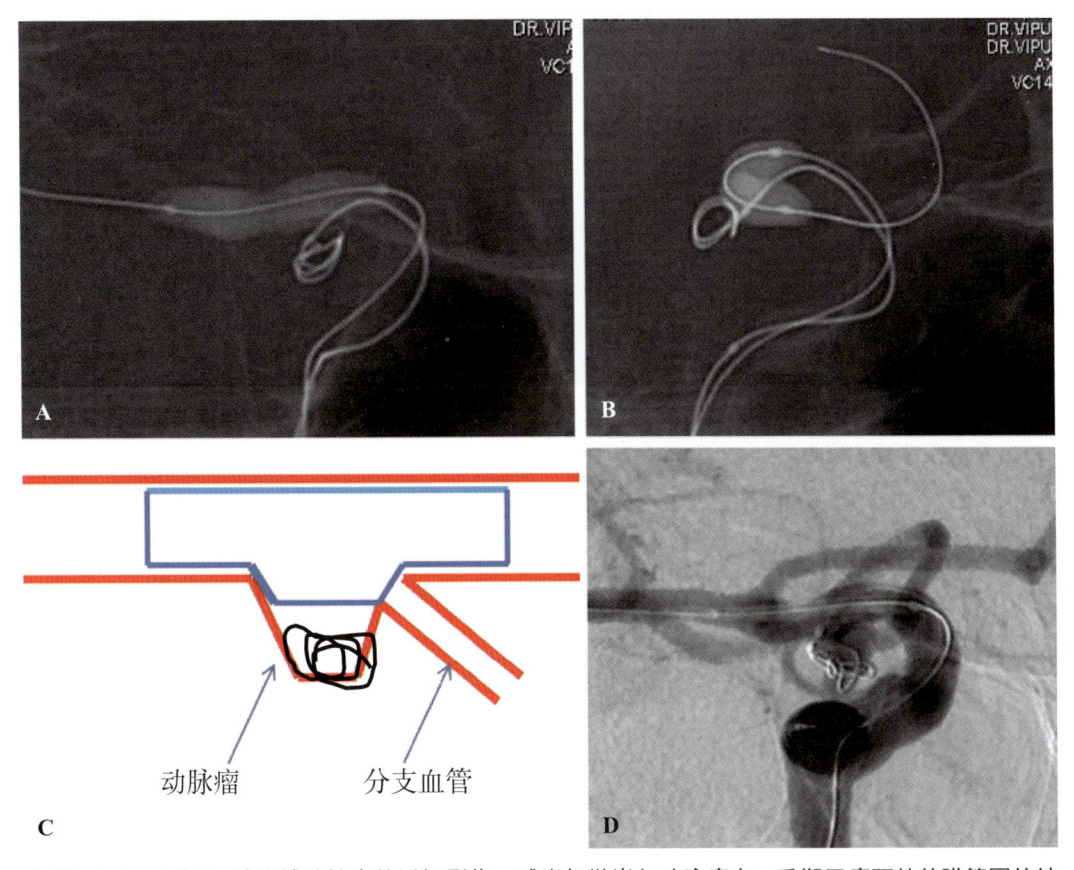

▲ 图 12-2　A 和 B. 球囊辅助栓塞的透视影像，球囊轻微嵌入动脉瘤中，重塑了瘤颈处的弹簧圈的结构；C. 保护分支血管示意图，红线表示血管，蓝色轮廓为球囊，黑线表示弹簧圈；D. 首枚弹簧圈成襻后造影显示 PCA 起始部未受累

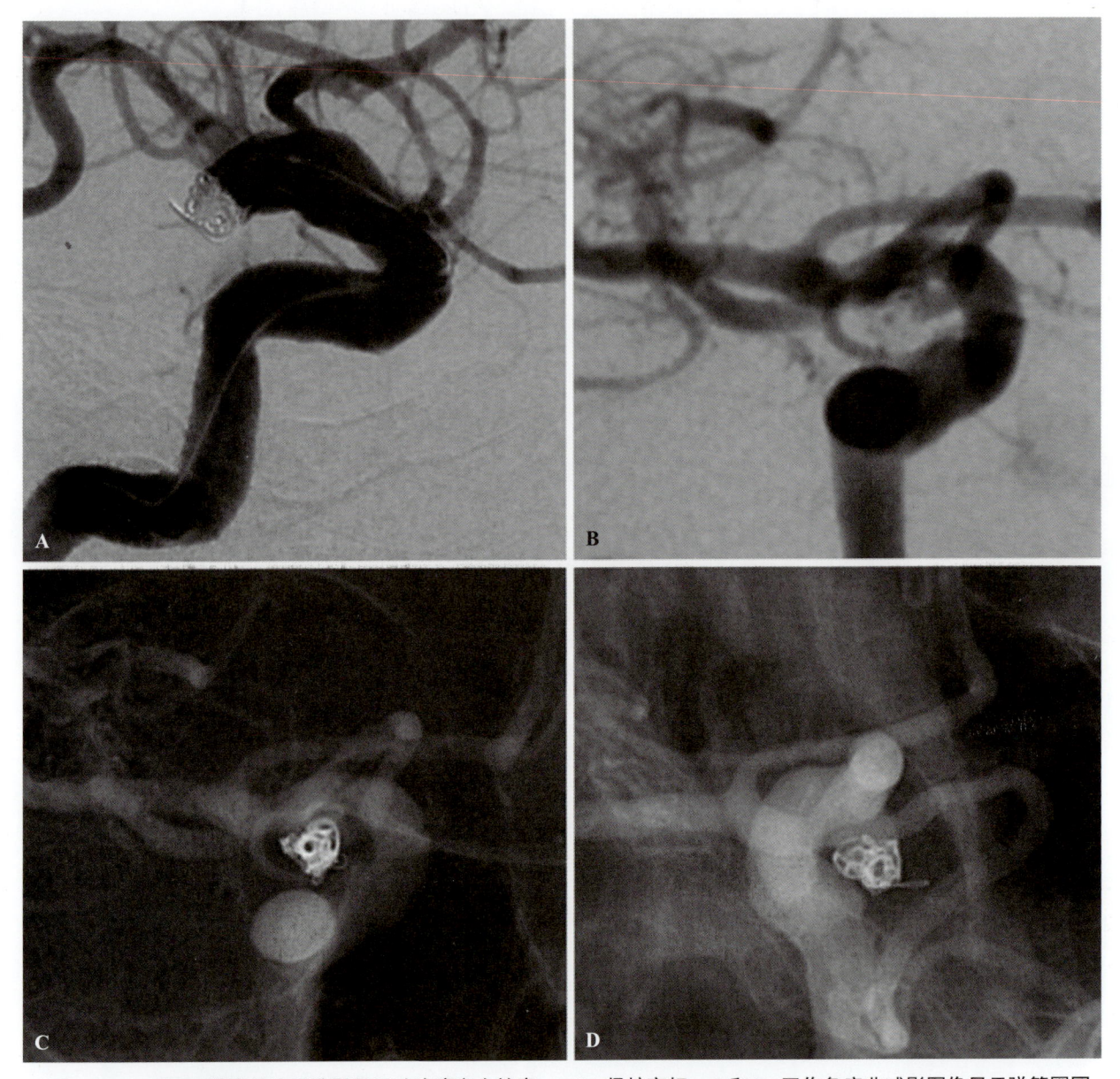

▲ 图 12-3 A 和 B. 填塞结束后造影显示动脉瘤完全栓塞，PCA 保护完好；C 和 D. 工作角度非减影图像显示弹簧圈团，弹簧圈和 PCA 的关系在 D 中清晰可见

推荐阅读

[1] Kim BM, Park SI, Kim DJ, et al. Endovascular coil embolization of aneurysms with a branch incorporated into the sac. AJNR Am J Neuroradiol. 2010;31: 145–51.

[2] Lubicz B, Lefranc F, Levivier M, et al. Endovascular treatment of intracranial aneurysms with a branch arising from the sac. AJNR Am J Neuroradiol. 2006;27:142–7.

病例 13
分叶状宽颈动脉瘤：End-Hole 技术
Multilobulated Broad-Neck Aneurysm: End-Hole Technique

Vipul Gupta　著

【病例概述】

58 岁男性，蛛网膜下腔出血起病（Hunt-Hess Ⅱ级，Fisher Ⅲ级）。脑血管造影（图 13-1A 和 B）显示发自于基底动脉分叉部分叶状、宽颈动脉瘤，累及左侧大脑后动脉。

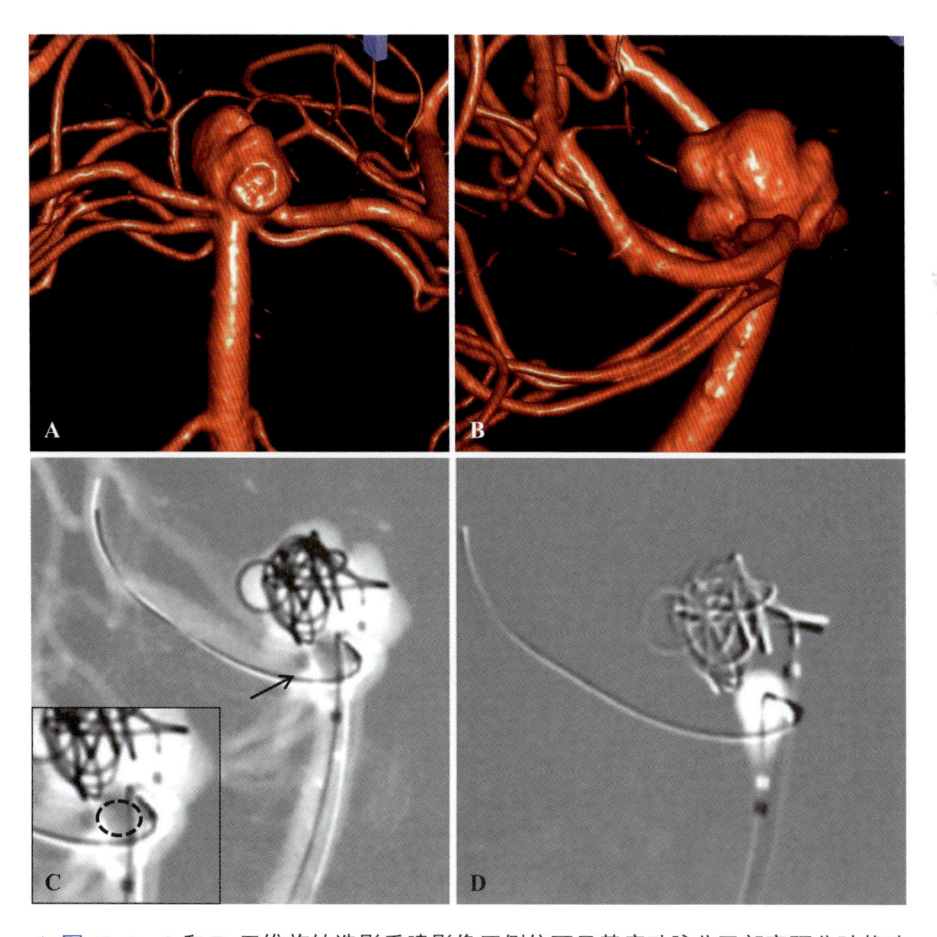

▲ 图 13-1　A 和 B. 三维旋转造影重建影像正侧位可见基底动脉分叉部宽颈分叶状动脉瘤，累及左侧大脑后动脉；C. 侧位路径图下显示充盈的球囊和置入的第一枚弹簧圈，球囊的 END-HOLE 位视图可见大脑后动脉（小图中可见轮廓）；D. 重新做路径图后球囊泄压，弹簧圈无移位，高亮部分是被球囊占据的位置

【诊疗思路】

1. 由于宽颈动脉瘤主体与子瘤及 PCA 动脉图像重叠，易发生弹簧圈突入载瘤动脉。因此，选择适合的切线位工作角度，清晰显露动脉瘤囊和载瘤动脉，对动脉瘤的填塞是至关重要的。

2. 多分叶状可能导致子囊栓塞不全。

【治疗经过】

全身麻醉下行球囊辅助弹簧圈栓塞手术。将 6F 导引导管（Neuron，Penumbra，USA）置于左侧椎动脉中。在微导丝（Synchro，Stryker Neurovascular，USA）导引下，将球囊导管（Scepter XC，MicroVention，Tustin，California，USA）置于左侧大脑后动脉处，将栓塞微导管（Echelon，Covidien，USA）置入动脉瘤腔内。通过三维旋转造影选择 End-Hole 端 - 孔位工作角度，显示左侧大脑后动脉和动脉瘤颈（图 13-1C）。通过充盈球囊及寻找末端形态可以确认。填塞第一枚弹簧圈后（图 13-1C），球囊充盈前重置路径图。新路径图有助于发现是否有圈襻摆动（图 13-1D）。同一图像下继续填塞弹簧圈，可见动脉瘤的边缘部位被部分填塞（图 13-2A）。然后微导管超选置入动脉瘤的各个子囊内，选择小而软的弹簧圈继续填塞直至动脉瘤完全闭塞（图 13-2C 至 F）。观察 20min 后造影，未发现血管栓塞。顺利拔除气管插管，48h 内给予低分子肝素，之后口服阿司匹林肠溶片（75mg）6 周。

【提示与技巧】

1. 在分叶状宽颈动脉瘤的治疗中，很难清晰显示瘤颈。使用球囊对保护载瘤动脉很有帮助。

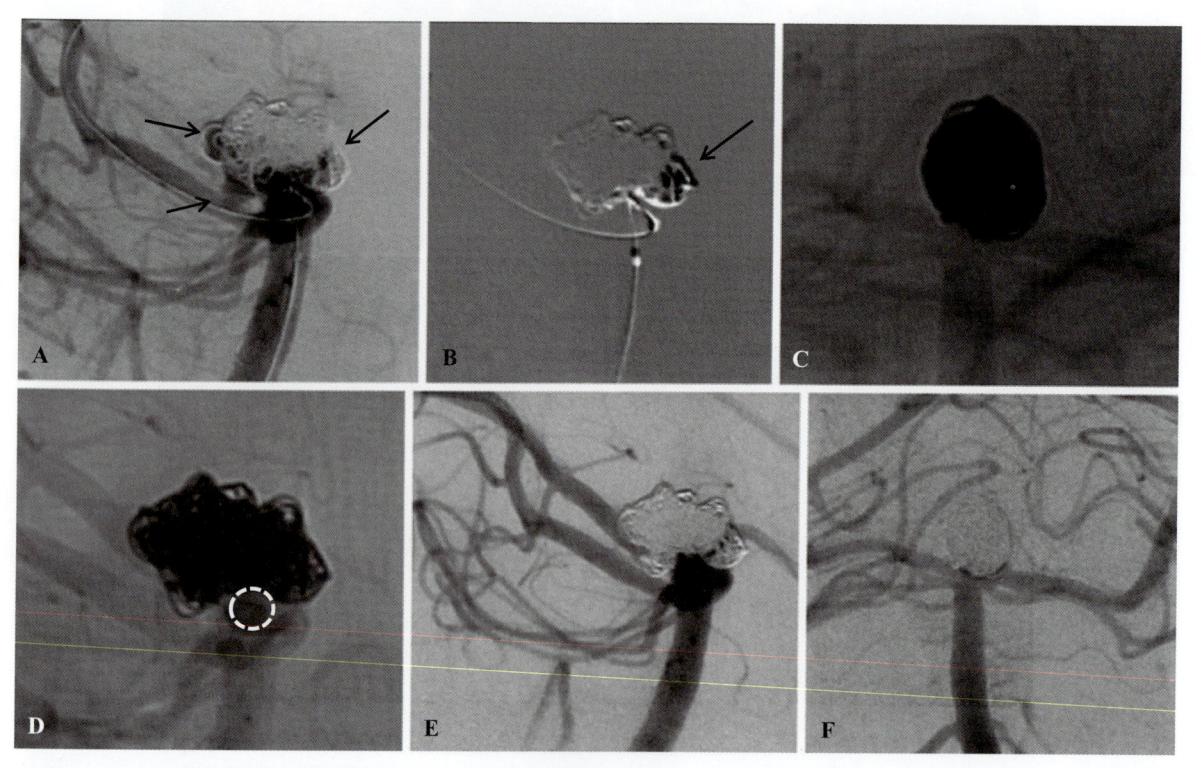

▲ 图 13-2 A. 造影示动脉瘤弹簧圈及残余子瘤的填塞情况（箭）；B. 残留区域置管并进一步填塞；C 和 D. 最终造影弹簧圈团影像，尽管正位像（C）上与大脑后动脉部分重叠；D. 侧位像清晰显示无弹簧圈凸入至载瘤动脉中（轮廓）；E 和 F. DSA 显示动脉瘤完全填塞

2. 应用 End-Hole 技术充分显示球囊，在这种工作角度下，我们可以清晰判断载瘤动脉和瘤颈的关系。

3. 如本例的分叶状动脉瘤治疗中，微导管在初始位置很难达到动脉瘤完全填塞，需要多次超选置管进行分区填塞。

4. 鉴于在这种病例中弹簧圈的重叠，可能很难发现血栓形成。因为密度接近，在端孔视角可能会忽视了小的血栓形成。所以我们应该观察20～25min，以防血栓形成。如果动脉瘤填塞满意，建议术后应用抗凝或抗血小板药物。

推荐阅读

[1] Fiorella D, Woo HH. How I treat: balloon assisted treatment of intracranial aneurysms: the conglomerate coil mass technique. J NeuroIntervent Surg. 2009;1(2):121–31.

[2] Layton KF, et al. Balloon-assisted coiling of intracranial aneurysms: evaluation of local thrombus formation and symptomatic thromboembolic complications. AJNR Am J Neuroradiol. 2007;28(6):1172–5.

[3] Piotin M, et al. Balloons and stents in the endovascular treatment of cerebral aneurysms: vascular anatomy remodeled. Front Neurol. 2014;5:41.

病例 14
颈内动脉分叉部动脉瘤：通过前交通动脉使球囊到位
ICA Bifurcation Aneurysm: Balloon Placement Through Anterior Communicating Artery

Vipul Gupta 著

【病例概述】

一名 48 岁女性，因颈内动脉分叉部巨大动脉瘤破裂引起蛛网膜下腔出血。脑血管造影显示一个巨大的宽颈动脉瘤，累及大脑前和大脑中动脉起始部（图 14-1A 至 C）。拟行球囊辅助填塞治疗。

【诊疗思路】

1. 从右侧颈内动脉将球囊放置于 ACA 或 MCA 中，都难以保护另一支血管。
2. 动脉瘤的瘤颈累及颈内动脉分叉部后壁。
3. 巨大动脉瘤复发概率大，瘤颈处的致密填塞非常必要。

【治疗经过】

本例前交通动脉较发达（图 14-1C），所以我们决定经前交通动脉，将球囊置于右侧颈内动脉分叉部（图 14-1D）。这么做可以使球囊完全覆盖动脉瘤颈，同时保护 MCA 和 ACA（图 14-1E 和 F）。在填塞后期，有些弹簧圈襻的影像和载瘤动脉重合，很难判断这些圈襻是在动脉瘤颈处还是已经突入到载瘤动脉中。做新路径图，充盈球囊后未见弹簧圈移位，证实载瘤动脉保护完好（图 14-2A 和 B）。最终造影显示动脉瘤致密栓塞（图 14-1C 至 F）。6 个月后随访造影未见动脉瘤复发（图 14-3）。

【提示与技巧】

1. 在颈内动脉分叉部动脉瘤的治疗中，可以从对侧通过前交通动脉将球囊或者支架输送到位，以同时保护 MCA 和 ACA 起始部。
2. 球囊对于确定重叠的弹簧圈影像非常有帮助，我们可以在充盈或者抽空球囊时结合新路径图来判断是否有弹簧圈的移位。
3. 对于大型/巨大型动脉瘤，应该通过致密的填塞和动脉瘤颈的重建来防止复发。

病例 14 颈内动脉分叉部动脉瘤：通过前交通动脉使球囊到位
ICA Bifurcation Aneurysm: Balloon Placement Through Anterior Communicating Artery

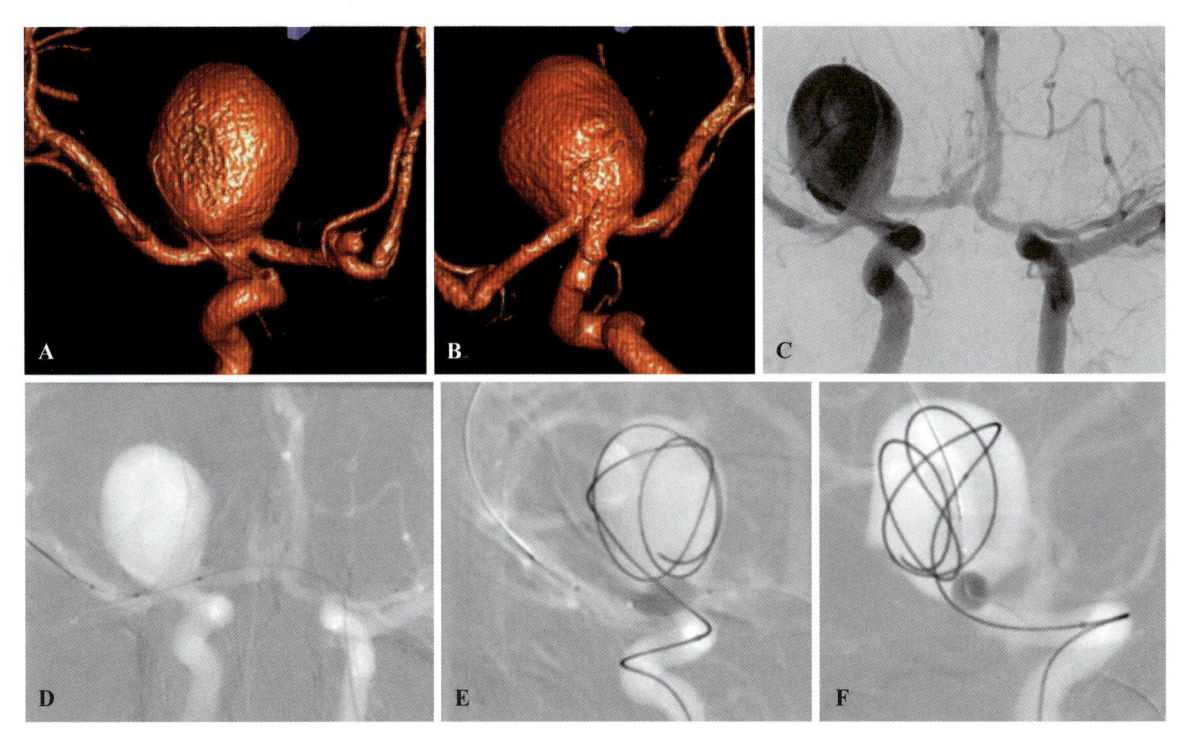

▲ 图 14-1　A. 3D 重建图像可见右侧 ICA 分叉部巨大的宽颈动脉瘤，并于前交通动脉处可见一小型未破裂动脉瘤；B. 3D 重建图像显示动脉瘤累及 ICA 分叉部后壁；C. 造影示前交通动脉发育良好；D. 将球囊导管从左侧 ICA 经过前交通动脉横置于右侧 ICA 分叉部；E 和 F. 正位及侧位可见通过球囊塑形弹簧圈

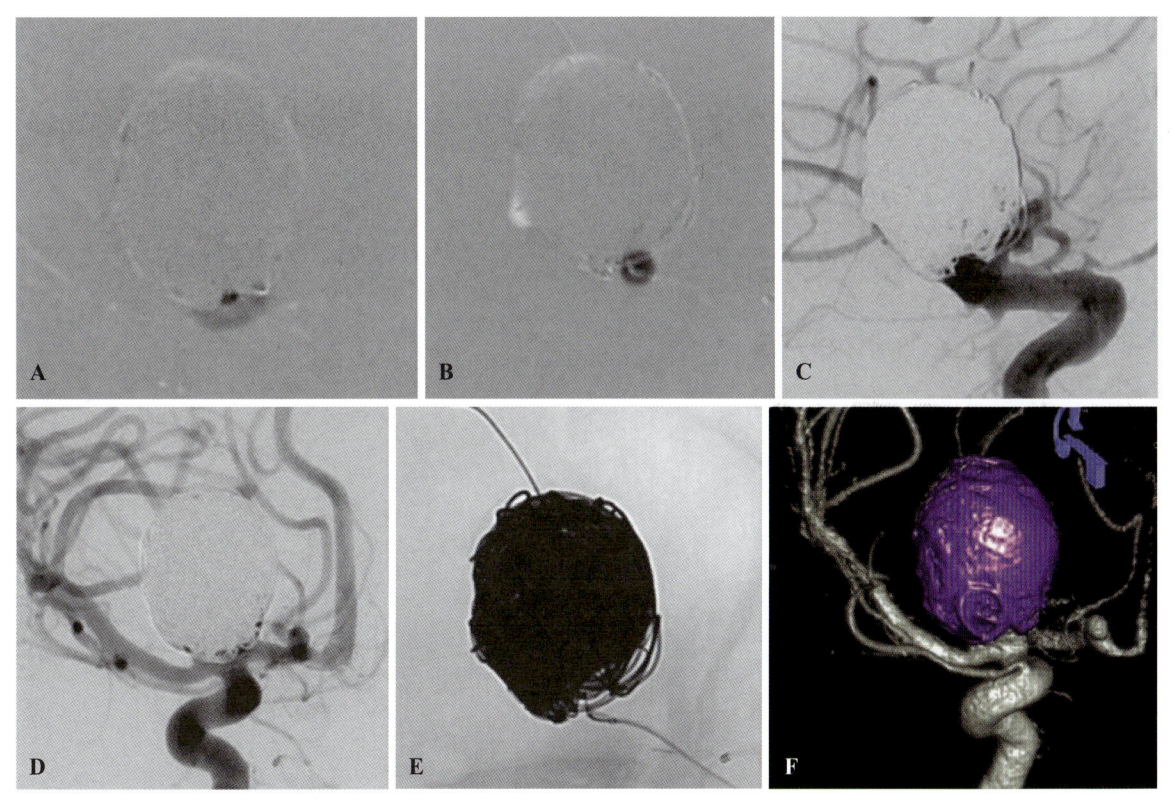

▲ 图 14-2　A 和 B. 填塞过程中，弹簧圈圈襻疑似突入至载瘤动脉中，重置路径图，充盈球囊，未见弹簧圈移动，可确定这些圈襻位于瘤颈处；C 和 D. 最终造影显示动脉瘤完全闭塞，图 D 中可见与 ICA 分叉部重叠的弹簧圈位于动脉瘤颈的后壁；E. 弹簧圈影像；F. 填塞后的 3D 重建影像

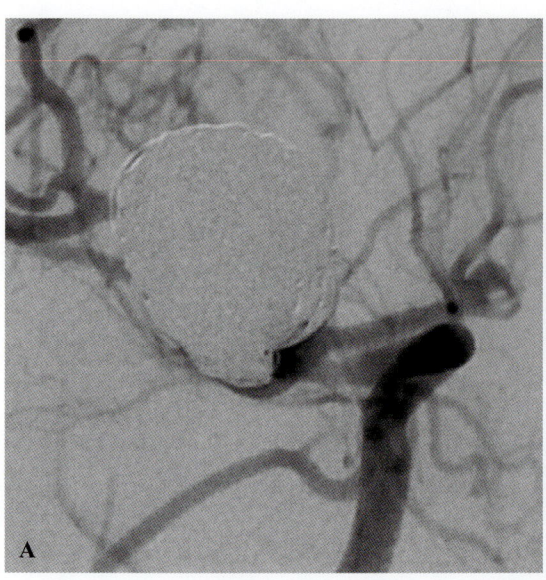

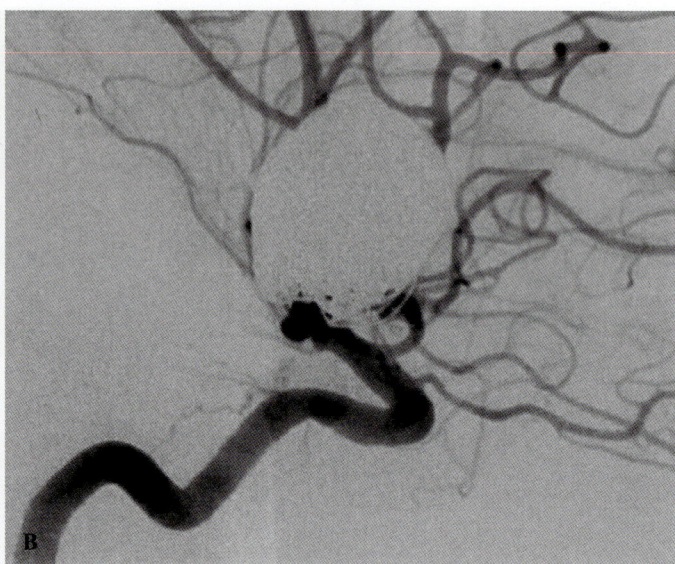

▲ 图 14-3 复查造影显示动脉瘤栓塞良好，无复发

推荐阅读

[1] Fiorella D, Woo HH. How I treat: balloon assisted treatment of intracranial aneurysms: the conglomerate coil mass technique. J NeuroIntervent Surg. 2009;1(2):121–31.

[2] Sebastian B, Mounayera C, Moreta J. Balloon-assisted coil placement in wide-neck bifurcation aneurysms by use of a new, compliant balloon microcatheter. AJNR Am J Neuroradiol. 2003;24: 1222–5.

[3] Shapiro M, Babb J, Becske T, et al. Safety and efficacy of adjunctive balloon remodeling during endovascular treatment of intracranial aneurysms: a literature review. AJNR Am J Neuroradiol. 2008;29: 1777–81.

病例 15
双球囊技术辅助治疗宽颈动脉瘤
Double Balloon Technique for Wide-Neck Aneurysms

Rajsrinivas Parthasarathy　　Vipul Gupta　　著

【病例概述】

患者 42 岁女性，突发蛛网膜下腔出血，Hunt-Hess Ⅱ级，Fisher Ⅱ级。脑血管造影显示右侧 MCA 分叉部分叶状动脉瘤，MCA 上下两干均发自于动脉瘤颈（图 15-1）。拟行球囊辅助栓塞治疗。

【诊疗思路】

MCA 分叉部宽颈动脉瘤累及上下两干。我们可以通过在上干和下干中同时放置球囊来保护血管，也可以考虑 Y 形支架辅助弹簧圈栓塞。

【治疗经过】

全身麻醉下手术治疗。将 6F 导引导管置于左侧 ICA。首先在 0.014 微导丝（Synchro，Stryker Neurovascular，CA，USA）导引下，将球囊导管（Scepter XC，MicroVention，Tustin，California，USA）横过动脉瘤置于 MCA 上干中，再将另一球囊导管置于下干中。随后，将栓塞微导管置于动脉瘤腔内。通过球囊塑形后进行弹簧圈栓塞（图 15-2A）。充盈球囊，重新做空白路径图（不使用对比剂）。球囊泄压后未见弹簧圈襻移动（图 15-2B）。最终造影结果显示，动脉瘤致密栓塞，分支血管保留完好（图 15-2C 和 D）。患者完全康复，术后间断随访。复查脑血管造影显示栓塞效果稳定，动脉瘤无复发。

【提示与技巧】

1. 分叉部宽颈动脉瘤累及两分支血管时，可能需要双球囊来保护载瘤动脉。

2. 上干相对细小，且反向成锐角自 M_1 段发出，超选置管要比下干难度大。所以，先将第一根球囊导管超选入上干是明智的选择。

3. 通常，一个球囊置于另一个球囊的前方，那么它的近端就会与另一球囊的体部重合。

4. 与动脉瘤关系更密切的受累分支中，应将球囊稍微向前输送一些，以对载瘤动脉提供更可靠的保护。

5. 血管放置多根微导管时，很容易发生血栓事件。所以，术中全程给予充分的肝素化以避免这种并发症发生。

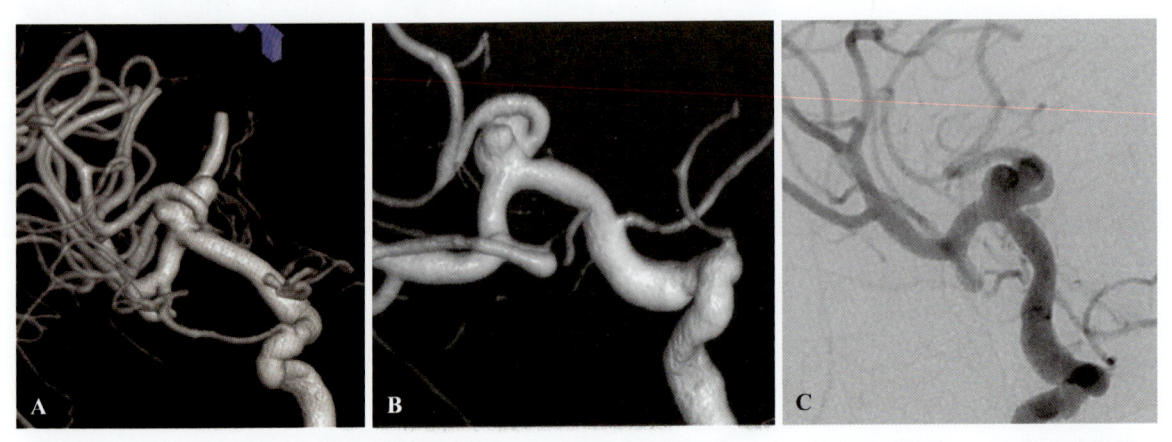

▲ 图 15-1　A 和 B. 3D 重建图像可见右侧 MCA 分叉部分叶状动脉瘤，上干发自于动脉瘤；C. 工作角度造影

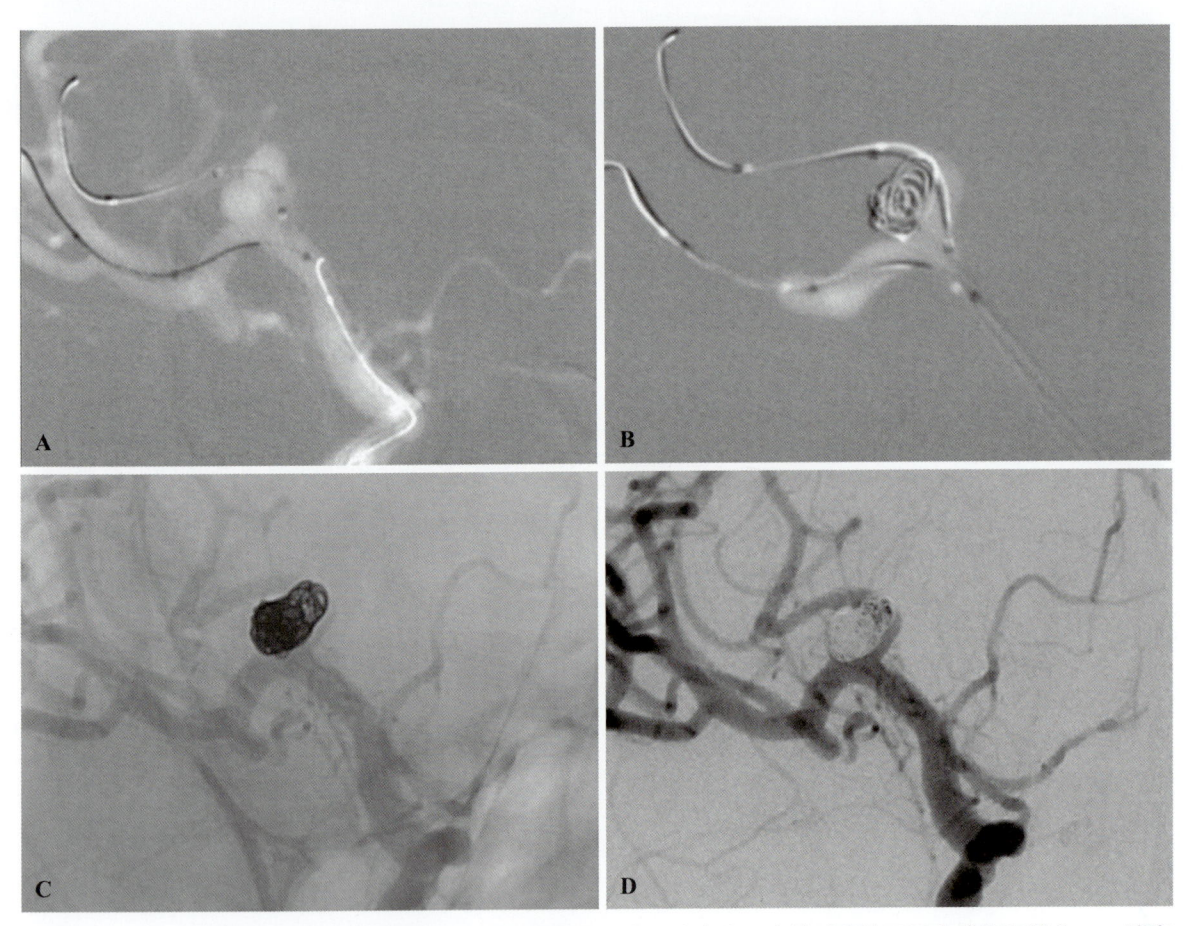

▲ 图 15-2　A. 路径图下可见球囊导管位于 MCA 的两分支中，注意上干中的球囊比下干中略靠远端些；B. 填塞第一枚弹簧圈后，空白路径图下抽空球囊；C. 最终弹簧圈影像；D. 栓塞后 DSA 显示动脉瘤完全栓塞，分支血管保护良好

推荐阅读

[1] Shima H, et al. Embolization of a wide-necked basilar bifurcation aneurysm by double-balloon remodeling using HyperForm compliant balloon catheters. J Clin Neurosci. 2009;16(4):560–2.

病例 16
大脑中动脉夹层动脉瘤：支架辅助栓塞
Dissecting Aneurysm of MCA: Stent-Assisted Coiling

Vipul Gupta　著

【病例概述】

一名 54 岁患有高血压的女性，蛛网膜下腔出血起病，Fisher Ⅲ 级。患者临床状态良好（Hunt-Hess Ⅱ 级）。脑血管造影显示左侧 MCA 分叉部梭形动脉瘤。动脉瘤累及下干呈梭形扩张。动脉瘤侧壁有小囊状突起（图 16-1A 和 B）。

【诊疗思路】

1. 夹层动脉瘤一般瘤壁菲薄，且有进行性生长趋势。此类动脉瘤需要支架辅助弹簧圈填塞，并对血管壁进行重建。

2. 支架导管超选入 MCA 下干有一定难度。

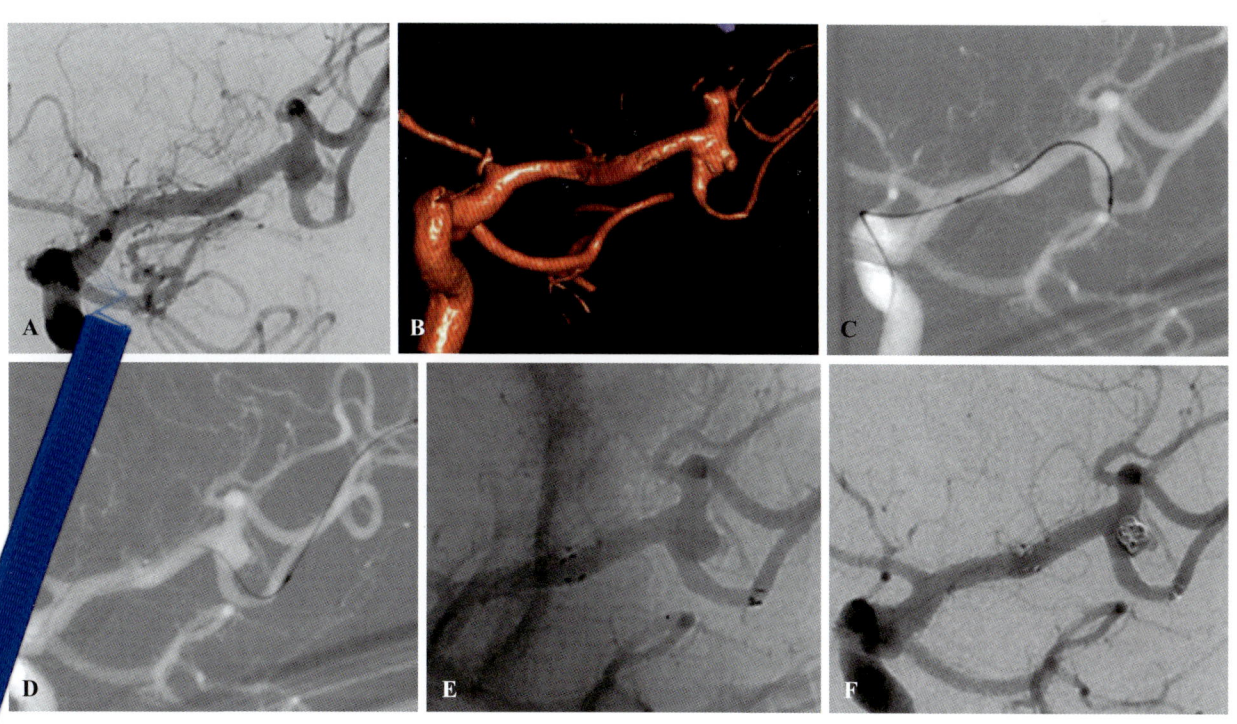

▲ 图 16-1　A 和 B. 造影和三维重建显示左侧 MCA 分叉部梭形动脉瘤，累及分叉左侧尤其是下干；C 和 D. 路径图显示微导管被置于 MCA 下干中；E. 支架放置于 MCA 下干；F. 填塞弹簧圈后造影示动脉瘤接近完全闭塞

043

【治疗经过】

基于动脉瘤梭形扩张的形态及 MCA 受累的表现，我们认为本例动脉瘤的性质为夹层动脉瘤。选择支架辅助栓塞的治疗策略，并计划将支架置入 MCA 下干中。全身麻醉成功后，左侧颈内动脉置入 6F 导引导管（Envoy, Codman & Shurtleff, Ins.USA）。尝试将支架导管（Renegade, Stryker Neurovascular, CA, USA）置于 MCA 下干中。由于下干起始角度较锐利，微导丝多次尝试超选均脱出进入了动脉瘤内，难以到达下干中。所以，我们尝试将管径小一些的微导管（Enchelon 10, ev3 Inc., Irvine, California, USA）先行置于 MCA 下干中（图 16-1C 和 D）。将微导管头端蒸汽塑形成较锐利的弯度，这样超选进入下干相对容易些（图 16-1C），并为微导丝继续前行提供了支撑。然后再将支架导管交换到位。手术开始后我们用肝素将患者 ACT 值提升至大于 300s，并经鼻饲管给予负荷量的双抗（阿司匹林 300mg 和氯吡格雷 450mg）。一枚 Neuroform 支架顺利通过瘤颈部输送到下干内（图 16-1E）。再将一根栓塞微导管（Enchelon 10, ev3 Inc., Irvine, California, USA）置入动脉瘤内进行弹簧圈填塞。最终造影显示动脉瘤接近致密栓塞，瘤囊上发出的小囊几乎不显影（图 16-1F）。术后患者症状完全恢复。术后 6 个月复查可见子囊明显增大（图 16-2A 至 C）。全麻下进行补充栓塞治疗。三维图像显示弹簧圈和复发动脉瘤的瘤颈关系（图 16-2B 和 C）。将微导管（Enchelon 10, ev3 Inc., Irvine, California, USA）置于动脉瘤颈处（图 16-2D），应用 HyperSoft 1.5mm×3cm 弹簧圈完全闭塞复发动脉瘤。3 个月后复查造影，可见动脉瘤完全闭塞，MCA 支架内中度狭窄。继续维持双抗治疗方案，首次治疗后的 12 个月复查造影显示 MCA 狭窄程度改善。1 年后，停服氯吡格雷片，继续每日口服阿司匹林片 150mg。

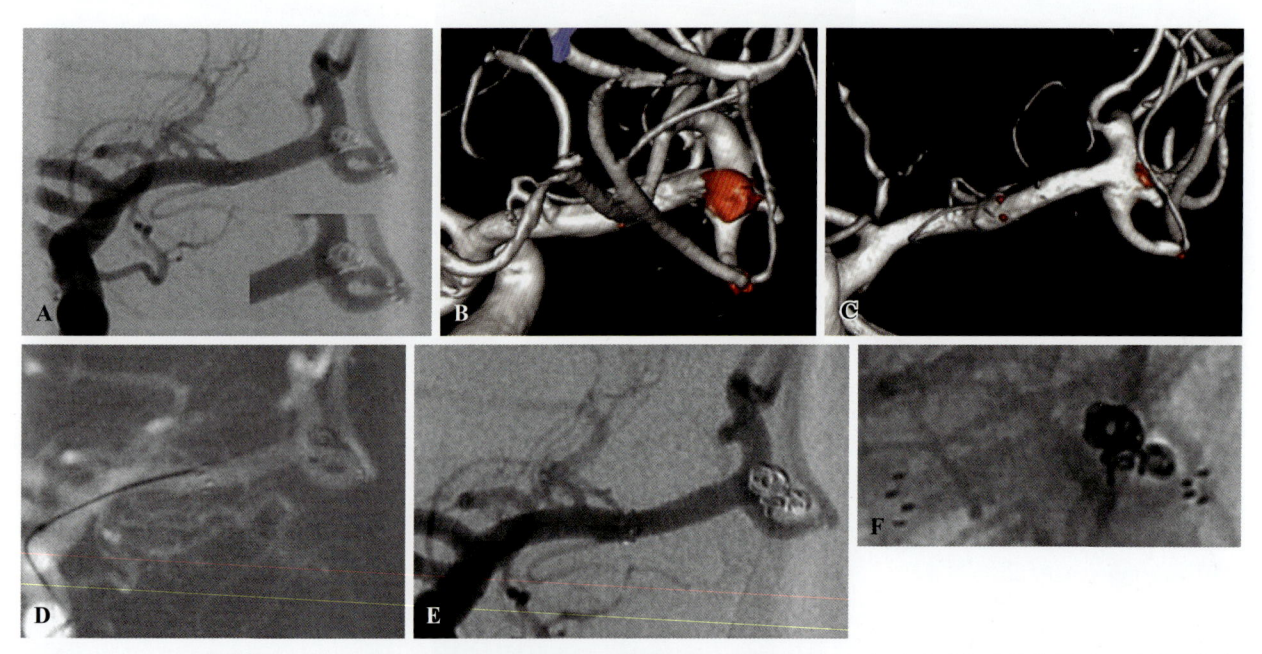

▲ 图 16-2 A. 复查造影显示残余动脉瘤复发；B 和 C. 三维图像显示弹簧圈（红）与动脉瘤复发部分重叠，通过更换角度观察，显示复发动脉瘤的瘤颈；D. 路径图显示栓塞微导管管头位于动脉瘤瘤颈处；E. 栓塞术后造影显示动脉瘤完全闭塞；F. 弹簧圈形态

【提示与技巧】

1. 判断此急性破裂动脉瘤的解剖性质为夹层动脉瘤很关键。此类动脉瘤往往需要支架辅助治疗，且相比于囊性动脉瘤更易复发。

2. 此类动脉瘤应早期复查造影以确定是否复发。

3. 在发出分支血管角度锐利的情况下，往往需要交换技术将支架导管放置到位。

4. 复查造影的三维重建图像应用不同的颜色标记显示弹簧圈和载瘤动脉，有助于充分理解相关的解剖关系。

5. 放置自膨支架后血管狭窄，往往是良性且自限性的。这种情况下，我们建议长期双抗一段时间。

推荐阅读

[1] Bodily KD, Cloft HJ, Lanzino G, et al. Stent-assisted coiling in acutely ruptured intracranial aneurysms: a qualitative, systematic review of the literature. AJNR Am J Neuroradiol. 2011;32(7): 1232–6.

[2] Consoli A, Vignoli C, Renieri L, et al. Assisted coiling of saccular wide-necked unruptured intracranial aneurysms: stent versus balloon. J Neurointerv Surg. 2014;8:52.

[3] Nishido H, Piotin M, Bartolini B, et al. Analysis of complications and recurrences of aneurysm coiling with special emphasis on the stent-assisted technique. AJNR Am J Neuroradiol. 2014;35(2):339–44.

[4] Raymond J, Darsaut TE, Bing F, et al. Stent-assisted coiling of bifurcation aneurysms may improve endovascular treatment: a critical evaluation in an experimental model. AJNR Am J Neuroradiol. 2013;34(3):570–6.

病例 17
支架辅助栓塞大脑后动脉夹层动脉瘤
Stent-Assisted Coiling of Dissecting Aneurysm of Posterior Cerebral Artery

Vipul Gupta 著

【病例概述】

一名 54 岁女性，突发头痛就诊。头颅 CT 可见基底池蛛网膜下腔出血。脑血管造影显示左侧 PCA 小型宽颈动脉瘤。毗邻血管段形态不规则，且轻度的狭窄（图 17-1A）。这些特征提示为载瘤动脉夹层。拟行支架辅助栓塞治疗。

【诊疗思路】

1. 夹层动脉瘤一般瘤壁菲薄，颈宽，且有进展趋势。支架辅助对于弹簧圈栓塞能起到一种"脚手架"的作用，让受累血管逐渐治愈。

2. 支架导管到位后，菲薄瘤壁的瘤内置管需要一定的技巧。而随后的弹簧圈填塞过程相对简单些。然而，还有两个主要的缺点：一是在输送支架的过程中，栓塞微导管经常会移位；二是一旦支架释放后，栓塞微导管再次超选会非常困难。

【治疗经过】

全身麻醉下进行手术治疗。将支架输送微导管（Prowler 21，Codman，USA）置于 PCA 的远端。在微导丝导引下，将栓塞微导管置入动脉瘤腔内。本例中我们选用 Enterprise 可回收支架（Enterprise，28mm，Cordis Neurovascular/Johnson & Johnson，Bridgewater，NJ，USA）（图 17-1B 至 D）。先将支架半释放以覆盖瘤颈处，这样有利于在需要时调整栓塞导管。第一枚成襻弹簧圈部分突出至载瘤动脉中（图 17-1B）。微调管头位置，使成襻圈均位于动脉瘤腔内（图 17-1C）。最后以一枚 2mm×2cm 的小弹簧圈收尾，动脉瘤完全栓塞。随后，撤出栓塞微导管，并将支架完全释放。最终造影显示动脉瘤致密填塞且载瘤动脉通畅（图 17-1E 和 F）。支架释放后，即刻胃管内给予负荷量双抗（阿司匹林 300mg+ 氯吡格雷 450mg）。术后 5h 静脉持续给予肝素，以使 ACT 值大于 300s。术后患者完全康复。术后 4 年复查 MRA，动脉瘤稳定无复发。

【提示与技巧】

1. 支架辅助弹簧圈栓塞过程中栓塞微导管的羁留是一种相对简单的方法。但需要注意栓塞微导管在支架释放的过程中是否存在向前/向后的移动。

2. 支架辅助弹簧圈栓塞微小动脉瘤的过程中，支架半释放技术有助于术中调整栓塞导管。应用部分或者完全可回收的支架为术中灵活调整微导管提供了很大的便利。

病例 17 支架辅助栓塞大脑后动脉夹层动脉瘤
Stent-Assisted Coiling of Dissecting Aneurysm of Posterior Cerebral Artery

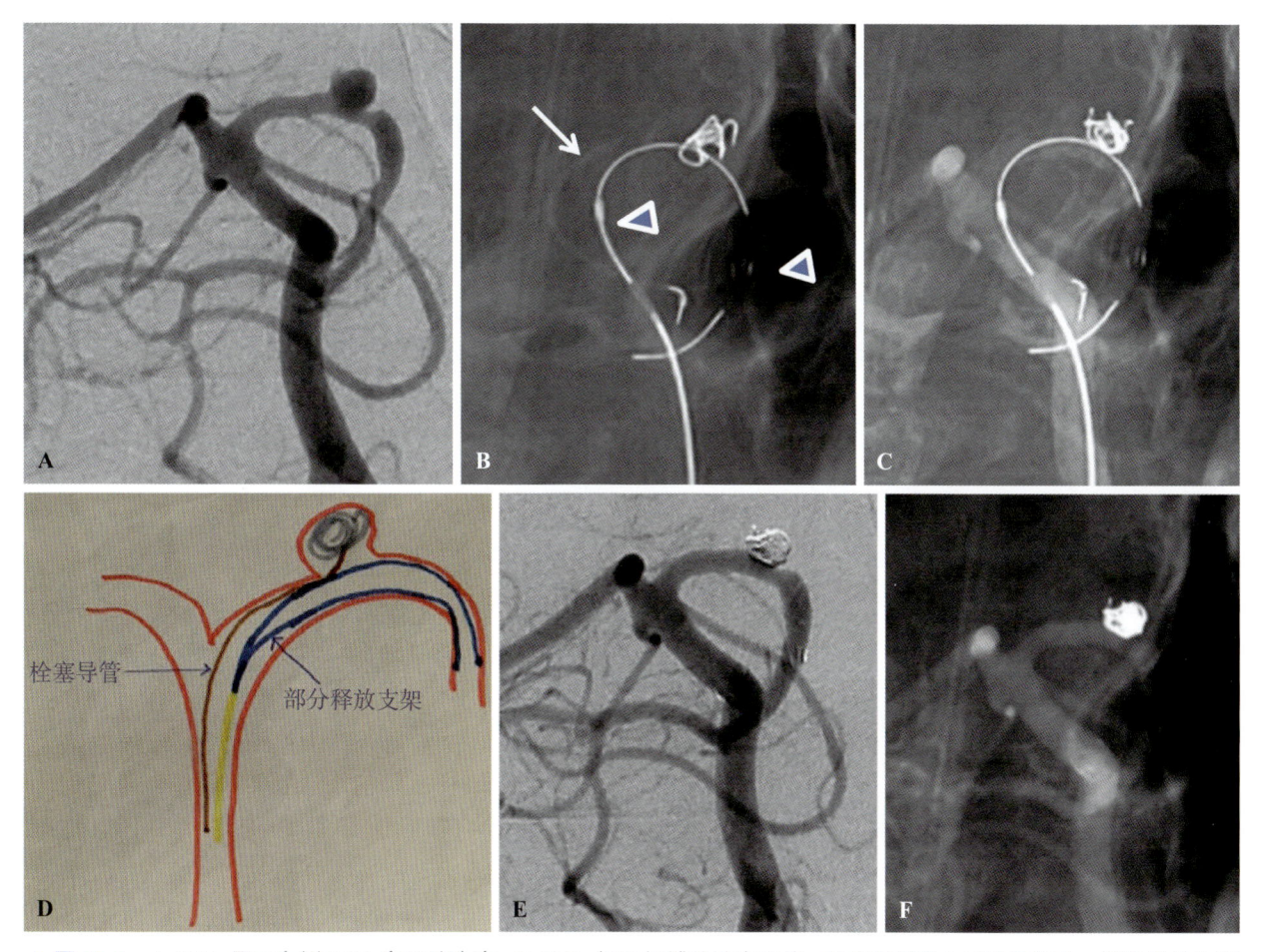

▲ 图 17–1　**A.** DSA 显示左侧 PCA 宽颈动脉瘤；**B** 至 **D.** 行支架辅助栓塞治疗，栓塞导管置入动脉瘤腔内，部分释放支架覆盖瘤颈部，首枚成襻圈部分位于动脉瘤腔内（**B**），轻微调整管头位置以达到满意栓塞（**C**）；**D.** 描述支架部分释放辅助栓塞的过程；**E** 和 **F.** 随后完全释放支架，最终造影显示动脉瘤致密栓塞

推荐阅读

[1] Anxionnat R, de MeloNeto JF, Bracard S, et al. Treatment of hemorrhagic intracranial dissections. Neurosurgery. 2003;53:289–301.

[2] Berger MS, Wilson CB. Intracranial dissecting aneurysms of the posterior circulation: report of six cases and review of the literature. J Neurosurg. 1984;61:882–94. https://doi.org/10.3171/jns.1984.61.5.0882.

[3] Coert BA, Chang SD, Do HM, Marks MP, Steinberg GK. Surgical and endovascular management of symptomatic posterior circulation fusiform aneurysms. J Neurosurg. 2007;106:855–65.

[4] Taqi MA, Lazzaro MA, Pandya DJ, Badruddin A, Zaidat OO. Dissecting aneurysms of posterior cerebral artery: clinical presentation, angiographic findings, treatment, and outcome. Front Neurol. 2011;2:38.

病例 18
镍钛合金开环支架治疗瘤颈部有分支血管的动脉瘤（眼动脉、脉络膜前动脉动脉瘤等）
Use of Open-Cell Nitinol Stents for Aneurysms with Branch at Base (Ophthalmic and Anterior Choroidal Artery Aneurysms, etc.)

Ajit S. Puri　Rajsrinivas Parthasarathy　著

【病例概述】

一名 54 岁女性，头痛起病，未出血。磁共振显示为颈内动脉眼段动脉瘤。DSA 显示颈内动脉眼段小型宽颈动脉瘤，并且眼动脉起自瘤囊基底部（图 18-1A）。鉴于其瘤颈较宽，拟采用支架辅助治疗。

【诊疗思路】

1. 栓塞动脉瘤的同时保护眼动脉起始部。
2. 动脉瘤起源于 ICA 的上壁，微导管超选有一定难度。
3. 抗血小板治疗方案。

【治疗经过】

全身麻醉下行支架辅助栓塞治疗。将 6F 长鞘置入右侧颈总动脉内，再将 6F 导引导管（DAC 0.070，Stryker Neurovacular，CA，USA）置入右侧 ICA 海绵窦段。将 XT 27 微导管（Stryker Neurovacular，CA，USA）送入 ICA 越过眼动脉段。将一枚 Neuroform 4mm×20mm 支架（Stryker Neurovacular，CA，USA）于瘤颈处释放。Xper CT 可见有支架环突入至瘤腔中（图 18-1B 和 C）。栓塞微导管 SL 10（Stryker Neurovacular，CA，USA）在微导丝引导下，穿过支架网孔置入动脉瘤腔内，填入多枚可解脱弹簧圈直至满意栓塞（图 18-1D）。术后眼动脉血流未受影响，Xper CT 未见出血。术后病情平稳，患者完全康复。

【提示与技巧】

1. 开环支架的设计，使得将其释放于血管转弯处时，有部分支架环形成突出部分。这一特点对于保护在动脉大弯侧发出的动脉瘤且分支动脉起自动脉瘤基底部的血管非常有利。其"皇冠形"的突出部，可以避免弹簧圈堆积于动脉瘤基底部，从而保护眼动脉。这个特点是闭环支架所不具备的。

2. 我们建议对动脉瘤基底部行次全填塞，这样即使有弹簧圈襻位于眼动脉起始部，也不大会影响其血流。

3. 对于未破裂的动脉瘤，可以考虑置入血流导向装置。

病例 18 镍钛合金开环支架治疗瘤颈部有分支血管的动脉瘤（眼动脉、脉络膜前动脉动脉瘤等）
Use of Open-Cell Nitinol Stents for Aneurysms with Branch at Base (Ophthalmic and Anterior Choroidal Artery Aneurysms, etc.)

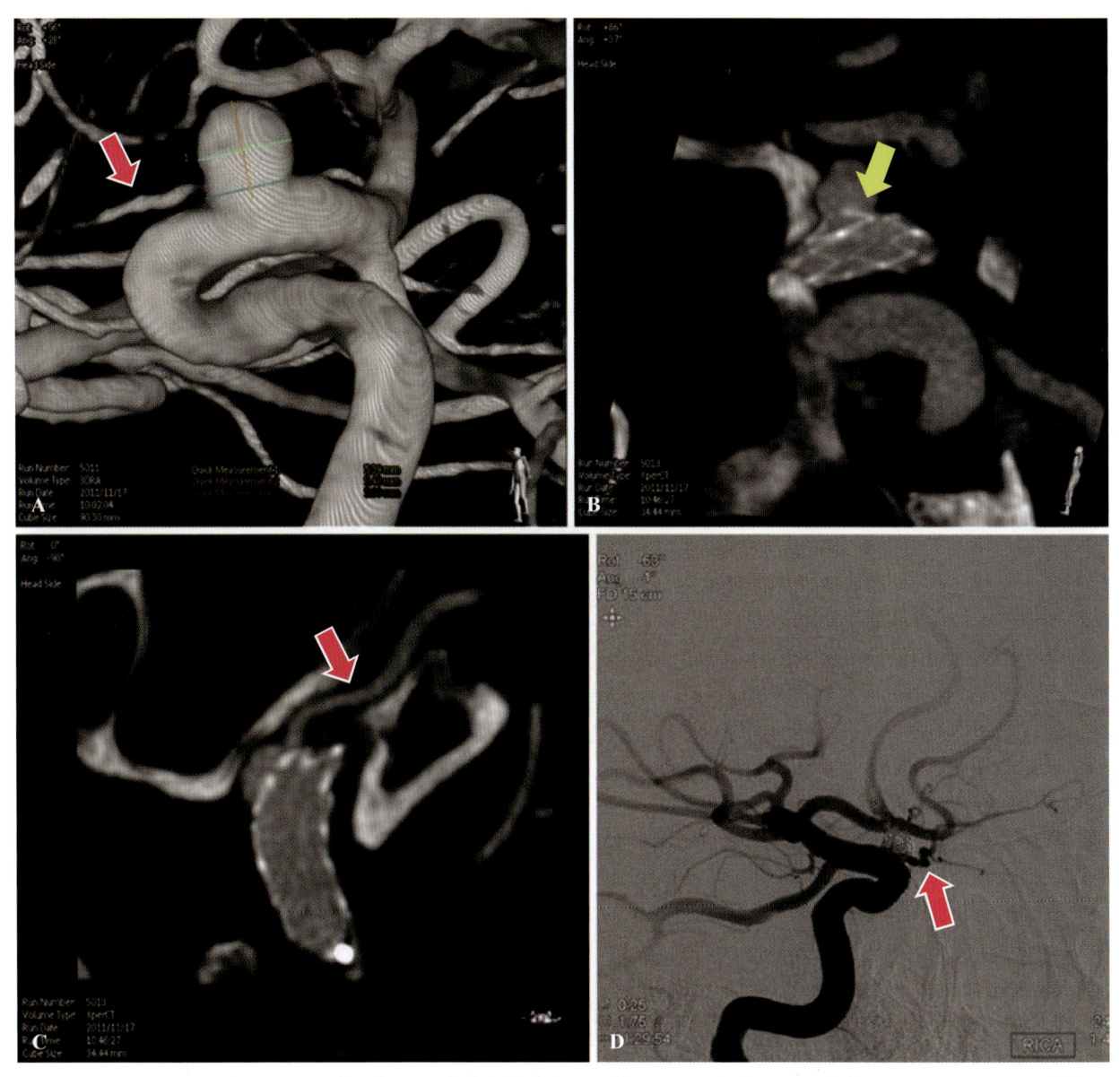

▲ 图 18–1 **A.** 三维重建显示眼动脉发自于动脉瘤的基底部（红箭）；**B.** 支架突入到动脉瘤内的"外翻部分"（黄箭）；**C.** 眼动脉影像（红箭）；**D.** 支架的突出部，辅助弹簧圈填塞，也保护了从动脉瘤基底部发出的眼动脉（红箭）

4. 动脉瘤位于 ICA 的上壁，超选入瘤腔内有一定挑战性。除非微导管位置稳定，否则不易羁留微导管。

5. 微导管头端的塑形是精准到位和稳定栓塞的关键。

6. 对三维重建图像的血管形态学特征进行准确评估，是微导管塑形的依据。

7. 因为 ICA 海绵窦段前弯曲的角度，单弯形的管头往往指向瘤囊的后部。而直头导管表现稍好，能达到动脉瘤基底部，但无法实现微导管的稳定栓塞（图 18-2A 和 B）。

8. 反向弯塑形可能会提供更稳定的栓塞位置。重要的是要认识到，只有当导管远端的弯曲部分在动脉瘤囊内时，这个反向的弯才会起作用。

9. 微导管穿越开环支架网孔相对于闭环支架要容易些。

049

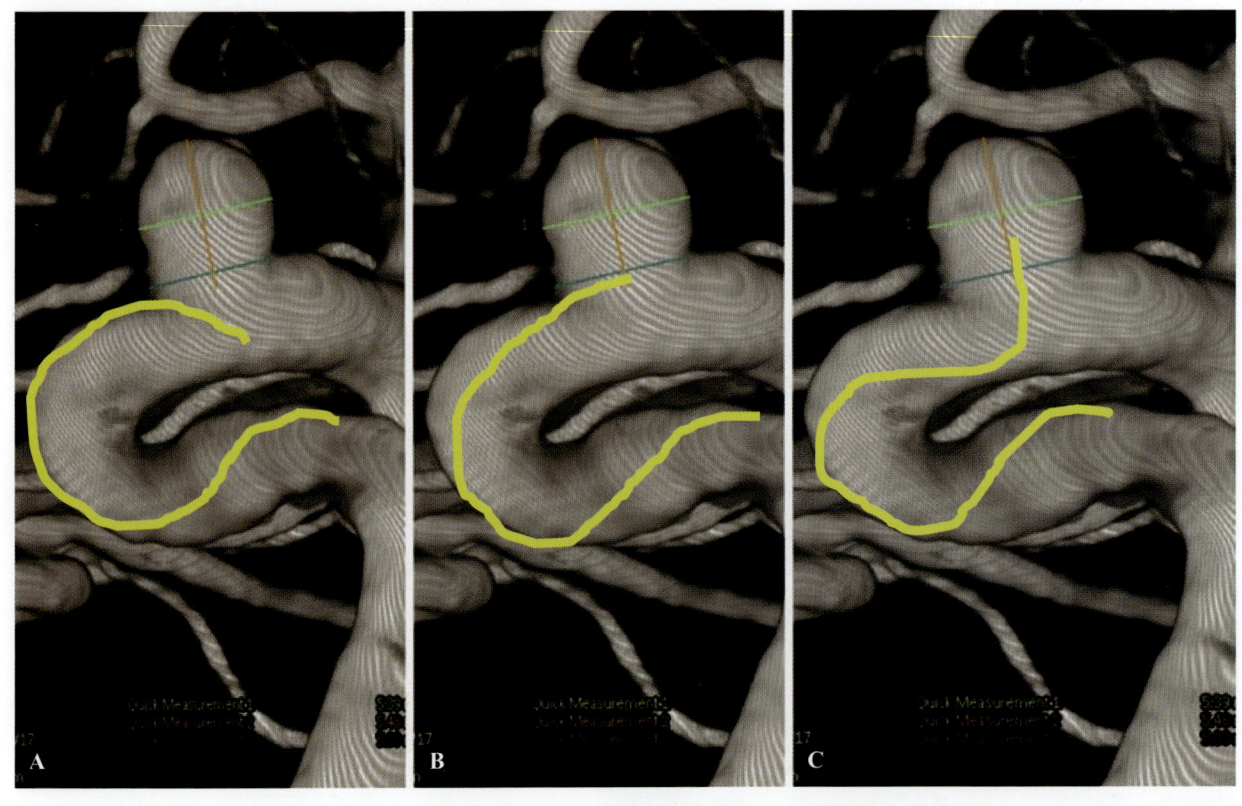

▲ 图 18-2　A. 导管头为 J 形；B. 导管头为直头；C. 导管头为反向弯

推荐阅读

[1] Kadkhodayan Y, et al. Comparison of Enterprise with Neuroform stent-assisted coiling of intracranial aneurysms. AJR Am J Roentgenol. 2013;200(4):872–8.

[2] Maldonado IL, et al. Neuroform stent-assisted coiling of unruptured intracranial aneurysms: short- and midterm results from a single-center experience with 68 patients. AJNR Am J Neuroradiol. 2011;32(1): 131–6.

病例 19
小支架辅助微导管超选入动脉瘤
Microstent-Assisted Aneurysm Sac Catheterization

Rajsrinivas Parthasarathy　Vipul Gupta　著

【病例概述】

一名 48 岁男性，突发蛛网膜下腔出血。脑血管造影（图 19-1）显示前交通小动脉瘤，宽基底无瘤颈结构，类似血泡动脉瘤，指向上方。拟行 Leo Baby 支架辅助栓塞治疗。

【诊疗思路】

1. 血泡样动脉瘤的结构给导管超选置入瘤腔内带来挑战，而朝向上方的指向是瘤腔内置管操作的难点。

2. 首选微导管朝向上方塑形。

【治疗经过】

手术在全身麻醉下进行。左侧颈内动脉置入 6F 导引导管。在微导丝导引下，将支架导管（Vasco 10，BALT extrusion，Montmorency，France）从左侧 ACA 的 A_1 段置于右侧 ACA 的

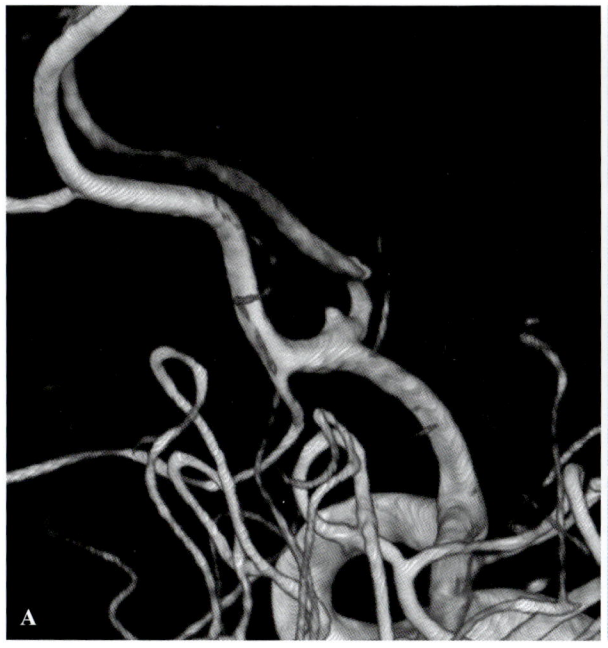

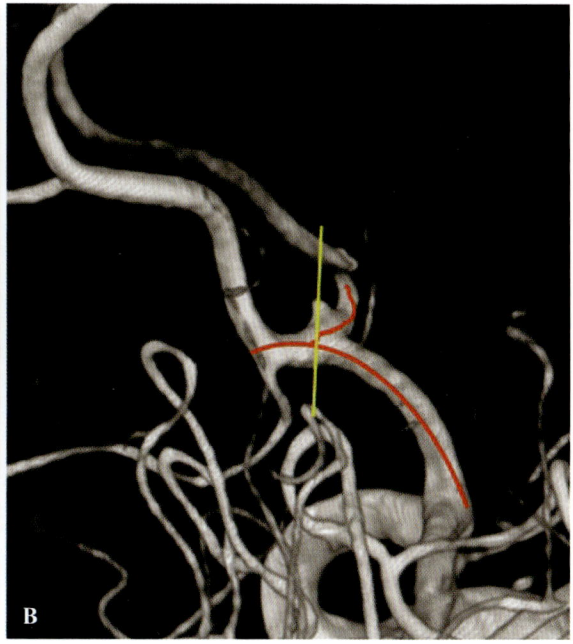

▲ 图 19-1　**A.** 向上指向的前交通动脉动脉瘤；**B.** 动脉瘤体轴心线（黄线）与前交通动脉复合体轴心线（红线）相垂直

A₂ 段。由于动脉瘤尺寸较小，置管困难。所以尝试微导管头端反向塑形结合"回拉技术"置管，结果没有奏效。对动脉瘤的几何形态特点分析，提示动脉瘤的轴心线与前交通动脉复合体平面垂直。因此，将微导管头端在垂直平面上塑一个弯。但微导管虽然能指向动脉瘤，但仍无法进入动脉瘤腔内。这时将 Baby Leo（2.5mm×2.5mm）支架（BALT extrusion，Montmorency，France）部分释放于前交通动脉中，然后回撤栓塞微导管。半释放的支架为微导管头端置入动脉瘤提供了充分的支撑。第一枚弹簧圈部分成襻，随后将支架完全释放以提供"脚手架"作用，再将成襻圈全部推出（图 19-2E 至 G）。术后行 Vaso CT 可见位于右侧 ACA 中的支架很好地将弹簧圈羁留在瘤内（图 19-2H）。最终造影示动脉瘤完全闭塞且血管保留完好。患者完全康复。术后间断行 DSA 随访显示动脉瘤无复发。

【提示与技巧】

1. 本例中的血泡样动脉瘤形态特征给血管腔内介入治疗带来巨大挑战。

2. 前交通动脉复合体的轴心线（图 19-1，红线）与动脉瘤的轴心线（图 19-1，黄线）相垂直，我们可以利用垂直平面的两条曲线来指导塑形。

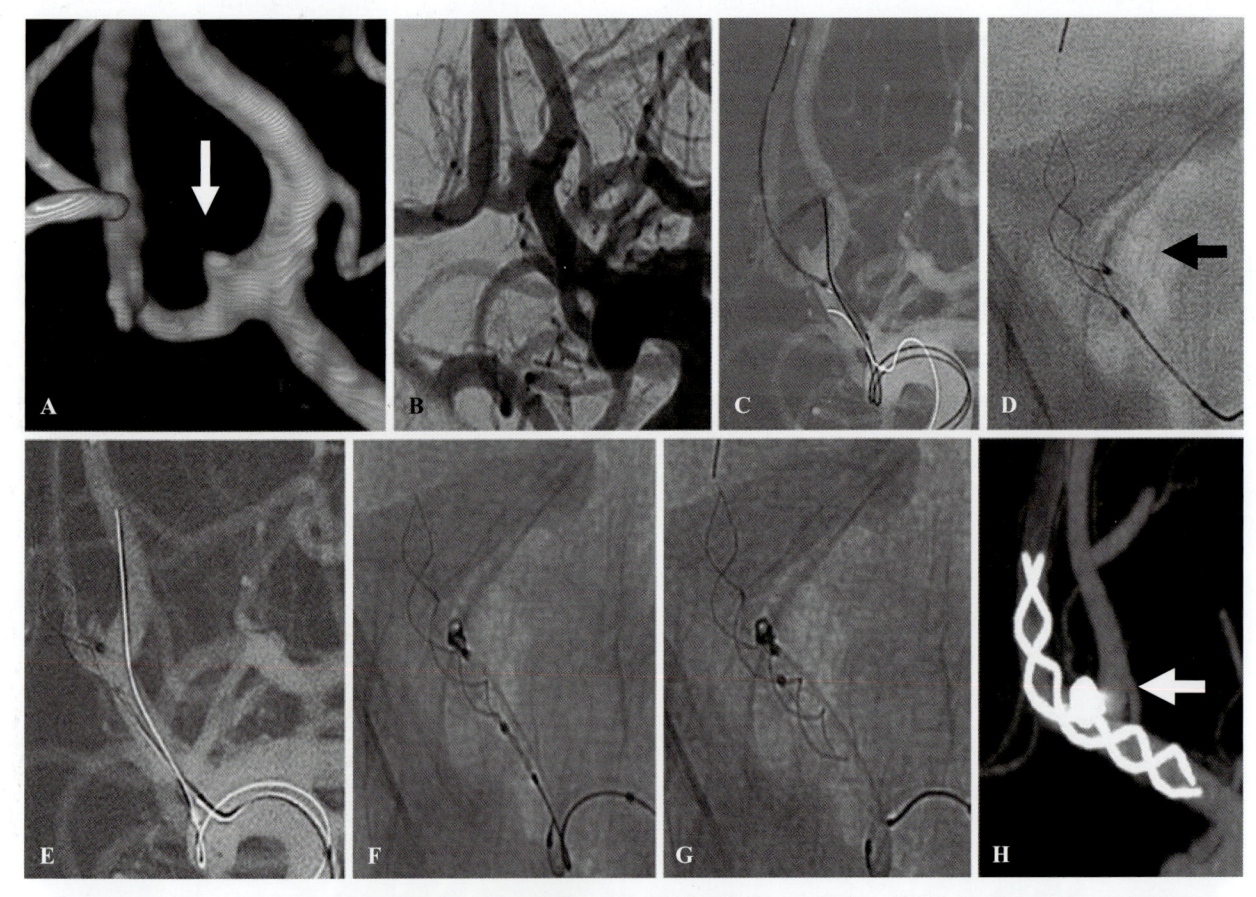

▲ 图 19-2　A 和 B. DSA 提示前交通动脉微小动脉瘤，无明显瘤颈结构，宽基底，疑似血泡样动脉瘤。计划使用 Leo Baby 支架辅助栓塞治疗。在微导丝导引下，将支架导管（Vasco 10）从左侧 ACA 的 A₁ 段放置于右侧 ACA 的 A₂ 段。C. 由于动脉瘤微小，稳定置管困难，所以计划将栓塞微导管置于左侧 A₂ 段后半释放支架。D. 随后，通过半释放的 Leo Baby 支架"脚手架"作用的支撑下，将栓塞导管置入动脉瘤颈部。E. 然后填入一枚 1.5mm×4cm 弹簧圈。F 和 G. 支架完全释放并完成栓塞过程。H. 术后 Vaso CT 显示支架沿右侧 ACA 位置良好及动脉瘤内弹簧圈

3. 尽管微导管塑形合适，但瘤腔内置管仍困难。微导管头端总趋于指向前交通动脉的水平方向。为给微导管提供支撑，在前交通动脉瘤颈段半释放支架，然后回撤微导管。半释放支架可防止微导管指向水平方向，并为导管指向上方提供必要的支撑，从而实现瘤腔内置管。第一枚弹簧圈部分推出，然后将支架全部释放。

4. "脚手架"作用提供了充分的支撑，并避免弹簧圈脱入同侧的 ACA 中。

推荐阅读

[1] Alvarado MV. Study of conformability of the new leo plus stent to a curved vascular model using flat-panel detector computed tomography (DynaCT). Neurosurgery. 2009;64(3 Suppl):ons130.

[2] Negrotto M, et al. Assisted coiling using LEO Baby or LVIS Jr stents: report of six cases. Interv Neuroradiol. 2015;21(5): 566–74.

病例 20
小支架辅助栓塞左侧大脑中动脉分叉部夹层动脉瘤
Microstent-Assisted Coiling of Dissecting Aneurysm of the Left MCA Bifurcation

Rajsrinivas Parthasarathy   Vipul Gupta   著

【病例概述】

一名 63 岁女性，蛛网膜下腔出血起病。三维旋转血管造影显示沿 MCA 上干梭形扩张，伴小的血泡样动脉瘤（图 20-1）。拟行支架辅助栓塞治疗。

【诊疗思路】

1. 锥形扩张并发顶端子瘤。对于此动脉的病理性质存在争议，因为此处多为囊性动脉瘤；然而，本例动脉瘤的形态更接近夹层动脉瘤。
2. 判断选择使用单支架辅助栓塞还是 Y 形支架辅助栓塞。
3. 瘤囊内置管首选的微导管塑形。
4. "脚手架"技术首选的支架类型。
5. 抗血小板药物在破裂动脉瘤中使用的问题。

【治疗经过】

全身麻醉下进行治疗。左侧颈内动脉置入 6F 导引导管。通过微导丝（Synchro, Stryker Neurovascular, CA, USA）导引将 Vasco 10 支架微导管（BALT extrusion, Montmorency, France）置于 MCA 上干中。然后，栓塞微导管在 Traxcess 0.014 微导丝指引下置入"锥形"动脉瘤的基底部。将 Baby Leo 2.5mm×18mm 支架（BALT extrusion, Montmorency, France）自上干覆盖瘤颈至 M_1 段部分释放。通过在上干和 M_1 夹角处推支架及微导管，使得弹簧圈得以羁留在瘤内。第二枚弹簧圈的两个圈襻突入至子瘤中，最终将子瘤与动脉瘤基底部完全填塞。完全释放支架，撤出栓塞微导管前将微导丝穿过支架超选进入下干中。一旦弹簧圈不稳定，我们可以通过微导丝将微导管置入下干，释放第二枚支架形成 Y 形结构。事实上，撤出栓塞微导管后，弹簧圈很稳定。最终造影显示动脉瘤完全栓塞，血管保护良好。患者完全康复，术后随访复查造影动脉瘤无复发。

【提示与技巧】

1. 本例中的具有血泡样形态特征的动脉瘤，给血管内治疗带来巨大难度（图 20-2，黄线）。
2. 可以选择单支架辅助栓塞或 Y 形支架辅助栓塞，后者对于技术要求更高些（图 20-2，红线和紫线）。如果通过使用单支架就能为羁留弹簧圈提供稳定的支撑，那么在这种情况下就是更好

病例 20 小支架辅助栓塞左侧大脑中动脉分叉部夹层动脉瘤
Microstent-Assisted Coiling of Dissecting Aneurysm of the Left MCA Bifurcation

的选择。锥形的扩张主要累及上干，所以我们采用单支架辅助栓塞治疗（图 20-2，绿线）。

3. 使用 Vasco 10 微导管置于上干内，我们将微导丝头端塑成双弯 S 形，便于其超选入上干（图 20-3C）。

4. 在送入支架前，我们将栓塞微导管置入瘤腔内。微导管头段的形状对于支架置入过程中避免导管的移位及稳定的填塞子瘤至关重要。

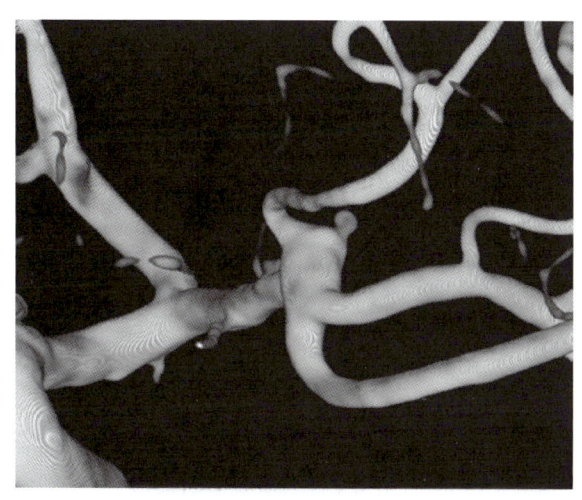

▲ 图 20-1 血泡样动脉瘤起自发育不良的左侧 MCA 分叉部

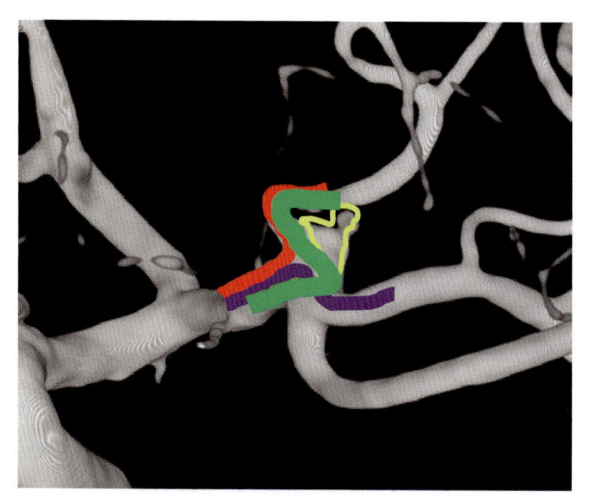

▲ 图 20-2 黄线表示动脉瘤的形状，绿线表示单支架的"脚手架"效应，红线和紫线表示 Y 形支架结构

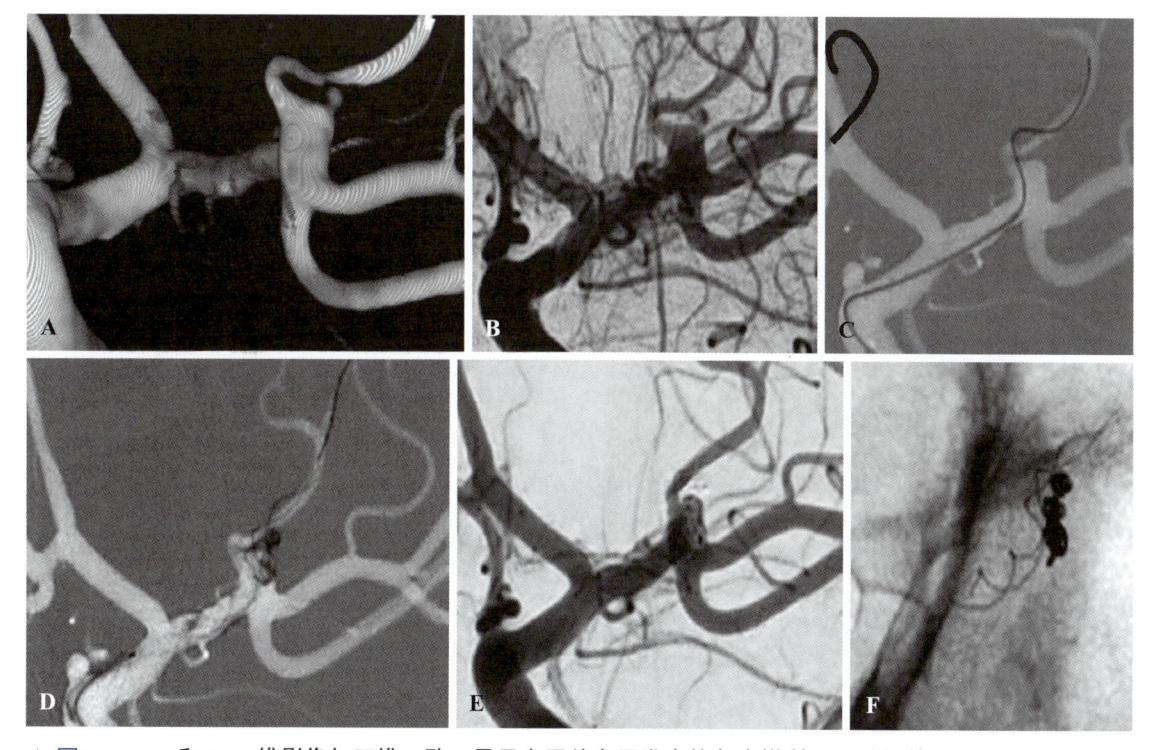

▲ 图 20-3 A 和 B. 二维影像与三维一致，显示上干从主干发出的角度锐利；C. 计划使用 Leo Baby 支架通过"Shelfing"技术辅助栓塞治疗，通过 Synchro14 微导丝将 Vasco10 微导管置入 MCA 上干，C 中插图显示微导丝头端的形状；D. 栓塞导管置入瘤腔后半释放支架，随后部分填塞弹簧圈；E. 支架在动脉瘤颈部释放后采用"Shelfing"技术进一步推支架，改变其角度，使其在瘤颈处形成"脚手架"作用，随后继续填塞弹簧圈，术后造影示支架贴壁良好，动脉瘤不显影；F. 非减影图像显示打开良好的支架和弹簧圈影像

5. MCA 在轴位上曲度向前（图 20-4A）。从 M_1 切面角度看，动脉瘤位于其后上方向，即垂直于 M_1 曲线平面。因此，采用垂直平面的两条曲线对动脉瘤囊进行超选置管（图 20-4C 和 D）。

6. 应用"Shelfing"技术（图 20-2，绿线）。支架覆盖动脉瘤颈。通过在上干和 M_1 夹角处推支架和微导管，使构成脚手架作用以阻挡弹簧圈移位至下干内（图 20-2，绿线）。编织支架要比激光雕刻支架更适合血管解剖结构。

7. 支架仅半释放至可回收点以远，为在后续治疗中回收及再释放支架提供了灵活性。

【提示与技巧】

Leo 支架是一款编织支架，在血管转弯处不易扭结，通过"Shelfing"技术为弹簧圈提供脚手架作用。

由 16 根微丝编制而成，网孔很小，约为 0.9mm。

Leo 支架在释放 90% 之前可以回收并重新锚定释放使用。

不要靠观察支架近端的打开而确定完全解脱。使用扭矩通过对输送导丝保持轻微向前的张力，然后沿顺时针和逆时针方向旋扭不超过 90°，待远端同步旋转后再回正。

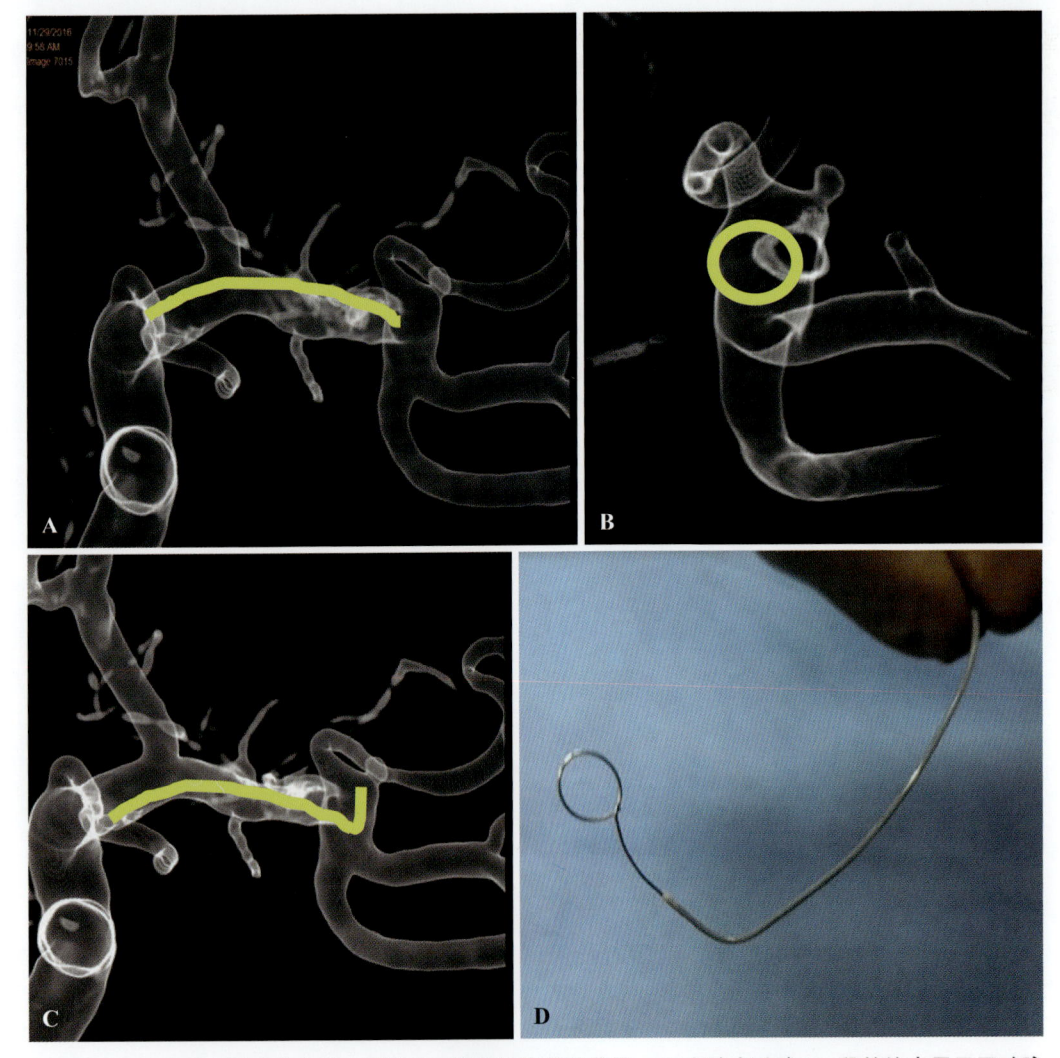

▲ 图 20-4　A. 颈内动脉和大脑中动脉 M_1 段在轴位前凹曲线；B. 大脑中动脉 M_1 段的终点显示了动脉瘤与大脑中动脉 M_1 段后上方的关系；C 和 D. 进入动脉瘤腔所需的微导管形状，即垂直平面上的曲线

推荐阅读

[1] Alvarado MV. Study of conformability of the new Leo plus stent to a curved vascular model using flat-panel detector computed tomography (DynaCT). Neurosurgery. 2009; 64(3 Suppl):ons130.

[2] Negrotto M, et al. Assisted coiling using LEO Baby or LVIS Jr stents: Report of six cases. Interv Neuroradiol. 2015;21(5): 566–74.

[3] Yen Du EH, et al. LVIS Jr 'shelf' technique: an alternative to Y stent-assisted aneurysm coiling. J Neurointerv Surg. 2016; https://doi.org/10.1136/neurintsurg-2015–012246.

病例 21
支架辅助栓塞分叉部动脉瘤的"灯笼"技术
Shelfing Technique for Stent-Assisted Coiling of Bifurcation Aneurysms

Vipul Gupta 著

【病例概述】

一名 54 岁女性出现右侧大脑中动脉短暂性脑缺血发作。检查发现未破裂的远端大脑前动脉动脉瘤（图 21-1A 和 B）。该动脉瘤位于优势 ACA，双侧胼缘和胼周动脉起源于该动脉瘤。这个病例拟行支架辅助弹簧圈栓塞。

【诊疗思路】

动脉瘤为宽颈并伴双侧大脑前动脉远端动脉起于动脉瘤基底部。选择 Y 形支架，作者不倾向于在远端血管中放置两个支架。该病例计划使用"灯笼"技术进行单支架辅助栓塞。

【治疗经过】

全身麻醉后，将 6F 导引导管（DAC, Stryker Neurovascular, Fremont, CA, USA）置于左侧颈内动脉。在微导丝的引导下（Traxcess, MicroVention, Tustin, USA）将支架输送微导管（Vasco 10, BALT extrusion, Montmorency, France）越过动脉瘤置于右侧大脑前动脉内（图 21-1C）。随后，弹簧圈微导管（Echelon 10, ev3 Inc., Irvine, California, USA）顺微导丝导引进入动脉瘤。动脉瘤内放置少量弹簧圈（TargetUltrasoft 3×6, Stryker Neurovascular, Fremont, CA, USA）（图 21-1C）。Microstent 支架（Leo Baby stent, BALT extrusion, Montmorency, France）在瘤颈部半释放，然后对支架微导管施压使支架跨越瘤颈部膨隆，形成穹窿并覆盖瘤颈处左侧 ACA 起始部（图 21-1D）。随后第一枚弹簧圈完全释放（图 21-1E），在实现稳定成襻并保留双侧大脑前动脉后，完全释放支架。进一步填塞弹簧圈直至动脉瘤完全闭塞。随访患者情况稳定（图 21-2）。

【提示与技巧】

1. 对于分叉部宽颈动脉瘤患者，"灯笼"技术可用于最大限度地覆盖颈部。这有助于在保护血管的同时避免使用双支架技术。

2. 可以在部分释放支架后，对微导管施加轻微的正向压力，以形成支撑。

3. 根据作者的经验，编织支架更适合这种技术。

4. 我们希望在支架展开前在动脉瘤内盘入少量弹簧圈襻，以稳定弹簧圈微导管，防止支架展开过程中由于导管头端移动而造成动脉瘤壁损伤。

5. 只有在弹簧圈稳定成襻后，支架才能完全释放。它使我们能够灵活地在这些小动脉瘤中重新调整微导管。

病例 21 支架辅助栓塞分叉部动脉瘤的"灯笼"技术
Shelfing Technique for Stent-Assisted Coiling of Bifurcation Aneurysms

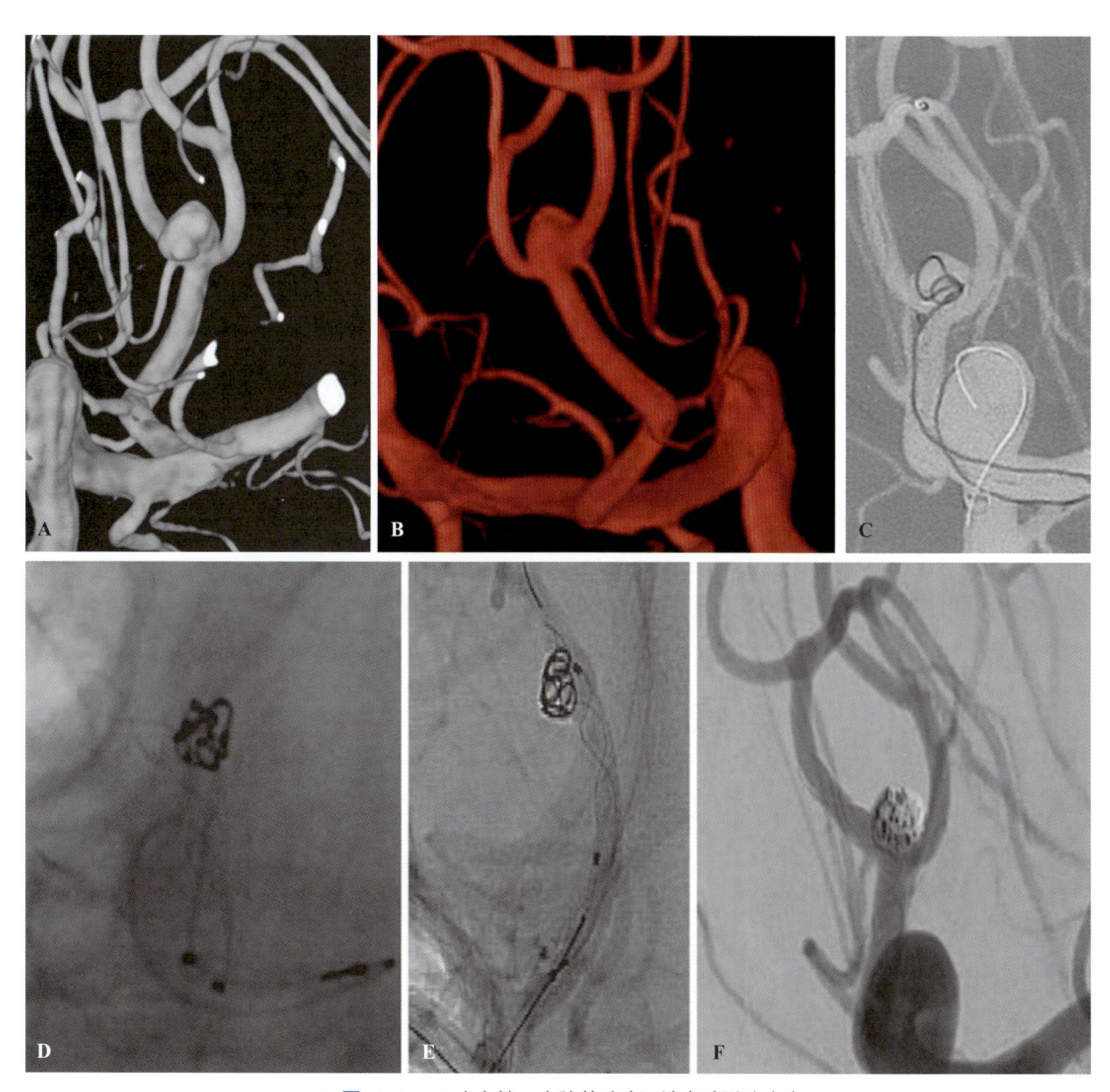

▲ 图 21-1 54 岁女性，大脑前动脉远端未破裂动脉瘤

A 和 B. 三维血管造影显示宽颈动脉瘤，一个小的子瘤指向前方，双侧大脑前动脉起源于动脉瘤基底部，计划用 Leo Baby 支架沿右大脑前动脉进行支架辅助栓塞，并使用 Shelfing 技术覆盖动脉瘤颈部；C. 支架微导管被导引入右侧 ACA，弹簧圈微导管置于动脉瘤内；D 和 E. 将 Leo Baby 支架（2.5mm×18mm）用 Shelfing 技术置于动脉瘤颈部，然后栓塞动脉瘤囊；F. 术后显示支架打开良好，ACA 通畅，动脉瘤未见显影

059

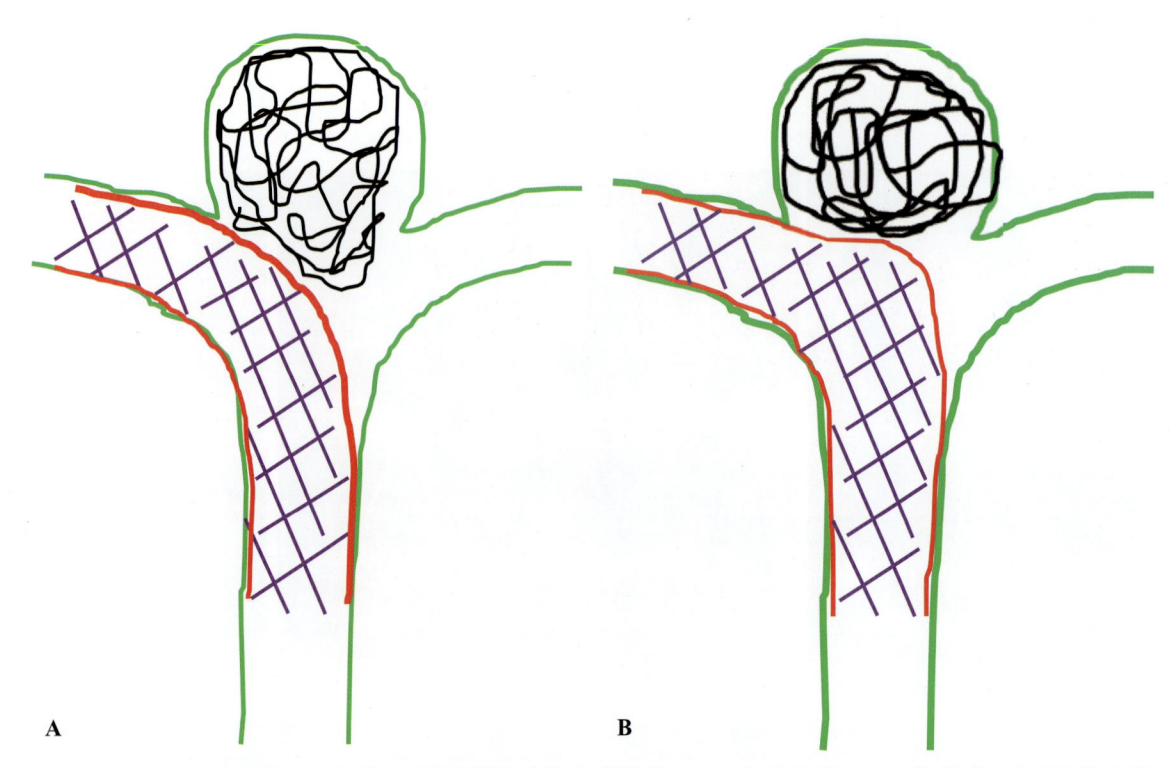

▲ 图 21-2 **A.** 示意图显示支架通过回撤导管以常规方式输送；**B.** 支架采用"Shelfing"技术，在瘤颈部半释放后，将微导管和支架输送导丝推进，在瘤颈部进一步打开支架，使动脉瘤颈部得到更多的覆盖

推荐阅读

[1] Yen Du EH, et al. LVIS Jr 'shelf' technique: an alternative to Y stent-assisted aneurysm coiling. J Neurointerv Surg. https://doi.org/10.1136/neurintsurg-2015-012246.

病例 22
使用 LVIS Jr. 支架行 Y 形支架辅助弹簧圈栓塞宽基底动脉瘤
Y Stenting and Coil Embolisation of Broad-Based Aneurysm Using LVIS Jr. Stents

Ajit S. Puri　Rajsrinivas Parthasarathy　著

【病例概述】

一名年轻女性伴左侧大脑中动脉宽颈动脉瘤。正位及侧位血管造影显示动脉瘤。三维图像显示动脉瘤大小和大脑中动脉分支的直径（图 22-1 和图 22-2）。计划对动脉瘤囊进行 Y 形支架辅助弹簧圈栓塞。

【诊疗思路】

1. 动脉瘤颈累及血管分叉部和分支，尤其是上干。因此，单纯弹簧圈栓塞难以实现。
2. 治疗方案包括单支架和弹簧圈或 Y 形支

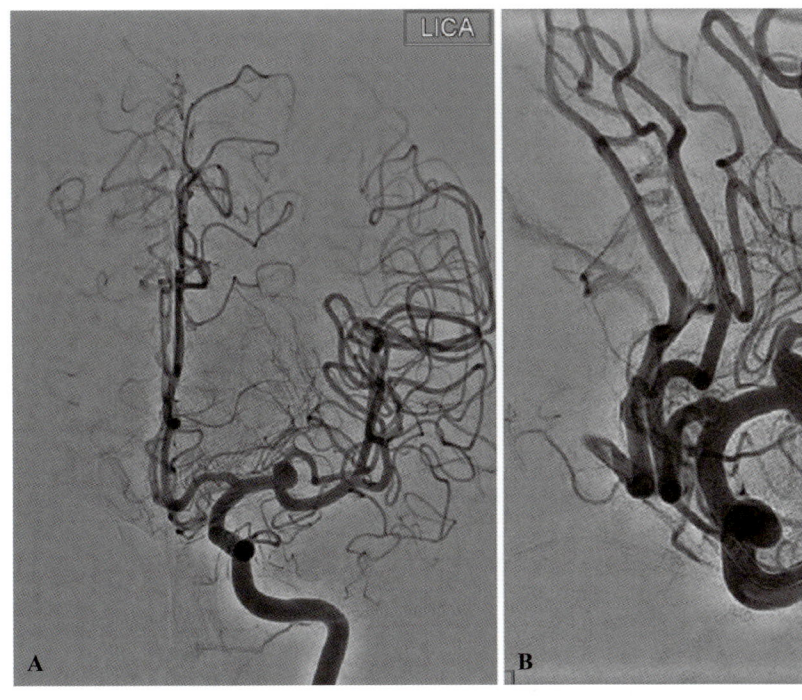

▲ 图 22-1　A. 左侧 MCA 分叉部动脉瘤；B. 置于 ICA 的两条导引导管，一条是 6F，一条 5F。放置得更远 / 更稳的导引导管用于弹簧圈微导管（以提供稳定性和更好的一对一传导反馈）

架辅助栓塞。单支架和弹簧圈置入可以实现吗？可以将支架放置于上干，并尝试通过"灯笼"技术来提供有效的脚手架作用。但是，可能无法实现有效的脚手架作用，而且弹簧圈可能脱垂疝入下干。

3. Y 形支架存在技术上的挑战，尤其是穿越网孔放置第二枚支架并不总能成功。

4. 动脉瘤累及上干血管，因此支架辅助弹簧圈栓塞是可取的。而且，关于支架和弹簧圈的选择应当保证弹簧圈不会通过网孔突入载瘤动脉。

【治疗经过】

全麻下尝试行 Y 形支架和弹簧圈置入。两根导引导管置于 ICA：一根 6F 导引导管置于颈内动脉海绵窦段，一根 5F 导引导管放于颈内动脉颈段远段。放置得较远的 6F 导引导管用于弹簧圈微导管，因其能提供稳定性和良好的一对一传导左右。将 Headway 17 微导管顺 Synchro2 微导丝引导置于大脑中动脉上干（图 22-3）。随后将 SL10 微导管置入动脉瘤瘤腔内，成篮弹簧圈圈襻首先进入瘤腔内。随后，使用 LVIS Jr. 支架放

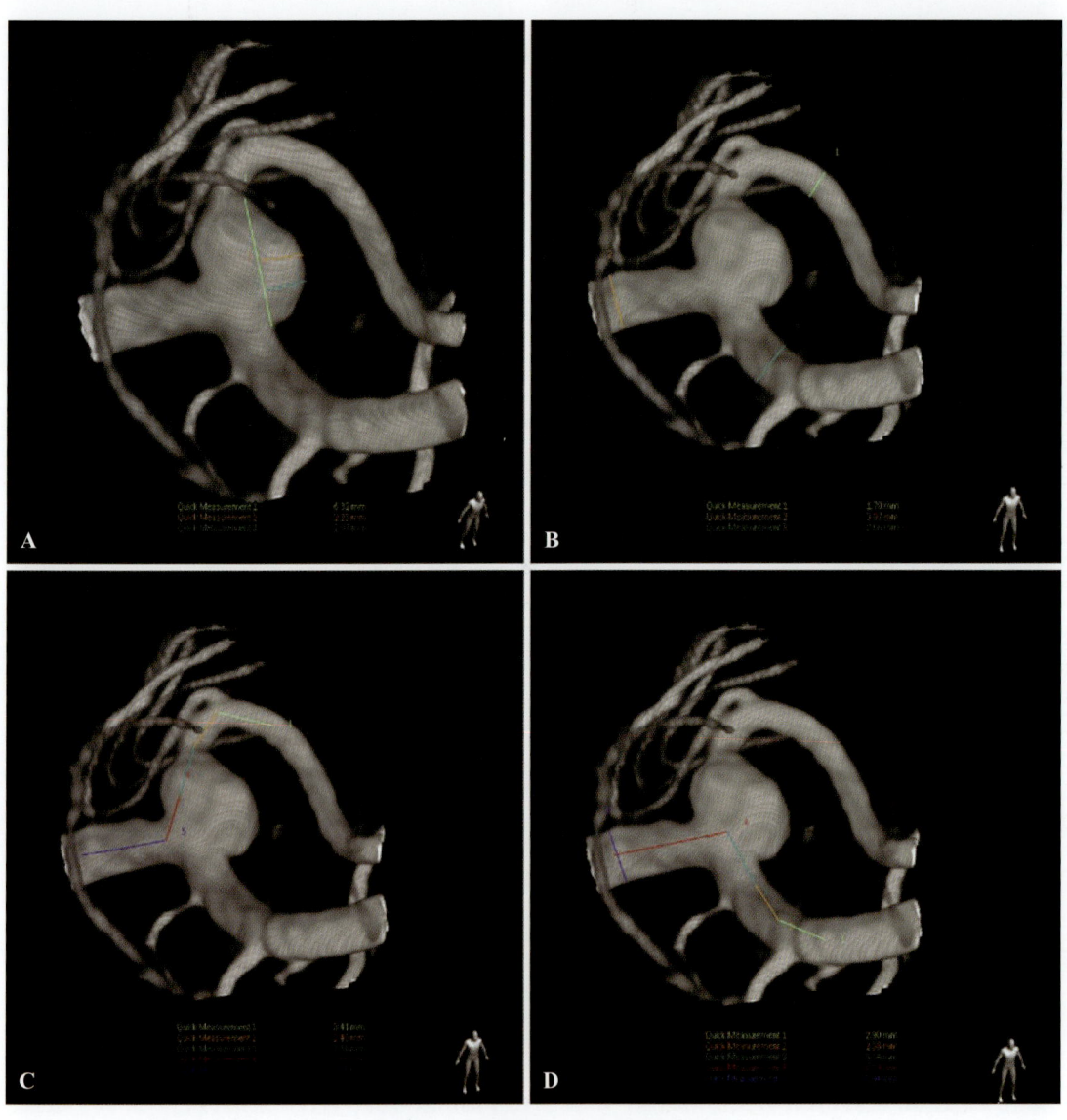

▲ 图 22-2 动脉瘤的三维形状和尺寸

病例 22 使用 LVIS Jr. 支架行 Y 形支架辅助弹簧圈栓塞宽基底动脉瘤
Y Stenting and Coil Embolisation of Broad-Based Aneurysm Using LVIS Jr. Stents

置于大脑中动脉上干至 M_1 段。支架释放完毕后，Headway 17 微导管在推送导丝的引导下进入支架近端。使用 Synchro 2 微导丝进入大脑中动脉下干，通过在大脑中动脉的下干至 M_1 段释放第二枚 LVIS Jr. 支架以形成 Y 形支架（图 22-4）。之后完成弹簧圈填塞（图 22-5）。

【提示与技巧】

1. 使用分开的导引导管优点在于，在放置支架需要使用"推拉"技巧的时候，塑形的栓塞微导管发生移位的可能性较低。

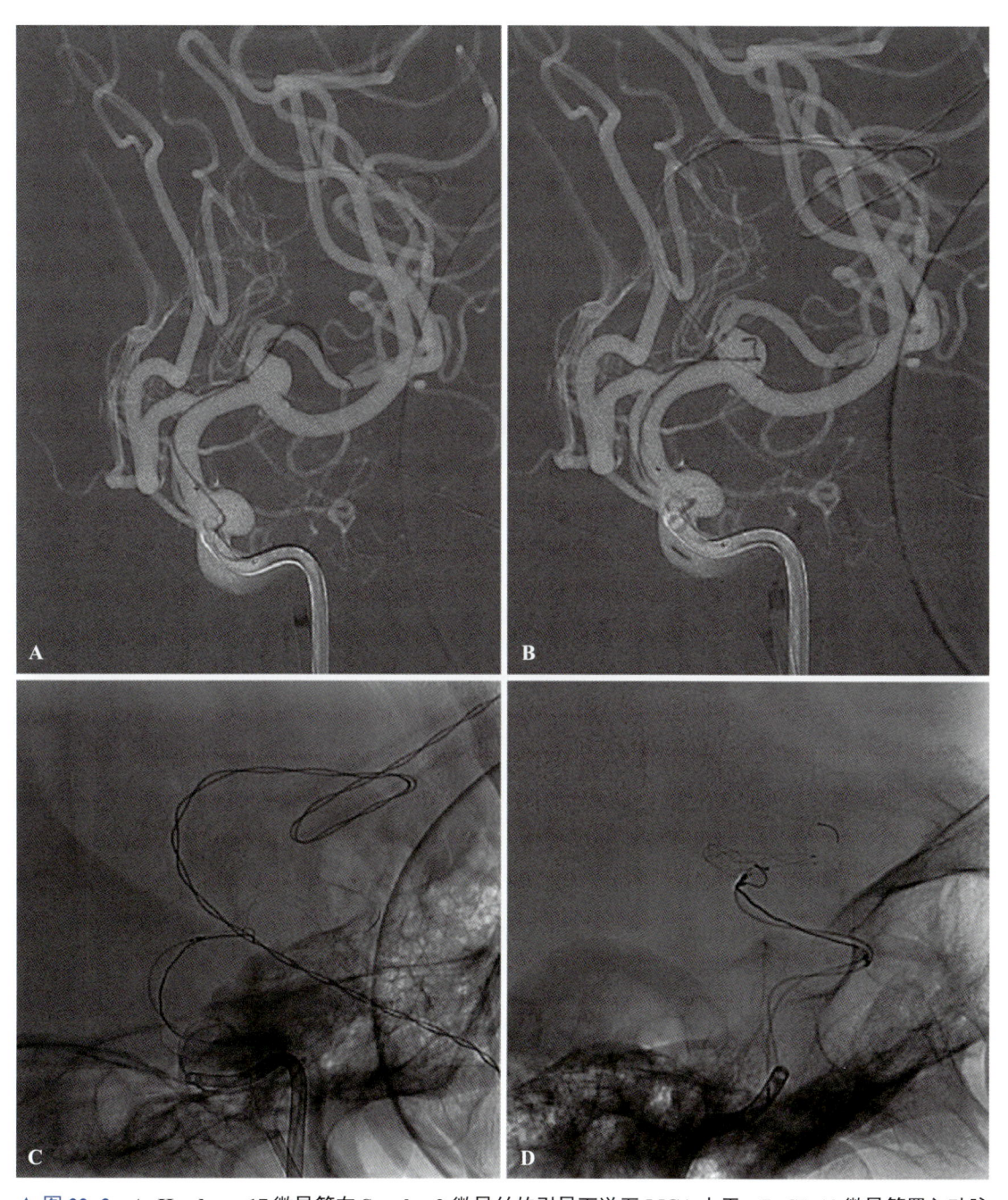

▲ 图 22-3 A. Headway 17 微导管在 Synchro2 微导丝的引导下送至 MCA 上干；B. SL 10 微导管置入动脉瘤瘤腔内，成篮弹簧圈的圈襻置入动脉瘤内；C 和 D. 由于动脉瘤颈较宽，LVIS Jr. 支架放置于 MCA 上干和 MCA M_1 段之间

063

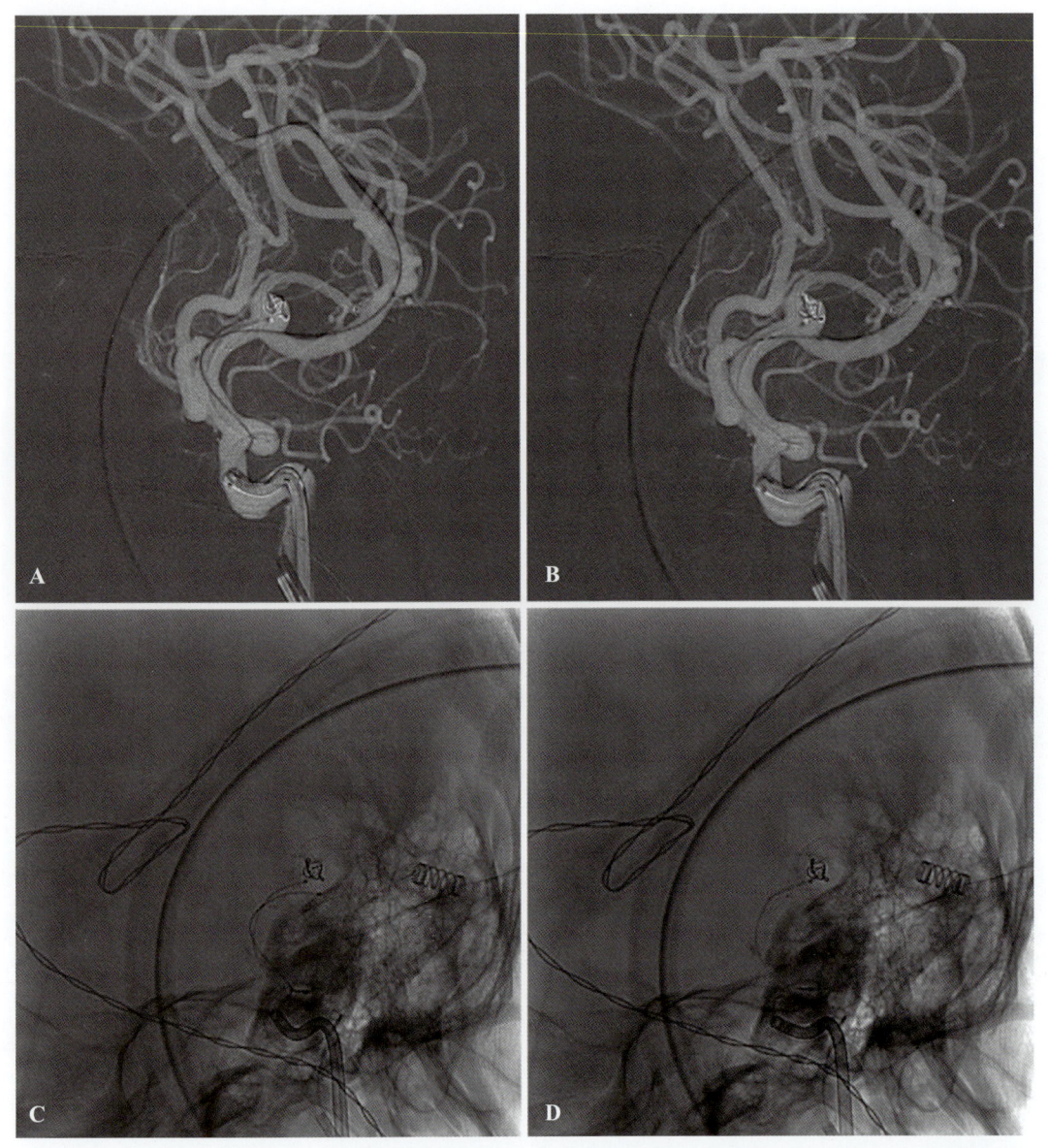

▲ 图 22-4　A 和 B. Headway 17 在输送导丝的引导下进入支架近端，然后再次使用 Synchro2 微导丝送至 MCA 的下干；C 和 D. 应用另一枚 LVIS Jr. 支架完成 Y 形支架的放置，接着使用弹簧圈填塞动脉瘤

2. 支架微导管首先放置在困难置管的分支。MCA 的上分支往往起源于 MCA 主干的反角，往往是困难置管的分支。

3. 通过就位于最远端的导引导管放置弹簧圈微导管可以提供对微导管更好的"一对一"控制。随后，将成篮弹簧圈前端的圈襻展开，以避免在支架释放过程中由于微导管向前移动而导致无意中穿破动脉瘤。

4. 需要时刻关注输送导丝的移动，以避免其穿破动脉壁。

5. 在支架释放后，微导管需要通过输送导丝置于支架近端。这避免了需要用微导丝重新引导微导管就位于支架近端。

6. 穿过支架网眼可能是具有挑战性的。使用 0.014 微导丝来避免"边缘"效应，也就是说，如果使用较细的微导丝，它可能不能支撑微导管，由于微导丝和微导管之间有无效腔，微导管的尖端可能会卡在支架网丝上。

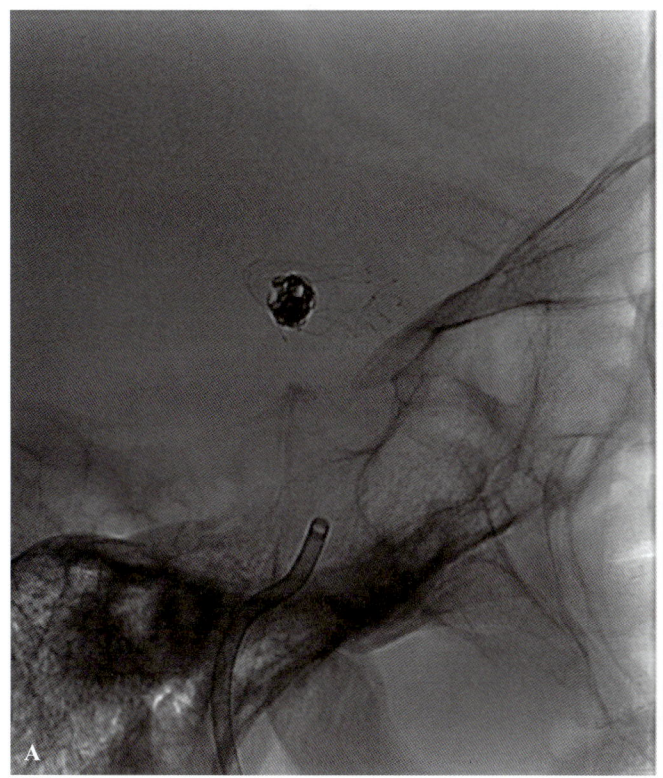

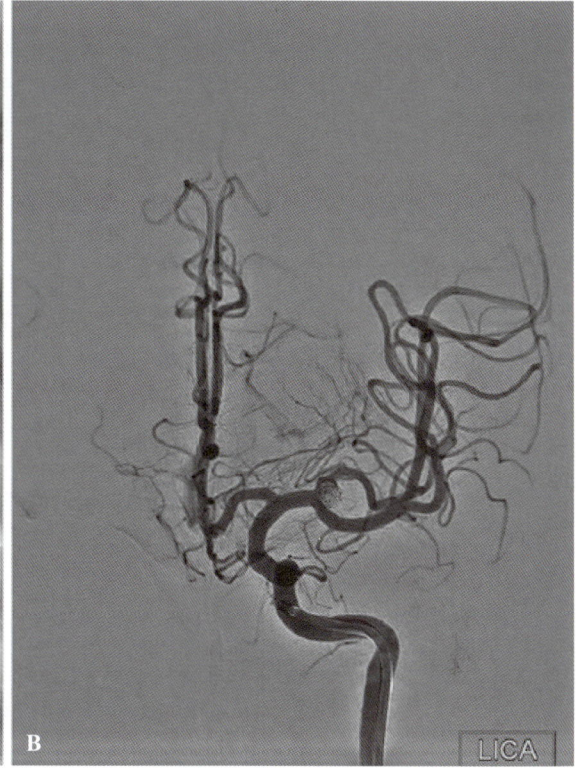

病例 22 使用 LVIS Jr. 支架行 Y 形支架辅助弹簧圈栓塞宽基底动脉瘤
Y Stenting and Coil Embolisation of Broad-Based Aneurysm Using LVIS Jr. Stents

▲ 图 22-5 未减影和减影图像展示术后结果

7. 第二枚支架的尺寸应尽可能选择最小，直径应与初始支架的直径相当。

8. 支架通过 0.017 微导管输送，因此通过较为容易。

推荐阅读

[1] Conrad MD, et al. Y stenting assisted coiling using a new low profile visible intraluminal support device for wide necked basilar tip aneurysms: a technical report. J Neurointerv Surg. 2014;6(4):296–300.

病例 23
球囊辅助导管通路在大型和巨大型动脉瘤中的应用
Balloon-Assisted Catheter Access in Large and Giant Aneurysms

Ajit S. Puri　　Rajsrinivas Parthasarathy　　著

【病例概述】

一名 45 岁的女性患者意外发现颈内动脉床突上段宽颈动脉瘤。由于这是一个发育不良的呈宽颈梭形囊状颈内动脉床突上段动脉瘤，我们考虑放置血流导向装置。

【诊疗思路】

动脉瘤位于颈内动脉床突上段，这段颈内动脉存在一个急弯，导致血流射流方向被导向远离远端血管的方向。由于动脉瘤囊颈部较宽，越过动脉瘤囊进入远端血管具有挑战性。动脉瘤颈起源于后内侧壁，微导管瘤内成襻到达远端（图 23-1 和图 23-2）。

【治疗经过】

计划在全身麻醉下置入血流导向装置。将 6F 导引导管置于颈内动脉海绵窦段近端。根据对动脉瘤形态的评估，认为通过颈内动脉瘤段具有一定的难度。因此，微导丝囊内成襻通过并随后引导微导管到位。一旦微导管到达血管远端，应用交换微导丝 Excelerator-10（ev3，Irvine，USA）携带 Hyperform 球囊（ev3，Irvine，USA）进入大脑中动脉（图 23-3）。球囊充盈后轻轻回拉以解襻拉直系统。0.010 微导丝可能无法为 0.027 微导管提供必要的支撑力，因此使用 SL10 微导管（Stryker Neurovascular，CA，USA）越过动脉瘤，再使用 Synchro 0.014 长交换微导丝（Stryker Neurovascular，CA，USA）替换掉 0.010 微导丝。随后，将 XT 27 微导管（Stryker Neurovascular，CA，USA）顺 Synchro 交换微导丝越过动脉瘤（图 23-4）。最后使用 Pipeline 血流导向装置置于动脉瘤瘤颈处（图 23-5）。

【提示与技巧】

1. 对于宽颈、形状不利的巨大动脉瘤，要进入远端血管是极其困难的。在未破裂的动脉瘤中，可以试着将微导丝在动脉瘤囊内成襻从而进入远端动脉。流入的射流会将微导丝引导进入瘤腔内，而瘤腔内的血流动力很可能将微导丝引导至流出道。一种方法是先试一下瘤腔的上壁，如果这不能提供接近远端动脉的机械力学优势，可以尝试外侧壁。

2. 使用柔软弯曲的尖端细的（0.014）微导丝成襻操作，以避免损伤瘤壁。

病例 23 球囊辅助导管通路在大型和巨大型动脉瘤中的应用
Balloon-Assisted Catheter Access in Large and Giant Aneurysms

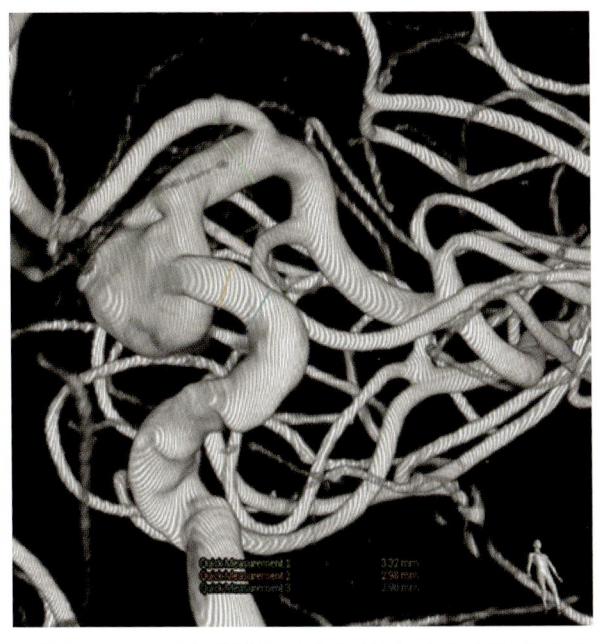

▲ 图 23-1 3D 造影显示巨大的颈内动脉床突上段动脉瘤

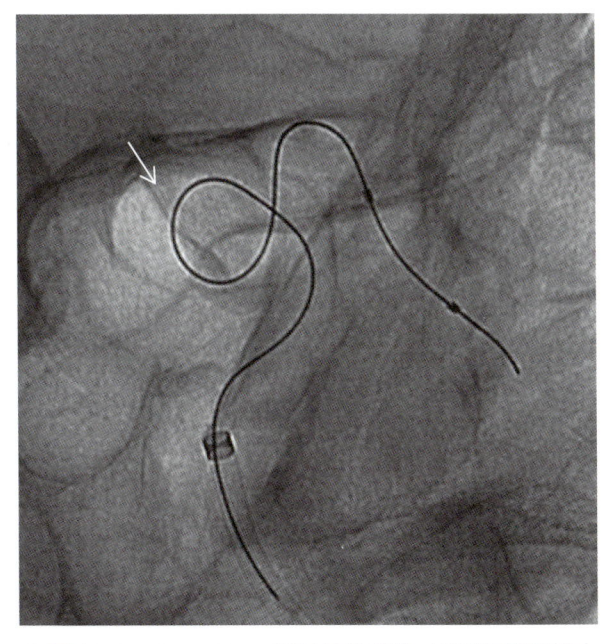

▲ 图 23-3 HyperForm 球囊导管成襻，球囊置于左侧大脑中动脉（白箭）

3. 通常首选头端弯曲的小口径微导管（Echelon 10/SL 10），因为它可以相对容易地顺着襻上行。

4. 在我们的病例中，由于与 Hyperform（ev3，Irvine，USA）球囊兼容而使用了 0.010 长交换导丝；然而，一根 0.010 微导丝可能无法提供必要的支撑来导引用来释放血流导向装置所必要的较大口径的微导管。为了避免多次交换，可以使用与 0.014 微导丝兼容的双腔球囊（Scepter XC 4-11，Microvention，Tustin，California，USA）。

5. 在交换过程中，要保持微导丝位于血管远端（尽可能远），因为它允许微导丝较硬段穿过动脉瘤囊的颈部。这为引导微导管通过时提供了必要的支撑，并防止导丝近端意外移动。

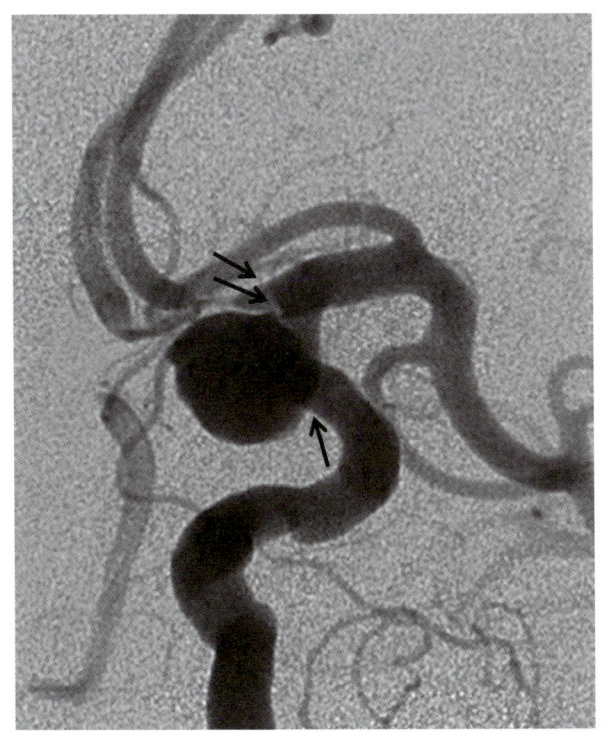

▲ 图 23-2 注意流入道（单黑箭）和流出道（双黑箭）使远端血管直接置管困难

067

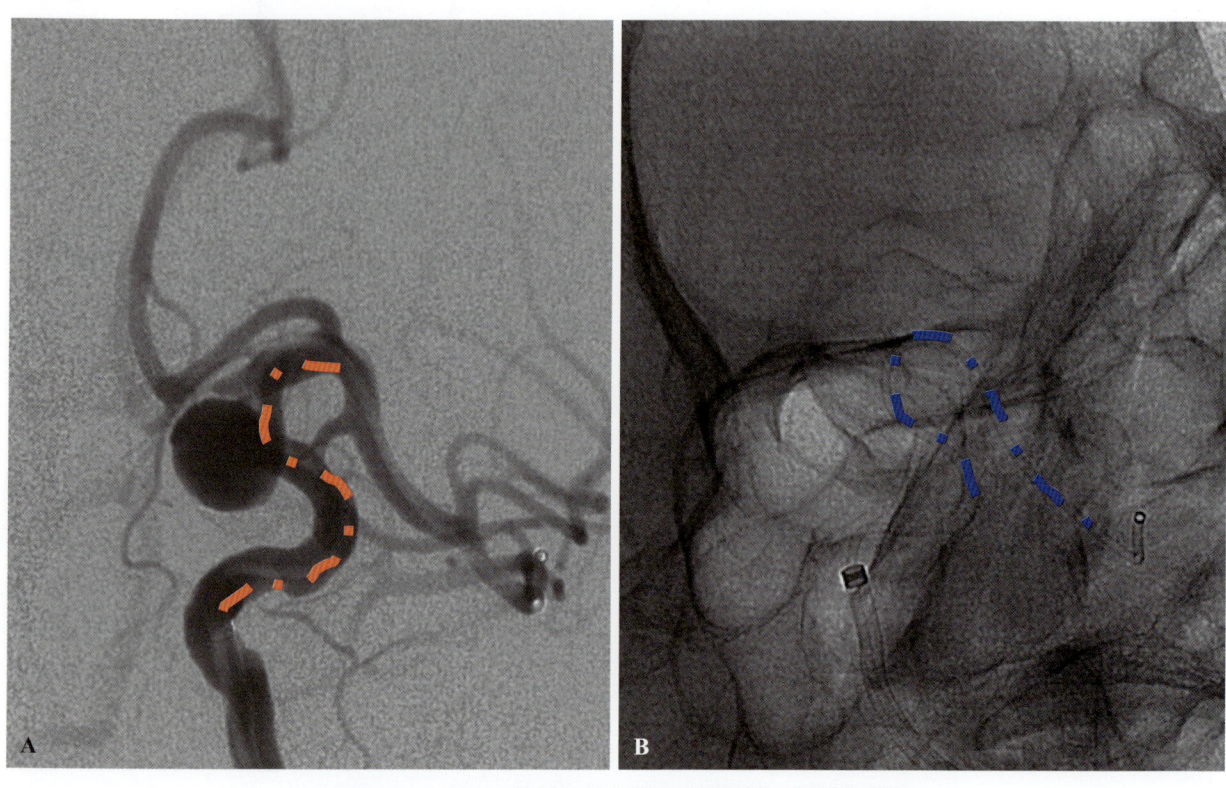

▲ 图 23-4　XT27 置于左侧大脑中动脉远端，导管未成襻

推荐阅读

[1] Peeling L, et al. Balloon-assisted guide catheter positioning to overcome extreme cervical carotid tortuosity: technique and case experience. J Neurointerv Surg. 2014;6(2):129.

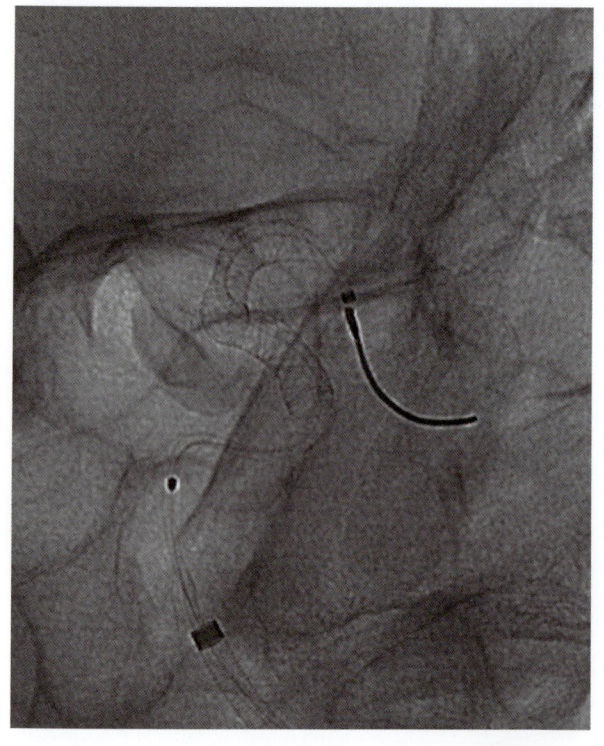

▲ 图 23-5　Pipeline 栓塞装置已经跨越动脉瘤释放

病例 24
支架回收辅助通路
Stent Retriever-Assisted Access

Ajit S. Puri　Rajsrinivas Parthasarathy　著

【病例概述】

一名患有慢性头痛的 45 岁男性被诊断为左侧床突上段巨大未破裂动脉瘤。计划采用血流导向装置治疗颈内动脉床突上段巨大动脉瘤。

【诊疗思路】

动脉瘤位于颈内动脉床突上段，此段血管存在一个急弯，导致血流射流方向被导向远端血管的方向。由于动脉瘤颈部较宽，跨过动脉瘤进入远端血管极具挑战性。动脉瘤颈起源于后内侧壁，微导管瘤内成襻到达远端（图 24-1 和图 24-2）。

【治疗经过】

计划在全身麻醉下置入血流导向装置。将 6F 导引导管置于颈内动脉岩段。基于对动脉瘤形态的评估，可以预期通过颈内动脉动脉瘤段具有一定的难度。因此，0.014 微导丝成襻通过动脉瘤囊，同时微导管（SL 10，Stryker Neurovascular，CA，USA）跟进到达远端血管（图 24-3）。一旦微导管被带到远端，使用 0.014 长交换微导丝将 Prowler Select 微导管（ev3，Irvine，USA）带入大脑中动脉。接着，一枚 Solitaire 4mm×20mm 支架（ev3，Irvine，USA）被送入大脑中动脉（图 24-4）。支架半释放于大脑中动脉内，以提供必要的锚定通过轻轻地回拉系统来摆正微导管。回收 Solitaire 支架，再使用 0.014 长交换微导丝引导 Marksman 0.027 微导管（ev3，Irvine，USA）。将 SL 10 微导管（Stryker Neurovascular，CA，USA）置入动脉瘤囊内。动脉瘤囊内部分填圈，Pipeline 栓塞装置跨越动脉瘤释放（图 24-5）。无并发症发生，患者痊愈。

【提示与技巧】

1. 在未破裂的巨大动脉瘤中，可以试着将微导丝在动脉瘤的瘤腔内成襻并进入远端动脉。流入道射流通常会将微导丝带入瘤腔，而腔内的血流动力学有可能将微导丝引导至流出道。

2. 一种技巧是先尝试一下囊的上壁，如果不能提供进入远端动脉的机械力学优势，可以尝试外侧壁。

3. 使用柔软弯曲的尖端细的（0.014）微导丝做成襻操作，以避免损伤囊壁。

4. 通常首选头端弯曲的小口径微导管（0.017），因为它可以相对容易地顺着襻行进。

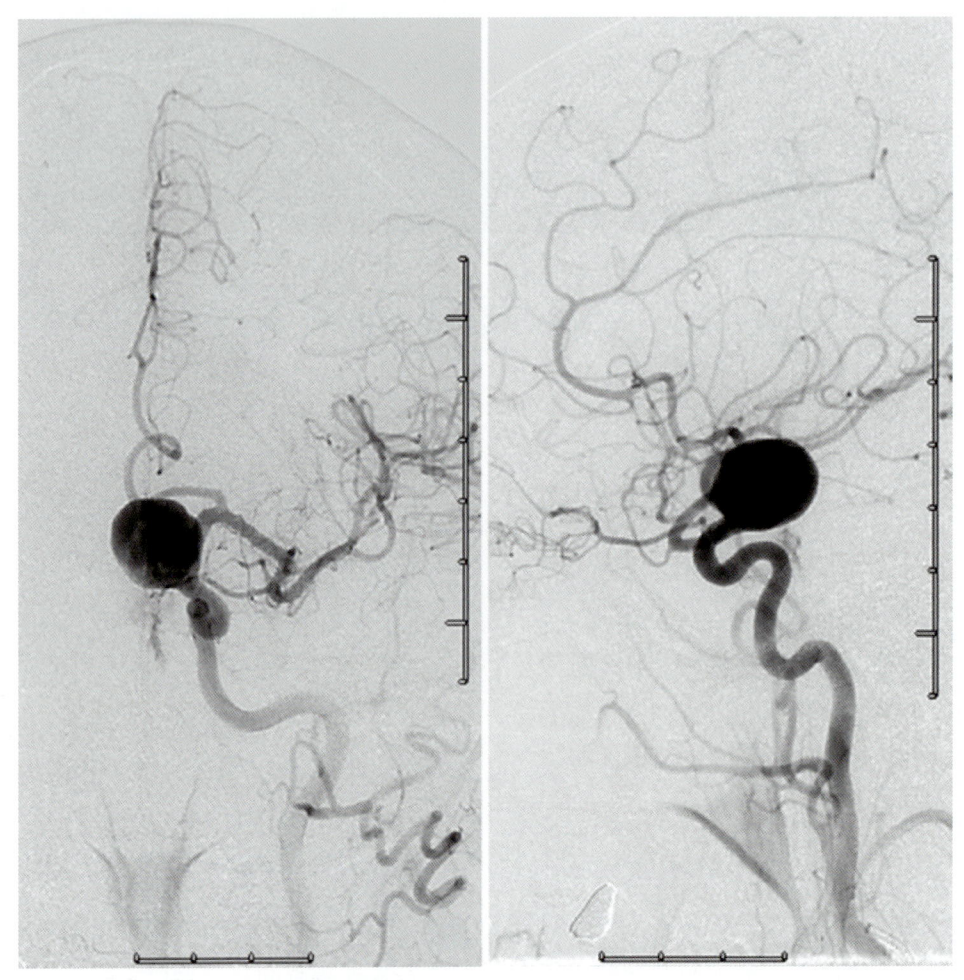

▲ 图 24-1 正位和侧位造影显示一个巨大的左侧颈内动脉床突上段动脉瘤

图片由 Jasmeet Singh, Wake Forest University, NC, USA 提供

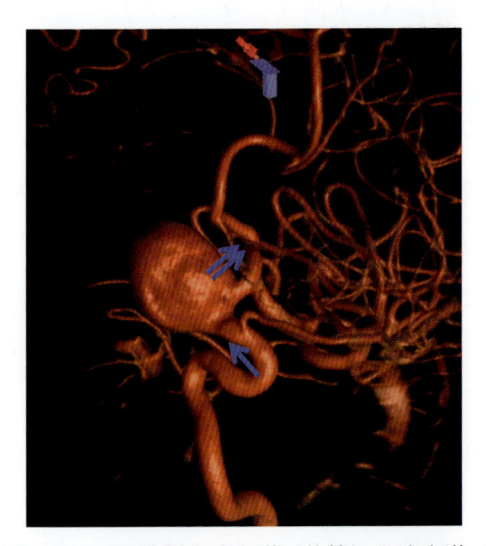

▲ 图 24-2 3D 造影示流入道（单箭）和流出道（双箭）接近，导致直接置管于大脑中动脉远端血管困难

图片由 Dr. Jasmeet Singh, Wake Forest University, NC, USA 提供

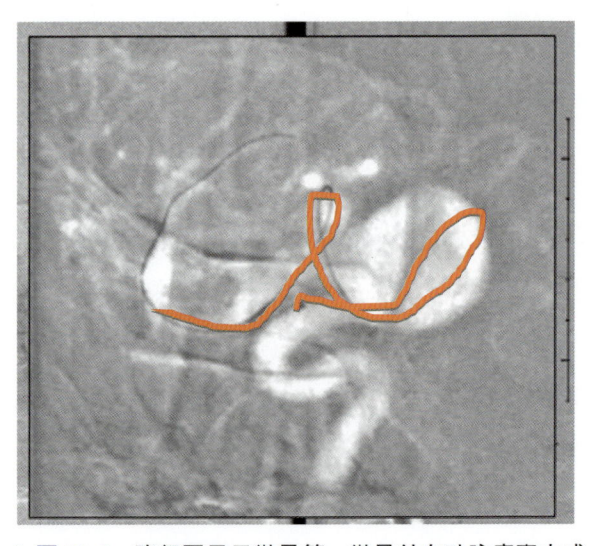

▲ 图 24-3 路径图显示微导管 – 微导丝在动脉瘤囊内成襻，同时微导丝远端在大脑中动脉 M_2 段内

图片由 Dr. Jasmeet Singh, Wake Forest University, NC, USA 提供

病例 24　支架回收辅助通路
Stent Retriever-Assisted Access

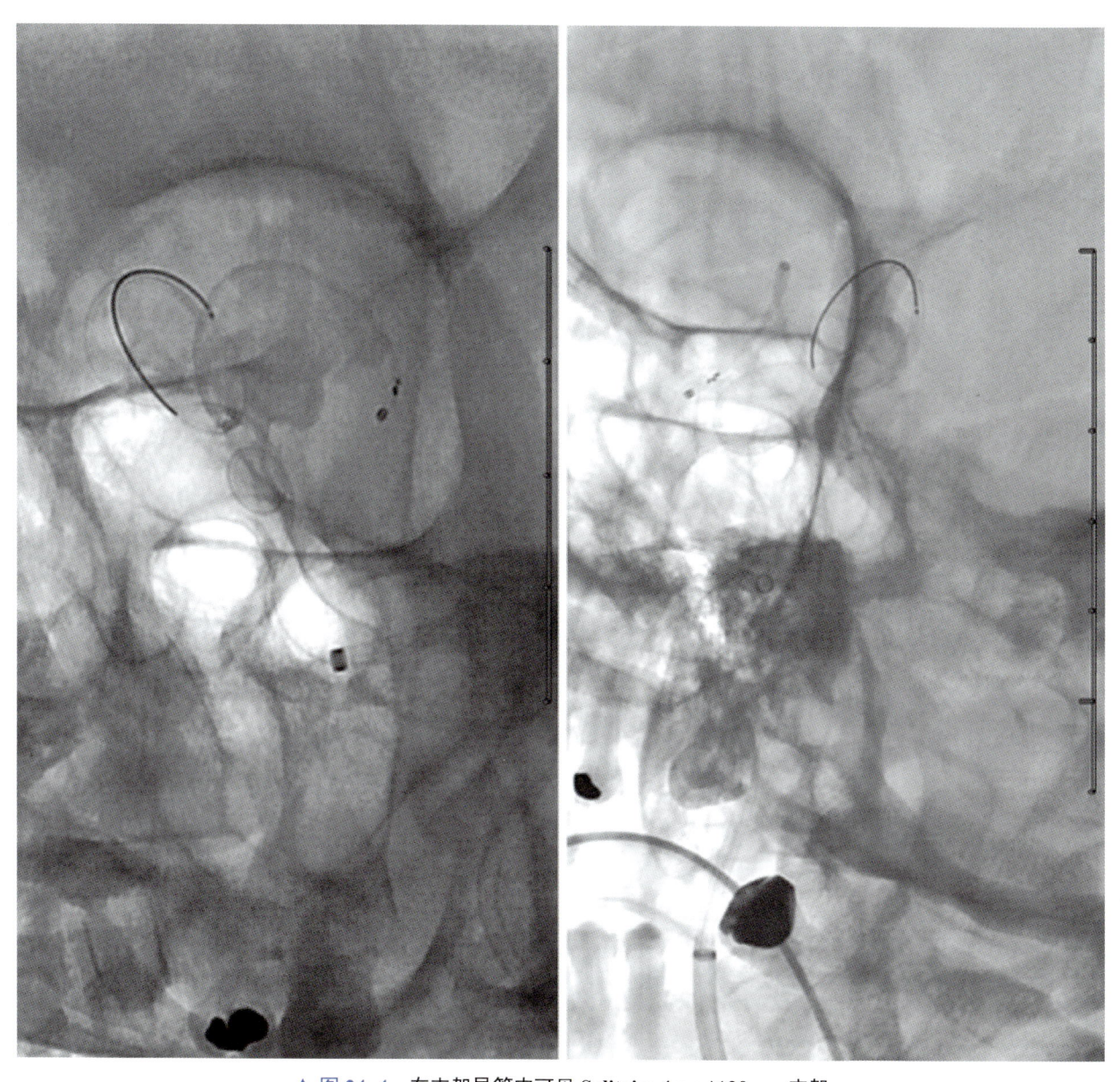

▲ 图 24-4　在支架导管内可见 Solitaire 4mm×20mm 支架
图片由 Dr. Jasmeet Singh, Wake Forest University, NC, USA 提供

5. 使用 0.014 长交换导丝将支架导管远端送入大脑中动脉内。有铂丝头端的 0.014 长交换微导丝在穿越动脉瘤段的近端提供必要的支撑，同时具有柔软无创伤尖端。

6. Synchro 0.014 长交换微导丝可能无法提供必要的支撑力，因此建议将导丝尽量送至远端以便使较硬的部分穿过动脉瘤段。

7. 支架微导管，通常是 Prowler Select 0.021（Codman Neurovascular）或 Rebar 18（ev3，Irvine，USA）被引导至大脑中动脉。

8. Solitaire 支架释放于大脑中动脉 M_1 段的平直段。首选不可解脱的 Solitaire 支架，因为它提供了合理的径向力和良好的壁阻力，并且它可能提供通过回拉解襻微导管所必要的远端锚定。

071

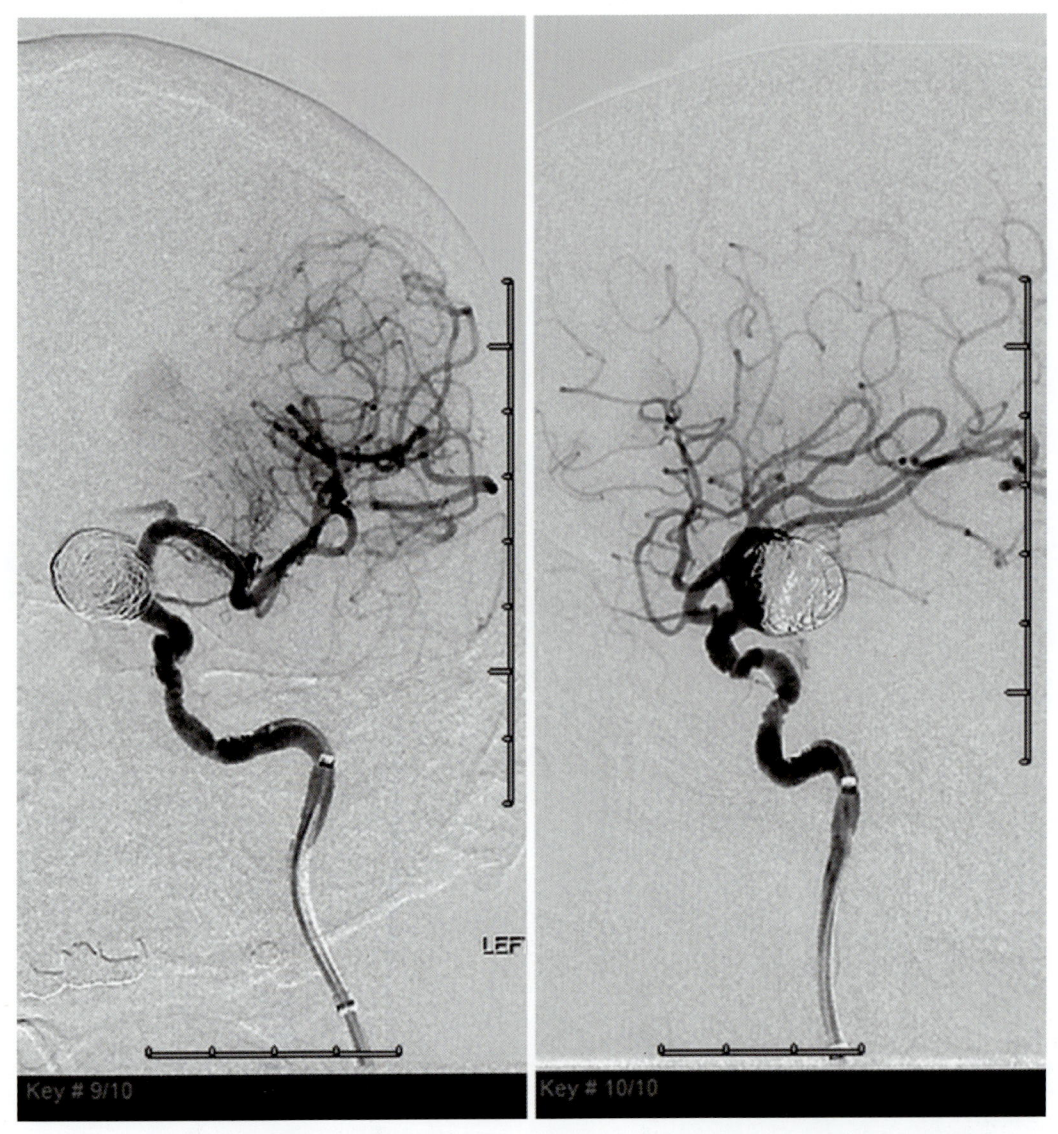

▲ 图 24-5 在本病例中，使用 PED 覆盖动脉瘤颈部，并在动脉瘤内部填塞一些弹簧圈

图片由 Dr. Jasmeet Singh，Wake Forest University，NC，USA 提供

推荐阅读

[1] Singh J, et al. Anchor technique: Use of stent retrievers as an anchor to advance thrombectomy catheters in internal carotid artery occlusions. Interv Neuroradiol. 2015;21(6):707–9.

病例 25
同轴技术在血流导向装置置入的应用
Quadri-axial Technique to Gain Access for Flow Diverter Deployment

Rajsrinivas Parthasarathy　Vipul Gupta　著

【病例概述】

一名 64 岁老年女性，主因头面部疼痛，左侧眼睑下垂入院。检查发现左侧颈内动脉巨大动脉瘤（图 25-1）。DSA 和 3D-DSA 显示一宽颈动脉瘤。通过前交通动脉和后交通动脉向左侧颈内动脉系统代偿不良，本例患者计划采用血流导向装置治疗。

【诊疗思路】

1. 患者主动脉弓及弓上血管迂曲扩张。
2. 颈内动脉近心段成襻。
3. 支架输送导管可能需要中间导管辅助通过载瘤血管。

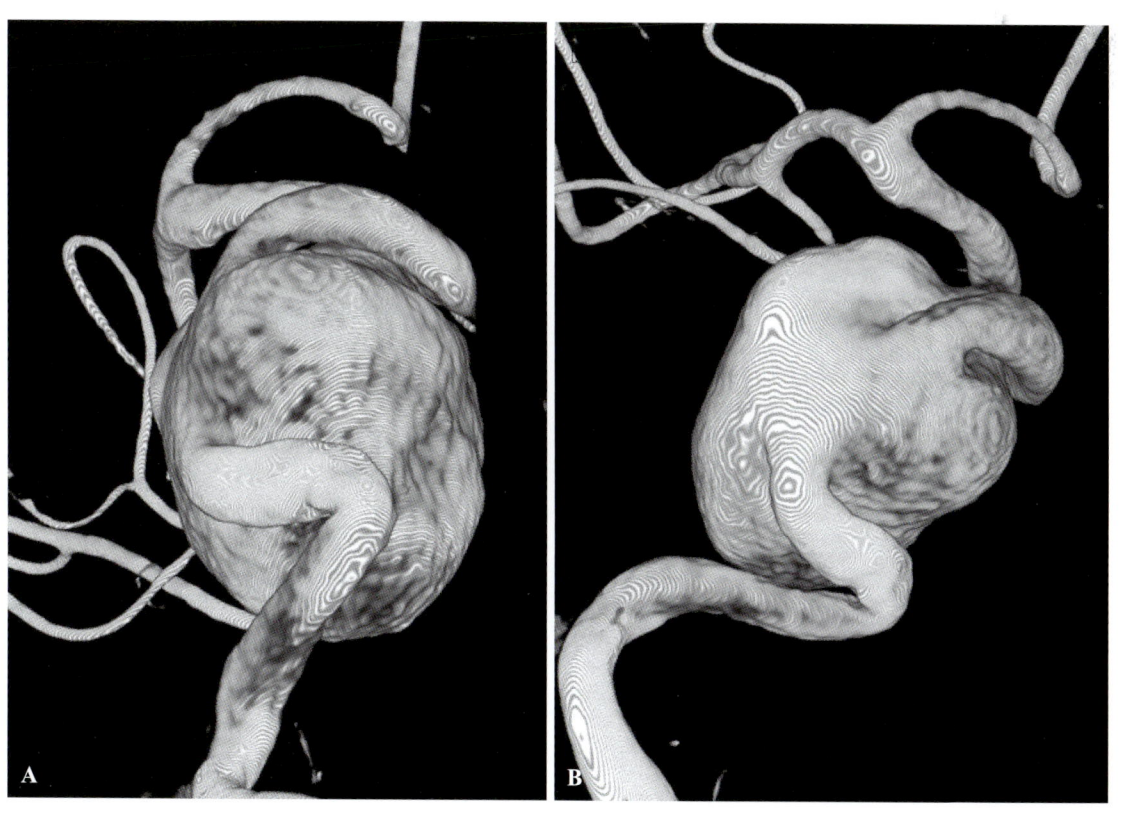

▲ 图 25-1　3D DSA 影像显示颈内动脉海绵窦段巨大宽颈动脉瘤

【治疗经过】

在全身麻醉下进行手术治疗。因为左侧颈总动脉困难路径，导引导管无法被导引入远端，使用了 SIM2 导管进入左侧颈总动脉，然后以超硬泥鳅交换导丝撤出 SIM2 导管，交换置入 8F Neuron Max 长鞘（Penumbra.041 Alameda, California, USA）和 5F Vert 导管同轴系统（图 25-2）。然后使用内径为 0.057 DAC 中间导管通过内径为 0.038 的 DAC 导管同轴通过颈内动脉近端血管襻并到达岩骨段（图 25-3）。Traxcess 微导丝在动脉瘤腔内成襻后进入载瘤动脉远端。然后 Echelon-10（ev3 Inc., Irvine, California, USA）栓塞微导管顺微导丝到达载瘤动脉远端（图 25-4A）。使用交换微导丝撤出 Echelon 微导管，送入 Scepter XC 4mm×11mm（Microvention, Tustin, California, USA）双腔球囊导管（图 25-4B）。球囊送至左侧大脑中动脉 M_1 段，充盈球囊后将瘤腔内成襻的微导管拉直（图 25-4C）。此时 0.057 DAC（Concentric Medical）头端在瘤颈处卡顿，尝试在 XT-27 微导管同轴辅助下将 0.057 DAC 通过动脉瘤颈失败。此后，0.057 DAC 通过 0.038 DAC 和 0.021 Prowler 选择微导管同轴越过瘤颈部。最后 Surpass 血流导向装置得以顺利在瘤颈处释放，术后进入瘤腔内血流明显减少（图 25-4D 至 F）。

【提示与技巧】

1. 进入Ⅲ型弓的左侧颈总动脉极具挑战。可以使用 SIM2 导管进入左侧颈总动脉。只有在加硬的泥鳅导丝支撑近端弯曲前进下，SIM2 导管才能慢慢向上进入左侧颈总动脉。Amplatz 加硬导丝可提供足够的支撑，有利于长鞘的交换。

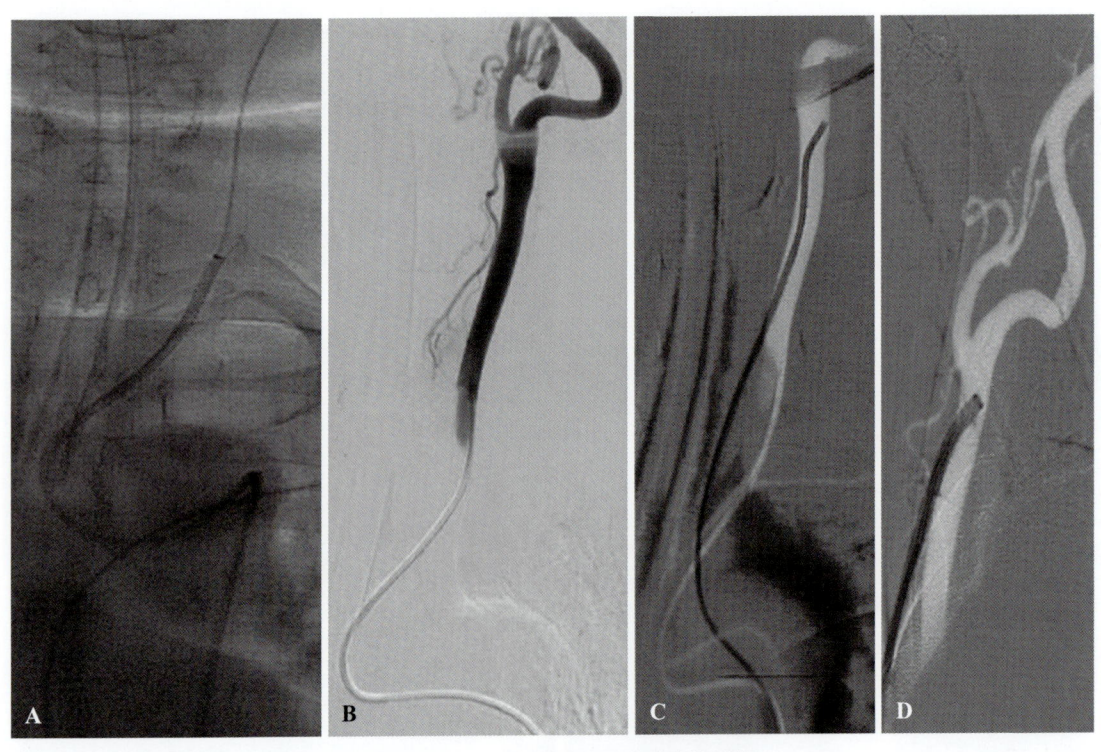

▲ 图 25-2　长鞘交换至颈总动脉的过程

A. 影像显示因主动脉弓迂曲普通导引导管不能到位；B. 影像显示 SIM2 导管钩选左侧颈总动脉；C. 影像显示导管进入颈总动脉远端；D. 影像显示与长鞘交换（Neuron MAX，8F）

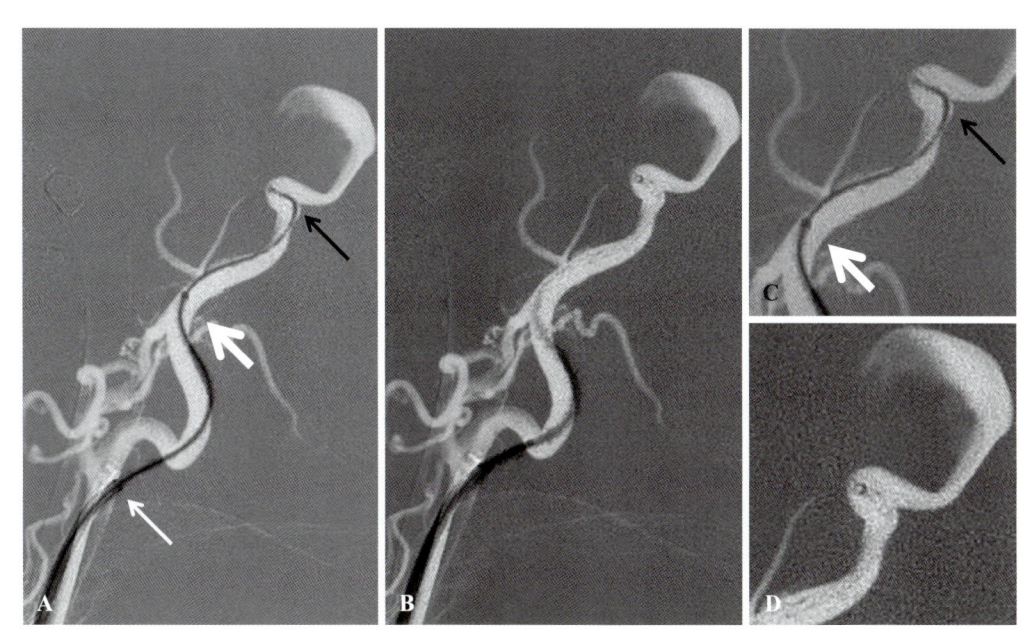

病例 25 同轴技术在血流导向装置置入的应用
Quadri-axial Technique to Gain Access for Flow Diverter Deployment

▲ 图 25-3 A. 5F DAC 导管引入左侧颈内动脉，DAC 057（白粗箭）导管通过长鞘（白细箭），DAC 038 导管（黑箭）利用同轴技术通过血管襻进入颈内动脉；B. DAC 057 导管远端位置；C 和 D. 局部放大图像（A 和 B）

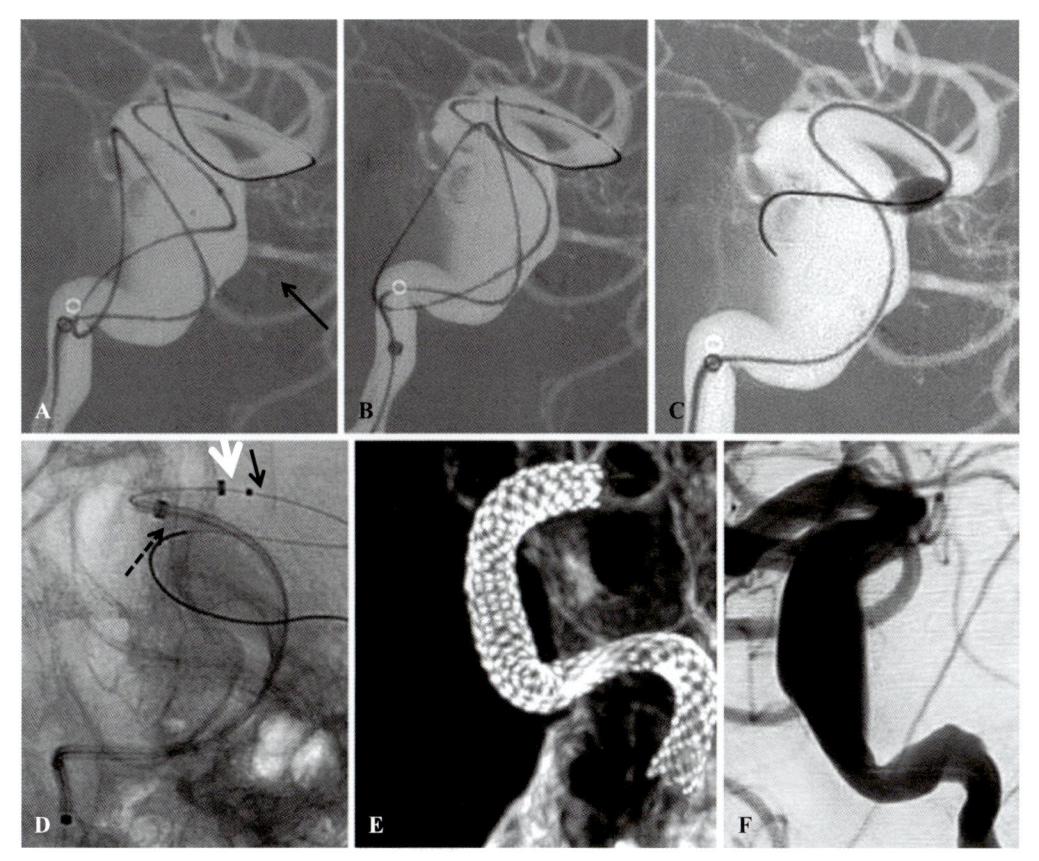

▲ 图 25-4 导管及血流导向装置通过载瘤动脉
A. 微导管瘤内成襻后进入左侧大脑中动脉；B. 交换球囊导管；C. 充盈球囊在远端位置铆定后解襻微导管；D. 影像可见 DAC 057 导管（虚箭）顺 DAC 038 导管（白箭）与 Prowler 21 微导管（黑箭）同轴系统在微导丝配合下到达左侧大脑中动脉；E 和 F. 血流导向装置越过动脉瘤；F. 造影显示动脉瘤内血液滞留

2. 紧密贴合的同轴导管系统可以消除无效腔，允许较大口径的导管轻松地被引导越过动脉瘤进入远端动脉。

- 建议采用四轴系统到达颈内动脉或大脑中动脉的远端：0.014 微导丝、0.021Prowler Select 或 Rebar18 微导管、0.038 DAC 导管、0.057 DAC 导管。
- 建议使用四轴系统通过颈内动脉近端襻：0.014 微导丝、0.027 XT27 或 Rebar27 微导管、0.044 DAC 导管、0.070 DAC 导管。

推荐阅读

[1] Hauck EF, et al. Use of the outreach distal access catheter as an intracranial platform facilitates coil embolization of select intracranial aneurysms: technical note. J Neurointerv Surg. 2011;3(2):172–6.

[2] Lin L-M, et al. Pentaxial access platform for ultra-distal intracranial delivery of a large-bore hyperflexible DIC (distal intracranial catheter): A technical note. Neurosurgery. 2016;6:29–34.

病例 26
颈内动脉多发血泡样动脉瘤：Pipeline 血流导向装置的治疗
Multiple Blister Aneurysm of ICA: Management by Pipeline Device

Vipul Gupta 著

【病例概述】

一名 52 岁女性，蛛网膜下腔出血（Hunt-Hess Ⅱ级，Fisher Ⅲ级）。DSA（图 26-1A 至 C）显示在左侧颈内动脉后交通水平有一枚梭形动脉瘤，腹侧面还有一明显的突起；在左侧颈内动脉床突段也有一枚小型动脉瘤；第三个动脉瘤样突起位于左侧大脑前动脉后侧。

【诊疗思路】

1. 对于血泡样动脉瘤合并载瘤动脉梭形扩张，传统的神经介入技术如球囊或支架辅助弹簧圈栓塞治愈很难实现。

2. 虽然最大的动脉瘤可能为责任动脉瘤，但鉴于不确定性，建议对其他动脉瘤同期治疗。

【治疗经过】

为了同时覆盖颈内动脉和左侧 A_1 起始部所有动脉瘤，计划将血流导向装置（FD）从左侧 M_1 段近端释放至左侧颈内动脉海绵窦段。由于前交通动脉发育良好，覆盖同侧大脑前动脉 A_1 起始可以减少血流，以达到治疗 A_1 起始部动脉瘤的目的。术前 2h 给予负荷剂量的抗血小板药物（阿司匹林肠溶片 150mg 和普拉格雷 50mg）。将长鞘置于左侧颈总动脉（Cook medical，Bloomington，USA），6F 导引导管（Chaperon，Microvention，Tustin，California，USA）置于左侧颈内动脉岩段。Pipeline 支架微导管在微导丝（Traxcess，Microvention，Tustin，California，USA）配合下送至左侧大脑中动脉 M_2 段。微导丝头端塑成短小的弯避免微导丝进入瘤囊内，随后释放 Pipeline 支架（图 26-1D）。支架释放后造影见动脉瘤血流充盈未见明显改变（图 26-1E 和 F）。支架释放后 20min 再次造影观察有无血栓栓塞事件发生，并在 DSA 机下行 DynaCT 扫描观察有无新鲜出血事件发生。患者麻醉复苏良好并拔出插管，康复出院。2 个月后随访行脑血管造影检查（图 26-2），显示颈内动脉两处动脉瘤完全闭塞，左侧大脑前动脉血流充盈明显减少且动脉瘤缩小。右侧颈内动脉向左侧大脑前动脉代偿供血良好。

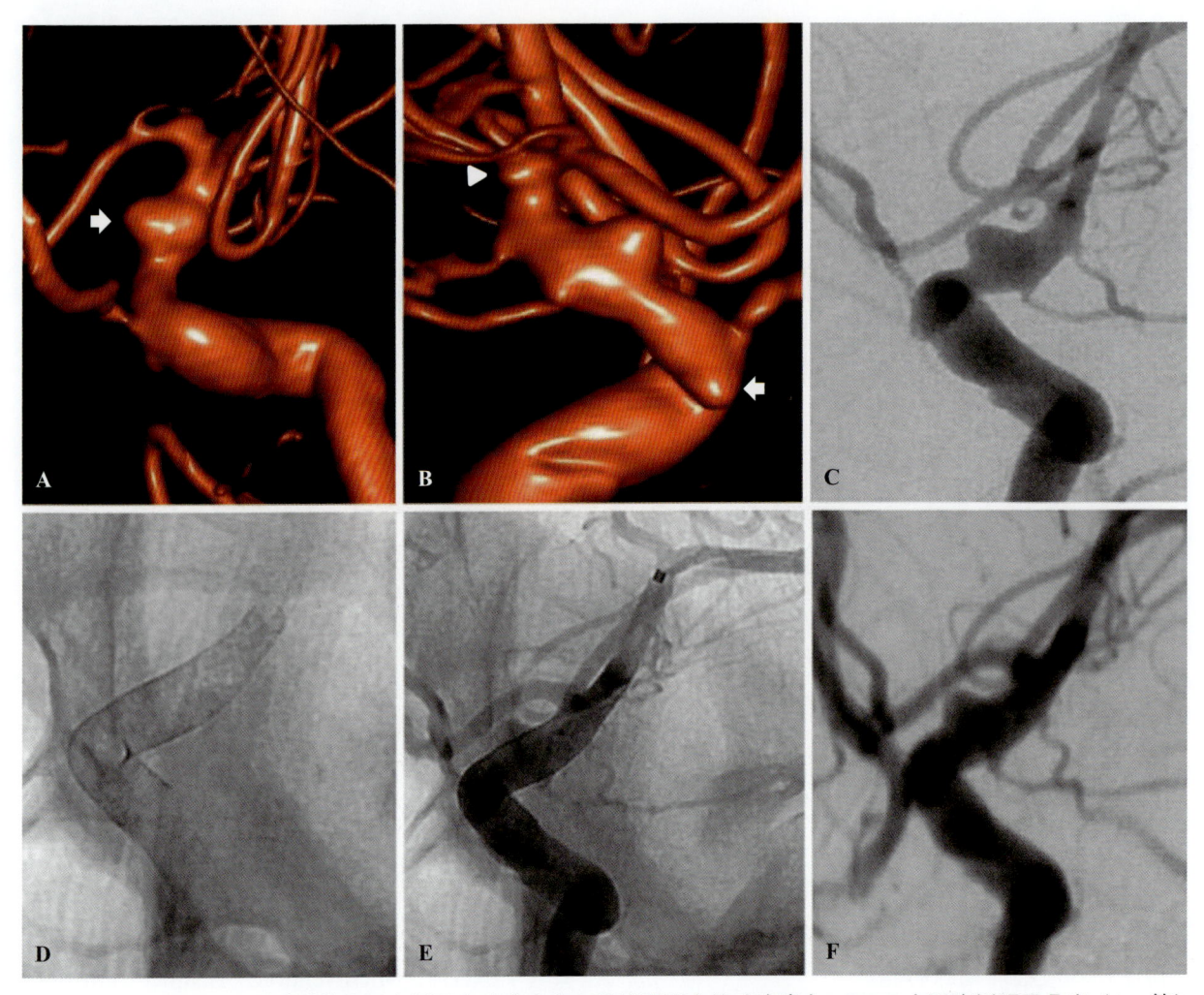

▲ 图 26-1 A 和 B. 3D 重建影像显示左侧颈内动脉床突上段梭形膨大的动脉瘤在 PCOM 水平腹侧明显凸出（A，箭），左侧颈内动脉床突上段也可见指向内侧的小动脉瘤（B，箭），另一个动脉瘤样突起位于左侧大脑前动脉 A_1 段（B，箭头）；C. DSA 工作位角度；D. Pipeline 血流导向装置释放后图像；E. 未减影图像显示血流导向装置贴壁良好；F. 支架释放后造影显示动脉瘤持续充盈

【提示与技巧】

1. 破裂的血泡样动脉瘤外科治疗棘手，夹闭困难且术中破裂率高。

2. 以往血管内介入治疗中使用单支架/套叠支架或支架辅助弹簧圈栓塞，虽然可以治疗，但动脉瘤继续生长甚至再破裂的情况也常见。

3. 近期的研究报道使用血流导向装置重建载瘤动脉获得良好的临床及影像学预后。

4. 置入血流导向装置需要抗血小板治疗。若在抗血小板治疗前应评估是否需行脑室外引流，术前抗血小板治疗则需要重新评估。抗血小板治疗最好在血流导向装置治疗前达到最有效的血小板抑制率，这样可以避免用药后过早发生抗血小板相关的动脉瘤出血的风险。对于较新的血小板受体拮抗剂（普拉格雷和替格瑞洛），我们选择在血流导向装置治疗前 2h 给药。

5. 在前交通动脉通畅情况下，对于 A_1 段难治性动脉瘤可以使用血流导向装置治疗。

6. 对于此类动脉瘤，我们建议早期行全脑血管造影复查，以了解动脉瘤变化。

病例 26　颈内动脉多发血泡样动脉瘤：Pipeline 血流导向装置的治疗
Multiple Blister Aneurysm of ICA: Management by Pipeline Device

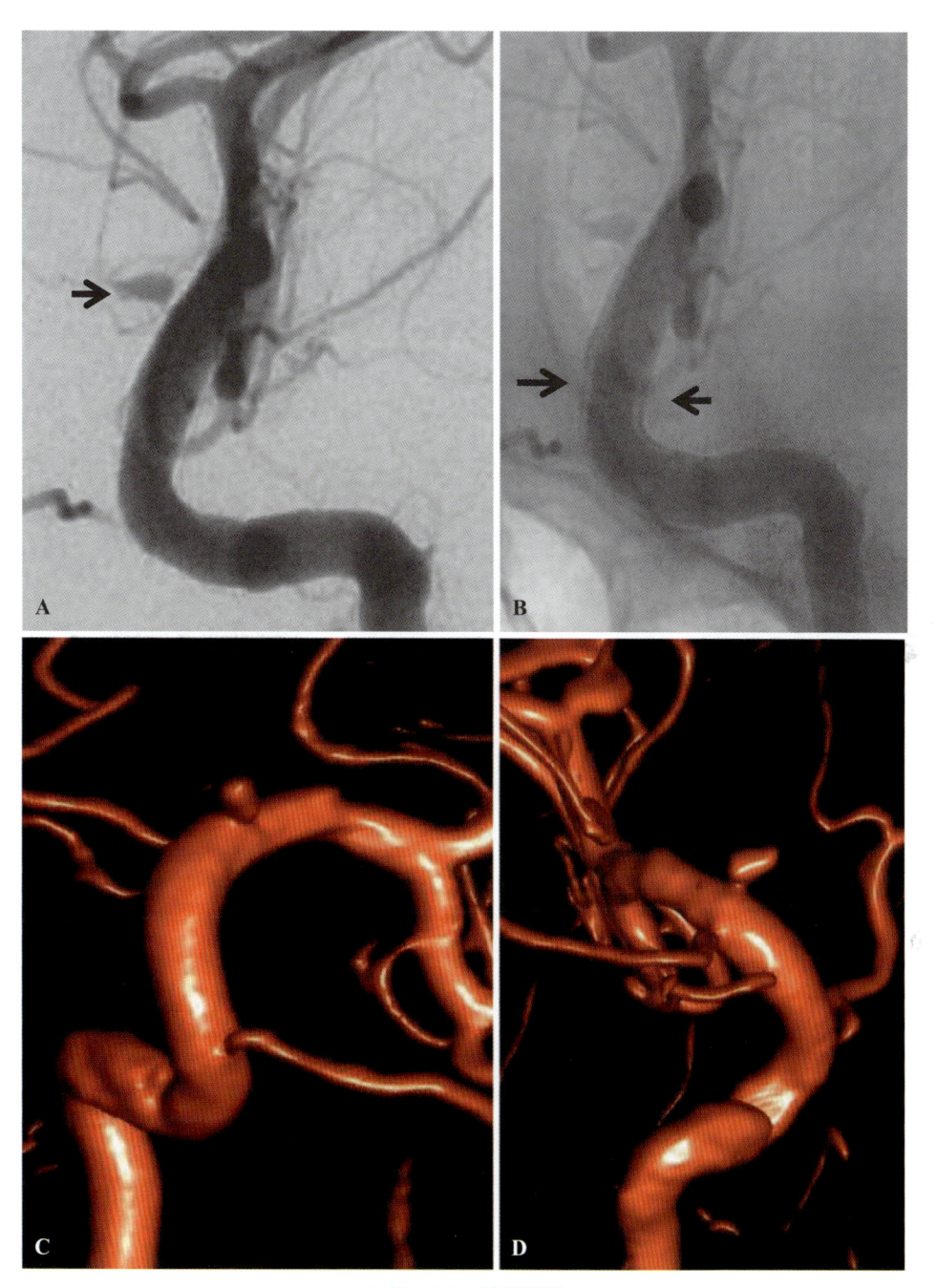

▲ 图 26-2　造影随访

A. DSA 显示梭形动脉瘤完全闭塞，左侧大脑前动脉可见少量对比剂充盈；B. DSA 原始图像显示支架上内膜覆盖；C 和 D. 3D 重建影像可见颈内动脉动脉瘤完全闭塞的同时大脑前动脉供血未受明显影响

推荐阅读

[1] Burrows AM, Cloft H, Kallmes DF, Lanzino G. Periprocedural and mid-term technical and clinical events after flow diversion for intracranial aneurysms. J Neurointerv Surg. 2015;7(9): 646–51.

[2] Fargen KM, Hoh BL. Flow diversion technologies in evolution: a review of the first 4 generations of flow diversion devices. World Neurosurg. 2014;81(3–4):452–3.

[3] Tse MM, Yan B, Dowling RJ, Mitchell PJ. Current status of pipeline embolization device in the treatment of intracranial aneurysms: a review. World Neurosurg. 2013;80(6):829–35.

病例 27
长血流导向装置治疗部分血栓性基底动脉主干动脉瘤
Long Flow Diverter (FD) in Partly Thrombosed Basilar Trunk Aneurysms

Aviraj Deshmukh　Rajsrinivas Parthasarathy　Vipul Gupta　著

【病例概述】

患者男性21岁，头痛5年，近期伴有短暂性的右侧肢体无力。MRI显示延髓右侧急性梗死，基底动脉中下段部分血栓性梭形动脉瘤（图27-1A）。DSA显示基底动脉长节段梭形动脉瘤。

【诊疗思路】

1. 血流导向装置治疗基底动脉动脉瘤的危险因素：①支架术后血栓形成造成穿支闭塞；②血栓引起炎症级联反应导致动脉瘤壁破裂出血。

2. 累及长节段的动脉瘤需要一个长的血流导向装置或者使用多枚血流导向装置桥接治疗。

3. 在术中和术后出现急性并发症的干预时机。

【治疗经过】

术前一天给予负荷剂量的抗血小板治疗（阿司匹林肠溶片325mg和替格瑞洛180mg）。全麻下进行手术治疗，8F Neuron Max 长鞘（Penumbra Inc.）送至右侧椎动脉V₂段。使用5F Catalyst 中间导管（Stryker Neurovascular）顺Traxcess 0.014 微导丝及XT-27 微导管（Stryker Neurovascular）同轴进入右侧大脑后动脉（图27-1C）。置入Surpass 4mm×50mm支架（Stryker Neurovascular），缓慢推送支架退出支架导管，支架远端位于基底动脉远端，近端释放位于右侧椎动脉远端（图27-1D）。支架释放后造影可见支架打开良好，动脉瘤腔内有对比剂瘀滞（图27-1E和F）。术后早期造影显示动脉瘤近乎完全闭塞。

【提示与技巧】

1. 急性症状在早期给予血流导向装置治疗可能也是安全的。

2. 首选单个长的血流导向装置相较于多个血流导向装置桥接，在技术上简单易行，而且减少了桥接时穿支闭塞的风险。

3. 本病例选用Surpass支架治疗具有如下几个原因。

- 单个50mm的长血流导向装置可以跨越整个动脉瘤病变长度。
- Surpass支架有较多的编织金属丝（4mm支架由72条金属编织丝），为该装置提供了稳定的径向支持力，而且在释放过程中提供了抗扭力，较少出现支架扭结打不开或贴壁不良的事件。而其他类型的血流

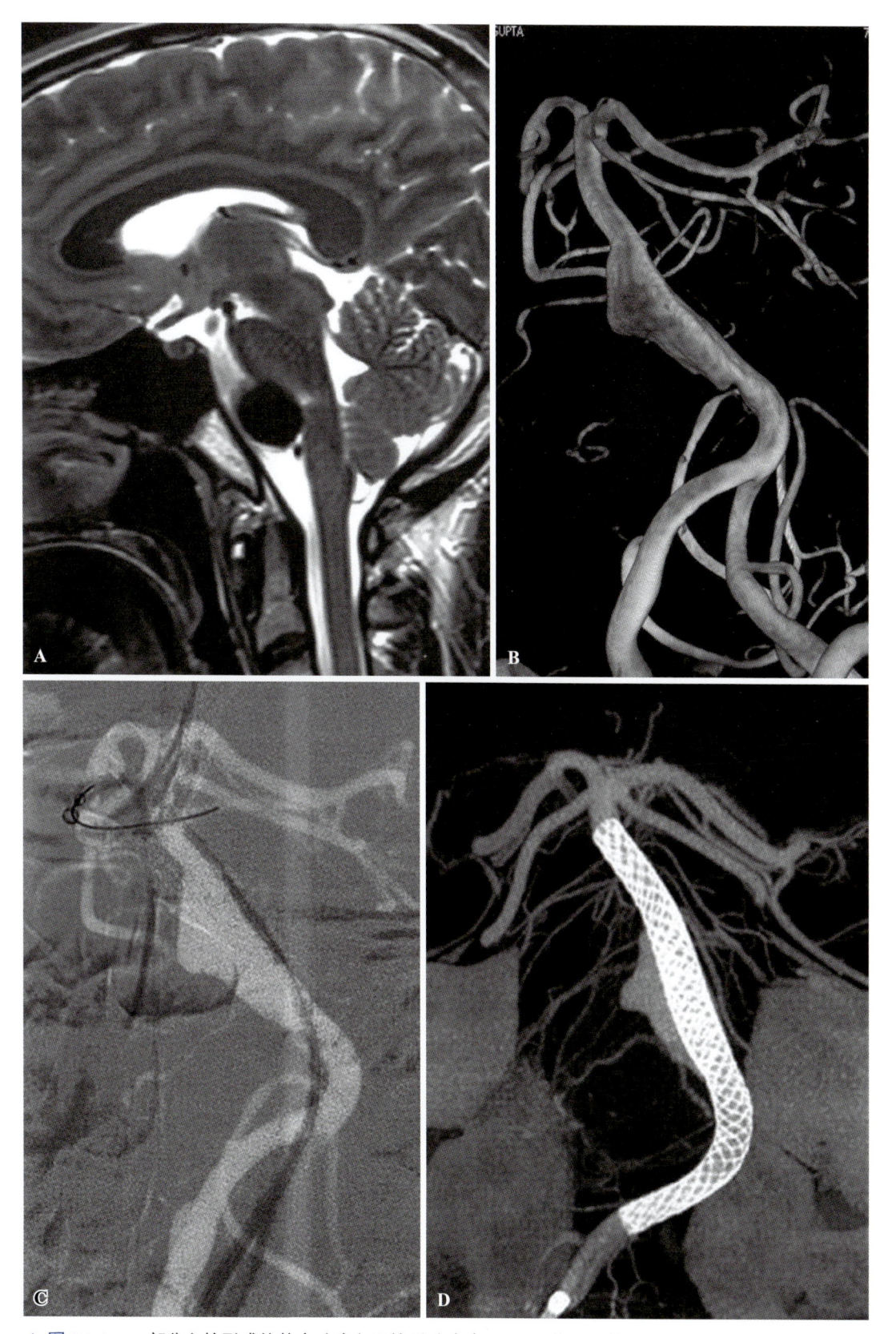

病例 27　长血流导向装置治疗部分血栓性基底动脉主干动脉瘤
Long Flow Diverter (FD) in Partly Thrombosed Basilar Trunk Aneurysms

▲ 图 27-1　**A.** 部分血栓形成的基底动脉主干梭形动脉瘤；**B.** 3D 旋转血管重建显示长节段的基底动脉梭形动脉瘤；**C.** 5F Catalyst 中间导管通过动脉瘤；**D.** stent CT 显示血流导向装置从基底动脉远端覆盖至右侧椎动脉远端

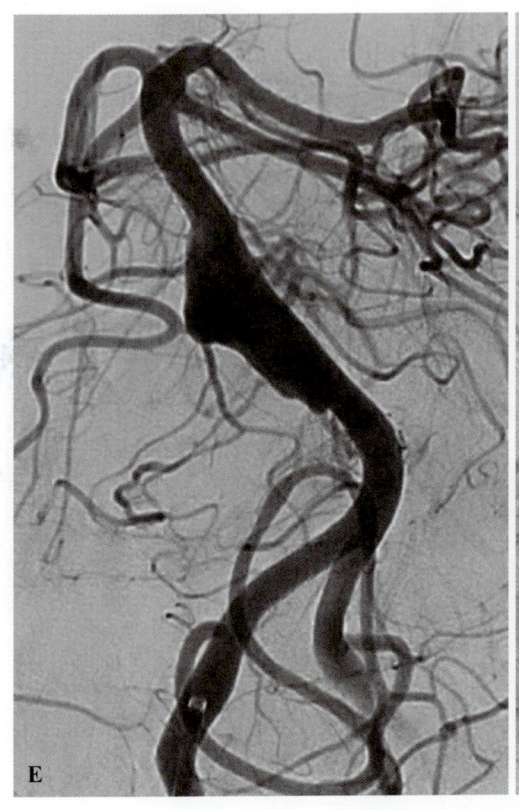

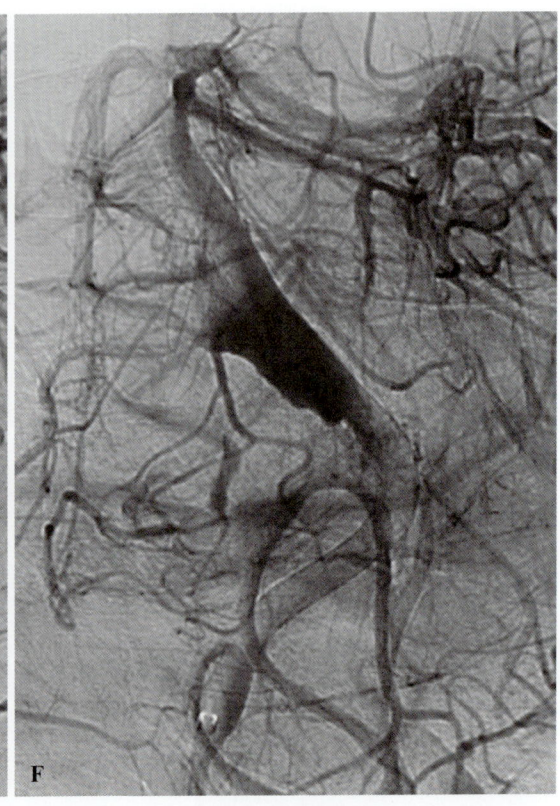

▲ 图 27-1（续） E 和 F. 值得注意的是支架术后瘤腔内的对比剂滞留

导向装置随着直径和（或）长度的增加支架释放过程中扭结打开的不良事件逐渐增多。

- Surpass 支架内衬导丝的设计，避免了导丝头端刺破穿支血管的风险。

4. 由于 Surpass 支架偏硬不易到位，所以有必要使用 5F 的 Catalyst 中间导管辅助输送支架到位。使用微导丝配合 0.027 微导管同轴技术辅助 5FCatalyst 到达远端通路。

5. 根据解剖不同夹层动脉瘤可以分为三种类型。

- 1 型：内膜弹力层（ILE）急性破裂，伴蛛网膜下腔出血。
- 2 型：内膜弹力层（ILE）节段性扩张伴有内膜增厚，无血栓形成。
- 3 型：内膜弹力层碎片化导致节段性扩张伴内膜增厚，管腔内有组织性血栓形成。

6. 本例为 3 型动脉瘤，通常有症状，且有进行性加重趋势，因此需选择合适的血流导向装置及时治疗可以挽救生命。

7. 术后迟发性动脉瘤破裂。研究表明瘤内血栓可分解出一种高蛋白水解活性的蛋白酶，这些蛋白酶可以参与动脉血管壁的降解并导致动脉瘤破裂，所以动脉瘤内血栓可能在动脉瘤破裂的病理生理机制中发挥作用。

8. 穿支闭塞事件。病变动脉段通常缺乏功能性穿支，术中支架头端恰好位于正常血管壁位置，发生穿支阻塞事件就非常少。

9. 普拉格雷在缺血性卒中患者中的出血风险要高于替格瑞洛。

【Surpass 血流导向支架的优点和缺点】

- 该支架设计是随着直径的增大金属编织丝数量也增加，所以使用大直径的 Surpass 支

病例 27 长血流导向装置治疗部分血栓性基底动脉主干动脉瘤
Long Flow Diverter (FD) in Partly Thrombosed Basilar Trunk Aneurysms

架时，在血管弯曲处的抗扭结力表现优异。
- 单个长的 Surpass 支架可以治疗长节段梭形动脉瘤。
- 金属显影丝可以是支架全部显影，有利于手术过程中支架在动脉中的定位。
- 使用 Surpass 支架，需要使用 5F 中间导管越过动脉瘤，使支架到位更容易，输送支架控制更方便。然而，在复杂的解剖结构中大口径导管引导至大脑中动脉 M_1/M_2 有时会很困难，这是需要解决的一个难题。

推荐阅读

[1] Rouchaud A, et al. Delayed haemorrhagic complications after flow diversion for intracranial aneurysms: a literature overview. Neuroradiology. 2016;58(2):171–7.
[2] Taschner CA, et al. Surpass flow diverter for treatment of posterior circulation aneurysms. Am J Neuroradiol. 2017;38(3):582–9.
[3] Wakhloo AK, et al. Surpass flow diverter in the treatment of intracranial aneurysms: a prospective multicentre study. Am J Neuroradiol. 2015;36(1):98–107.

病例 28
Pipeline Flex 血流导向装置治疗胼周动脉动脉瘤
Pipeline Flex Embolization Device for Treatment of Pericallosal Artery Aneurysm

Ajit S. Puri　Rajsrinivas Parthasarathy　著

【病例概述】

患者女性，59岁，因眼痛、头痛检查时意外发现颅内多发动脉瘤。既往有吸烟史。全脑血管造影发现为胚胎型大脑后动脉伴有后交通动脉瘤、前交通动脉和双侧胼周动脉动脉瘤（图28-1）。该患者后交通动脉瘤使用双微导管和球囊辅助技术治疗，使用单微导管技术栓塞前交通动脉瘤。大脑前动脉有变异（图28-1A）。

【诊疗思路】

保护起源自动脉瘤颈部的大脑前动脉正常分支至关重要。因为无对侧的 ACA，远端 ACA 无法通过对侧代偿供血。可以使用弹簧圈栓塞动脉瘤腔及顶部，残留出瘤颈以保证瘤颈发出的分支正常供血，但瘤颈残留是动脉瘤复发的一个因素。

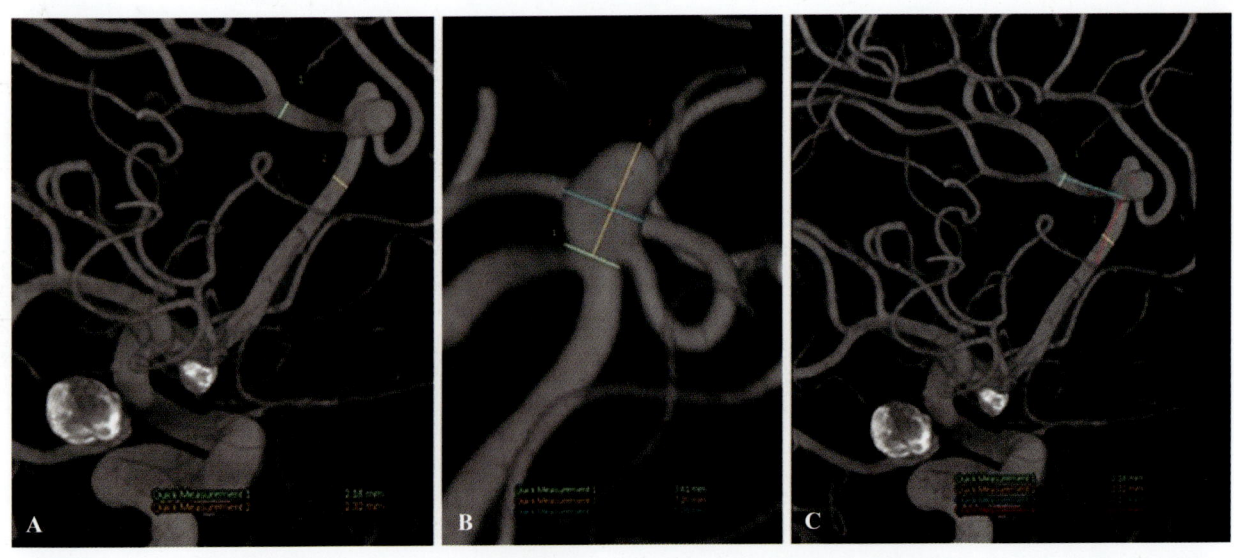

▲ 图 28-1　A. 3D 血管造影显示宽颈的胼周动脉动脉瘤，其胼胝体缘动脉起始于动脉瘤颈（类似"手风琴样外观"）；B 和 C. 显示了载瘤动脉的测量结果

病例 28 Pipeline Flex 血流导向装置治疗胼周动脉动脉瘤
Pipeline Flex Embolization Device for Treatment of Pericallosal Artery Aneurysm

【治疗经过】

在全身麻醉下，以三导管同轴方式将 Marksman 微导管（150cm）（ev3，Irvine，USA）在 synchro 2 微导丝配合下送入 ACA 远端。选择工作角度以显示血流导向装置器械远端和近端锚定区的血管造影和路径图（图 28-2A）。在高质量双平面透视下，将 Pipeline Flex 装置推进至最佳位置（图 28-2B 至 D）。通过固定支架缓慢回撤支架微导管释放支架（不同于一代 Pipeline 释放）。在支架释放后缓慢回撤导丝，同时特别注意观察导丝与支架头端之间是否存在相互作用（通常在透视下观察更清楚）（图 28-3）。

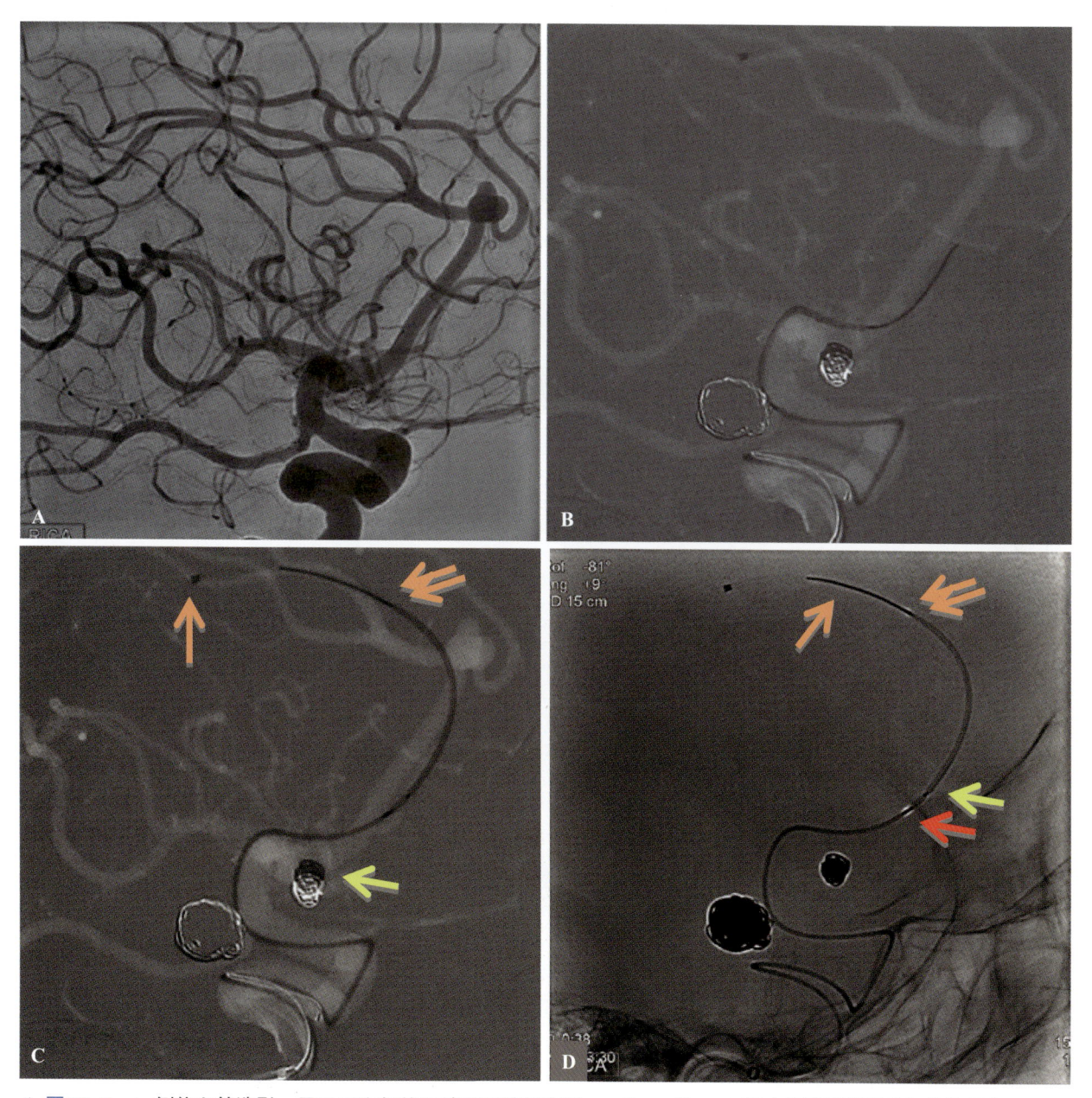

▲ 图 28-2 **A.** 侧位血管造影，显示了支架的远端和近端锚定区；**B 和 C.** 将 PED 逐步推进到拟释放部位的操作；**C.** 微导管的远端头端（单箭）和支架的远端边界（双箭），注意血管解剖位置变化，可以看到血管被拉直和 ACoM 动脉瘤弹簧圈团位置移位（黄箭）；**D.** PED flex 推送装置的不同节段、远端导丝（单箭）、支架远端标记（双箭，谨记装置远端边缘的 PTFE 保护翼在放射学上不可见）、可回收点（黄箭）和支架近端标记（红箭）

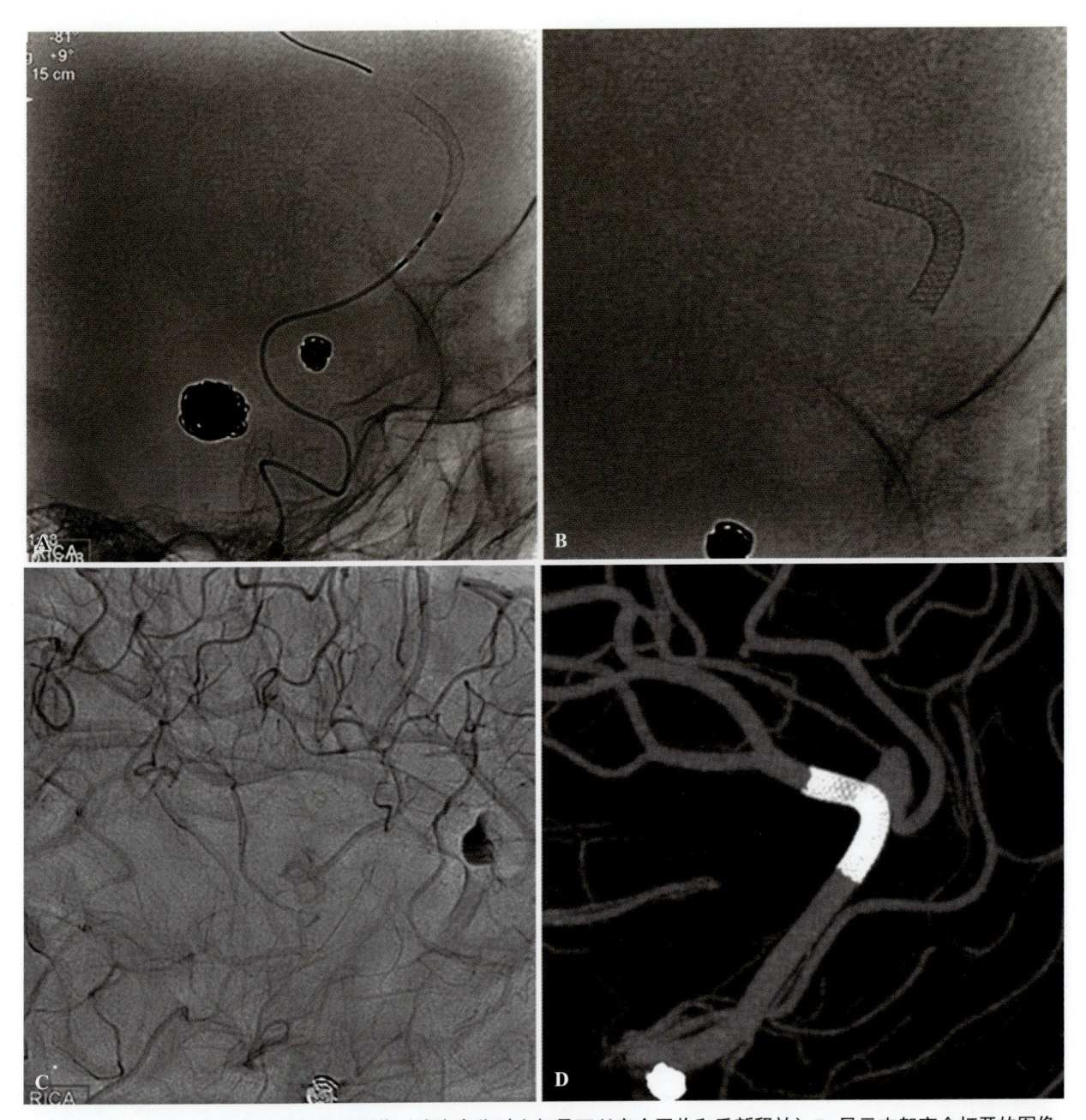

▲ 图 28-3　**A.** 显示了支架头端打开的图像（请注意此时支架是可以完全回收和重新释放）；**B.** 显示支架完全打开的图像；**C.** 侧位血管造影显示所有 ACA 分支通畅，动脉瘤内对比剂滞留；**D.** 使用稀释对比剂行 Cone Beam CT 扫描观察支架打开和血管的关系，这对评估支架的贴壁性非常有帮助（对那些直径细小的远端血管可以不用特别关注）

【提示与技巧】

1. 释放血流导向装置时强有力的近端支撑尤为重要，本例中使用三轴系统，6Fcook 长鞘（本例）或 6F Neuron Max 或 5/6F 中间导管（本例中为 5F Navien 115cm）。

2. 特别注意设备向远端推进后血管解剖结构的变化，这会改变现有路径图。

3. 可以利用带有骨性标记的非减影图像释放支架。

4. 注意它们不是普通支架，释放血流导向装置时要缓慢。

【Pipeline Flex 器械的优点和缺点】

支架头端导丝长 15mm，且远端头端弯曲，可避免器械部署过程中意外进入小血管。如果需要，头端导丝可重新塑形。请注意，支架远端充分打开之前，可能需要送出 7～14mm 的长度。严格禁止扭转支架的推送导丝。

PTFE 保护翼与支架的远端边缘重叠，并在支架释放前保护支架头端。如果重新回收支架，请勿将支架头端边缘完全回收。支架头端释放后，PTFE 保护翼会向外扩张，因此在重新释放的时候不会为支架远端提供保护。可回收标记点在距离近端支架标记段约 3mm 处。回收支架时是通过回撤支架传送导丝进行，而不是沿支架导丝向前推送支架微导管。

推荐阅读

[1] Pereira VM, Kelly M, et al. New pipeline flex device: initial experience and technical nuances. J Neurointerv Surg. 2015;7:920–5. https://doi.org/10.1136/neurintsurg-2014-011347.

[2] Puri A, et al. E-042 use of flow diverters in vessels less than 2.5 mm during intracranial aneurysm treatment. J Neurointerv Surg. 2014;6(Suppl 1):A57.

病例 29
p64 血流导向装置治疗复发性动脉瘤
Feeding Artery Recurrent Aneurysm Treated with a p64 Flow Diverter

Hans Henkes　Marta Aguilar Pérez　著

【病例概述】

患者女性，38 岁。左额叶和颞叶的大脑动静脉畸形，伴有相关复杂的癫痫发作病史。2015 年 10 月，MRI 显示少量的蛛网膜下腔出血是头痛加重的原因（图 29-1 和图 29-2）。左侧颈内动脉脉络膜前动脉起始部有一枚与 AVM 血流相关性动脉瘤，予以弹簧圈栓塞治疗（图 29-3 和图 29-4）。仅 2 个月后发现该动脉瘤复发（图 29-5）。3 个月后对动脉瘤进行了第二次弹簧圈栓塞治疗（图 29-6）。2016 年 5 月对 AVM 进行部分栓塞治疗后接受射波刀治疗。6 周后，头痛加重，癫痫发作频率增加。MRI 和 DSA 显示左额叶血肿，AVM 显著部分早期闭塞，而脉络膜前动脉动脉瘤再发（图 29-7）。进行第三次弹簧圈栓塞动脉瘤治疗（图 29-8）。仅 4 周后的随访 DSA 显示了动脉瘤再次复发（图 29-9A）。行 p64 血流导向装置覆盖了左脉络膜前动脉和动脉瘤的起源（图 29-9B 至 D）。

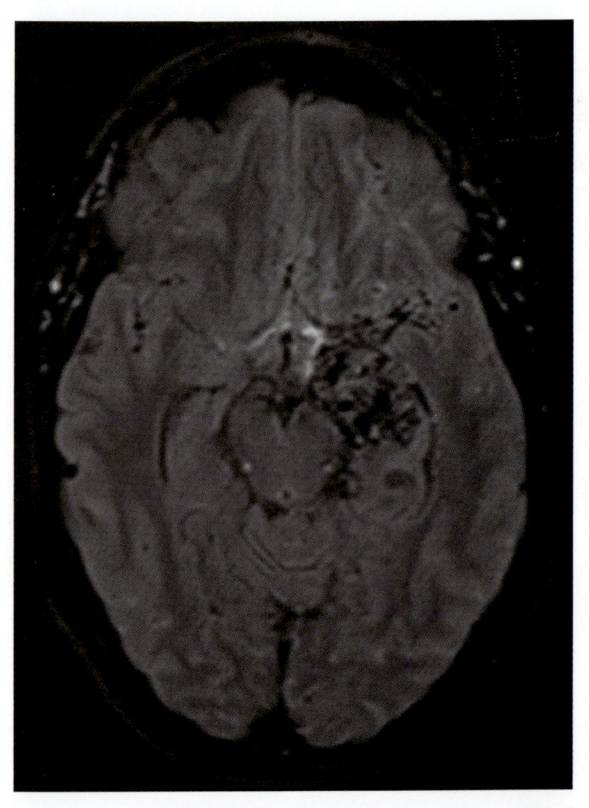

▲ 图 29-1　38 岁女性的 MRI T$_2$WI（FLAIR），偶有癫痫发作、重度头痛和左侧动眼神经麻痹的 1 周。MRI 显示左侧海马 AVM，左侧 ICA 附近的蛛网膜下腔少量出血

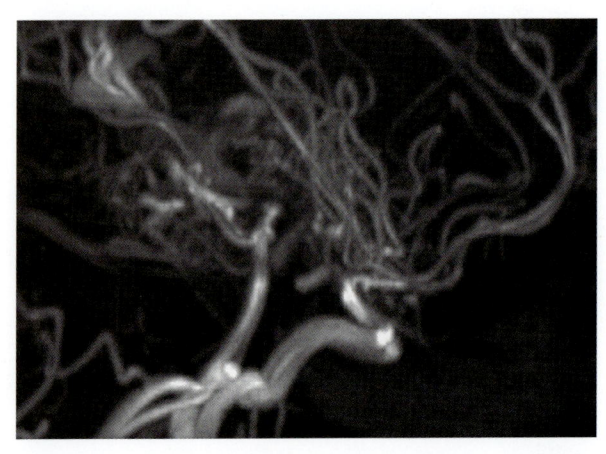

▲ 图 29-2　MRA（TOF）上，除了 AVM 外，可见左侧 ICA 在 AchoA 处的动脉瘤

病例 29 p64 血流导向装置治疗复发性动脉瘤
Feeding Artery Recurrent Aneurysm Treated with a p64 Flow Diverter

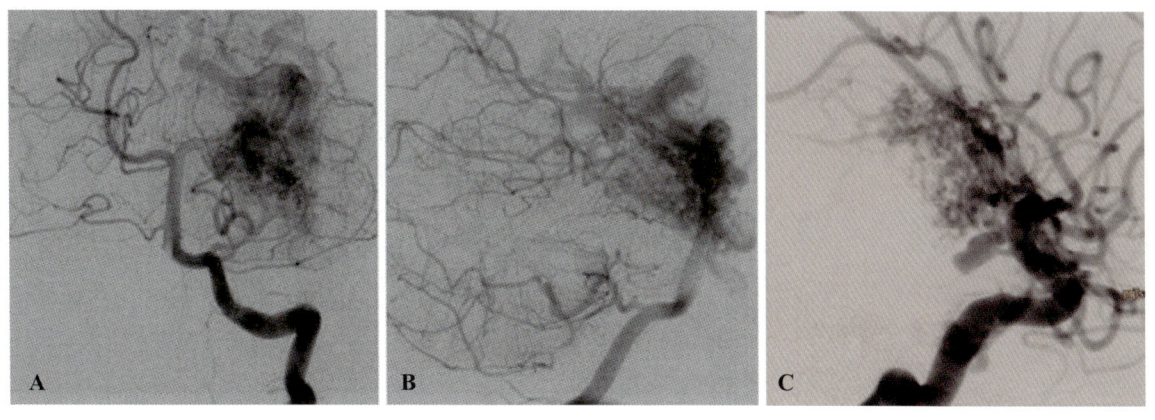

▲ 图 29-3 2015 年 10 月的 DSA 显示 AVM 由左侧 PCA（A 和 B）和左侧 MCA（C）供血，以及破裂的左 AchoA 动脉瘤（瘤囊直径约 5mm）

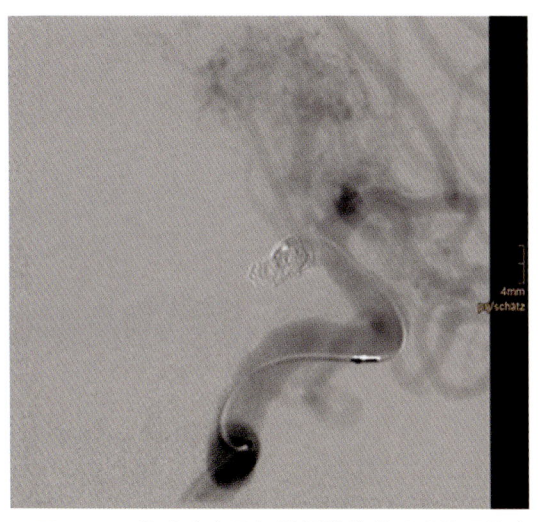

▲ 图 29-4 该动脉瘤置入微导管并使用弹簧圈栓塞

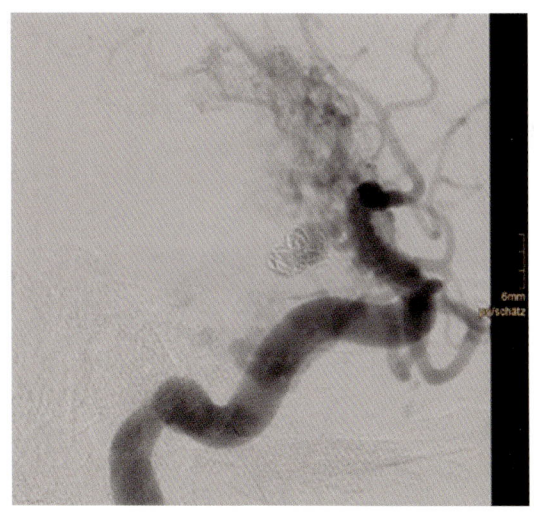

▲ 图 29-5 在此治疗后仅 2 个月的早期随访 DSA 显示 AchoA 动脉瘤明显复发，主要是由于弹簧圈被推挤到一侧

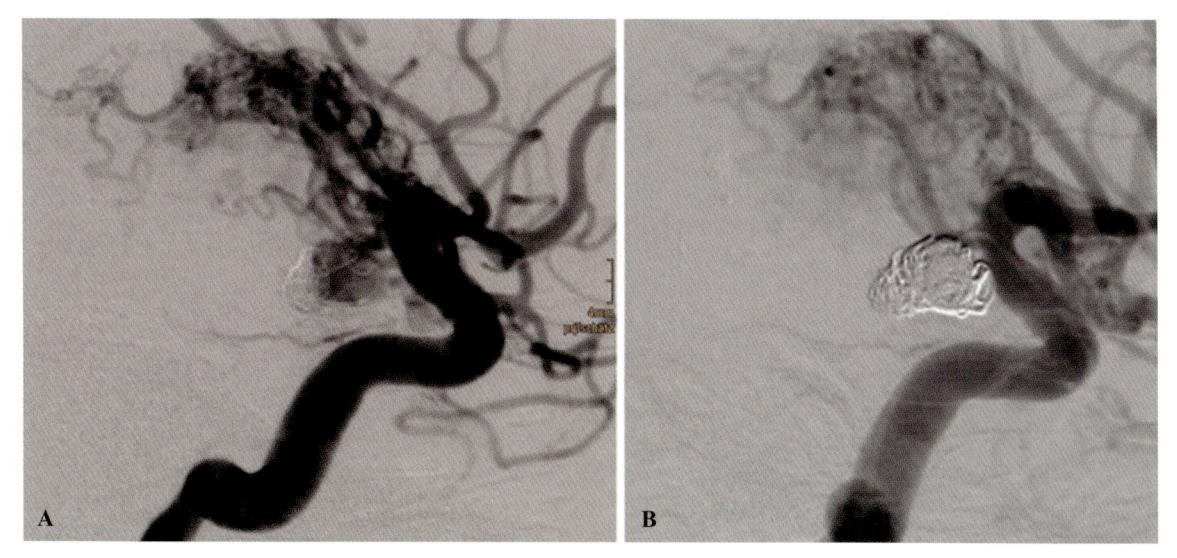

▲ 图 29-6 3 个月后，动脉瘤再复发且更大（A），因此再次使用弹簧栓塞（B），同时脑 AVM 部分栓塞。该患者于 2016 年 5 月接受了残余 AVM 的立体定向照射（射波刀）

089

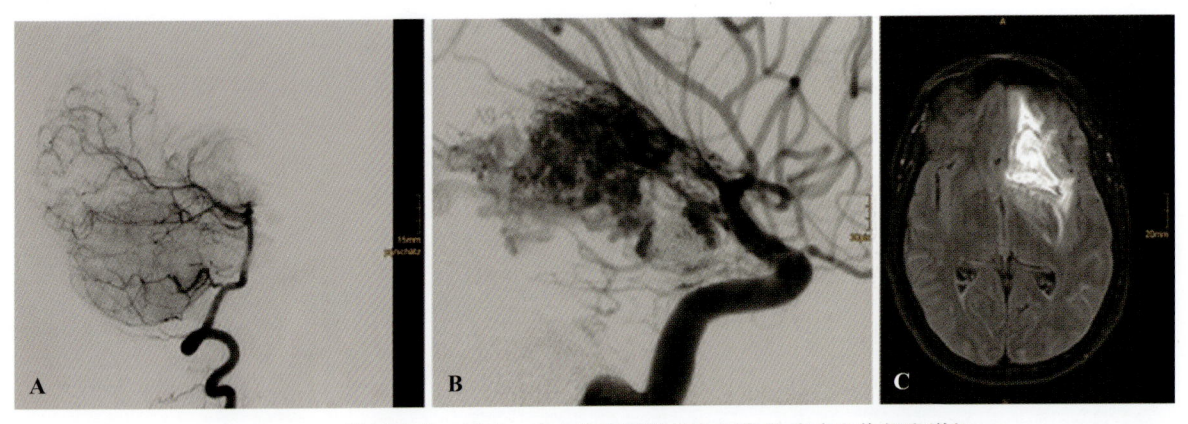

▲ 图 29-7 放射治疗 6 周后，患者出现局灶性和复杂性癫痫发作频率增加
A. AVM 明显供血动脉减少；B. 左 AchoA 动脉瘤再次复发；C. 在 MRI 上可见邻近 AVM 处左额叶巨大脑内血肿

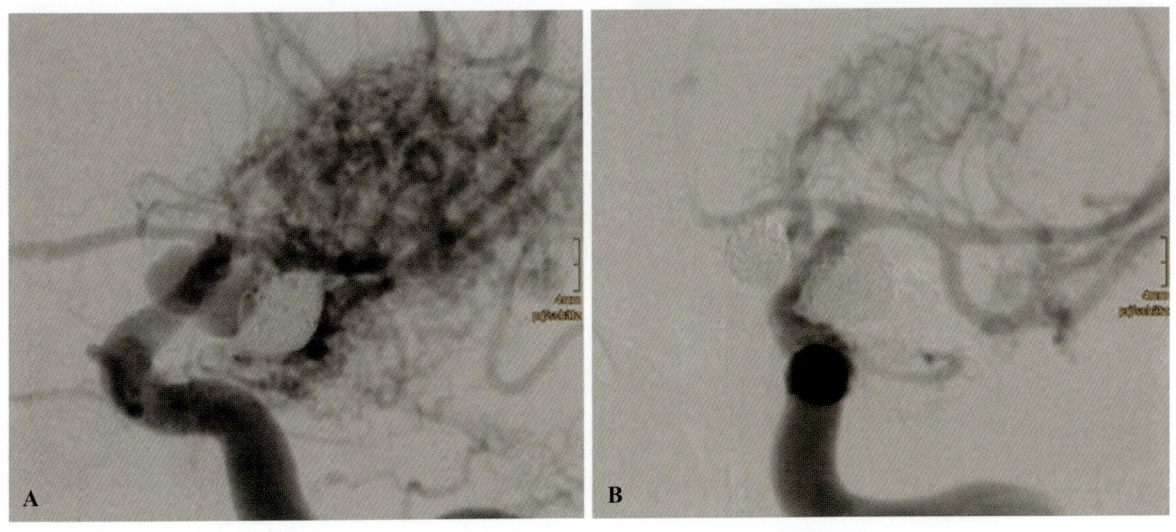

▲ 图 29-8 A. 复发的左 AchoA 动脉瘤；B. 再次使用弹簧圈栓塞

3 个月后，动脉瘤仍部分显影，p64 内可见支架内轻度狭窄（图 29-10）。9 个月随访的 DSA 证实了 AchoA 动脉瘤的完全闭塞、支架内狭窄的消失，栓塞放疗后 AVM 仅有微小残留，大部分 AVM 消除（图 29-11）。

【诊疗思路】

在此病例中遇到的主要问题是最早破裂的 AchoA 动脉瘤快速、反复复发。动脉瘤复发肯定有再出血的风险。尽管弹簧圈栓塞治疗在技术上很简单，但并不能使动脉瘤与血液循环永久性分离。

AVM 伴发动脉瘤，在血流动力学影响下增加了病例的复杂性。如果没有 AVM，AchoA 动脉瘤复发后的进一步治疗应该考虑置入血流导向装置。但只要 AVM 未闭塞，我们还是犹豫是否置入血流导向装置。因为我们认为动脉瘤复发的风险可能大于放疗或至少部分闭塞 AVM 带来出血的风险，所以最终决定置入血流导向装置。

【治疗经过】

动脉瘤治疗 #1（2015 年 10 月）：全身麻醉，以 6F Heartrail Ⅱ作为导引导管，Excelsior SL10 直头作为微导管，将 7 个弹簧圈填入 AchoA 动脉瘤，

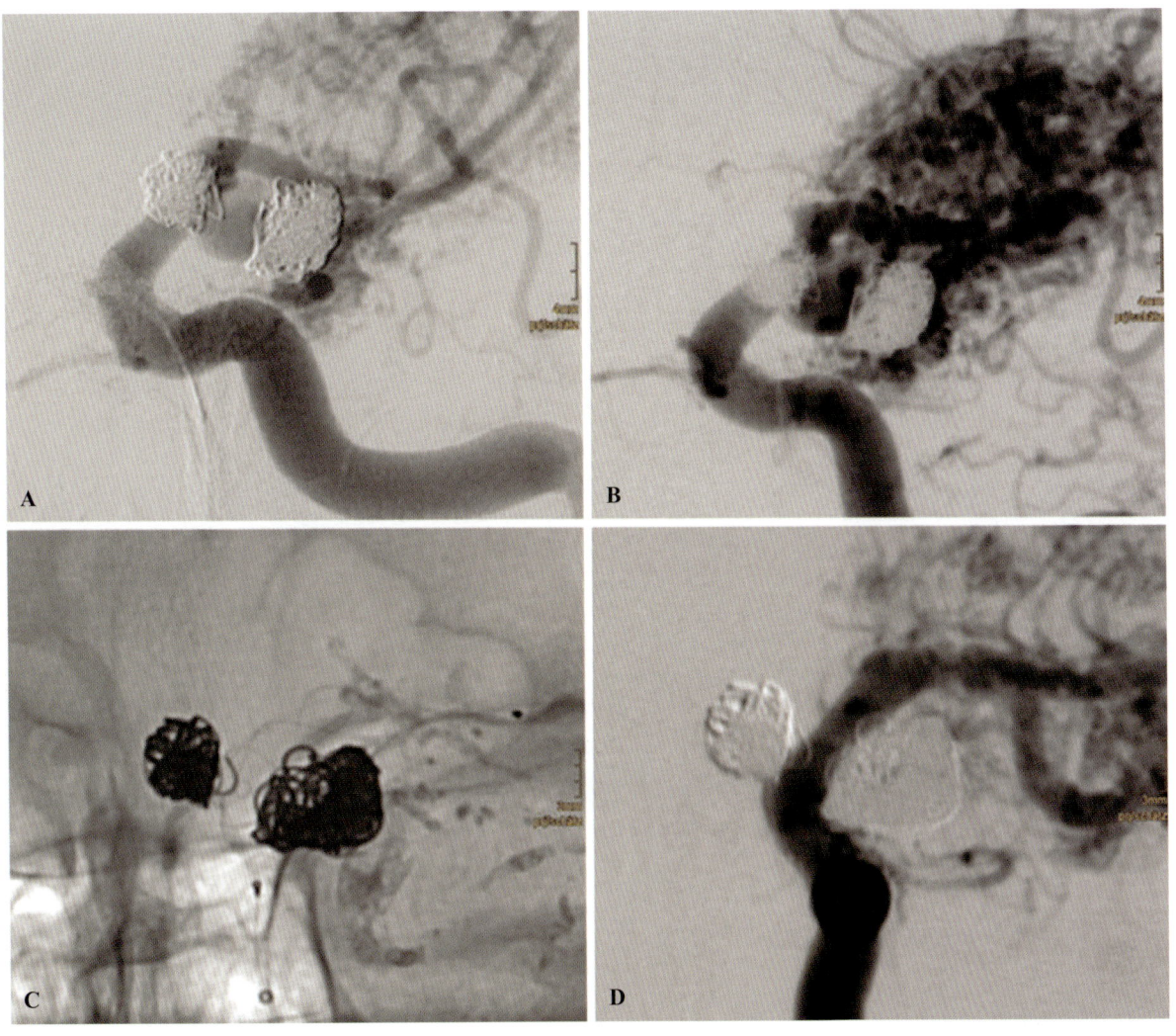

病例 29 p64 血流导向装置治疗复发性动脉瘤
Feeding Artery Recurrent Aneurysm Treated with a p64 Flow Diverter

▲ 图 29-9 **A**. 仅 4 周后随访 DSA 再次证实了动脉瘤明显复发；**B**. 在动脉瘤囊内，弹簧圈似乎分离成两个小叶；**C**. 从左侧 M_1 段至 ICA 远端段置入了 p64 血流导向装置；**D**. 复发的 AchoA 动脉瘤内的血流瞬时减少

包括 Microplex10，1×4/8，1×3/6，1×2/4；Target Helical nano，3×8，其中 1×2/6 和 1×1.5/2 两枚均未送入。

AVM 栓塞 #1（2015 年 12 月）：1×Magic 1.2 FM，Glubran2/ 碘油。

AVM 栓塞 #2（2016 年 1 月）：2×Marathon/Mirage，Glubran2/ 碘油。

动脉瘤治疗 #2（2016 年 2 月）：全身麻醉，以 6F Heartrail Ⅱ 作为导引导管，以 Excelsior SL10 作为栓塞微导管，将 5 个弹簧圈填入 AchoA 动脉瘤，包括 Axium 1×3D 6/15，4 枚 Helix 4/12，4/12，4/8，2.5/8。

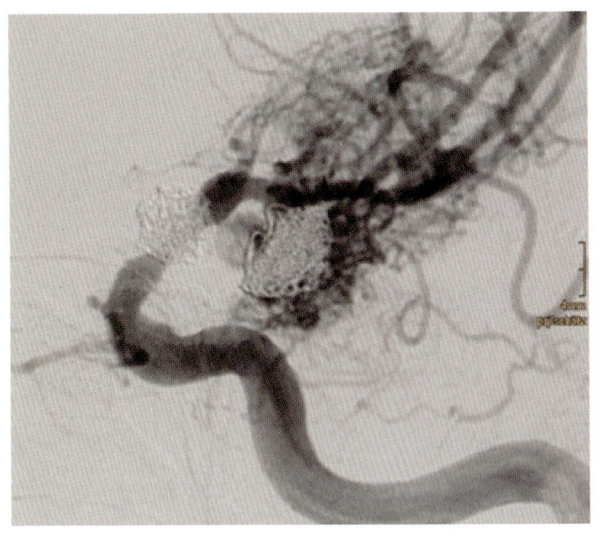

▲ 图 29-10 在 3 个月后的第一次随访 DSA，发现支架内轻微狭窄和动脉瘤内少量灌注

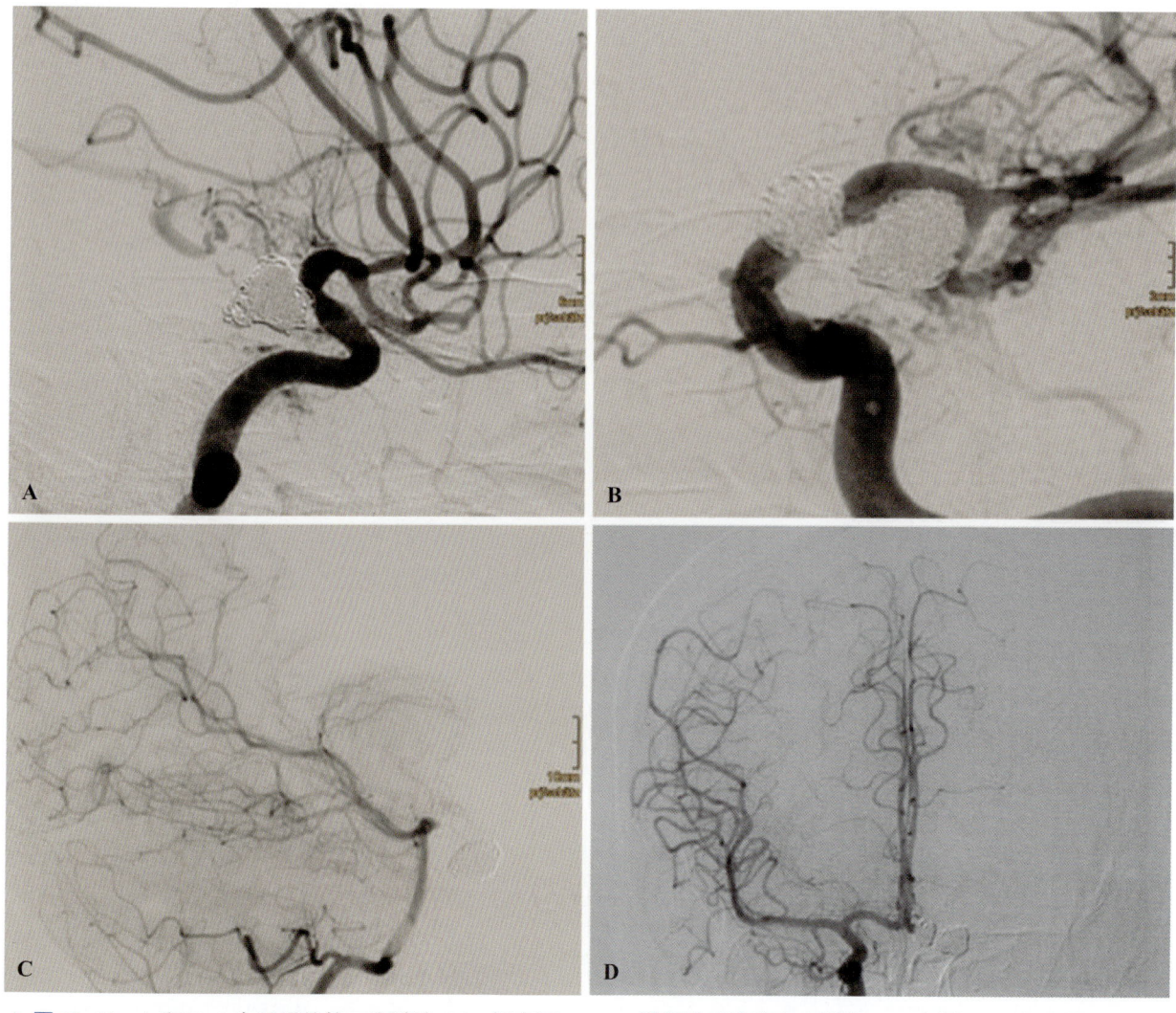

▲ 图 29-11 A 和 B. 9 个月后的第二次随访 DSA 证实了 AchoA 通畅的动脉瘤完全闭塞；C. 右侧 PCA 供血的 AVM 消失；D. 由于 p64 释放时有意覆盖左侧 A_1 起始处，左侧 ACA 的供应通过 AcomA 被右侧 ICA 代偿。该患者无神经学症状，抗癫痫药物治疗后其癫痫发作停止

AVM 栓塞 #3（2016 年 2 月）：1×Magic 1.2F，Glubran2/ 碘油。

AVM 栓塞 #4（2016 年 2 月）：2×Magic 1.2F，Glubran2/ 碘油。

AVM 放射外科手术 #1（2016 年 5 月）：射波刀。

动脉瘤治疗 #3（2016 年 6 月）：全身麻醉，以 6F Heartrail Ⅱ作为导引导管，以 Excelsior SL10 直头作为栓塞微导管，将 7 个弹簧圈填入 AchoA 动脉瘤，包括 Axium prime 1×3D 5/10，1×3D 4/6；Target Helical nano 2×3/8；Target 360 ultra 1×2.5/4；Kaneka ED10 ES 1×2.5/6，1×2/8。

动脉瘤治疗 #4（2016 年 7 月）：治疗前一天给予负荷剂量，ASA 500mg，替格瑞洛 180mg；手术前进行多种、双重血小板功能抑制；全身麻醉，3000U 肝素静脉输液，6F Heartrail Ⅱ作为导引导管，Excelsior XT27 预塑形微导管；血流导向装置，p64 4×15；术后双抗 1 年，每日 1 次 ASA，100mg，口服；每日 2 次替格瑞洛，90mg，口服。

随访 DSA #1（3 个月后）：动脉瘤灌注减少，轻度支架内狭窄。

病例 29 p64 血流导向装置治疗复发性动脉瘤
Feeding Artery Recurrent Aneurysm Treated with a p64 Flow Diverter

随访 DSA #2（9 个月后）：动脉瘤闭塞，AchoA 通畅，狭窄缓解，AVM 部分闭塞。

【提示与技巧】

1. 在 AVM 血流动力学影响下，颅内动脉瘤有时表现出与常规动脉瘤不同的特征。弹簧圈闭塞后迅速复发率的增加是特征之一。

2. 尽管 AVM 相关性动脉瘤有时会在 AVM 闭塞后消失，但是它们不一定是良性病变。与 Lasjaunias 等的观点相反，我们通常先治疗动脉瘤，然后进行 AVM 治疗。

3. 像这个患者通过弹簧圈栓塞不能永久性闭塞颅内动脉瘤的情况较为罕见，但该病例说明了严格随访检查的重要性。本例中遇到的再出血可能与动脉瘤复发再灌注程度相关。

4. 这例患者放疗后 AVM 闭塞的时间和程度不易推测。具有致密畸形巢和较小口径供血动脉的丛状 AVM 似乎对放射治疗更敏感。

5. 3 个月后随访经常观察到残余动脉瘤灌注和轻微支架内狭窄。绝大多数患者的支架内狭窄可自行消退。该患者的 AVM 通过 AchoA 供应对动脉瘤具有直接的血流动力学影响，导致了血流导向装置置入后动脉瘤的延迟闭塞。

6. 一般来说，AchoA 动脉瘤很适合置入血流导向装置。这些动脉瘤的闭塞率高，而 AchoA 症状性闭塞率较低。

推荐阅读

[1] Aguilar Pérez M, Bhogal P, Henkes E, Ganslandt O, Bäzner H, Henkes H. In-stent stenosis after p64 flow diverter treatment. Clin Neuroradiol. 2017; https://doi. org/10.1007/s00062–017–0591–y.

[2] André A, Boch AL, Di Maria F, Nouet A, Sourour N, Clémenceau S, Gabrieli J, Degos V, Zeghal C, Chiras J, Cornu P, Clarençon F. Complication risk factors in anterior choroidal artery aneurysm treatment. Clin Neuroradiol. 2017; https://doi.org/10.1007/s00062–017–0575–y.

[3] Aoki T, Hirohata M, Noguchi K, Komaki S, Orito K, Morioka M. Comparative outcome analysis of anterior choroidal artery aneurysms treated with endovascular coiling or surgical clipping. Surg Neurol Int. 2016;7(Suppl 18):S504–9. https://doi.org/10.4103/2152–7806.187492.

[4] Bhogal P, Ganslandt O, Bäzner H, Henkes H, Perez MA. The fate of side branches covered by flow diverters—results from 140 patients. World Neurosurg. 2017;103:789–98. https://doi.org/10.1016/j. wneu.2017.04.092.

[5] Ding D, Xu Z, Starke RM, Yen CP, Shih HH, Buell TJ, Sheehan JP. Radiosurgery for cerebral arteriovenous malformations with associated arterial aneurysms. World Neurosurg. 2016;87:77–90. https://doi. org/10.1016/j.wneu.2015.11.080.

[6] Fischer S, Aguilar-Pérez M, Henkes E, Kurre W, Ganslandt O, Bäzner H, Henkes H. Initial experience with p64: a novel mechanically detachable flow diverter for the treatment of intracranial saccular sidewall aneurysms. Am J Neuroradiol. 2015;36(11):2082–9. https://doi.org/10.3174/ajnr.A4420.

[7] Flores BC, Klinger DR, Rickert KL, Barnett SL, Welch BG, White JA, Batjer HH, Samson DS. Management of intracranial aneurysms associated with arteriovenous malformations. Neurosurg Focus. 2014;37(3):E11. https://doi.org/10.3171/2014.6.FOCUS14165.

[8] He L, Gao J, Thomas AJ, Fusco MR, Ogilvy CS. Disappearance of a ruptured distal flow-related aneurysm after aeriovenous malformation nidal embolization. World Neurosurg. 2015;84(5):1496. e1–6. https://doi.org/10.1016/j.wneu.2015.05.065.

[9] Henkes H, Fischer S, Liebig T, Weber W, Reinartz J, Miloslavski E, Kühne D. Repeated endovascular coil occlusion in 350 of 2759 intracranial aneurysms: safety and effectiveness aspects. Neurosurgery. 2008;62(6 Suppl 3):1532–7. https://doi.org/10.1227/01. neu.0000333815.79777.3b.

[10] Jha V, Behari S, Jaiswal AK, Bhaisora KS, Shende YP, Phadke RV. The "focus on aneurysm" principle: classification and surgical principles of management of concurrent arterial aneurysm with arteriovenous malformation causing intracranial hemorrhage. Asian J Neurosurg. 2016;11(3):240–54. https://doi. org/10.4103/1793–5482.145340.

[11] Lv X, Wu Z, He H, Ge H, Li Y. Proposal of classification of aneurysms coexisting with AVM and possible treatment strategies. Turk Neurosurg. 2016;26(2):229–33. https://doi.org/10.5137/1019–5149.JTN.8600–13.1.

[12] Neki H, Caroff J, Jittapiromsak P, Benachour N, Mihalea C, Ikka L, Moret J, Spelle L. Patency of the anterior choroidal artery covered with a flow-diverter stent. J Neurosurg. 2015;123(6):1540–5. https://doi. org/10.3171/2014.11.JNS141603.

[13] Omodaka S, Endo H, Fujimura M, Niizuma K, Sato K,

Matsumoto Y, Tominaga T. High-grade cerebral arteriovenous malformation treated with targeted embolization of a ruptured site: wall enhancement of an intranidal aneurysm as a sign of ruptured site. Neurol Med Chir (Tokyo). 2015;55(10):813–7. https://doi.org/10.2176/nmc.cr.2015-0052. Epub 2015 Sep 15

[14] Platz J, Berkefeld J, Singer OC, Wolff R, Seifert V, Konczalla J, Güresir E. Frequency, risk of hemorrhage and treatment considerations for cerebral arteriovenous malformations with associated aneurysms. Acta Neurochir. 2014;156(11):2025–34. https://doi.org/10.1007/s00701-014-2225-3.

[15] Rangel-Castilla L, Munich SA, Jaleel N, Cress MC, Krishna C, Sonig A, Snyder KV, Siddiqui AH, Levy EI. Patency of anterior circulation branch vessels after pipeline embolization: longer-term results from 82 aneurysm cases. J Neurosurg. 2017;126(4):1064–9. https://doi.org/10.3171/2016.4.JNS16147.

[16] Raz E, Shapiro M, Becske T, Zumofen DW, Tanweer O, Potts MB, Riina HA, Nelson PK. Anterior choroidal artery patency and clinical follow-up after coverage with the pipeline embolization device. Am J Neuroradiol. 2015;36(5):937–42. https://doi.org/10.3174/ajnr.A4217.

[17] Reynolds MR, Arias EJ, Chatterjee AR, Chicoine MR, Cross DT 3rd. Acute rupture of a feeding artery aneurysm after embolization of a brain arteriovenous malformation. Interv Neuroradiol. 2015;21(5):613–9. https://doi.org/10.1177/1591019915591740.

[18] Stein KP, Wanke I, Forsting M, Zhu Y, Moldovan AS, Dammann P, Sandalcioglu IE, Sure U. Associated aneurysms in supratentorial arteriovenous malformations: impact of aneurysm size on haemorrhage. Cerebrovasc Dis. 2015;39(2):122–9. https://doi.org/10.1159/000369958.

病例 30
释放血流导向装置的"导管推挤技术"
"Catheter Push" Technique to Open Flow Diverter

Vipul Gupta　著

【病例概述】

一名 55 岁女性，左侧面部疼痛及近期出现外展神经及部分性动眼神经麻痹。CT 扫描显示海绵窦段巨大动脉瘤。DSA 和 3D 血管造影显示伴有部分血栓形成的颈内动脉巨大动脉瘤和一个小的眼动脉瘤（图 30-1A 和 B）。球囊闭塞试验显示侧支代偿不佳。计划置入血流导向装置。

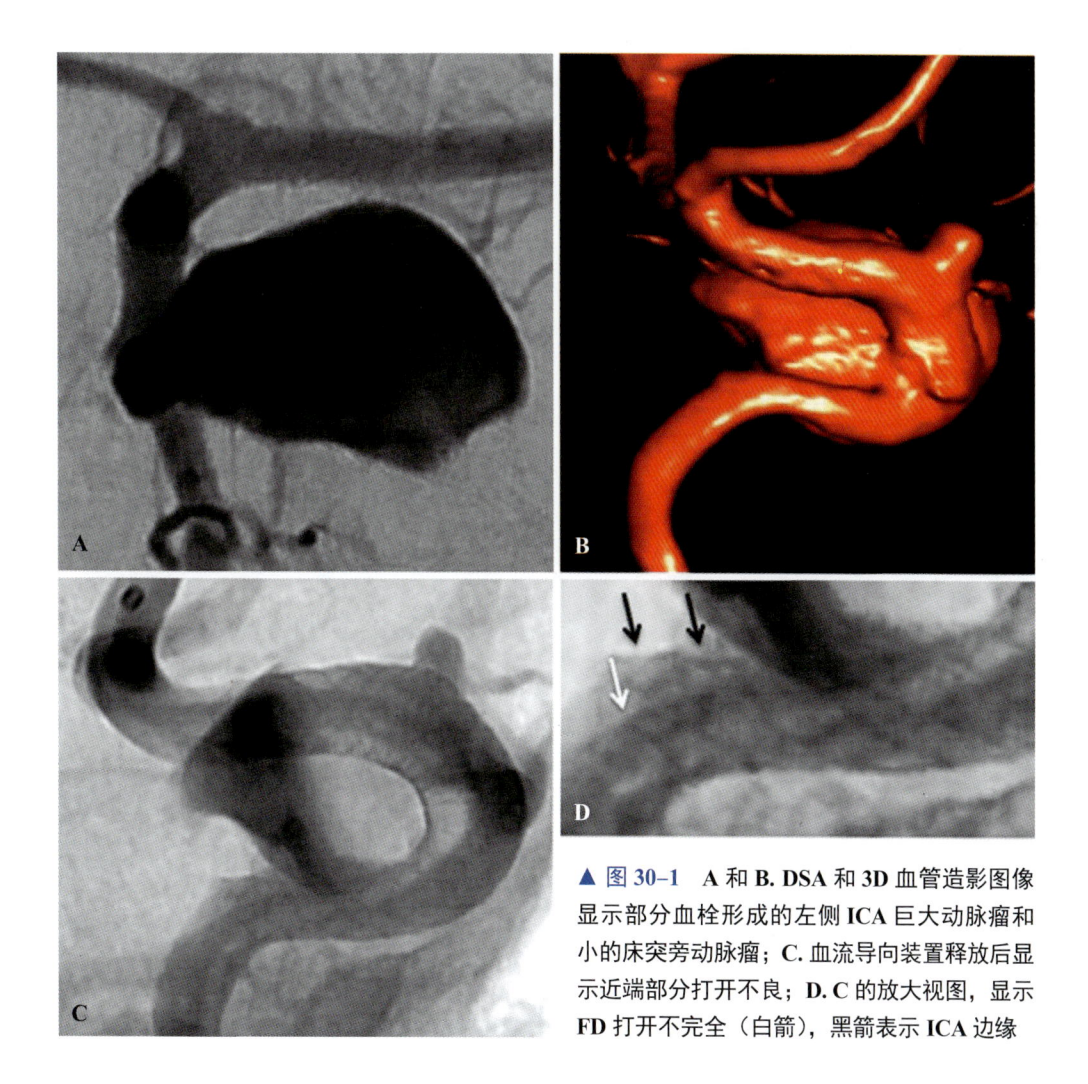

▲ 图 30-1　A 和 B. DSA 和 3D 血管造影图像显示部分血栓形成的左侧 ICA 巨大动脉瘤和小的床突旁动脉瘤；C. 血流导向装置释放后显示近端部分打开不良；D. C 的放大视图，显示 FD 打开不完全（白箭），黑箭表示 ICA 边缘

【诊疗思路】

术中血流导向装置打开不充分。

【治疗经过】

手术在全身麻醉下进行。在左颈总动脉内置入 6F 长鞘（Cook Corp），之后在左 ICA 内置入导引导管（6F DAC，Stryker Neurovascular，Fremont，CA，USA）。跨越动脉瘤置入 Pipeline 血流导向装置（Medtronic，Minneapolis，Minnesota，USA）。支架释放后血管造影（图 30-1C 和 D）显示该支架未完全打开。支架输送导管 Marksman（Medtronic，Minneapolis，Minnesota，USA）沿输送导丝穿过支架，支架近端部分无任何变化。此后置入远端通路导管 DAC 044（Stryker Neurovascular，Fremont，CA，USA），再通过直径较小的 DAC 送入微导管（Prowler 21，Codman & Sheurtleff, Inc. USA）（图 30-2A）。微导丝弓背成襻推挤支架边缘，微导管头端和 DAC 跟进进行相同操作（图 30-2B 和 C）。最终

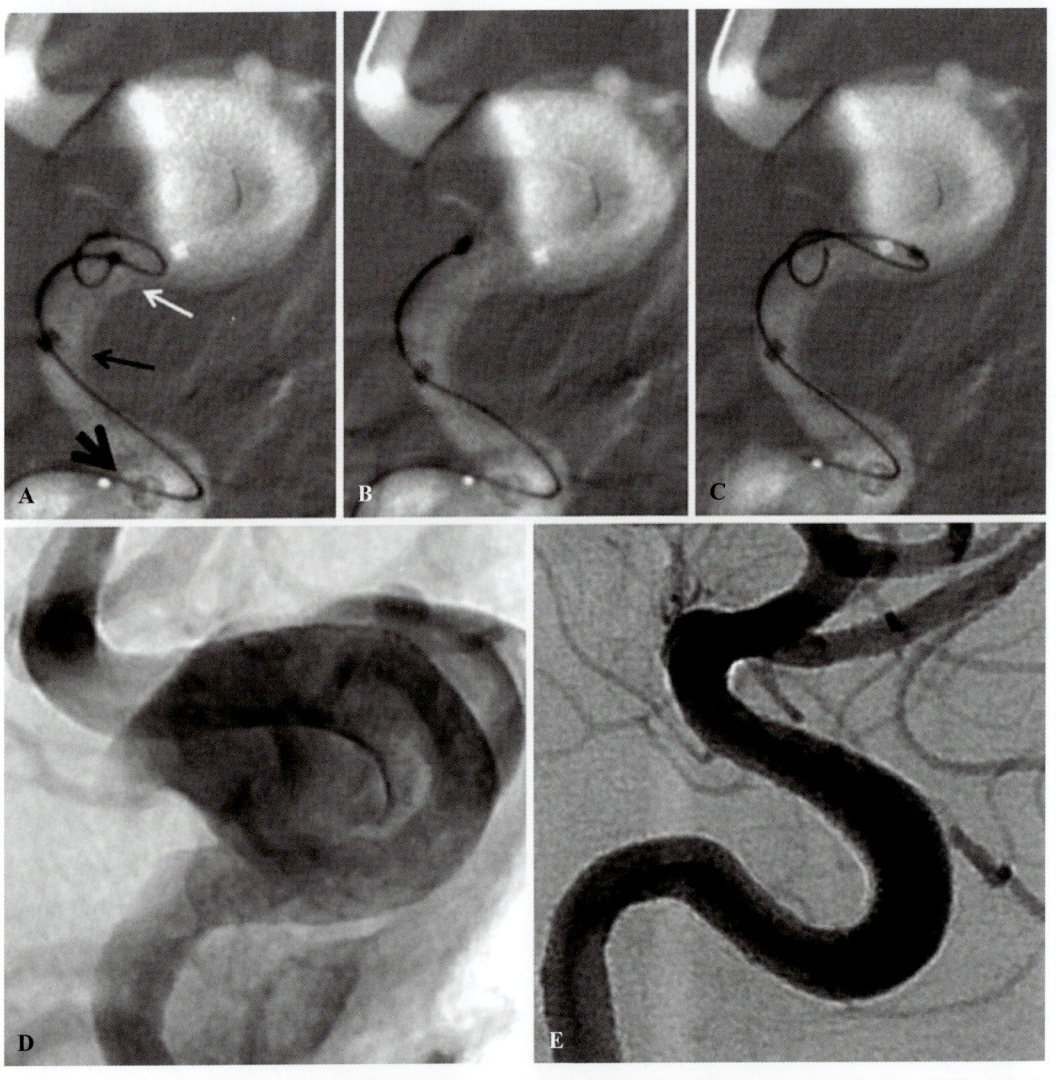

▲ 图 30-2　A. 操作微导管以打开器械，通过 6F DAC（黑粗箭）送入 DAC 044 导管，再通过较小 DAC 送入微导管（白箭），形成微导丝弓背成襻，与血流导向装置的近端接合；B. 微导管的边缘紧贴支架的边缘，以使支架短缩；C. 顺微导管推送较小的 DAC，以推动 FD 尾端；D. 最终血管造影显示 FD 开放良好；E. DSA 随访可见动脉瘤完全闭塞且载瘤动脉通畅

血管造影显示血流导向装置几乎完全打开（图 30-2D）。随访 DSA 显示动脉瘤完全闭塞，支架完全通畅。患者出院，无新发局灶性神经功能缺损。

【提示与技巧】

1. 血流导向装置打开不全可导致血栓栓塞或支架闭塞。为了防止这种潜在的并发症，必须仔细评估影像。

2. 该器械近端打开不完全的情况并不少见。完全打开的关键特征是支架的短缩和完全扩张。

3. 血流导向装置输送微导管的推挤可有助于打开器械。如病例所示，用微导丝弓背成襻、微导管或远端通路导管推压 FD 边缘有助于缩短和打开支架。

病例 31
释放血流导向装置的"导管回拉技术"
"Catheter Pull" Technique to Open Flow Diverter

Vipul Gupta 著

【病例概述】

一名 62 岁女性，蛛网膜下腔出血（图 31-1A），Hunt-Hess Ⅱ级。DSA 显示颈内动脉床突旁宽颈小动脉瘤（图 31-1B）。拟行血流导向装置治疗植入。

【诊疗思路】

术中血流导向装置打开不完全。

【治疗经过】

手术在全身麻醉下进行。左颈总动脉内送入 6F 长鞘（Cook Corp），之后在左 ICA 内置入导引导管（DAC 6F，Stryker）。跨越动脉瘤植入 Pipeline 血流导向栓塞装置（5×30，Medtronic）。在 ICA 和海绵窦之间的后曲处可见支架近端打开不良（图 31-2A 和 B）。将支架输送微导管（Marksman，Medtronic）穿过支架进行按

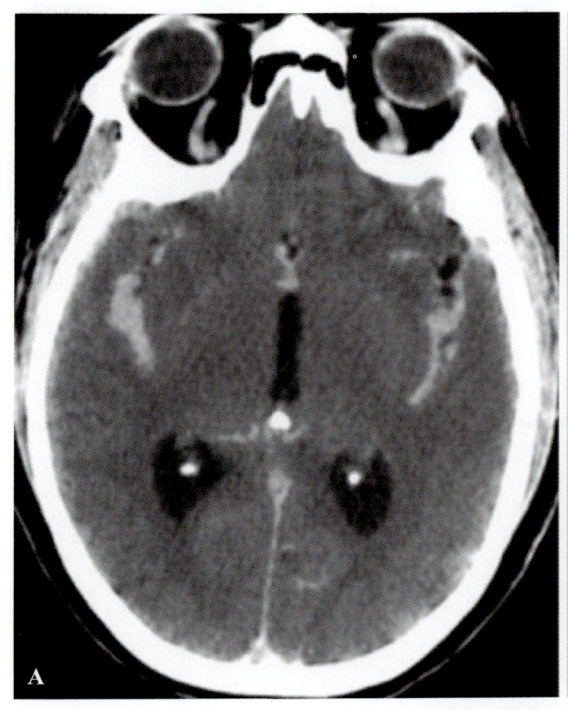

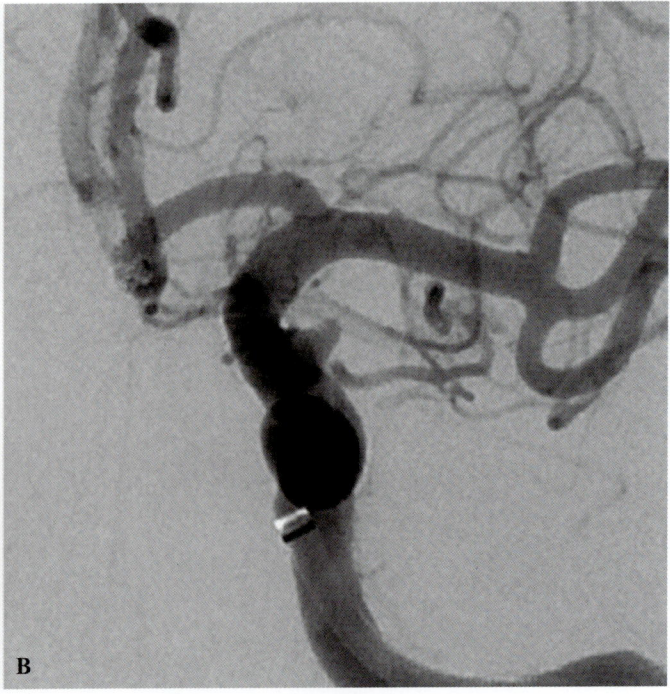

▲ 图 31-1　A. CT 平扫显示蛛网膜下腔出血；B. DSA 影像显示颈动脉床突旁小的宽颈动脉瘤

病例 31 释放血流导向装置的"导管回拉技术"
"Catheter Pull" Technique to Open Flow Diverter

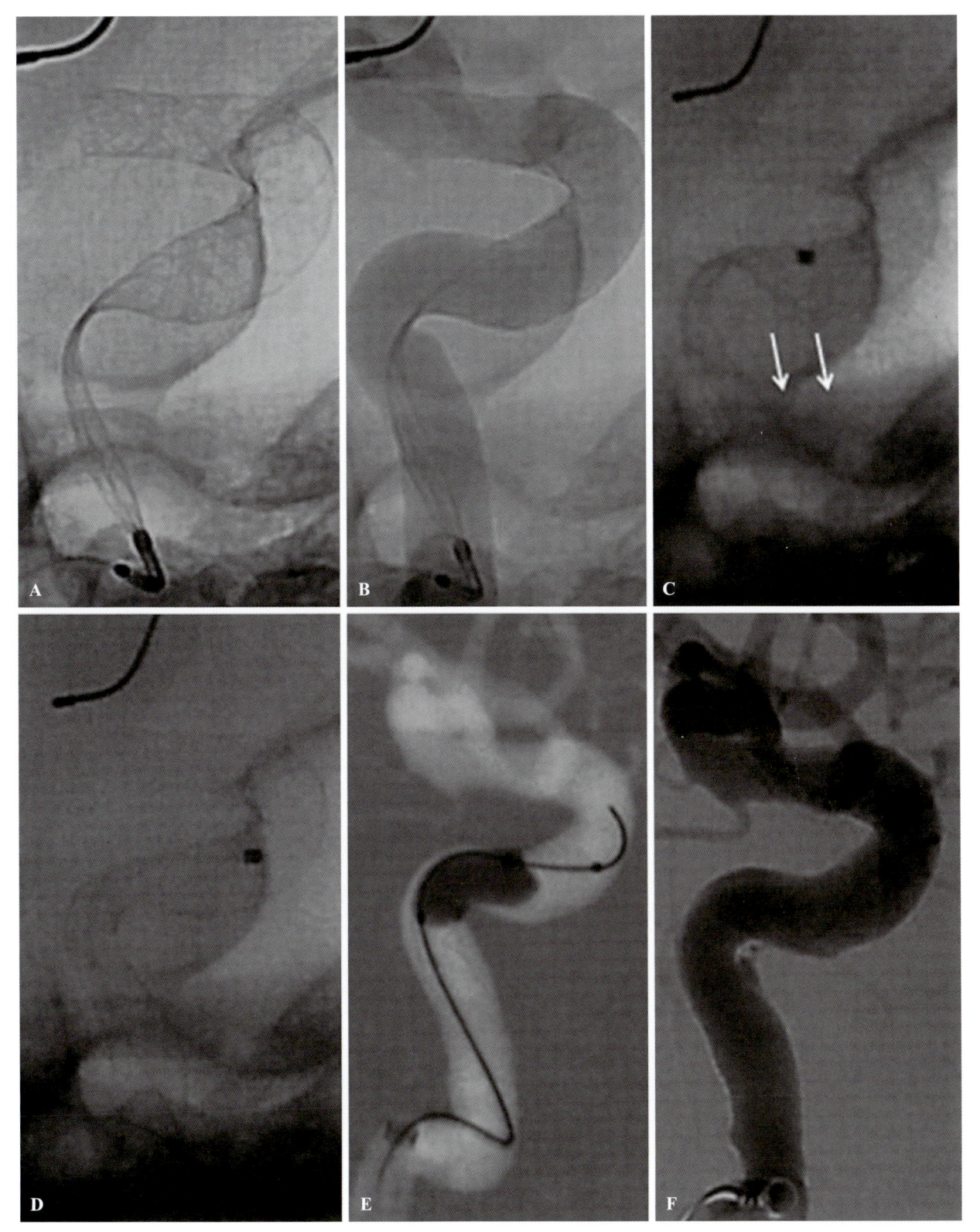

▲ 图 31-2 A 和 B. 蒙片及造影图像显示血流导向装置未完全打开；C. 微导管推挤后支架仍未打开，但支架已被推入 ICA 大弯侧，随后如箭方向所示，微导管和微导丝反向牵拉，使支架被向下拉动；D. 透视图像显示支架显著打开；E. 使用 Scepter XC 球囊进行支架内后扩张成形术；F. 最终血管造影显示，支架几乎完全打开，ICA 通畅

099

摩，支架近端未见明显改善（图 31-2C）。随后，将微导丝送至血管远端，沿微导丝（固定微导丝）给微导管向后的拉力，以便对支架施加一个向下的力量（图 31-2C，箭）。这个操作可见支架显著打开（图 31-2A 和 B）。此后，使用 Hypercomplaint 球囊（Scepter XC，Microvention）进行了支架内后扩张治疗，以进一步贴壁（图 31-2E）。最终血管造影显示血流导向装置完全打开。患者麻醉复苏，无神经功能缺失。

【提示与技巧】

1. 血流导向装置完全打开对防止支架内血栓形成导致栓塞至关重要。

2. 在所选病例中，微导管连同输送系统一起用力回拉给予支架向下扩张的力量以打开支架。本病例中，微导管的来回移动对打开支架很有帮助。最初的向前推挤使支架向上移位，再给予一个回拉向下的力量有助于打开支架。

3. 支架内球囊后扩张也有助于打开支架。我们建议首选将微导管通过未完全打开的支架内部，然后交换 Hypercomplaint 球囊到位，该操作可防止狭窄支架内通路丢失。

病例 32
释放血流导向装置的"球囊推挤技术"
"Balloon-Push" Technique to Open Flow Diverter

Vipul Gupta 著

【病例概述】

一名 64 岁女性，因头痛、视力下降 1 年就诊。MRI（影像丢失）显示左侧 ICA 巨大动脉瘤，伴视神经受压。DSA 显示巨大床突旁动脉瘤（图 32-1A）。该病例拟行血流导向装置治疗。

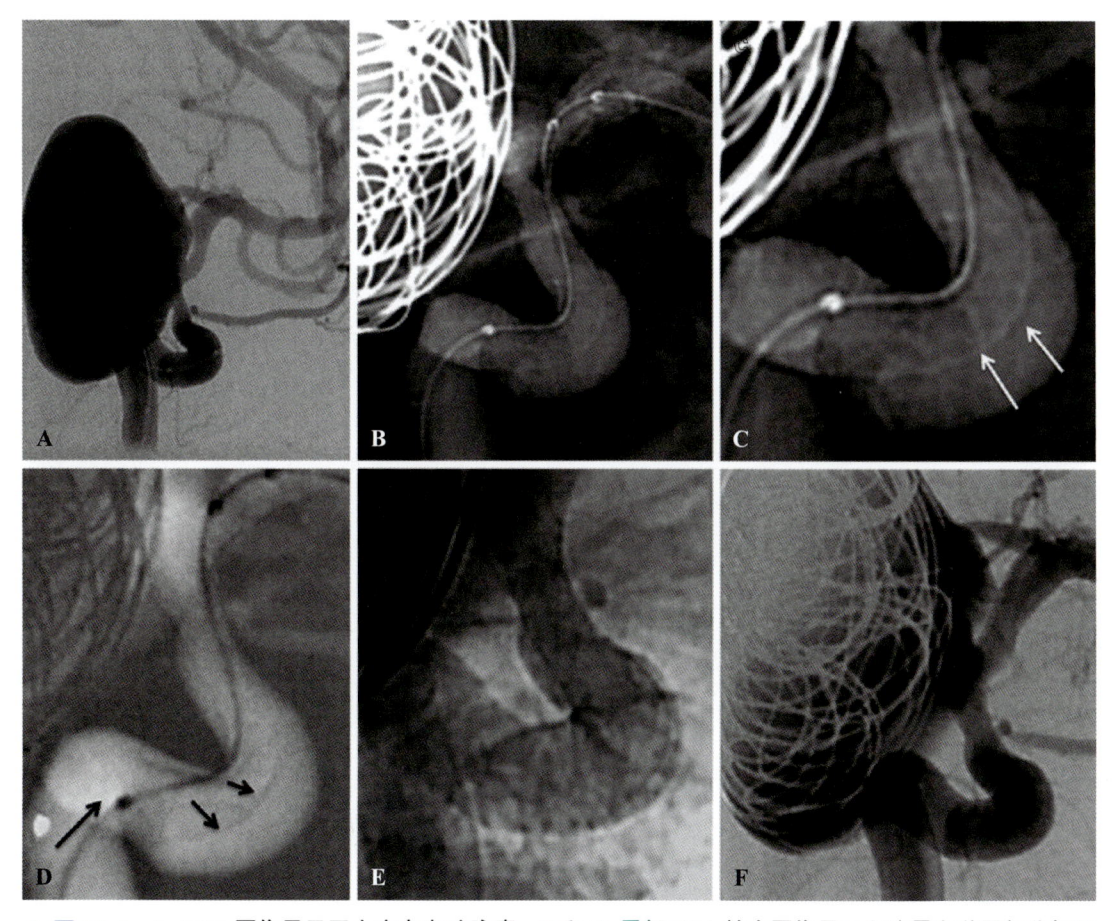

▲ 图 32-1　A. DSA 图像显示巨大床突旁动脉瘤；B 和 C. 局部 DSA 放大图像显示血流导向装置部分打开（C，箭），将球囊导管穿过器械，球囊扩张后没有显著差异；D. 随后，来回移动充盈的球囊导管，以尝试缩短支架，使支架紧贴 ICA 壁；E. 图像显示支架几乎完全打开，注意对比之前图像，支架缩短；F. DSA 显示支架通畅良好

【诊疗思路】

术中血流导向装置打开不完全。

【治疗经过】

手术在全身麻醉下进行，跨越动脉瘤释放血流导向装置（Pipeline，Medtronic）。术中可见支架近端部分打开不充分（图32-1A和B）。将支架输送微导管通过支架（Marksman，Medtronic Corp）仍打开不完全。将球囊导管（Scepter C 4mm×20mm，Microvention）穿过支架。但是，球囊扩张后支架也未明显打开。然后，将部分扩张的球囊前后推拉，以推挤缩短支架（图32-1D），操作后可见支架完全打开（图31-2A和B）。最终血管造影显示支架通畅，患者麻醉复苏后无神经功能缺失。

【提示与技巧】

1. 血流导向装置打开不完全可导致血栓栓塞或支架闭塞。为了避免这种潜在的并发症，必须仔细评估影像。

2. 球囊扩张有助于打开支架，通过支架的推挤缩短，可以促进血流导向装置完全打开。本例患者，在使用球囊导管推挤试图缩短支架同时，更有可能导致支架近端游离边缘形成。

在另一病例中存在类似操作（图32-2）。

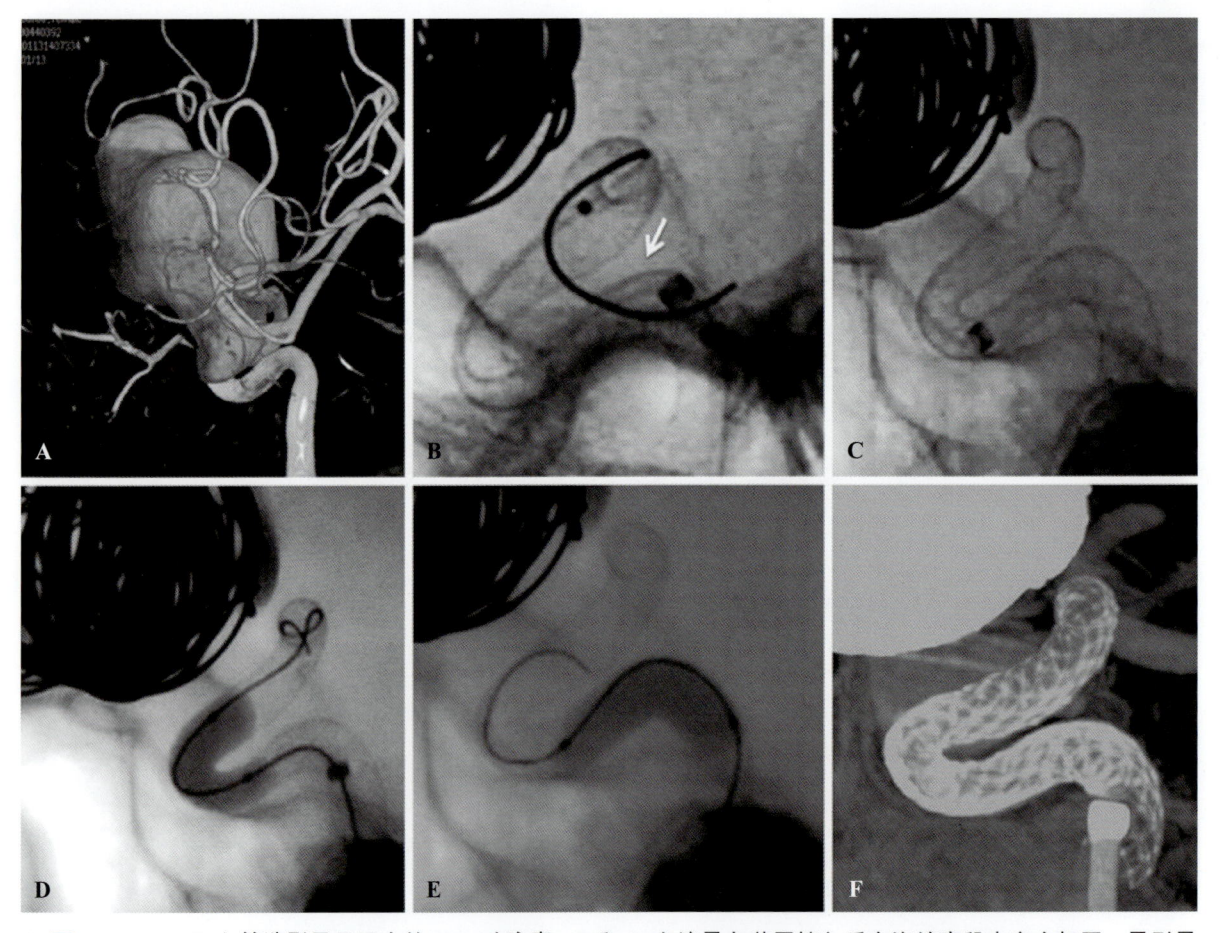

▲ 图 32-2 **A**. 3D 血管造影显示巨大的 **ICA** 动脉瘤；**B** 和 **C**. 血流导向装置植入后在海绵窦段未完全打开，导引导管（**AXS Catalyst 5，Stryker**）沿输送微导管（**B**）进入支架内，并穿过狭窄段（**C**），尝试完全扩张支架；**D** 和 **E**. 尝试球囊扩张成形术（**D**），随后在打开不充分的支架近端进行球囊扩张，将整个系统（球囊和导丝）一起前推，试图缩短支架；**F**. 术后 **Vaso CT** 显示血流导向装置张开良好

病例 33
实现更好的血流导向装置贴壁的血管内技术：桥接器械置入
Endovascular Techniques for Achievement of Better Flow Diverter Wall Apposition: Telescopic Device Placement

Ajit S. Puri　Rajsrinivas Parthasarathy　著

【病例概述】

2 例患者通过以桥接方式释放第二个支架实现贴壁。

【诊疗思路】

两枚支架桥接错位导致持续性内漏和动脉瘤显影。

【治疗经过】

血流导向装置释放的提示和技巧。

- 大小：器械直径根据近端着陆点动脉的直径而定。
- 长度：选择支架时需要充分考虑支架缩短，从远端锚定点到近端着陆点进行长度测量。
- 可以通过支架缩短而促进扩张，因此，应该在释放支架期间通过推挤支架短缩进行扩张，而不是在释放后再尝试进行机械扩张。
- 如果支架的近端位于血管弯曲处，可能阻碍支架打开，导致贴壁不良，引起内漏。而且再次通过支架内部时也造成困难，甚至会造成支架移位或损伤支架。
- 释放技术：推送支架使支架微导管逐渐后撤，推送支架导丝，随着支架微导管的后撤支架逐渐打开。为避免支架在血管弯曲部位发生扭结，采用前推或后拉的技术。每次前推或后拉之后，通过调整支架微导管，将微导管调整至动脉腔中心的位置。

贴壁不良纠正。

操作 1：多枚 PED 桥接治疗。如果支架近端和远端锚定区的动脉直径存在显著差异，则建议第二枚 PED 选择直径略大的支架进行桥接释放，以使近端充分贴壁（图 33-1 和图 33-2）。

操作 2：近端开环支架桥接治疗。这种治疗方案可以在以下情况下尝试，即当血流导向装置近端位于弯曲位置，使支架突入到管腔内时，以桥接方式置入一枚开环支架；开环支架应与第一枚支架在水平段充分重叠，第二枚支架近端着陆区也应位于平直血管段（图 33-3）。

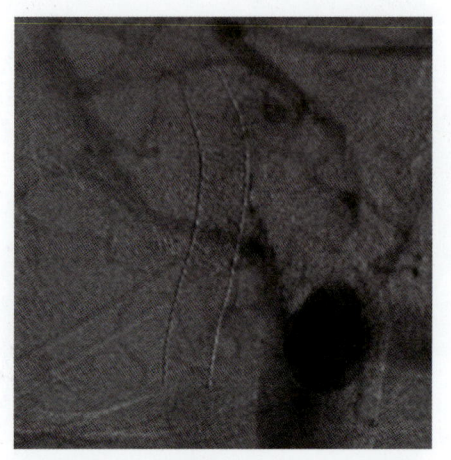

▲ 图 33-1　在先前放置的 FD 内放置另一个血流导向装置，以更好地与末端相对，第二个 PED 将以桥接方式置入

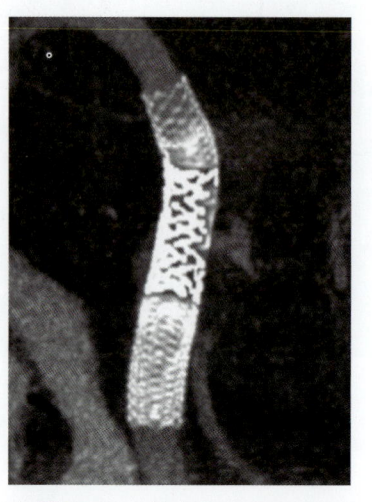

▲ 图 33-2　术中 Cone-beamCT 证实支架桥接良好

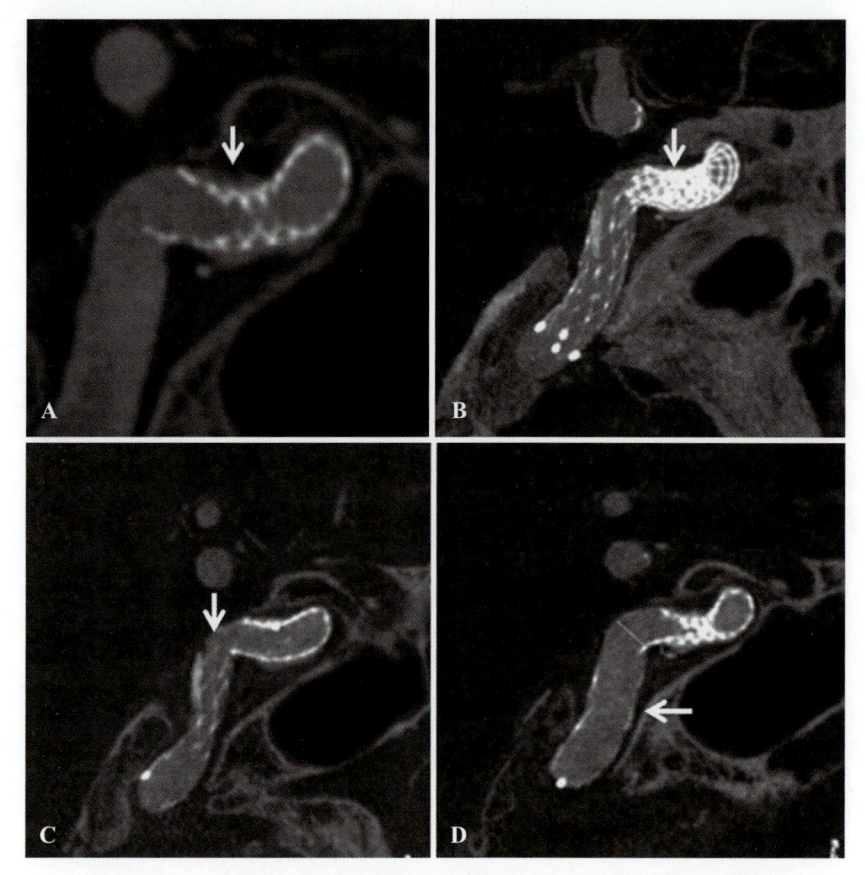

▲ 图 33-3　将开环支架以套筒的方式置入于 FD 贴壁不良的近端部分
A. Cone-beam CT 影像上观察到 PED 释放后贴壁不良（箭）；B 至 D. 在支架置入后多平面 3D 重建图像上，确认开环支架近端至中间部分与 PED 近端部分重叠（箭）

推荐阅读

[1] Kühn AL, et al. Use of self-expanding stents for better intracranial flow diverter wall apposition. Interv Neuroradiol. 2016;23(2):129–36.

病例 34
pCONus 辅助重建基底动脉尖动脉瘤
pCONus Reconstruction for Basilar Top Aneurysm

Hans Henkes　　Marta Aguilar Pérez　　著

【病例概述】

一名 46 岁男性因蛛网膜下腔出血而出现意识障碍和剧烈头痛。临床状况相当于 Hunt-Hess Ⅲ级，Fisher Ⅳ级（图 34-1）。DSA 显示基底动脉分叉处宽颈动脉瘤，瘤底部直径 10mm，颈部直径 8mm（图 34-2）。

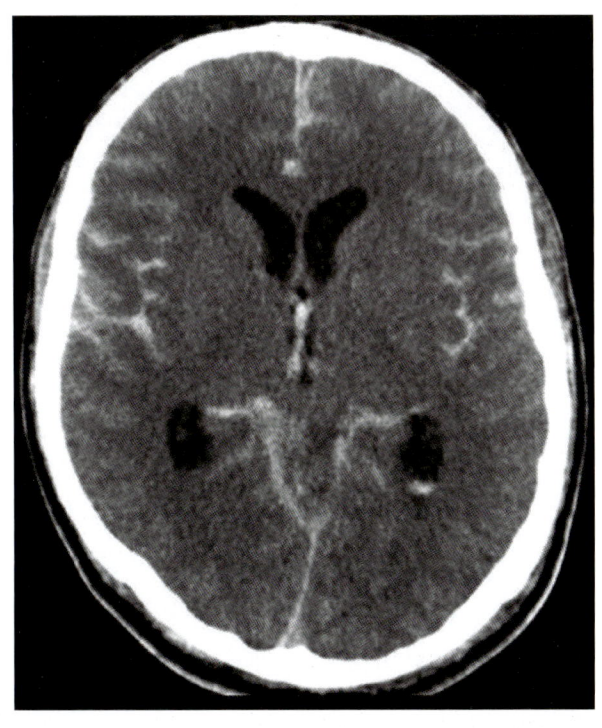

▲ 图 34-1　头颅 CT 显示自发性 SAH，脑沟和第三脑室内有血（Fisher Ⅳ级）

【诊疗思路】

基底动脉分叉部破裂动脉瘤被认为不是显微手术夹闭或常规弹簧圈栓塞的理想适应证。WEB 本来是一个选择，但无法获得。在 pCONus 使用前，交叉支架是我们的选择，但有几个缺点：支架需要置入远端血管，在血管分叉处置入更多的金属覆盖，有时弹簧圈盘绕效果较差。

【治疗经过】

在血管造影和血管内治疗之前，先施行脑室外引流术。全麻下双侧股动脉置入 6F 血管鞘，6F Envoy MPC（Codman & Sheurtleff, Inc. USA）导引导管置于双侧椎动脉。给予双抗阿司匹林 500mg 静脉注射和氯吡格雷 600mg 经胃管饲入以抑制血小板功能。将 Prowler select 45° 微导管经左侧椎动脉置入。将 pCONus 4-25-10 支架于瘤颈水平释放（图 34-3）。穿 pCONus（Phenox GmbH，Lise-Meitner-Allee 31，D-44801 Bochum，Germany）支架将 Echelon10 45° 微导管置于瘤腔内（图 34-4）。由于 Morpheus 9/28 3D 弹簧圈（ev3 Inc.，Irvine，California，USA）太大，无法被 pCONus 支架保留在瘤腔内，因此被撤出动脉瘤（图 34-5）。

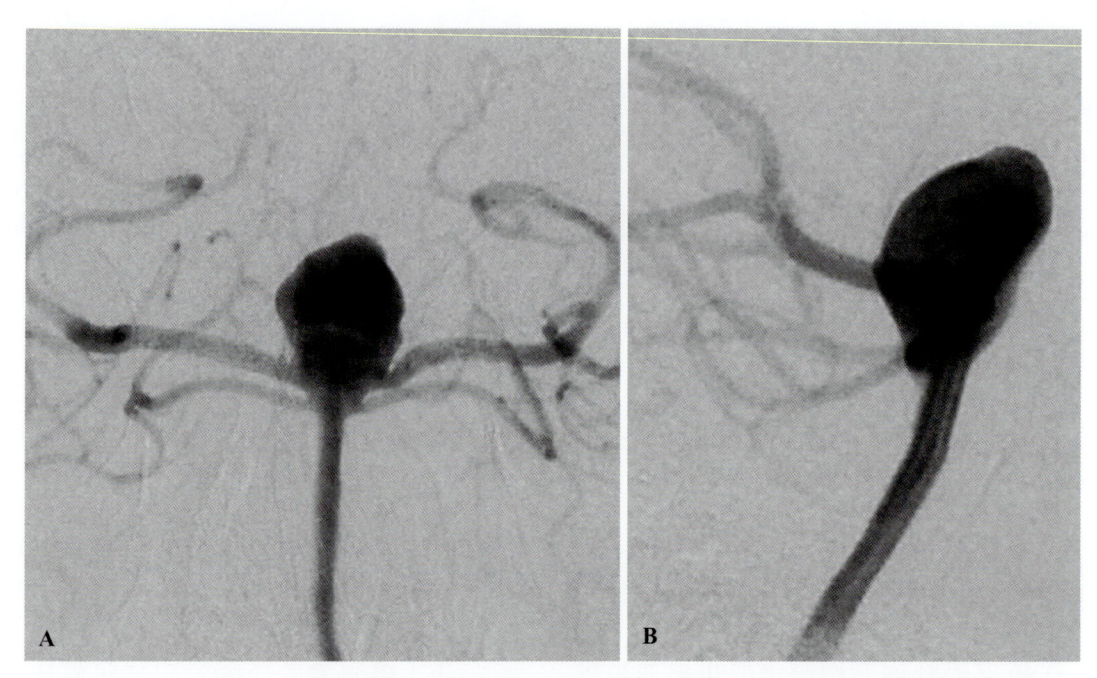

▲ 图 34-2 DSA 显示一个基底动脉分叉部的破裂宽颈动脉瘤，瘤底直径为 10mm，瘤颈直径为 8mm
A. 正位；B. 侧位

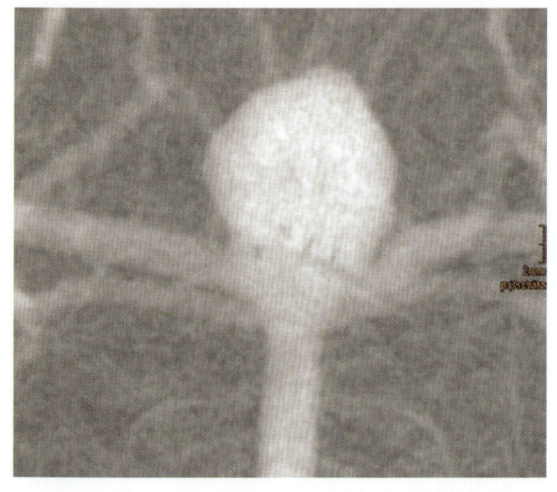

▲ 图 34-3 一枚 pCONus1 4-25-10 支架于动脉瘤内释放

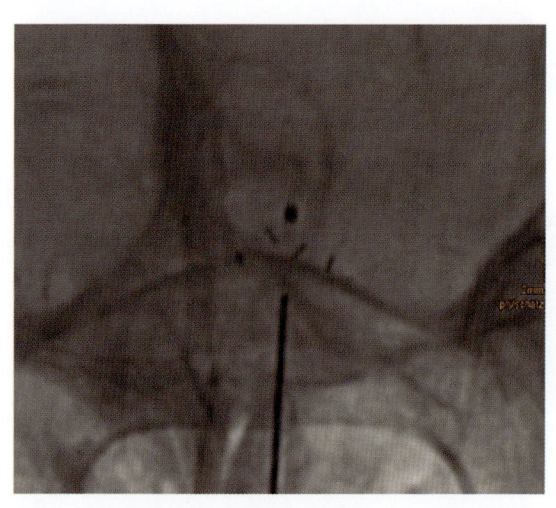

▲ 图 34-4 Echelon10 微导管通过 pCONus 支架置于动脉瘤腔内

最后使用 9 枚弹簧圈实现致密栓塞［Deltamaxx（Codman & Sheurtleff，Inc.USA）：2×8/35，3×6/25，1×4/15，MicroPlex10：1×4/8，2×5/8］（图 34-6）。患者恢复良好，不伴永久性神经功能缺失。术后 30 个月的 DSA 随访检查证实动脉瘤永久闭塞（图 34-7）。

【提示与技巧】

1. 术前及术后用药。对于严重蛛网膜下腔出血的患者，我们经常在使用抗血小板聚集药物前行侧脑室穿刺外引流。一旦决定使用 pCONus 支架，需要给予 500mg 阿司匹林静脉注射和 180mg 替格瑞口服或者 600mg 氯吡格雷口服。替格瑞洛

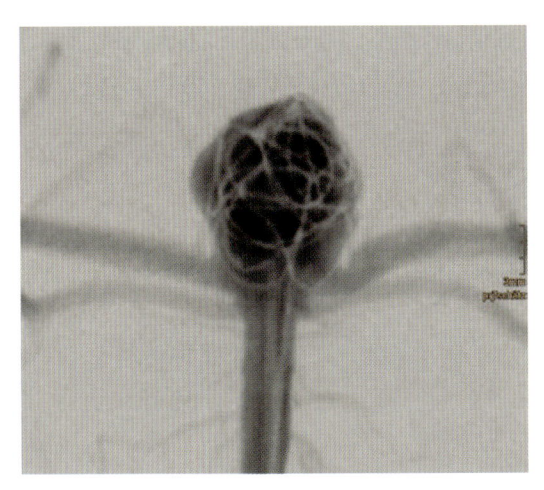

▲ 图 34-5 Morpheus 9/28 3D 弹簧圈无法通过 pCONus1 支架保留于瘤腔内，因此被撤出动脉瘤，图片显示弹簧圈太靠近载瘤动脉

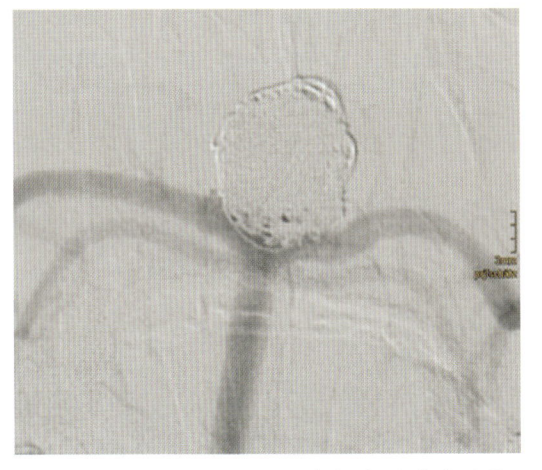

▲ 图 34-6 通过 9 枚弹簧圈致密栓塞动脉瘤后的最终 DSA 影像，双侧大脑后动脉起始部保留良好，支架内无血栓形成

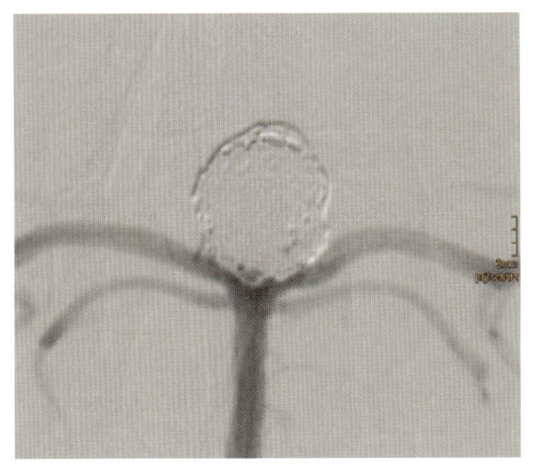

▲ 图 34-7 术后 30 个月随访复查 DSA 造影证实动脉瘤永久闭塞

病例 34 pCONus 辅助重建基底动脉尖动脉瘤
pCONus Reconstruction for Basilar Top Aneurysm

的抗血小板功能起效快、更可靠。支架就位后，需要静脉给予依据体重调整剂量的依替巴肽。我们目前的术后用药包括 3 个月每天口服替格瑞洛 180mg 和长期每天口服阿司匹林 100mg。

2. pCONus 支架微导管的选择。内径为 0.021 或 0.027 的微导管均适用，配合使用内径 0.027 的微导管，可使 pCONus 支架的放置更为精准。

3. 关于 pCONus 支架的型号有三个数字（如 4-25-10），第一个数字表示支架的直径（4mm），第二个数字表示支架的长度（25mm），第三个数字表示展开的花瓣状结构直径（10mm），这是一个关键的数字，因为 pCONus 支架的展开的花瓣状结构应当比瘤颈的最大直径要大一个尺寸。

4. pCONus 支架的定位。微导管置于瘤腔内的中央部位，将 pCONus 支架送至此位置。在微导管缓慢回撤的同时，将 pCONus 支架固定在适当的位置。在此过程中，pCONus 支架不能向远端移动。一旦支架的花瓣完全打开，微导管将与半释放的支架部分一起回拉。支架花瓣的最终位置就在动脉瘤瘤颈部。一旦达到这个位置，便将 pCONus 支架部分原位固定，慢慢回撤微导管，释放支架部分。

5. 释放的时机更倾向于保持 pCONus 支架半释放，直到动脉瘤完全被弹簧圈闭塞。

6. 关于弹簧圈微导管的 Jailing 技术和穿 pCONus 支架技术。羁留微导管可以进行填塞，但这不是必要的。一般情况下微导管直接穿支架放置更直接。未羁留的微导管在瘤囊内可以自由摆动。

7. 弹簧圈的选择。弹簧圈的型号的选择遵循普通弹簧圈栓塞的公认原则。避免尺寸过大的弹簧圈。我们更喜欢优先选择稍小于动脉瘤直径的 3D 弹簧圈。要求致密栓塞。邻近瘤颈和 pCONus 花瓣的位置，不应使用短小的弹簧圈

（如2mm/2cm），因为支架可能无法有效保护弹簧圈不脱出动脉瘤外。

8. 随访。推荐于术后6个月、24个月行DSA随访检查。pCONus支架没有血流导向作用，不会将血流引向动脉瘤。然而，该支架经常用于宽颈动脉瘤治疗，有一定的再复发风险。当出现弹簧圈压缩或者动脉瘤复发，可以并且应该予以二次栓塞，此时支架可以像首次栓塞一样保护住弹簧圈。

推荐阅读

[1] Pérez MA, Bhogal P, Moreno RM, Wendl C, Bäzner H, Ganslandt O, Henkes H. Useof the pCONus as an adjunct to coil embolization of acutely ruptured aneurysms. J Neurointerv Surg. 2017;9(1):39–44. https://doi.org/10.1136/neurintsurg-2016–012508.

病例 35
复发分叉部宽颈动脉瘤：使用 PulseRider® 辅助治疗
Recurrent Wide-Necked Bifurcation Aneurysm: Treatment Using PulseRider® as an Adjunctive Device

Helen Cliffe　Tufail Patankar　著

【病例概述】

一名 53 岁女性患有前交通动脉（ACOM）动脉瘤（图 35-1A），曾采用球囊辅助弹簧圈栓塞术治疗（图 35-1B 和 C）。6 个月后，复查造影显示动脉瘤明显复发（图 35-1D）。神经血管多学科小组讨论了多种治疗方案，评估利弊，建议手术夹闭或血管内治疗，患者选择开颅手术夹闭。然而，由于开颅手术夹闭失败，血管内治疗这一选择被重新评估，并且考虑使用 PulseRider® 装置（Pulsar Vascular，San Jose，CA，USA）辅助弹簧圈栓塞治疗（图 35-2）。

【诊疗思路】

1. 由于存在再复发的风险，宽颈动脉瘤复发使得弹簧圈栓塞（±球囊辅助）不再适用。

2. Y 形和 T 形支架植入是一种相当复杂的手术，尤其是在像前交通动脉瘤这种路径困难的情况下。

3. 在此病例中，手术夹闭较困难，由于无法有效显露瘤颈以致无法安全放置动脉瘤夹而失败。

【治疗经过】

患者在手术前接受了双重血小板治疗（阿司匹林和氯吡格雷）。右侧股动脉穿刺置鞘，8F Neuron Max（Penumbra Inc.，Alameda，CA，USA）导引导管置于右侧颈总动脉，6F Navien（Covidien Vascular Therapies，Mansfield，MA，USA）置于右侧颈内动脉。3D 旋转造影示前交通动脉瘤复发，瘤颈 5mm。选择合适工作位及 2.75mm×8.6mm PulseRider 装置（图 35-3A）。

使用 Synchro 0.014 微导丝（Stryker，Freemont，CA，USA）携带 Prowler Plus Select 微导管（Codman Neurovascular，Miami Lakes，FL，USA）到达瘤颈处。PulseRider 装置远端拱臂放置在双侧大脑前动脉 A_2 段，支架体部置于右侧大脑前动脉 A_1 段（图 35-3B 至 D）。再使用 0.014 Synchro 微导丝引导 Excelsior SL10 微导管（Stryker Neurovascular，Fremont CA，USA）进入动脉瘤内，利用 5 枚弹簧圈达到动脉瘤致密栓塞，最后解脱 PulseRider 装置（图 35-3E 至 F）。患者术后无神经功能缺损。术后 6 个月随访 DSA 造影、术后 18 个月随访 MRA 皆显示动脉瘤致密栓塞无复发。

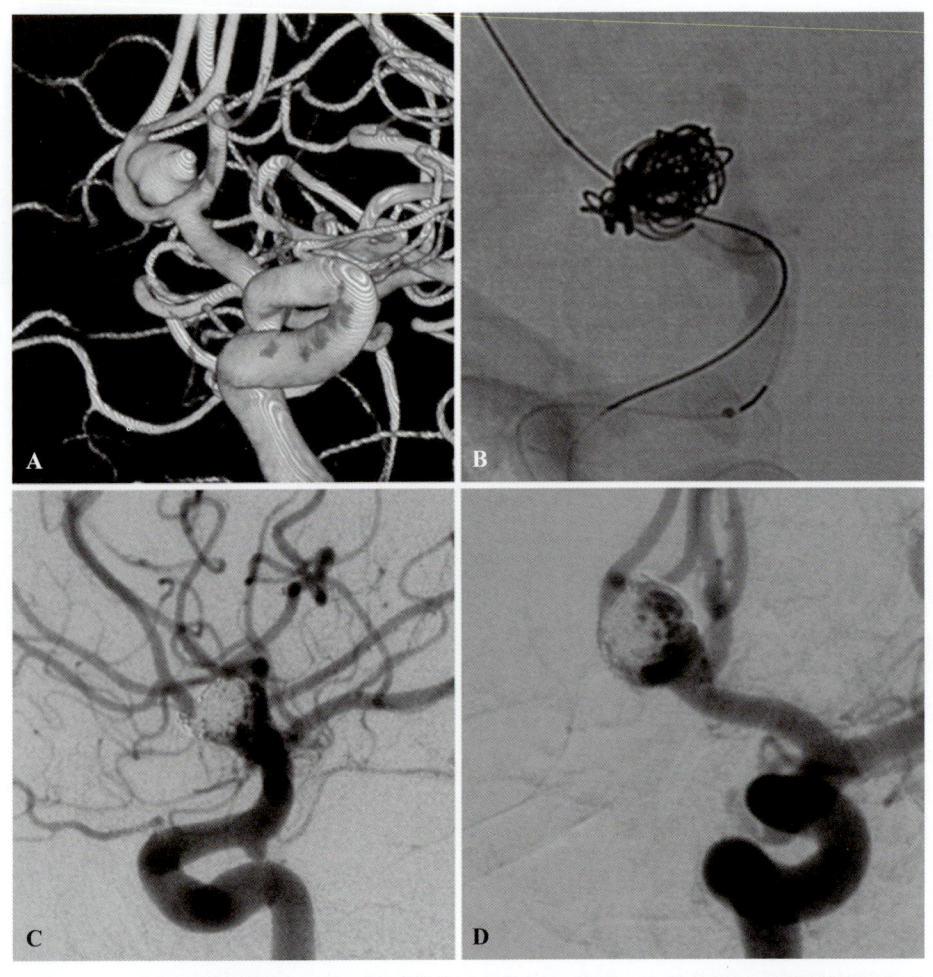

▲ 图 35-1　**A.** 3D 旋转造影示前交通动脉分叉部宽颈动脉瘤；**B.** 左侧颈内动脉造影显示球囊（CodmanNeurovascular, MiamiLakes, FL, USA）跨越瘤颈置于前交通动脉内，同时 Headway 17 微导管（Microvention-Terumo, Tustin, CA, USA）置入动脉瘤内用于填塞弹簧圈；**C.** 最终，动脉瘤致密填塞；**D.** 术后 6 个月复查造影示动脉瘤基底部复发

【提示与技巧】

1. PulseRider 装置是一种自膨式镍钛合金植入物，与其他 T 形或 Y 形支架技术相比，它的设计可以更好地保护载瘤动脉通畅。

2. 可能被认为比 T 形或 Y 形支架植入更简单，而且微导管不需要进入分支血管内。

3. 需要术前接受双重抗血小板治疗。

4. 放置 PulseRider 装置，需要使用 6F 导引导管，并且需要微导丝引导支架微导管置于瘤颈处。

5. PulseRider 装置可以放置成 T 形或 Y 形。

6. 有时候微导管放置于边支血管后再释放装置会更为可取。如果无法实现，该装置也能安全地向前推过瘤颈处。

7. 如果在瘤颈处释放该装置时经常需要用到推拉技术。

8. 可以通过微导丝引导微导管穿过 PulseRider 装置进入动脉瘤内。

9. 避免固定微导管，像 Echelon 和 Excelsior SL10 微导管可以轻松穿过 PulseRider 装置。

10. 在 PulseRider 装置释放后，进行弹簧圈栓塞时需要助手协助稳定微导管，这能防止 PulseRider 装置被弹簧圈推移。

病例 35　复发分叉部宽颈动脉瘤：使用 PulseRider® 辅助治疗
Recurrent Wide-Necked Bifurcation Aneurysm: Treatment Using PulseRider® as an Adjunctive Device

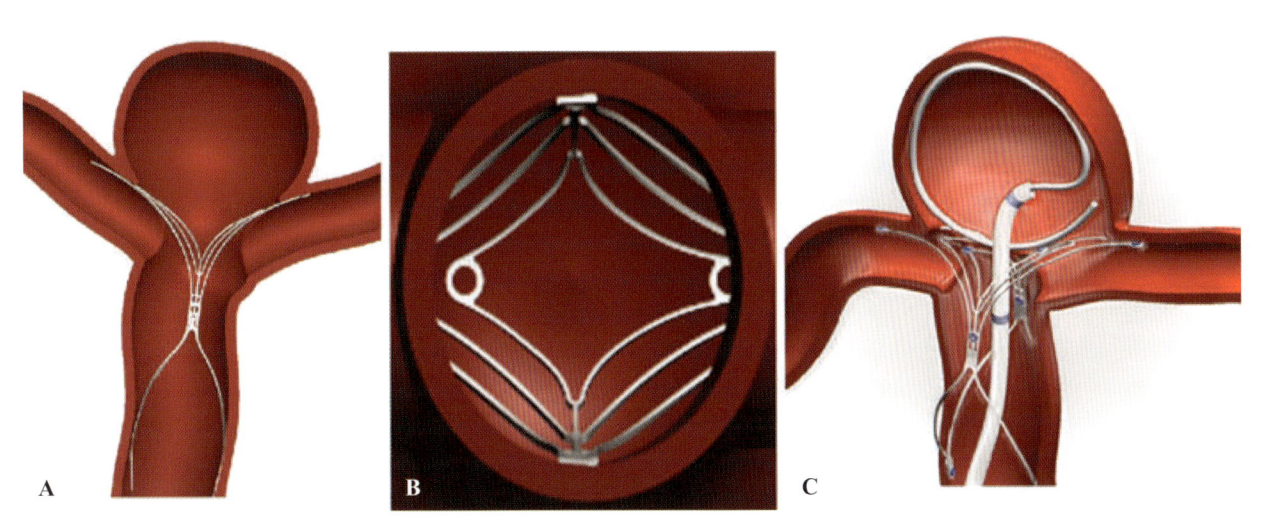

▲ 图 35-2　**A.** 冠状位示意图显示 **PulseRider** 装置相对于瘤颈的位置，鞍座横过瘤颈及两翼沿分支血管展开；**B.** 轴位示意图显示相对于支架瘤颈处有较低的金属覆盖率；**C.** 斜冠状位示意图显示微导丝和微导管越过装置在动脉瘤内以进行弹簧圈填塞

经 Pulsar Vascular（San Jose，CA，USA）许可使用

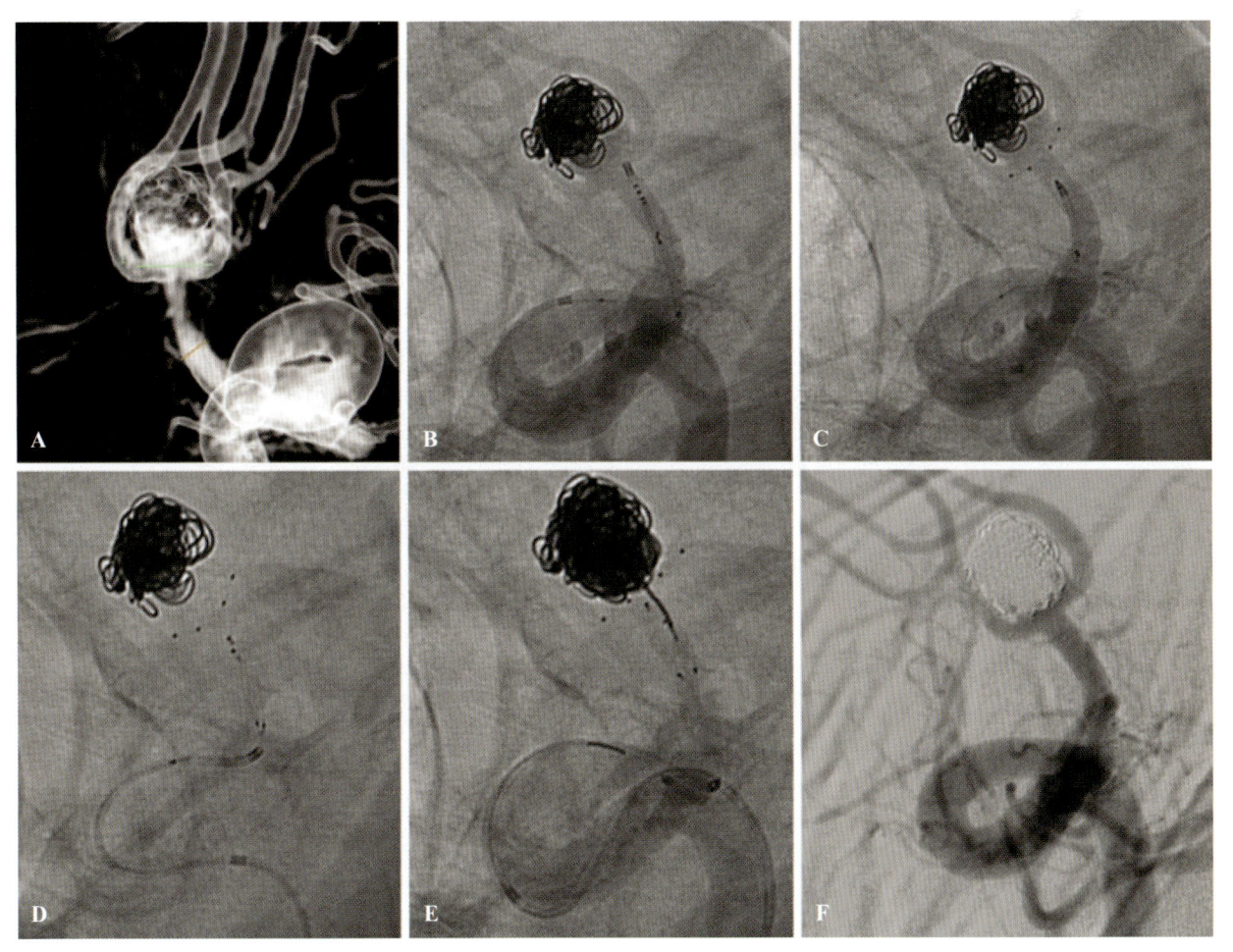

▲ 图 35-3　**A.** 三维旋转造影示复发前交通动脉分叉部宽颈动脉瘤，测量瘤颈和右侧 A_1 段的直径；**B.** 操控 **Prowler Plus** 微导管到达动脉瘤基底部；**C.** PulseRider 装置的双翼置于双侧 A_2 段；**D.** PulseRider 装置的体部展开进入右侧 A_1 段；**E.** 通过 **Excelsior SL-10** 微导管将弹簧圈置入动脉瘤；**F.** 术毕动脉瘤完全栓塞

111

11. 在完成弹簧圈栓塞后解脱 PulseRider 装置。

12. 在复发动脉瘤中，PulseRider 装置的两翼可以置于动脉瘤内，以便于在弹簧圈栓塞的时候覆盖瘤颈；或者，在必要的时候，一边的小翼可以放置于动脉瘤内，另一边放于分支动脉内。与 pCONus（Phenox，Bochum，Germany）等替代设备相比，这是 PulseRider 装置的明显优势。

13. 术后继续双重抗血小板治疗 6 周，后终身服用阿司匹林。

推荐阅读

[1] Gory B, Spiotta AM, Mangiafico S, Consoli A, Biondi A, Pomero E, Killer-Oberpfalzer M, Weber W, Riva R, Labeyrie PE, Turjman F. PulseRider stentassisted coiling of wide-neck bifurcation aneurysms: periprocedural results in an international series. Am J Neuroradiol. 2016;37(1):130–5.

[2] Mukherjee S, Chandran A, Gopinathan A, Putharan M, Goddard T, Eldridge PR, Patankar T, Nahser HC. PulseRider-assisted treatment of wide-necked intracranial bifurcation aneurysms: safety and feasibility study. J Neurosurg. 2017;127:61–8.

[3] Starke RM, Turk A, Ding D, Crowley RW, Liu KC, Chalouhi N, Hasan DM, Dumont AS, Jabbour P, Durst CR, Turner RD. Technology developments in endovascular treatment of intracranial aneurysms. J Neurointerv Surg. 2016;8:135–44.

病例 36
分叉部宽颈动脉瘤：使用 WEB 瘤内扰流装置治疗
Wide-Necked Bifurcation Aneurysm: Treatment with Woven EndoBridge (WEB) Device

Helen Cliffe　Tufail Patankar　著

【病例概述】

一名 62 岁的女性偶然在 CTA 上被诊断为前交通动脉宽颈动脉瘤，伴右侧 A_2 段受累（图 36-1A）。随访 CTA 显示间隔期动脉瘤增大，且患者要求治疗。血管内治疗方案包括球囊辅助栓塞、支架辅助栓塞和 WEB 装置（Sequent Medical Palo Alto，CA，USA）治疗。经过神经血管多学科小组会议上对备选方案进行了评估，最后决定采用 WEB 装置治疗。由于颈内动脉路径迂曲难以进入（图 36-1B）及双侧颈内动脉 - 大脑前动脉 A_1 段呈锐角，两侧尝试使用 WEB 栓塞均失败（图 36-1C）。计划进行第三次尝试（图 36-2 和图 36-3）。

【诊疗思路】

1. ICA-A_1 接合处呈锐角，难以通过。
2. 较宽的动脉瘤颈使单纯弹簧圈栓塞难以实现。
3. 在前交通动脉区域进行球囊辅助栓塞的血栓栓塞风险较高。
4. 由于需要在闭塞动脉瘤同时保留受累的右侧 A_2 段，所以使支架辅助栓塞不可取。
5. 在可能的情况下，我们希望在相对年轻的患者中避免支架植入及后续长期的双抗治疗。

【治疗经过】

患者术前接受双抗治疗。右侧股动脉通路使用 8F 血管鞘，6F Neuron Max（Penumbra Inc.，Alameda，CA，USA）被置于左侧颈总动脉，并进一步送入左侧颈内动脉以提高近端支撑力（图 36-3A）。通过 3D 旋转造影选择合适的 WEB 释放工作角度，分别在动脉瘤的正位和侧位两个平面进行测量（宽度和高度），用以评估瘤颈宽度。由于入路困难，我们采用了 Echelon 10 微导管（eV3 Neurovascular，Inc.，Irvine，CA，USA）进入右侧颈内动脉，同时 6F Navien 跟进作为远端支撑导管。接着通过 0.014 Synchro 交换微导丝引导 VIA 27 微导管替换 Echelon 10 微导管。选用 WEB SL 7mm × 3mm 型号。将 VIA 27 微导管引入前交通动脉瘤内并释放 WEB 装置（图 36-3B 至图 36-3E）。动脉瘤腔内即刻出现对比剂滞留。在 2 年随访中，动脉瘤最终闭塞。

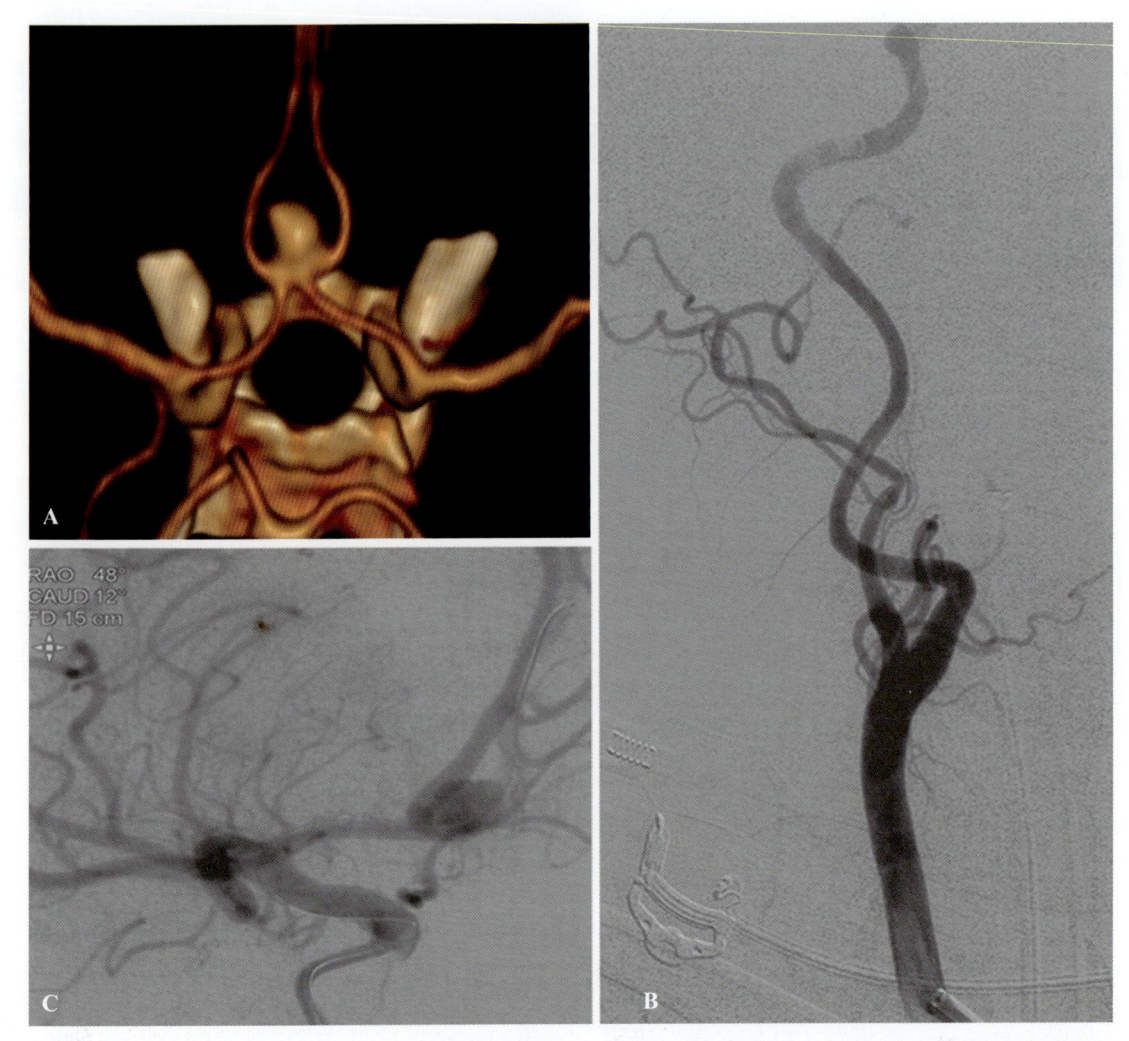

▲ 图 36-1　**A.** CT 血管造影的三维重构显示右侧前交通动脉分叉部宽颈动脉瘤；**B.** 右侧颈动脉分叉部 DSA 示迂曲纤细的颈内动脉；**C.** 右侧颈内动脉分叉部 DSA 示 5F Navien（Covidien Vascular Therapies, Mansfield, MA, USA）放置于右侧 ICA 远端，Synchro 微导丝（Stryker, Freemont, CA, USA）越过动脉瘤颈，但是 VIA 27 微导管（Sequent Medical/MicroVention Terumo, Tustin, CA, USA）不能操控进入动脉瘤内

【提示与技巧】

1. WEB 是治疗分叉部宽颈动脉瘤的好选择。

2. 围术期双抗治疗不是必需的，但应予以考虑。在没有禁忌证的情况下，作者建议在释放后立即静脉注射 500mg 阿司匹林，并在术后注射 75mg 阿司匹林持续 6 周，以避免血栓栓塞并发症。

3. 如果入路困难，可以考虑另一种血管入路方式，使用更小的导管或额外的远端支撑导管。

4. WEB 常需要建立良好的近端支撑和远端通路导管。

5. 根据 WEB 型号选用合适型号的 VIA 导管。注意 VIA 32 微导管长度较短。

6. 应谨慎选择 WEB 的型号，术者应该多花些时间做决策。尺寸较小导致复发；尺寸过大会损害邻近血管，并有血栓形成的风险，需要永久性抗血小板治疗。

7. 如果不确定最佳尺寸，在需要时可增加 1mm 的宽度，前提是不损伤载瘤动脉。一定要记住，如果选用的 WEB 装置宽度过大，要同时增加其释放高度。

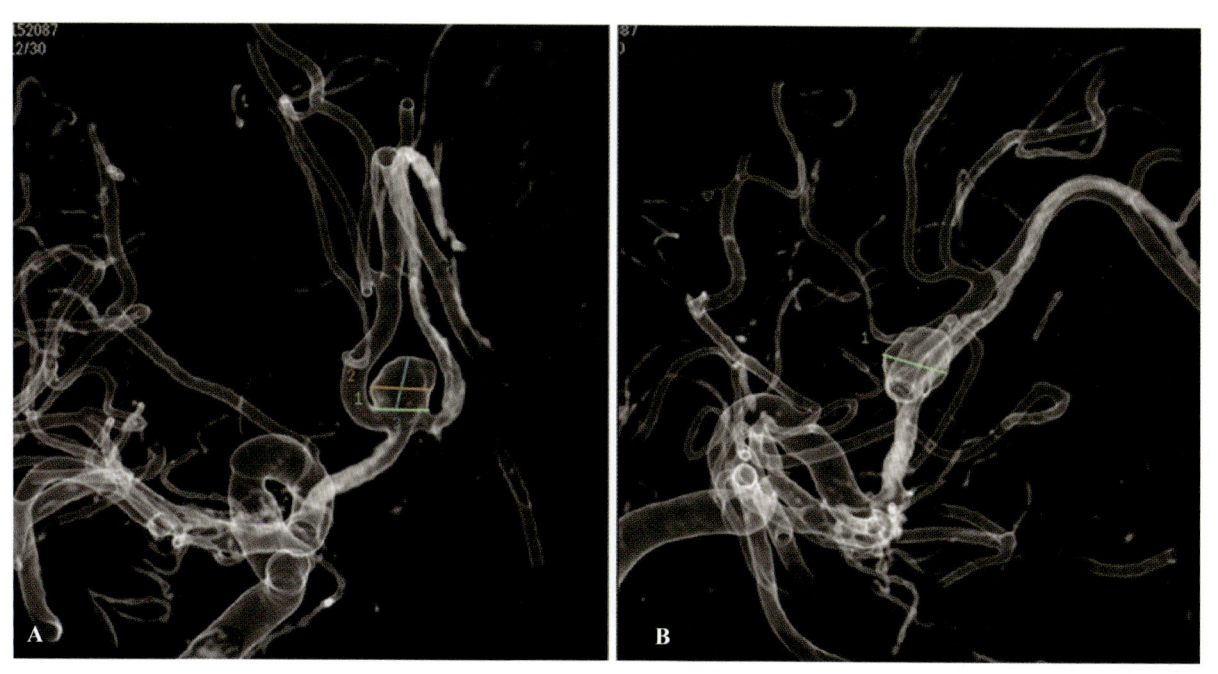

病例 36 分叉部宽颈动脉瘤：使用 WEB 瘤内扰流装置治疗
Wide-Necked Bifurcation Aneurysm: Treatment with Woven EndoBridge (WEB) Device

▲ 图 36-2 正位（A）和侧位（B）3D 旋转造影示 ACOM 动脉瘤的最大高、宽和瘤颈宽度理想情况下，WEB 大小的选择都需要考虑这里两个平面的测得的高度和宽度

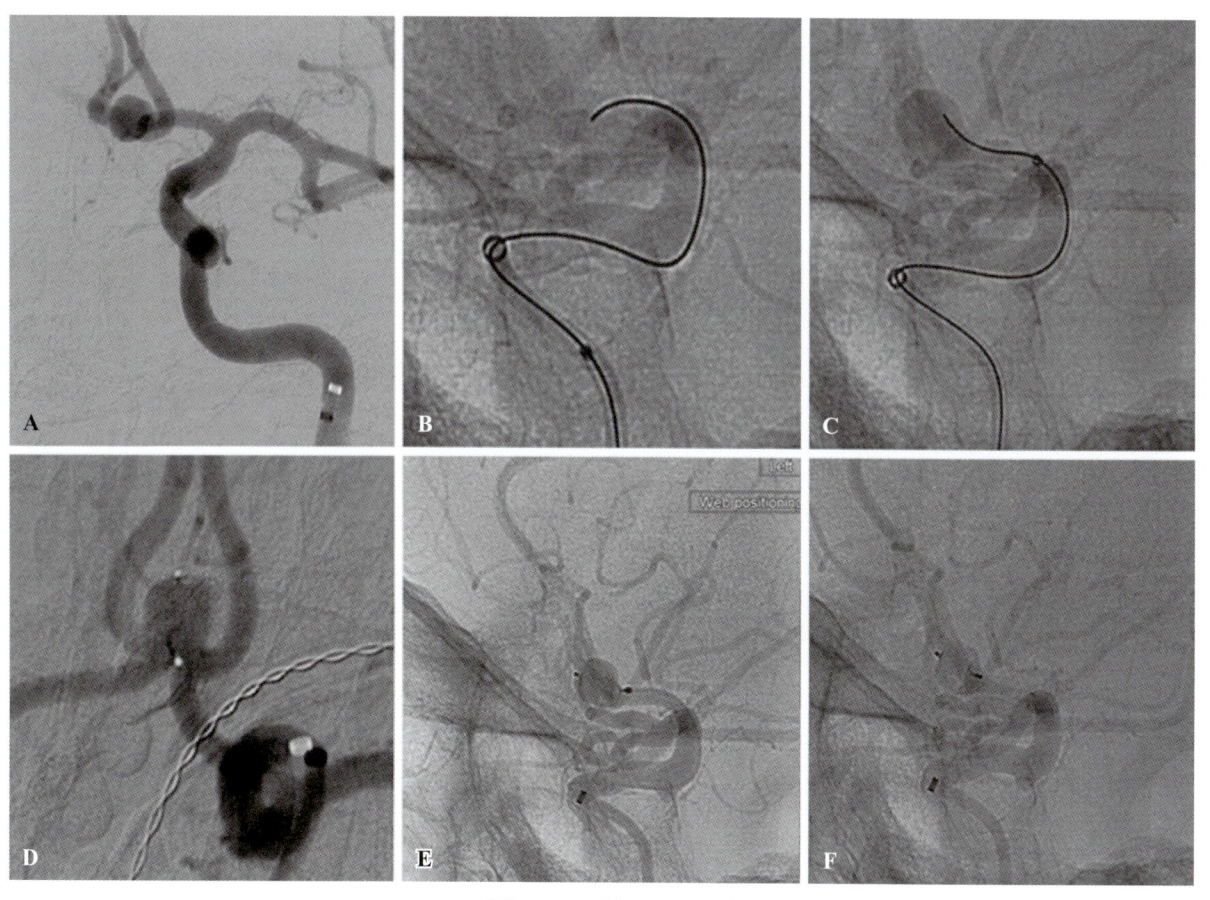

▲ 图 36-3 选择 DSA 图像

A、B 和 C. Navien 达到颈内动脉远端，一根 VIA 27 微导管在 Synchro 微导丝引导下到达 A_1 远端；D 和 E. 将 WEB 置入动脉瘤内，标记点位于动脉瘤的顶端和底部，表明大小合适；F. WEB 置入术后显示动脉瘤闭塞

8. 在释放前，总是使用双角度血管造影来评估 VIA 导管的位置。

9. WEB 装置释放方式取决于导管的位置，根据微导管的位置，可以推送或打开该装置。

10. 在 WEB 装置打开之间是僵硬的，所以不要把它推到动脉瘤的壁上。一旦 WEB 装置打开，它就会软化，并可以安全释放。

11. 在 WEB 装置释放之前，确保系统中所有张力都已释放。

12. 了解 WEB 装置什么时候不适用。一些动脉瘤对使用 WEB 非常有挑战性，可以考虑替代技术。这些病例包括颈内动脉眼动脉段动脉瘤、远端侧壁 MCA 动脉瘤和部分血栓性动脉瘤。

13. WEB 在急性破裂动脉瘤中显示出良好的应用前景。

推荐阅读

[1] Anil G, Goddard AJ, Ross SM, Deniz K, Patankar T. WEB in partially thrombosed intracranial aneurysms: a word of caution. Am J Neuroradiol. 2016;37(5):892–6.

[2] Lawson A, Goddard T, Ross S, Tyagi A, Deniz K, Patankar T. Endovascular treatment of cerebral aneurysms using the Woven EndoBridge technique in a single center: preliminary results. J Neurosurg. 2017;126(1):17–28.

[3] Lawson A, Molyneux A, Sellar R, Lamin S, Thomas A, Gholkar A, Patankar T. Safety results from the treatment of 109 cerebral aneurysms using the Woven EndoBridge technique: preliminary results in the United Kingdom. J Neurosurg. 2018;128:144–53.

[4] Lubicz B, Klisch J, Gauvrit JY, Szikora I, Leonardi M, Liebig T, Nuzzi NP, Boccardi E, Paola FD, Holtmannspötter M, Weber W. WEB-DL endovascular treatment of wide-neck bifurcation aneurysms: short-and midterm results in a European study. Am J Neuroradiol. 2014;35(3):432–8.

[5] Lubicz B, Mine B, Collignon L, Brisbois D, Duckwiler G, Strother C. WEB device for endovascular treatment of wide-neck bifurcation aneurysms. Am J Neuroradiol. 2013;34(6):1209–14.

[6] Pierot L, Liebig T, Sychra V, Kadziolka K, Dorn F, Strasilla C, Kabbasch C, Klisch J. Intrasaccular flowdisruption treatment of intracranial aneurysms: preliminary results of a multicenter clinical study. Am J Neuroradiol. 2012;33(7):1232–8.

病例 37
诱导心脏停搏下使用栓塞剂闭塞夹层动脉瘤
Glue Occlusion of Dissecting Aneurysm After Induced Cardiac Asystole

Hans Henkes 著

【病例概述】

一名 27 岁的男子遭受了严重的面部和颅骨创伤。最初的 CT 检查显示面部和颅底骨多处骨折，额部硬膜外血肿和外伤性蛛网膜下腔出血。此时 CTA 并未显示前交通动脉动脉瘤（图 37-1）。在创伤后的第 9 天和第 10 天，出现了迟发的右额叶脑实质内和脑室出血（图 37-2），需要去骨瓣减压术和脑室外引流。复查脑血管造影显示前交通动脉夹层动脉瘤（图 37-3）。在腺苷诱导心脏停搏的情况下，采用 nBCA 胶闭塞瘤颈。

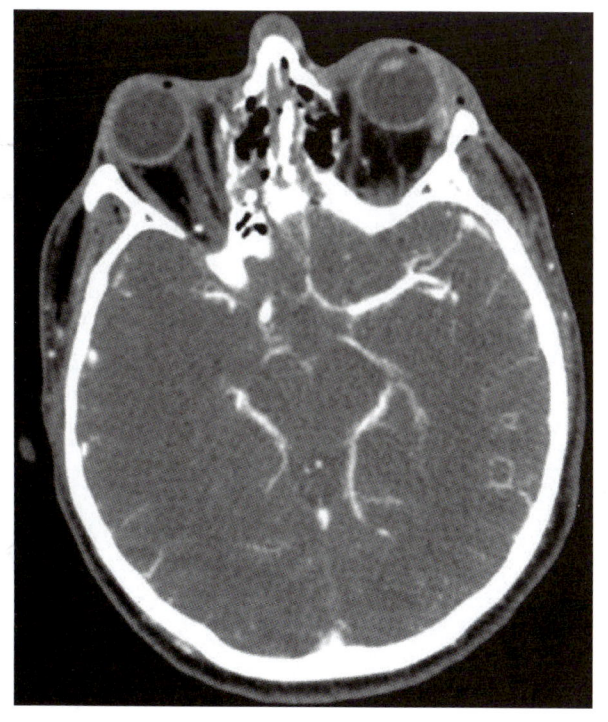

▲ 图 37-1　严重的面部和颅骨外伤、面骨骨折后 CTA 未显示 AComA 动脉瘤

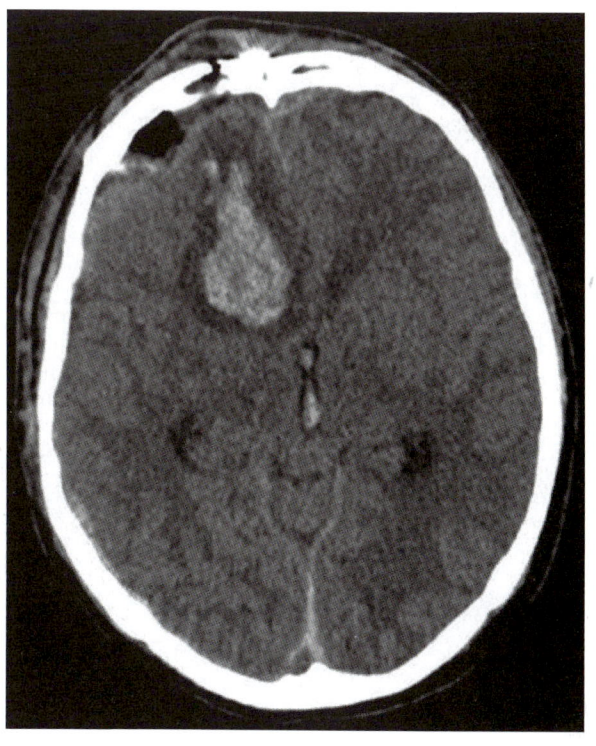

▲ 图 37-2　创伤后 9 天右额叶实质内出血

【诊疗思路】

颅内夹层动脉瘤并不少见，但容易漏诊。大多数颅内夹层动脉瘤是自发的，但先前的创伤可能导致动脉夹层和动脉瘤形成。颅内动脉夹层动脉瘤破裂风险较高。这些病变的治疗是困难的，因为它们实际上是假性动脉瘤，仅被相关血管的外膜所覆盖。任何对夹层动脉瘤壁的影响都可能导致瞬间（再次）破裂。这可能发生在试图夹闭或弹簧圈栓塞时。因此，应考虑使用替代方法，如闭塞载瘤动脉、血流导向装置或使用液体栓塞剂。

nBCA 胶具有聚合速度快、在透视下可见性好、与血管壁附着力强的优点。但在动脉瘤中注射液体聚合物会带来这种液体无法控制地流入载瘤动脉或远端动脉的风险。其他液体栓塞剂的分布（如乙烯醇共聚物、Onyx）可以通过球囊导管暂时阻塞血管来控制。nBCA（如 Glubran, Histoacryl）不同，因为球囊与这种栓塞剂接触后会破裂。

心脏停搏几秒钟可以更好地控制聚合液体栓塞剂的分布。心脏骤停可以由临时起搏器引起，将起搏器设置为每分钟 400 次（快速超速）。静脉注射腺苷酸的方法操作简便，效果可靠。

【治疗经过】

在血管造影和血管内治疗之前进行了脑室外引流和去骨瓣减压术。在全身麻醉下经右股动脉通路，置入 6F 股动脉鞘和 6F 导引导管。同样从右腹股沟，在股静脉置入 4F 鞘和一个 Tempo4 诊断导管，导管的尖端放置在右心房的水平。导管置入左侧颈内动脉。左侧颈内动脉手推造影证实了 AComA 动脉瘤，底部直径约 5mm（图 37-4）。使用 Traxcess14 微导丝将 Echelon10 45°

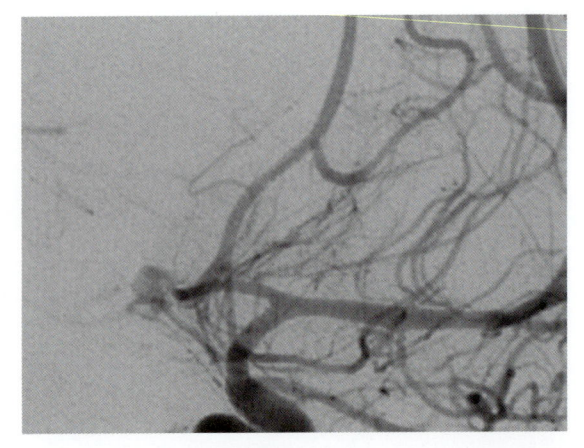

▲ 图 37-3 推测前交通动脉夹层动脉瘤是额叶血肿最可能的来源

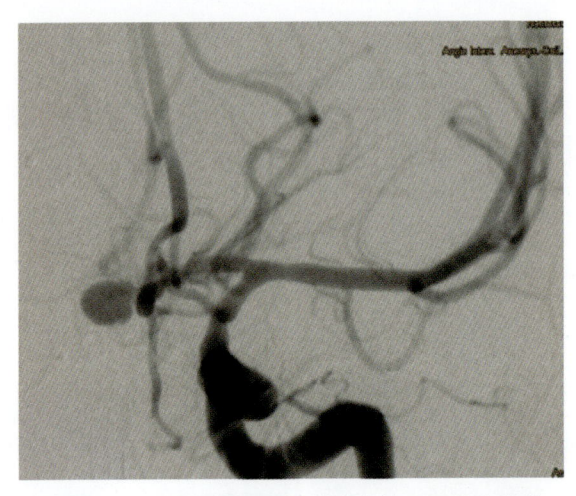

▲ 图 37-4 前交通夹层动脉瘤在第 2 天的治疗前

微导管置入动脉瘤，避免接触可能非常薄弱的动脉瘤壁（图 37-5）。受微导管头端在瘤内影响，经左颈内动脉造影显示动脉瘤无染色（图 37-6）。这证实了由于微导管的插入，在血流动力学上动脉瘤与载瘤血管已隔离。将液体栓塞剂 Glubran2 与等量的碘油混合。用 40% 葡萄糖溶液缓慢地冲洗微导管。微导管腔内充入 Glubran/ 碘油混合物。通过静脉 4F 导管，注射 36mg 腺苷（Adrekar）并诱导心脏停搏约 15s。在每秒 6 帧 DSA 下，注入少量的液体栓塞剂（图 37-7）。使液体栓塞剂维持在动脉瘤内。停止注射 5s，使栓塞剂完全凝固，微导管迅速撤回。随后左侧颈内动脉造影证实夹层动脉瘤完全闭塞，并且栓塞剂没有损伤

病例 37　诱导心脏停搏下使用栓塞剂闭塞夹层动脉瘤
Glue Occlusion of Dissecting Aneurysm After Induced Cardiac Asystole

载瘤动脉和影响远端血流（图 37-8）。1 周后行 DSA 显示出血性脑血管痉挛，动脉瘤未见显影（图 37-9）。在治疗后 15 个月（图 37-10）和 40 个月的 DSA 随访检查中，既没有发现先前的动脉瘤显影，也没有慢性的血管痉挛。

【提示和技巧】

1. 夹层动脉瘤的一个典型特征是形成迅速，在几天内大小和形状发生变化及有（反复）破裂的倾向。在第一次动脉瘤破裂后的急性期，我们有时要等待 3~4 周治疗这些动脉瘤。这种方法使患者有再次出血的风险，但有助于避免在动脉瘤壁破裂后的初期进行干预，因为此时动脉瘤壁非常脆弱。

2. Glubran2 或 Histoacryl 与碘油混合的典型用法是用于脑动静脉畸形栓塞。这种用法比用胶水治疗动脉瘤更容易。使用胶黏剂进行动脉瘤栓塞只能由有经验的手术人员进行。

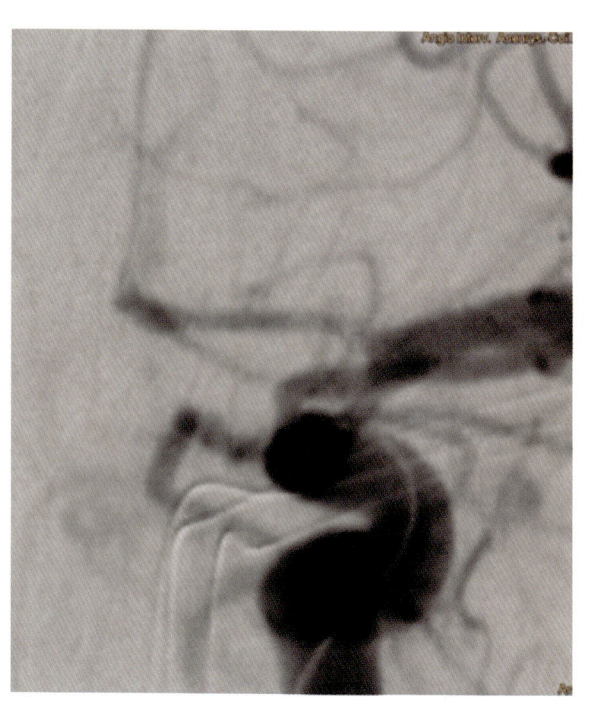

▲ 图 37-6　夹层动脉瘤的颈部如此狭窄以至于导管置入后已经中断了动脉瘤囊内的血液循环

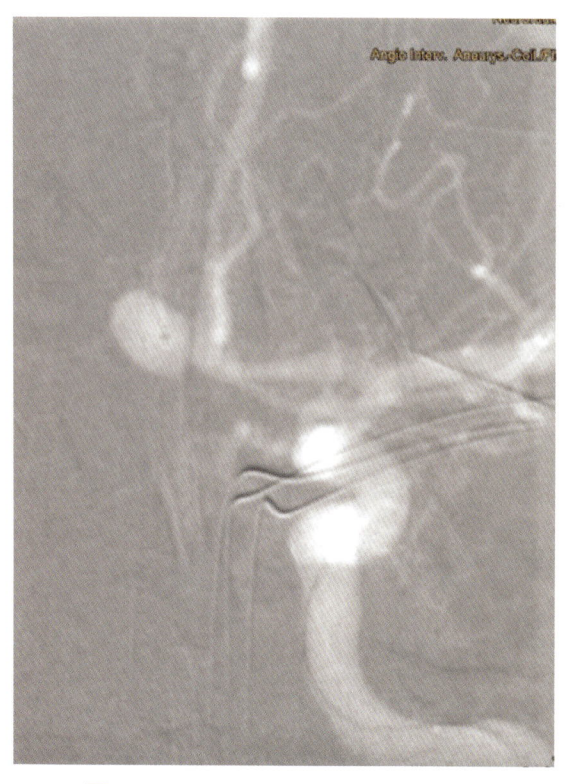

▲ 图 37-5　路径图下置入 Echelon10 微导管

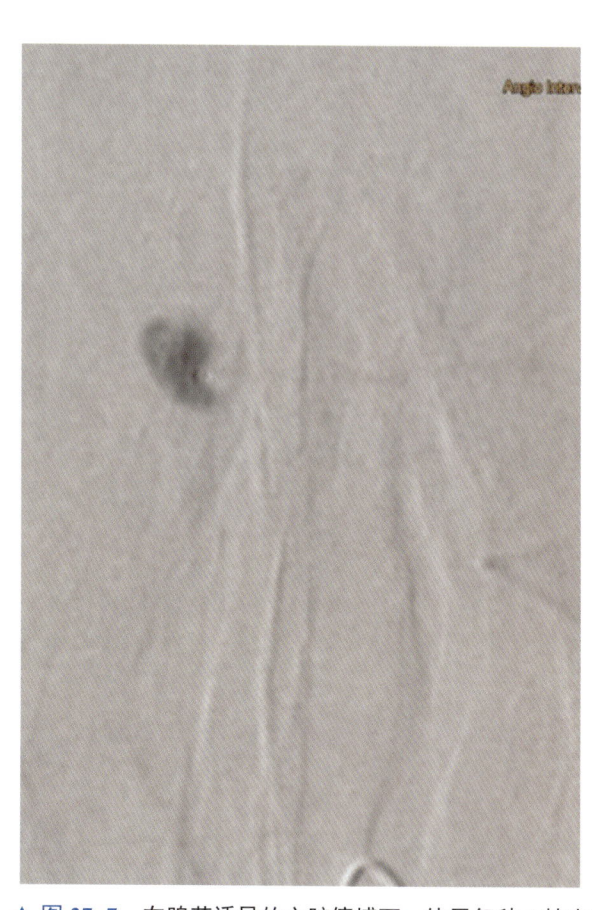

▲ 图 37-7　在腺苷诱导的心脏停搏下，使用每秒 6 帧率的 DSA，非常缓慢地注射少量 Glubran2/ 碘油。聚合液完全留在动脉瘤内

119

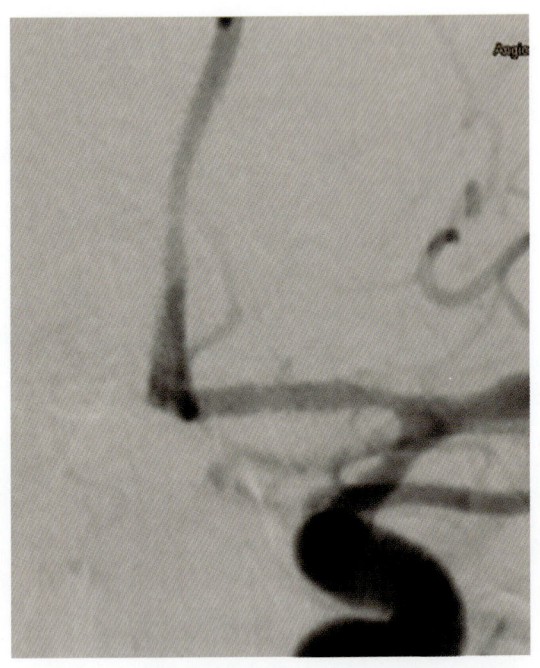

▲ 图 37-8 左侧颈内动脉造影证实动脉瘤完全闭塞

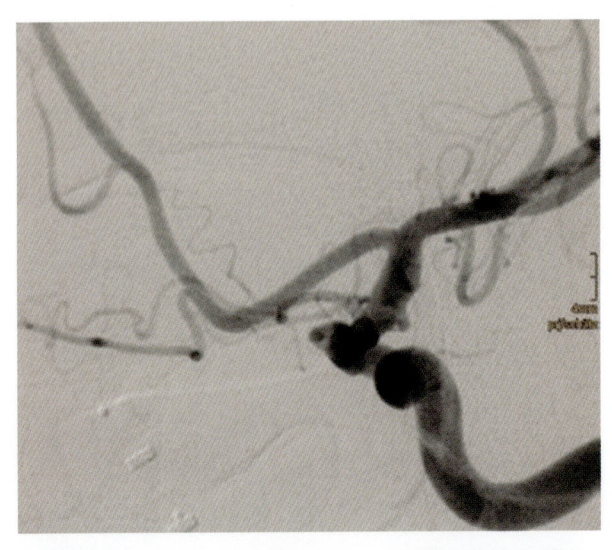

▲ 图 37-10 15 个月后随访 DSA，血管痉挛完全消失，动脉瘤仍然闭塞

3. 根据我们的经验，大剂量注射腺苷诱导停搏是可靠、安全的。推荐的标准剂量为每针 36mg。首选的应用方式是通过邻近右心房的静脉导管。诱导的停搏平均持续时间约为 15s。对于有大量动静脉分流的患者，有时需要显著增加剂量。作为安全措施，接受诱导停搏作为选择性治疗的患者应该进行全面的心脏检查。我们总是准备好除颤器，但幸运的是从来没有使用过。诱导心脏停搏是腺苷的一种超说明书使用。

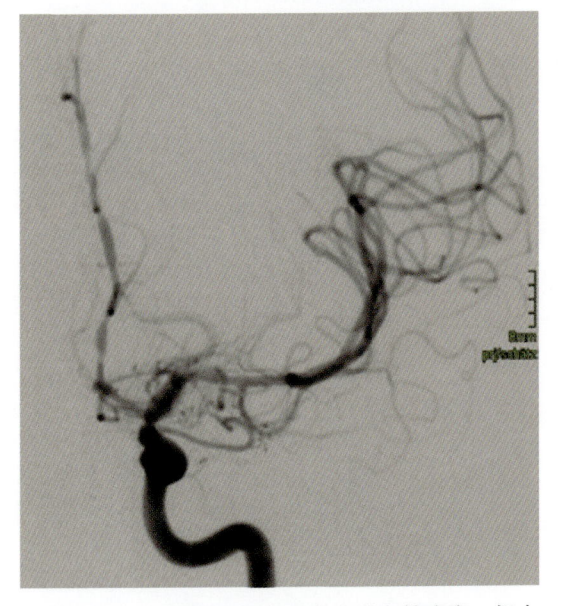

▲ 图 37-9 1 周后出现大量出血后血管痉挛，但未见动脉瘤显影

推荐阅读

[1] Henkes H, Reinartz J, Preiss H, Miloslavski E, Kirsch M, Kühne D. Endovascular treatment of small intracranial aneurysms: three alternatives to coil occlusion. Minim Invasive Neurosurg. 2006;49(2):65–9.

[2] Lee SH, Kwun BD, Kim JU, Choi JH, Ahn JS, Park W, Yun JH. Adenosine-induced transient asystole during intracranial aneurysm surgery: indications, dosing, efficacy, and risks. Acta Neurochir (Wien). 2015;157(11):1879–86; discussion 1886. Epub 2015 Sep 18. https://doi.org/10.1007/s00701-015-2581-7.

[3] Powers CJ, Wright DR, McDonagh DL, Borel CO, Zomorodi AR, Britz GW. Transient adenosineinduced asystole during

the surgical treatment of anterior circulation cerebral aneurysms: technical note. Neurosurgery. 2010;67(2 Suppl Operative):461–70. https://doi.org/10.1227/NEU.0b013e3181f7ef46.

[4] Selcuk H, Soylu N, Albayram S, Selcuk D, Ozer H, Kocer N, Islak C. Endovascular treatment of persistent epistaxis due to pseudoaneurysm formation of the ophthalmic artery secondary to nasogastric tube. Cardiovasc Intervent Radiol. 2005;28(2):242–5.

[5] Teng MM, Chen CC, Lirng JF, Chen SS, Lee LS, Chang T. N-butyl-2–cyanoacrylate for embolisation of carotid aneurysm. Neuroradiology. 1994;36(2):144–7.

[6] Wright JM, Huang CL, Sharma R, Manjila S, Xu F, Dabb B, Bambakidis NC. Cardiac standstill and circulatory flow arrest in surgical treatment of intracranial aneurysms: a historical review. Neurosurg Focus. 2014;36(4):E10. https://doi.org/10.3171/2014.2.

病例 38
前交通动脉瘤：A_1 与 A_2 成锐角情况下的微导丝塑形

Anterior Communicating (ACOM) Artery Aneurysm; Acute Angle Between A_1 and A_2: Microwire Shaping

Rajsrinivas Parthasarathy　　Vipul Gupta　著

【病例概述】

40岁男性患者，因"蛛网膜下腔出血"自外院转运而来。患者一般状况可，Hunt-Hess Ⅱ级。CT提示 Fisher Ⅱ级的蛛网膜下腔出血。DSA（图38-1）示前交通宽颈动脉瘤。计划采用球囊辅助栓塞治疗。

【诊疗思路】

1. 大型宽颈动脉瘤。
2. 操控微导丝跨过动脉瘤。

【治疗经过】

手术在全麻状态下进行。6F导引导管超选至右侧颈内动脉（Internal Carotid Artery，ICA）内。如图38-1所示，右侧 A_2 段与 A_1 段成锐角。将0.014微导丝（Synchro, Stryker Neurovascular, CA, USA）按照图38-2和图38-3所示进行塑形，在其引导下将球囊微导管（Scepter XC, Microvention, Tustin, California, USA）超选跨过动脉瘤瘤颈，进入右侧 A_2 段，同时将弹簧圈

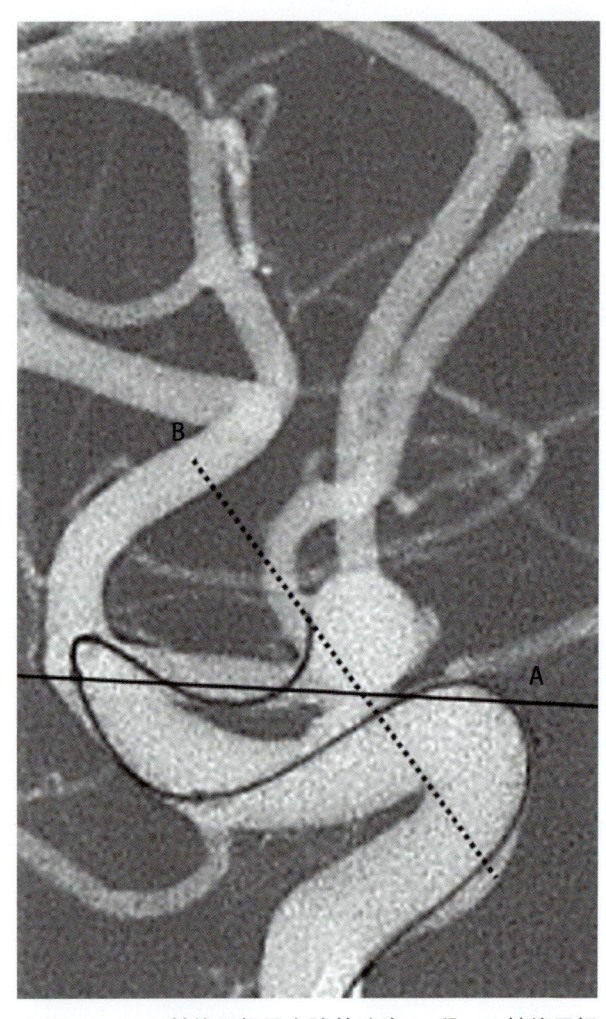

▲ 图 38-1　A 轴线平行于大脑前动脉 A_1 段，B 轴线平行于 A_2 段，请注意 A_1 与 A_2 形成的锐角

病例 38 前交通动脉瘤：A₁ 与 A₂ 成锐角情况下的微导丝塑形
Anterior Communicating (ACOM) Artery Aneurysm; Acute Angle Between A₁ and A₂: Microwire Shaping

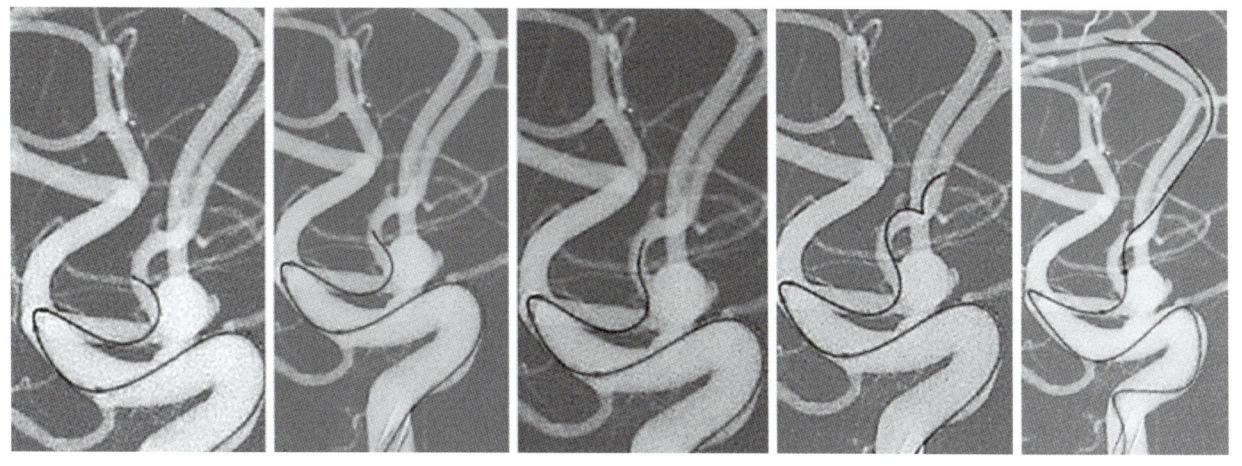

▲ 图 38-2 微导丝超选进入右侧 A₂ 段

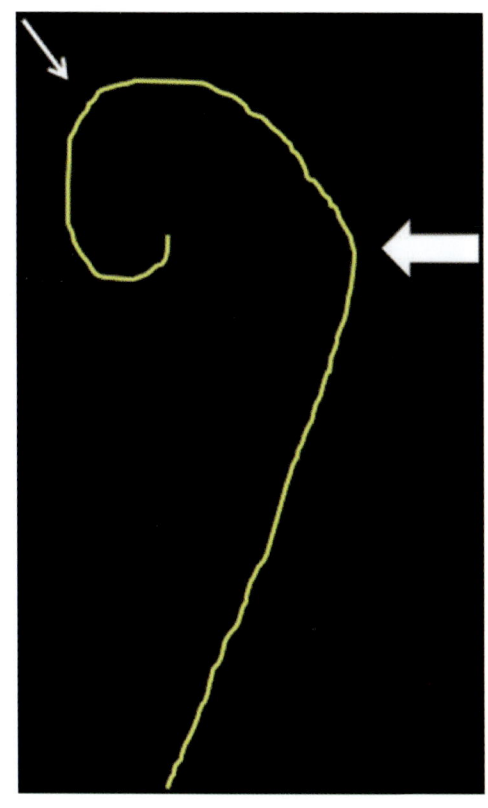

▲ 图 38-3 白箭所示远端"猪尾"形状的塑形，粗白箭提示近端行近 90°塑形

微导管输送至动脉瘤内。然后利用球囊辅助瘤颈重塑形技术进行动脉瘤栓塞。由于右侧 A₂ 段与 A₁ 段成锐角，球囊允许膨入动脉瘤颈，以保持 A₂ 段的通畅。栓塞过程中可见数枚弹簧圈突入瘤颈，这时需将球囊充盈，并重新做空白路径图。如果球囊释放后未见弹簧圈位移，则提示该弹簧圈位于瘤腔内，与瘤颈呈前后关系。最终造影提示动脉瘤致密栓塞，载瘤动脉及分支通畅（图 38-4）。患者术后逐步恢复生活自理能力。术后常规脑血管造影复查提示动脉瘤无复发。

【提示与技巧】

1. 充分了解动脉瘤颈的形态对于动脉瘤致密栓塞的同时保持载瘤动脉的通畅至关重要。

2. 当 A₁ 段与 A₂ 段成锐角情况下，球囊的放置具有一定挑战性。

- 瘤颈较复杂时，建议采用双腔球囊导管。此类导管在球囊远端仍有一定程度的导管存在，便于超选通过弯曲处。
- 双腔球囊导管便于改变微导丝的形状。
- Synchro 0.014 微导丝可提供更好的扭转性和通过性，根据笔者经验尤为适合复杂瘤颈条件下的介入栓塞。
- 微导丝形状是能否顺利通过急弯的关键。远端"猪尾"塑形和近端近 90°的塑形，有助于通过弯曲段而不会进入动脉瘤内。

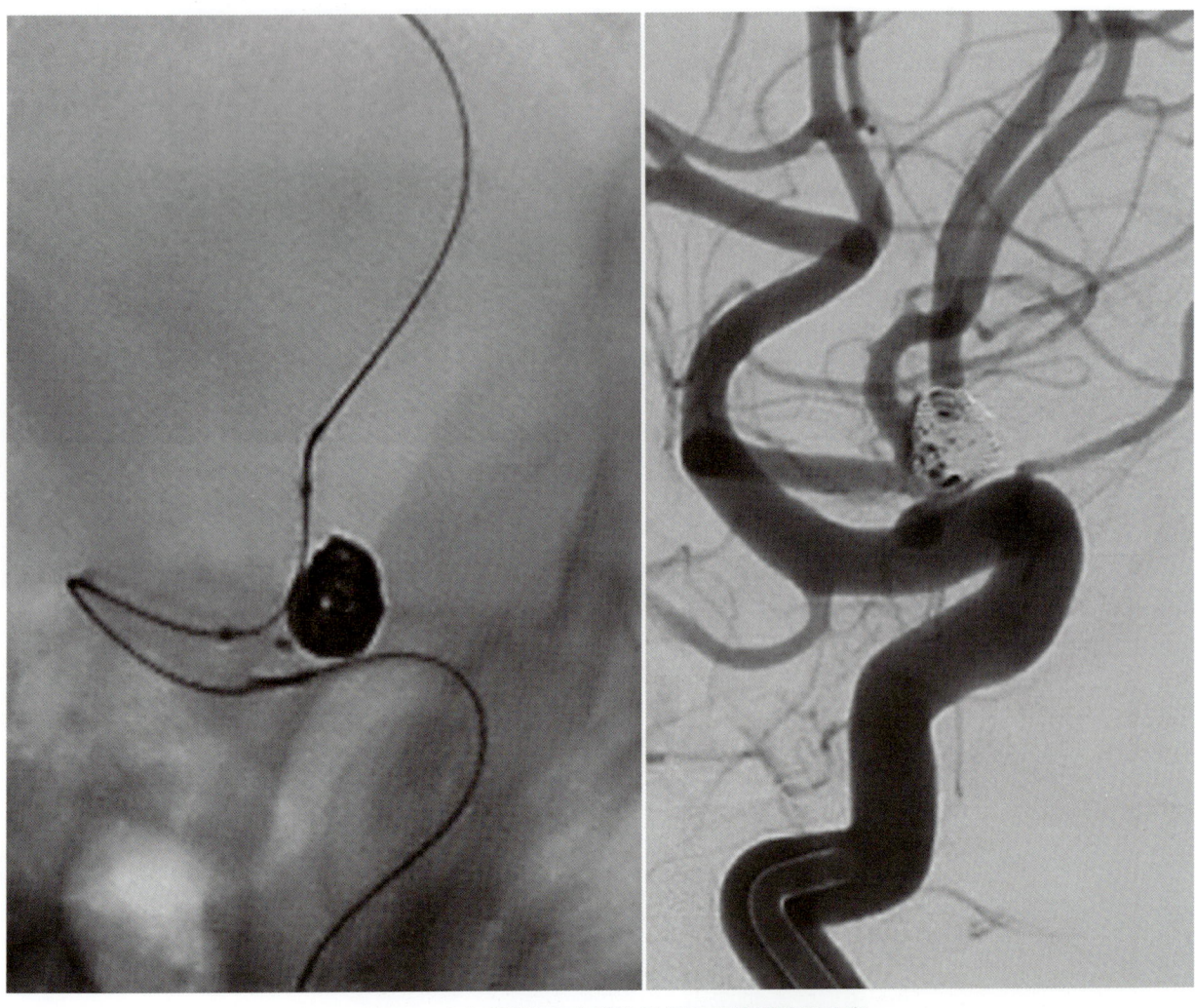

▲ 图 38-4　术后蒙片及血管造影提示动脉瘤致密栓塞

推荐阅读

[1] Fiorella D, Woo HH. How I treat: balloon assisted treatment of intracranial aneurysms: the conglomerate coil mass technique. J Neurointerv Surg. 2009;1(2):121–31.

病例 39
宽颈形态不规则的前交通动脉瘤：分区栓塞
Broad Neck Dysplastic Anterior Communicating Artery Aneurysm: Compartmental Packing

Vipul Gupta　著

【病例概述】

66岁女性动脉瘤患者（Hunt-Hess Ⅱ级）。血管造影证实前交通动脉瘤（图39-1）。该动脉瘤宽颈，累及双侧 A_2 起始端。左侧大脑前动脉 A_1 段缺如。近瘤颈处可见两处子瘤（图39-1C）。计划采用球囊辅助技术进行栓塞。

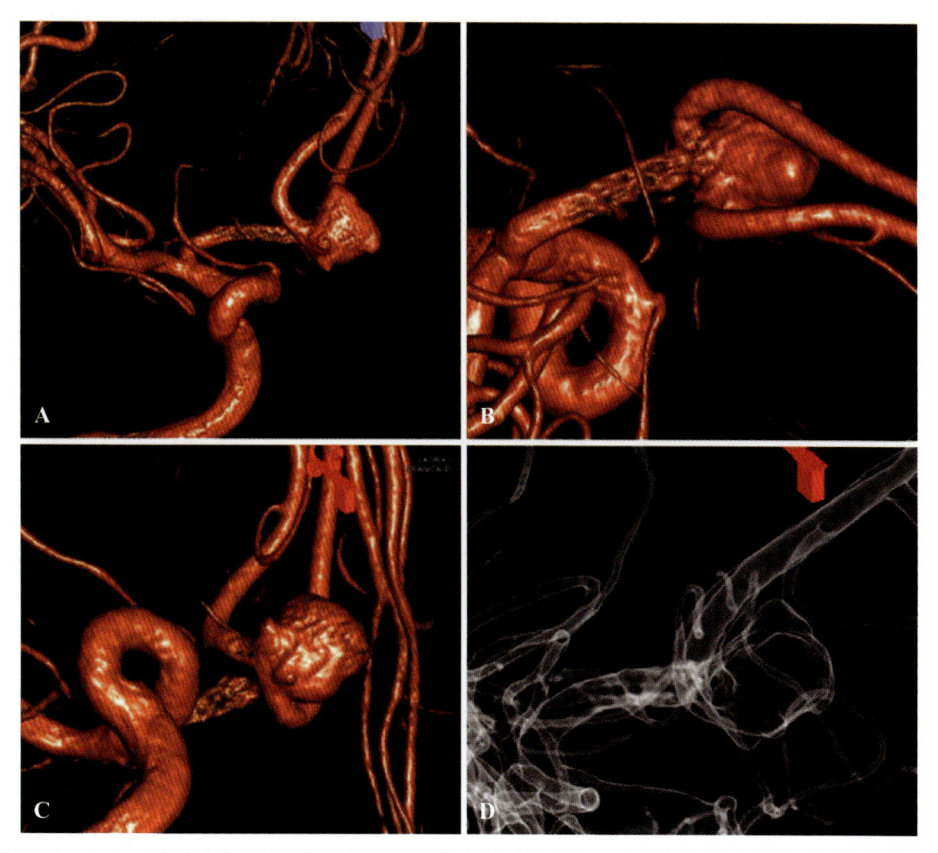

▲ 图 39-1　A. 3D 重建血管造影显示大型宽颈前交通动脉瘤；B. 可清晰显示瘤颈，但该角度 C 形臂无法到达，瘤体累及双侧大脑前动脉 A_2 起始部；C. 近瘤颈处可见两处子瘤，可能为瘤壁薄弱点；D. 透视重建图像下，采用重叠的方式显示双侧 A_2 的起始部，该角度可作为工作角度

【诊疗思路】

1. 考虑到瘤颈较宽，即便采用球囊辅助技术弹簧圈的稳定性也是需要密切关注的问题。由于瘤体的宽度远超其长度，填塞时弹簧圈易突入载瘤动脉内。

2. 图 39-1B 显示，C 形臂无法到达可清晰显示瘤颈的角度。

3. 近瘤颈处的子瘤最有可能是破口，该区域的栓塞至关重要。

【治疗经过】

采用球囊辅助技术进行栓塞。由于 C 形臂无法到达可清晰显示瘤颈的角度，故将双侧大脑前动脉 A_2 段重叠的角度作为工作角度。在另外一个角度上，可见近瘤颈部位子瘤的轮廓。瘤囊的宽度（10mm）超过其长度（自瘤颈至瘤顶 6.4mm）。如果所选弹簧圈的直径超过动脉瘤长度，则容易突入载瘤动脉。因而，选用的第 1 枚弹簧圈直径为 6mm（图 39-2B 和 C）。确定第 1 枚弹簧圈的稳定性之后，继续填入数枚弹簧圈将瘤体上半部分致密栓塞。然后弹簧圈微导管重新塑形后超选至动脉瘤残留部分，并继续致密栓塞。最后阶段，弹簧圈进入到近瘤颈处的子瘤。填塞子瘤时需在良好可视下谨慎进行，致密栓塞该区域的同时保持载瘤动脉的通畅（图 39-3）。患者术后完全康复。

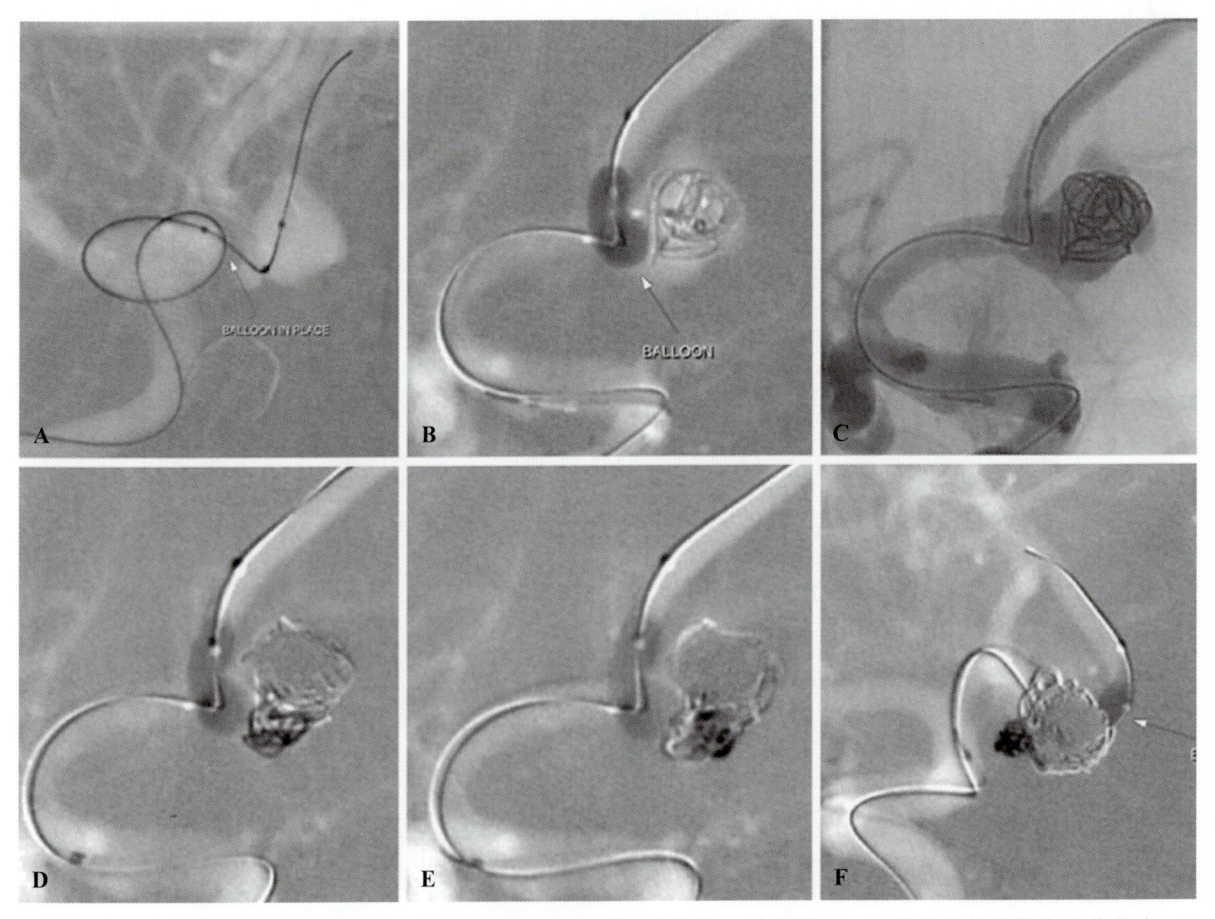

▲ 图 39-2 A. 球囊放置于左侧 ACA 后的路径图，放置球囊导管后，采用图 39-1D 所示的角度作为工作角度；B 和 C. 填入第一枚弹簧圈，该弹簧圈并没有与瘤壁密切接触；D 和 E. 瘤体上半部分致密栓塞后，微导管重新超选至子瘤内进行栓塞；F. 显示填入近瘤颈处子瘤内的弹簧圈

病例 39　宽颈形态不规则的前交通动脉瘤：分区栓塞
Broad Neck Dysplastic Anterior Communicating Artery Aneurysm: Compartmental Packing

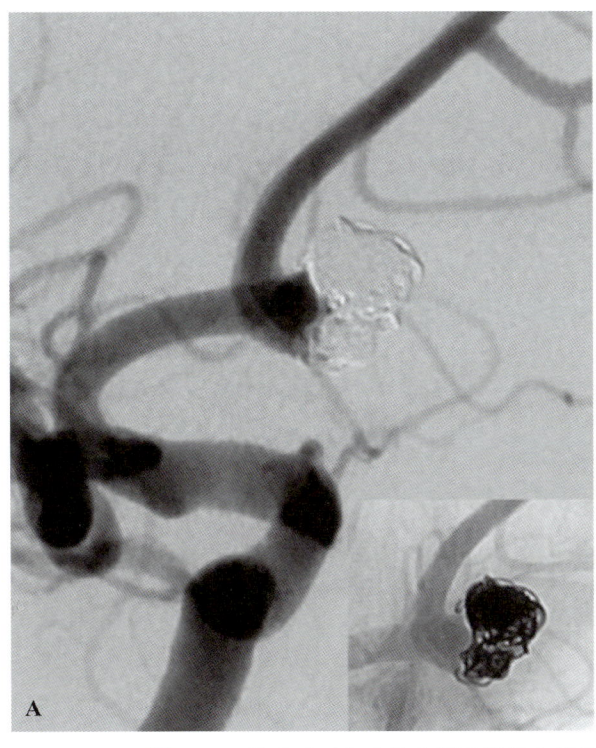

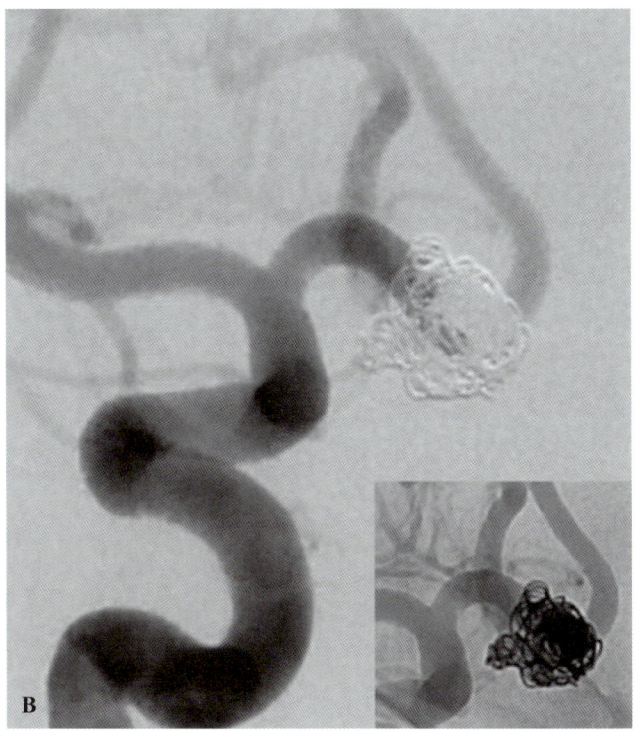

▲ 图 39-3　栓塞术后复查脑血管造影证实瘤体致密栓塞，B 中的小图可清晰显示双侧 A_2 的起始部

【提示与技巧】

1. 宽颈动脉瘤，且其宽度超过长度，可考虑采用分区栓塞的方式。一部分瘤体致密栓塞后，可将微导管重新塑形并超选至瘤体残留区域。

2. 由于极度成角导致 C 形臂无法到达清晰显示动脉瘤颈的角度时，可在球囊放置后调整至双侧 A_2 重叠的角度。如上所述，该方式可有助于显示双侧 A_2 的起始部。透视性 3D 重建图像更有利于显示该角度。

3. 对于近瘤颈处有子瘤的病例，谨慎致密栓塞该潜在薄弱点至关重要。栓塞过程需在良好可视状态下进行，并且需要能够在某一角度上观察到子瘤的轮廓。

4. 如果动脉瘤宽度超过其长度/深度，选用的第一枚弹簧圈直径应小于瘤体长度。该方法可减少对瘤壁的挤压，有助于弹簧圈的稳定。

5. 栓塞宽颈动脉瘤过程中，应注意肝素化，特别是在手术后期。

推荐阅读

[1] Gonzalez N, Sedrak M, Martin N, Vinuela F. Impact of anatomic features in the endovascular embolization of 181 anterior communicating artery aneurysms. Stroke. 2008;39:2776–82.

[2] Tsutsumi M, Aikawa H, Onizuka M, Kodama T, Nii K, Matsubara S, et al. Endovascular treatment of tiny ruptured anterior communicating artery aneurysms. Neuroradiology. 2008;50:509–15.

病例 40
基底动脉顶端宽颈动脉瘤：充分理解瘤颈结构
Broad Neck Basilar Top Aneurysm: Understanding the Neck

Vipul Gupta 著

【病例概述】

64岁男性蛛网膜下腔出血患者（Fisher Ⅲ级）。临床症状较轻微（Hunt-Hess Ⅱ级）。DSA 提示基底动脉顶端宽颈动脉瘤，指向上方（图 40-1A）。侧位造影可见指向前方的子瘤，考虑为破裂的瘤壁薄弱点（图 40-1B）。

【诊疗思路】

1. 致密栓塞宽颈动脉瘤的同时注意保留双侧

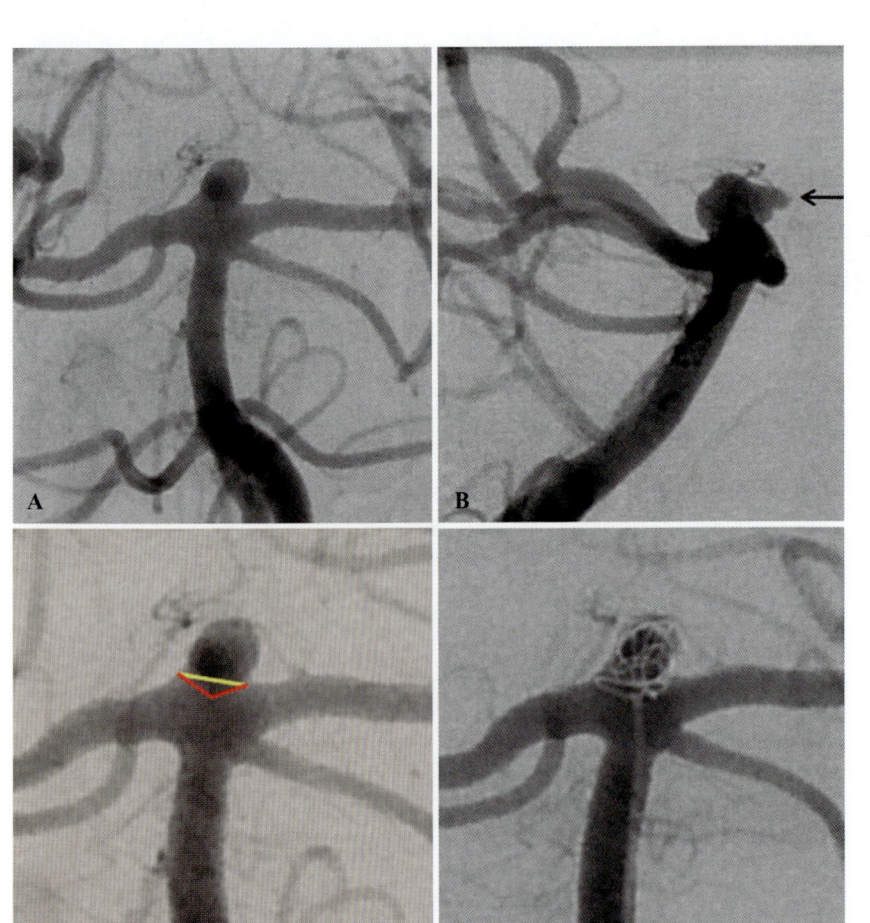

◀ 图 40-1　A. DSA 示基底动脉顶端宽颈动脉瘤；B. 侧位像可见指向前方的子瘤（黑箭），考虑为出血破裂点；C. DSA 清楚显示瘤颈，黄线为通常意义上的瘤颈，而红线标注了真正意义上的瘤颈，并重新定义分叉部；D. 释放第一枚弹簧圈后，DSA 上显示一个襻轻微突出至分叉部，构成了真实的瘤颈（图 40-1C，红线）

病例 40　基底动脉顶端宽颈动脉瘤：充分理解瘤颈结构
Broad Neck Basilar Top Aneurysm: Understanding the Neck

大脑后动脉的通畅度。

2. 充分栓塞指向前方的子瘤。

【治疗经过】

栓塞术前仔细研究瘤颈结构。在某些特定的分叉部动脉瘤病例中，瘤颈处弹簧圈的轻微膨出方能真正显示瘤颈的几何结构，而且这种方法是可取的（图 40-1C）。手术在全麻下进行，6F 导引导管超选入左侧椎动脉。第一枚弹簧圈谨慎推出，在瘤囊相对应的方向形成了笼状结构。通过这种方式，在瘤颈处显示出轻微膨出的弹簧圈襻。但是，由于该弹簧圈襻模拟了真正瘤颈的结构，故而没有被重置。双侧大脑后动脉的路径可清晰显示。然后继续置入多枚软圈以致密栓塞瘤体，包括指向前方的子瘤。术后患者完全恢复。术后 6 个月复查血管造影未见动脉瘤残留或复发（图 40-2）。

【提示与技巧】

1. 术前应充分考虑瘤颈的几何结构。
2. 在某些特定的分叉部动脉瘤病例中，瘤颈处弹簧圈的轻微膨出方能真正显示瘤颈的几何结构。

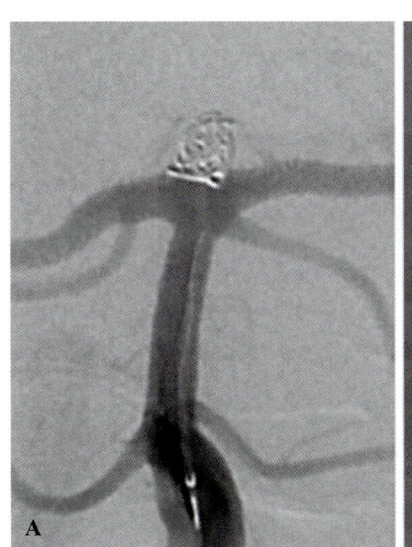

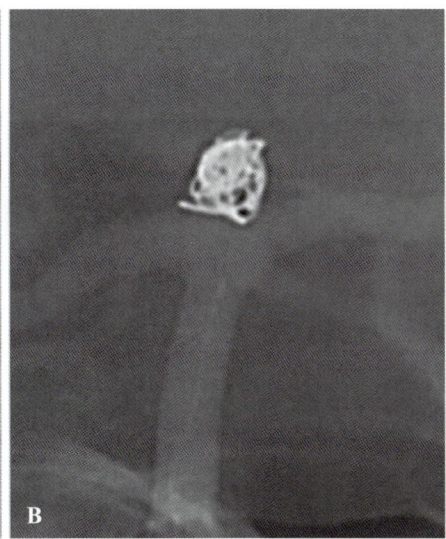

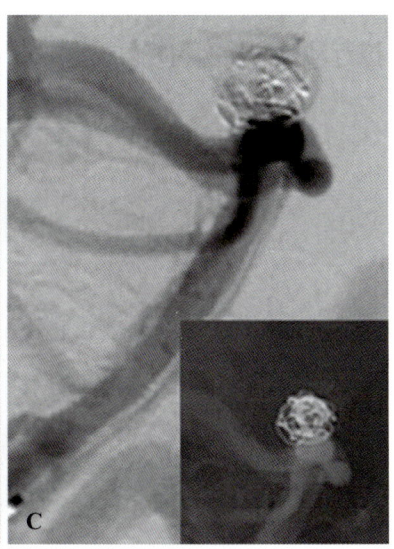

▲ 图 40-2　A. 术后即刻复查造影，提示动脉瘤完全栓塞；B. 显示弹簧圈团样结构；C. 侧位像可见指向前方的子瘤完全闭塞

推荐阅读

[1] Fernandez Zubillaga A, Guglielmi G, Vinuela F, Duckwiler GR. Endovascular occlusion of intracranial aneurysms with electrically detachable coils: correlation of aneurysm neck size and treatment results. Am J Neuroradiol. 1994;15:815–20.

[2] Vallee JN, Pierot L, Bonafe A, Turjman F, Flandroy P, Berge J, et al. Endovascular treatment of intracranial wide-necked aneurysms using three-dimensional coils: predictors of immediate anatomic and clinical results. Am J Neuroradiol. 2004;25:298–306.

病例 41
填圈过程中动脉瘤破裂：应对关键
Aneurysm Rupture During Coiling: Key Actions

Vipul Gupta 著

【病例概述】

一名 43 岁女性蛛网膜下腔出血患者（Hunt-Hess Ⅱ级）。DSA（图 41-1）示左侧大脑中动脉动脉瘤。拟行动脉瘤栓塞治疗。

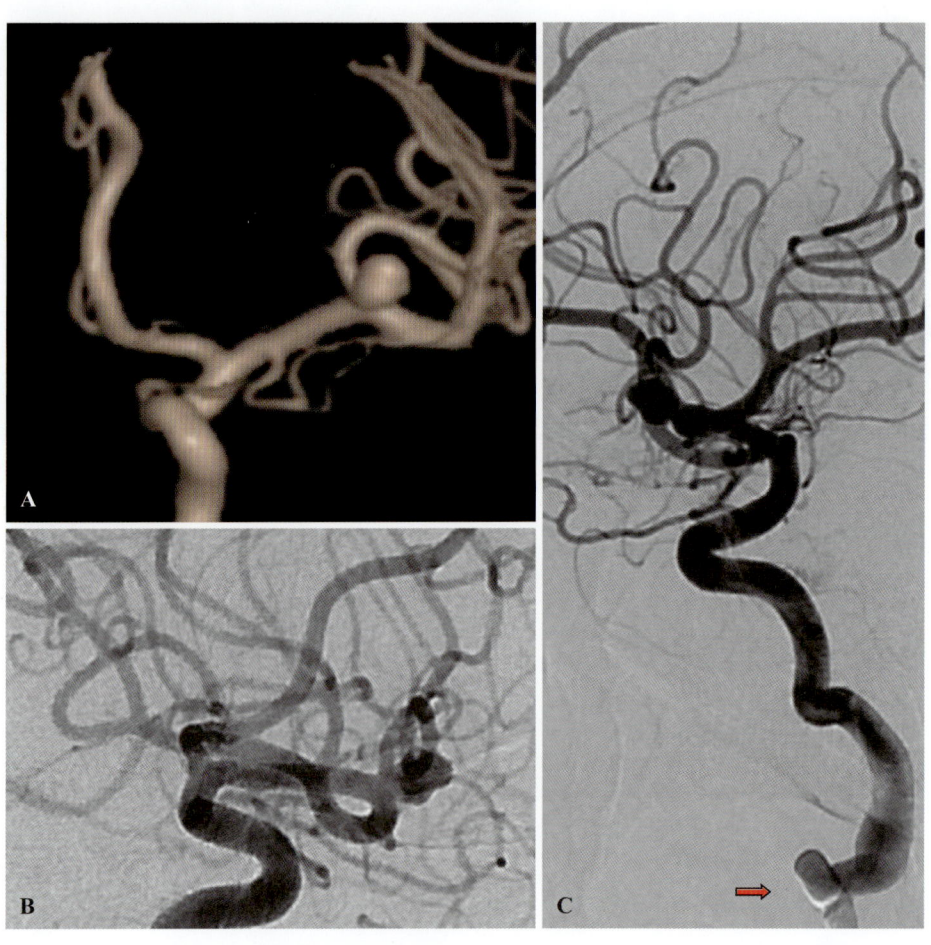

▲ 图 41-1 A. 3D DSA 影像提示左侧大脑中动脉动脉瘤；B. 该角度可清晰显示瘤颈；C. 红箭指示颈内动脉颈段中部存在一个急弯

病例 41 填圈过程中动脉瘤破裂：应对关键
Aneurysm Rupture During Coiling: Key Actions

【诊疗思路】

该患者颈内动脉颈段的中部有一个急弯（图 41-1C），导引导管置于急弯的近心端将导致微导管不易操控。

【治疗经过】

手术在全麻下进行。导引导管的头端置于颈内动脉颈段急弯处的下方。微导管超选入瘤腔后，行动脉瘤栓塞（图 41-2A）。填入第 3 枚弹簧圈时，微导管突然前冲，刺破瘤壁（图 41-2B）。DSA 上可见对比剂外渗至蛛网膜下腔。此时不能尝试将微导管撤回，并采用超软圈。将几个襻置入动脉瘤外的潜在蛛网膜下腔后，微导管缓慢后撤，然后将剩余襻填塞入瘤囊内。鱼精蛋白中和肝素，并用硫喷妥钠加深麻醉。甘露醇静脉快速滴注以降低颅压。破裂处在数分钟内得到控制，复查造影提示动脉瘤完全闭塞，无对

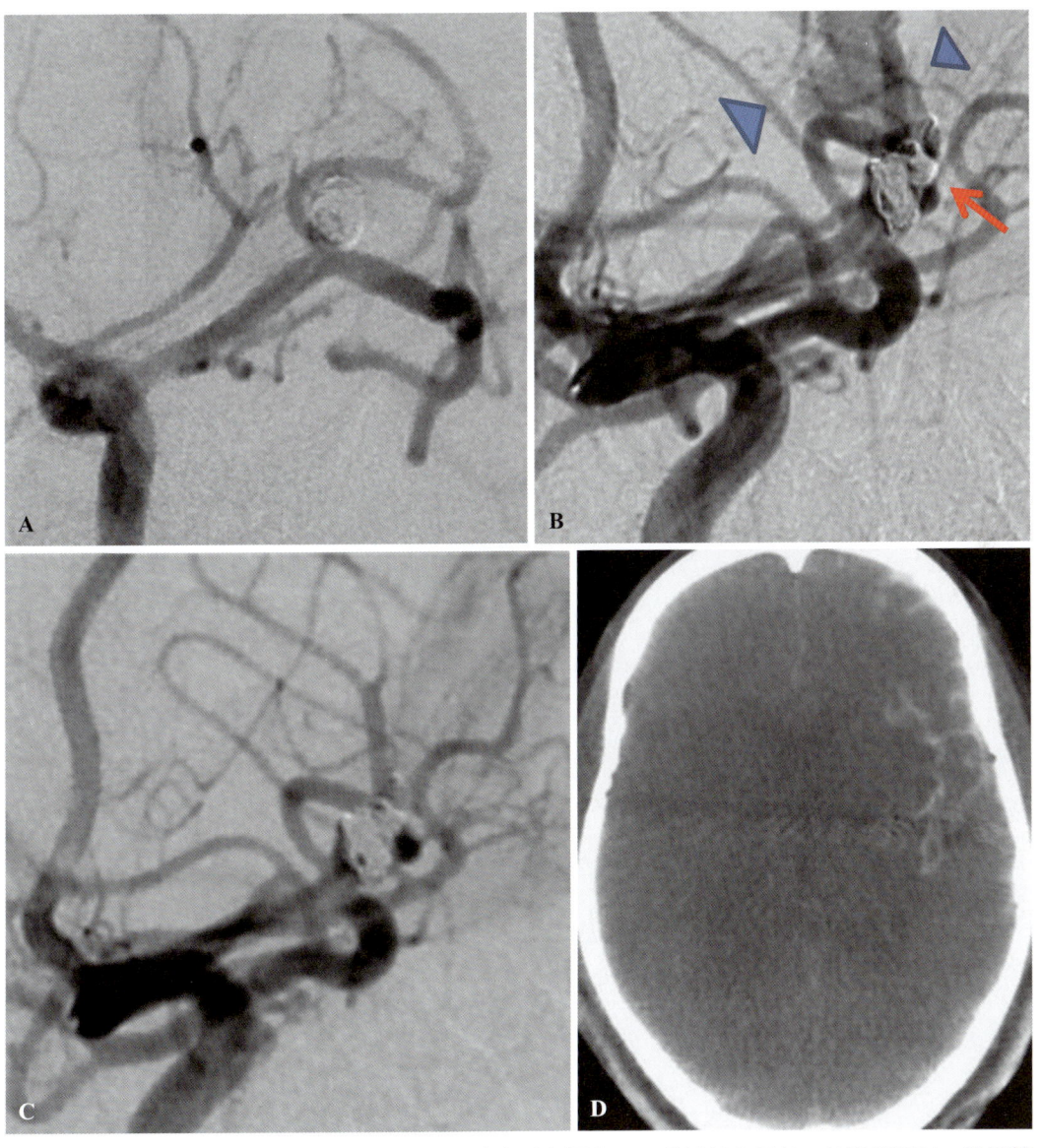

▲ 图 41-2 A. DSA 显示填入 3 枚弹簧圈后动脉瘤近全闭塞；B. 尝试填入另外 1 枚弹簧圈时，微导管头端突然前移伴有弹簧圈自瘤囊内突出（红箭），且有对比剂外渗（蓝箭头）；C. 继续填圈以封闭破口；D. 即刻 AngioCT 提示侧裂区新鲜出血及蛛网膜下腔染色

比剂外渗，且载瘤动脉通畅（图 41-2C）。即刻 AngioCT 可见蛛网膜下腔染色及左侧侧裂区出血（图 41-2D）。未见明显脑室扩张及大的血肿和中线移位。术后第 1 天患者拔除气管插管，无明显神经功能障碍。

【提示与技巧】

1. 对于路径迂曲的患者，应充分考虑到微导管可能产生的张力。这可能导致栓塞过程中微导管头端突然前向移动。微导管到位后应适度后撤松解近端襻，从而释放微导管的张力。该过程应在路径图下进行，防止微导管头端移位。

2. 对于体积小的动脉瘤，明确导管头端的位置至关重要。填入数枚弹簧圈后更难判断。微导管近端标志点可作为判断头端位置的参考，当微导管头端进入瘤囊后，通过近端标志点对其位置进行校正是非常有必要的。

3. 弹簧圈填塞过程中，新的或者空白路径图可帮助判断微导管头端位置。

4. 一般来说，有阻力时不应强行推送弹簧圈。不确定时应将微导管部分后撤以确保微导管不处于张力状态下。这可以保证弹簧圈推送过程中有阻力时，微导管头端可自行后退。

5. 填圈时动脉瘤破裂，此时不应回撤微导管，而应采用超软圈继续填塞，将数个襻置入动脉瘤外的潜在蛛网膜下腔。应尽快用数枚超软圈填塞动脉瘤，同时微导管置于破口处有助于止血。数据显示填塞数枚弹簧圈后基本上可控制破口，且患者术后一般状况良好。

6. 术中动脉瘤破裂，应立即通知麻醉医师，并用鱼精蛋白中和肝素。甘露醇静脉快速滴注以降低颅内压力。如果已放置脑室外引流，应将其开放引流脑脊液，降低颅压。

7. 应尽快完成 AngioCT 和常规 CT，评估出血量、脑室扩张程度或者血肿体积。手术指征具备时，应尽快行脑室外引流或者血肿清除术。

推荐阅读

[1] Doerfler A, Wanke I, Egelhof T, et al. Aneurysmal rupture during embolization with Guglielmi detachable coils: causes, management, and outcome. Am J Neuroradiol. 2001;22(10):1825–32.

[2] Ross IB, Dhillon GS. Complications of endovascular treatment of cerebral aneurysms. Surg Neurol. 2005;64(1):12–8. discussion 8–9

病例 42
填圈过程中动脉瘤破裂：球囊的应用
Aneurysm Rupture During Coiling: Use of Balloon

Vipul Gupta 著

【病例概述】

23岁的医学生，确诊为蛛网膜下腔出血（Hunt-Hess Ⅱ级，Fisher Ⅰ级）。DSA提示小的宽基底前交通动脉瘤，右侧主供血（图42-1A）。左侧大脑前动脉A_1段缺如，双侧A_2血流均来自于右侧A_1。

【诊疗思路】

1. 宽基底的小动脉瘤栓塞难度较大。
2. 由于本病例是一个小的破裂动脉瘤，栓塞术中再破裂风险较高。

【治疗经过】

手术在全麻下进行，计划采用球囊辅助技术。导引导管到位后，原计划将球囊导管超选入右侧大脑前动脉，因技术原因未成功，遂置于左侧大脑前动脉内。然后弹簧圈微导管（SL10, Stryker Neurovascular, CA, USA）超选入瘤囊内（图42-1B）。填入第3枚弹簧圈时有明显阻力，继续填圈过程中发现一个小的襻突出动脉瘤的边界（图42-1C）。高度怀疑动脉瘤术中再次破裂，因此球囊没有泄气，SL10微导管张力释放后继续填圈。同时鱼精蛋白中和肝素。5min后将球囊泄气，复查造影可见对比剂缓慢外渗到蛛网膜下腔（图42-1D），从一个非工作角度更加清晰。故而将球囊重新充气并再次填入1枚小的弹簧圈。复查造影证实瘤囊基本致密栓塞，无对比剂外渗（图42-1E）。即刻头部CT显示蛛网膜下腔少量出血和对比剂聚集，无占位效应或者脑积水（图42-1F）。术后第1天患者拔除气管插管，无明显神经功能缺损。

【提示与技巧】

1. 栓塞术中动脉瘤破裂，球囊可发挥意想不到的效果。立即将球囊充气可起到很好的止血效果。鱼精蛋白中和肝素的同时，采用小的软圈继续快速填塞动脉瘤。

2. 球囊充气需要维持一段时间（5～10min）便于血凝块的形成。可以利用这5～10min继续栓塞，且鱼精蛋白也可以充分发挥作用。如果球囊泄气后仍有出血，可将其再次充盈。

3. 少量缓慢对比剂外渗可被忽略，故应多角度仔细查看。

4. 如果采用上述球囊技术，且用数枚弹簧圈能完全止血，患者术后一般恢复良好。

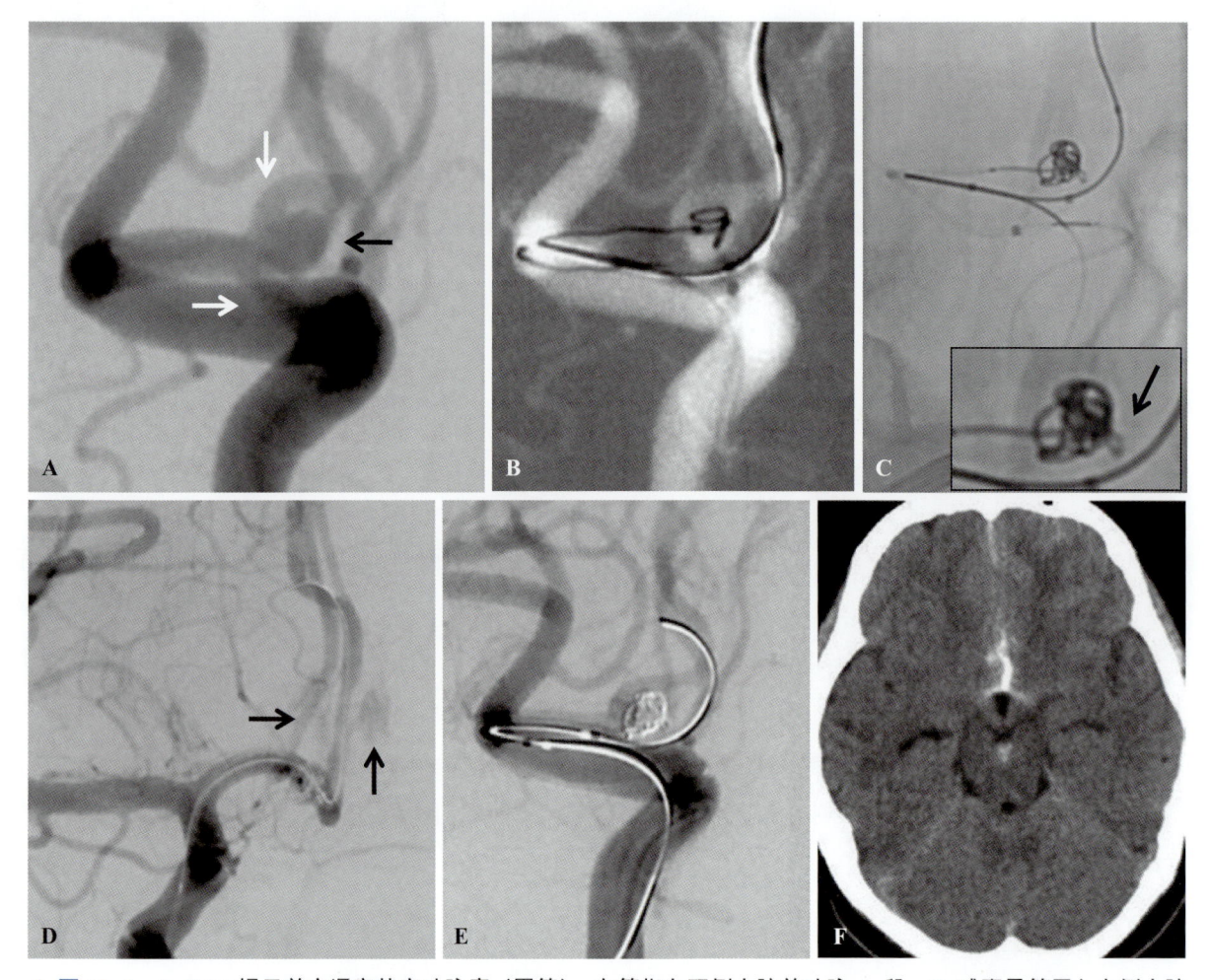

100 个有趣的神经介入病例：提示与技巧
100 Interesting Case Studies in Neurointervention: Tips and Tricks

▲ 图 42-1　**A.** DSA 提示前交通宽基底动脉瘤（黑箭），白箭指向双侧大脑前动脉 A_2 段；**B.** 球囊导管置入左侧大脑前动脉，采用球囊辅助技术进行栓塞；**C.** 栓塞过程中可见一小襻凸到动脉瘤外；**D.** DSA 显示蛛网膜下腔有对比剂外渗（箭）；**E.** 最后一次造影复查提示动脉瘤近全闭塞，载瘤动脉通畅；**F.** 栓塞术后 CT 可见蛛网膜少量出血及对比剂聚集

5. 球囊辅助栓塞时，若填圈阻力过高一定要引起高度重视。由于被充盈的球囊所限制，弹簧圈微导管不能自主回退，推送弹簧圈的力量将传导至瘤壁造成破裂出血。遇到此类情况应该将球囊泄气并重新调整弹簧圈微导管的位置。

6. 术中动脉瘤破裂情况下，我们通常术后第 1 天再考虑拔管，以利于血凝块更加牢靠。通常会复查头部 CT，明确有无进一步出血及脑积水。

推荐阅读

[1] Levy E, Koebbe CJ, Horowitz MB, et al. Rupture of intracranial aneurysms during endovascular coiling: management and outcomes. Neurosurgery. 2001;49: 807–11.

[2] Ross IB, Dhillon GS. Complications of endovascular treatment of cerebral aneurysms. Surg Neurol. 2005;64(1):12–8.

[3] Zheng Y, Liu Y, Leng B, Xu F, Tian Y. Periprocedural complications associated with endovascular treatment of intracranial aneurysms in 1764 cases. J Neurointerv Surg. 2016;8:152–7.

/ # 病例 43
球囊辅助栓塞过程中动脉瘤破裂
Coil Rupture During Balloon-Assisted Coiling

Vipul Gupta 著

【病例概述】

54 岁男性患者，突发剧烈头痛。头部 CT 提示蛛网膜下腔出血，Fisher Ⅲ级。入院时一般状况可（Hunt-Hess Ⅱ级）。DSA 影像证实前交通大型宽颈动脉瘤，双侧 A_2 自动脉瘤基底部发出（图 43-1A 和 B）。计划采用球囊辅助技术栓塞。

【诊疗思路】

致密栓塞动脉瘤的同时，保留双侧大脑前动脉的通畅。

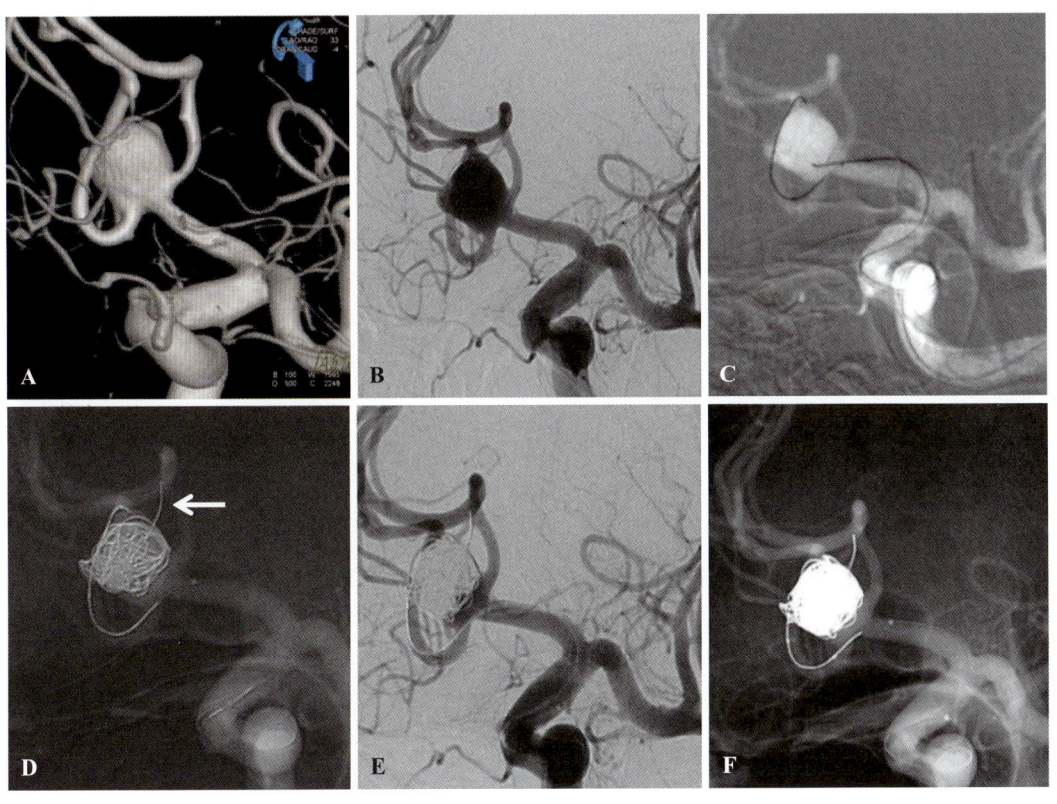

▲ 图 43-1 A 和 B. 3D 重建（A）和 DSA 图像（B）提示前交通宽基底动脉瘤；C. 路径图下可见球囊导管置于右侧大脑前动脉，弹簧圈微导管在瘤颈处；D. 显示弹簧圈头端（箭）突出动脉瘤边界外；E 和 F. 最终 DSA 提示动脉瘤致密栓塞

【治疗经过】

手术在全麻下进行。导引导管（Envoy，Boston Scientifc Corp，Fremont CA）超选至左侧颈内动脉。球囊导管（Eclipse，Balt Extrusion，Montmorency，France）置于右侧大脑前动脉内（图 43-1A 和 B）。微导丝（Transend，Stryker Neurovascular，CA，USA）导引下，将弹簧圈微导管（Excelsior SL10，Stryker Neurovascular，CA，USA）超选入瘤囊内。球囊充气后填圈，术中可见弹簧圈头端刺破动脉瘤壁突入蛛网膜下腔（图 43-1D）。高度怀疑动脉瘤破裂，保持球囊处于充盈状态，快速将 3 枚弹簧圈填入瘤内。与此同时，麻醉医师快速静推鱼精蛋白中和肝素。球囊放气后复查造影（图 43-1D），显示无明显对比剂外渗。继续填圈直至动脉瘤完全致密栓塞（图 43-1E 和 F）。栓塞术后 CT 未见明显新鲜血肿。术后患者即刻拔除气管插管，无神经功能障碍。

【提示与技巧】

1. 填圈过程中一旦发现弹簧圈头端或襻突出动脉瘤的边界，应高度怀疑动脉瘤破裂，此时不应将球囊放气，而是立刻用更多的圈继续填塞可能的破裂位置。

2. 笔者会保持球囊处于充盈状态 8～10min，当瘤囊致密栓塞且肝素完全中和后再将其放气。

推荐阅读

[1] Levy E, Koebbe CJ, Horowitz MB, et al. Rupture of intracranial aneurysms during endovascular coiling: management and outcomes. Neurosurgery. 2001;49:807–11.

[2] Ross IB, Dhillon GS. Complications of endovascular treatment of cerebral aneurysms. Surg Neurol. 2005;64(1):12–8.

[3] Zheng Y, Liu Y, Leng B, Xu F, Tian Y. Periprocedural complications associated with endovascular treatment of intracranial aneurysms in 1764 cases. J Neurointerv Surg. 2016;8:152–7.

病例 44
具有血流导向作用的编织支架释放后动脉瘤破裂
Aneurysm Rupture After Flow Diversion with a Braided Stent

Vipul Gupta 著

【病例概述】

52岁女性患者，头痛伴四肢无力。体检发现上肢肌力3⁺级，下肢肌力5级，且步态不稳。MRI提示脑干腹侧巨大动脉瘤，占位效应明显（图44-1A）。DSA证实巨大基底动脉主干动脉瘤，累及中下段（图44-1B）。计划采用Leo支架套叠的方式起到血流导向装置的作用。

【诊疗思路】

1. 动脉瘤累及基底动脉主干较长，需要使用多支架重叠或者单一长支架。
2. 注意完全覆盖动脉瘤两端。
3. 需警惕血流导向后的动脉瘤破裂风险。

【治疗经过】

手术在全麻下进行。6F长鞘（Flexor Check-Flo Introducer，Raabe Modifcation，Cook）放置于右侧锁骨下动脉，然后将5F远端通路导管（DAC，Stryker）超选至右侧椎动脉V₄段。微导管（Echelon 10，Medtronic）在瘤内成襻通过动脉瘤，然后将球囊导管（Scepter XC，Microvention）交换上去（图44-1C）。球囊充盈起到锚定作用，后撤将之前的襻拉直，再将支架释放导管（Vasco，Balt）交换通过动脉瘤。4.5mm×75mm的Leo支架（图44-1D）自右侧大脑后动脉释放至右侧椎动脉（图44-1E）。支架释放后复查造影证实局部血流动力学改变明显，瘤囊内可见明显对比剂滞留。虽然最初手术计划是多支架套叠，但是由于已经有明显血流动力学改变，故终止手术。术后Angio-CT未见明显异常，2天后顺利出院，无神经功能改变。术后1周，患者出现头痛、头晕症状，无神经系统体征。MRI（图44-2A和B）和MRA提示动脉瘤几乎完全血栓化，仅后部少许残留。脑实质信号无新发改变。给予该患者静脉注射类固醇，但是2天后患者还是因大量蛛网膜下腔出血（图44-2C和D）死亡。

【提示与技巧】

1. 巨大后循环动脉瘤预后往往很差。施行血流导向术是一个治疗选择。可以置入血流导向装置，或者使用单一/重叠Leo支架，如本病例所示。过度血流导向会导致瘤内血栓快速形成，应尽量避免，因此我们仅使用1枚Leo支架覆盖动脉瘤全长。

2. 如本病例所示，通过此类动脉瘤比较困难，可使用球囊成襻技术。我们首先用普通微导

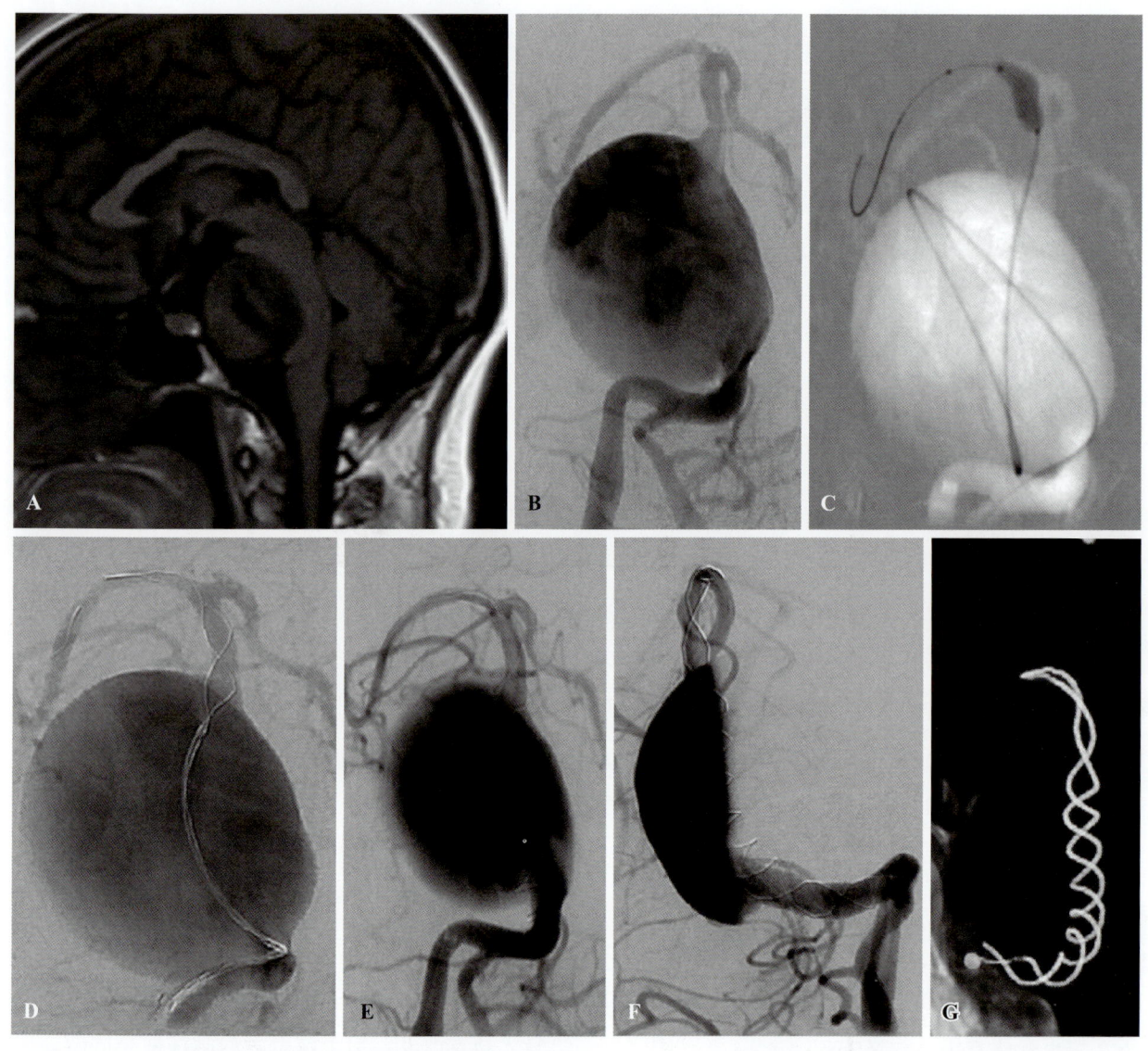

▲ 图 44-1　A. 磁共振 T_1 序列提示基底动脉动脉瘤，并压迫脑干；B. DSA 图像证实巨大基底动脉主干梭形动脉瘤；C. 路径图下采用球囊成襻技术通过动脉瘤，然后，球囊充盈锚定后拉直，并交换支架导管通过动脉瘤；D. 支架释放；E 和 F. 支架释放后局部血流动力学改变，瘤囊内有对比剂滞留；G. 术后 Angio-CT 的支架影像

管瘤内成襻通过动脉瘤，然后将球囊微导管交换到达动脉瘤远端。球囊充盈锚定后，后撤球囊微导管将之前的襻拉直。最后将支架释放导管交换通过动脉瘤。

3. 血流导向装置置入术后动脉瘤破裂并不少见。理论之一是瘤内血栓形成激活炎症级联反应及蛋白酶水平上调，从而导致动脉瘤壁溶解破裂。本病例中，我们观察到单一 Leo 支架释放后，瘤内即发生明显对比剂滞留。尽管单一支架，也发生了血栓的快速形成和动脉瘤破裂。为避免此类情况，可维持肝素化数周以防止早期大量血栓形成。或者填入数枚弹簧圈行部分栓塞，减少血栓负荷。本病例也使用了静脉和口服制剂的类固醇。依笔者所见，建议血流导向装置置入前行动脉瘤部分栓塞，但是此举会造成或者加重后循环动脉瘤的占位效应，而且术后较长时间肝素化可能是更优的选择。

病例 44　具有血流导向作用的编织支架释放后动脉瘤破裂
Aneurysm Rupture After Flow Diversion with a Braided Stent

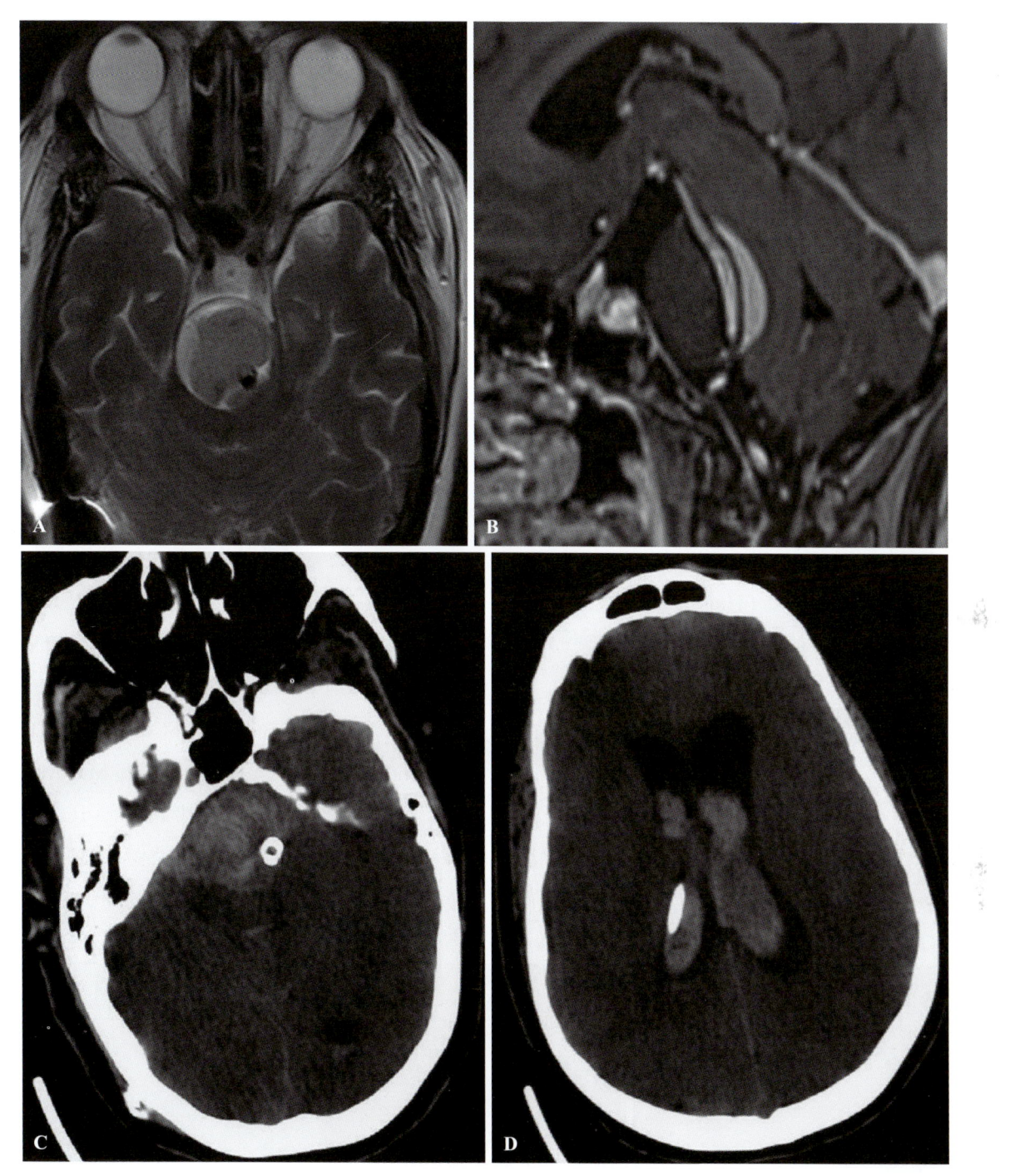

▲ 图 44-2　A. 支架术后 8 天复查头部 MRI，提示动脉瘤内明显血栓化；B. 增强 MRI 证实瘤体大部分已血栓化；C 和 D. 3 天后的非增强头部 CT 见脑室及蛛网膜下腔血肿

推荐阅读

[1] Fox B, Humphries WE, Doss VT, et al. Rupture of giant vertebrobasilar aneurysm following flow diversion: mechanical stretch as a potential mechanism for early aneurysm rupture. J Neurointerv Surg. 2015; 7(11):e37.

[2] Kulcsár Z, Houdart E, Bonafé A, et al. Intra-aneurysmal thrombosis as a possible cause of delayed aneurysm rupture after flow-diversion treatment. Am J Neuroradiol. 2011;32:20.

病例 45
弹簧圈脱出：球囊复位技术
Prolapse of Coil Loop: Balloon-Repositioning Technique

Vipul Gupta 著

【病例概述】

42岁女性患者蛛网膜下腔出血（Fisher Ⅲ级）。患者临床症状较为轻微（Hunt-Hess Ⅱ级）。DSA影像显示指向前方的前交通动脉瘤。瘤颈较宽，左侧大脑前动脉 A_2 段自动脉瘤基底部发出（图45-1A 和 B）。

【诊疗思路】

致密栓塞动脉瘤的同时保持双侧大脑前动脉的通畅。

【治疗经过】

对于此类宽颈动脉瘤，球囊辅助技术是最合理的方案。手术在全麻下进行。导引导管（0.070 DAC，Concentric Medical，Inc. Mountain View，CA）置入颈内动脉岩骨段。路径图下，微导丝（Synchro®-14，BOSTON SCIENTIFIC CORP，Fremont CA）引导球囊（Sceptre XC，Microvention，Inc.）超选至左侧大脑前动脉（图45-1C）。然后常规进行动脉瘤栓塞（图45-2A）。解脱最后一枚弹簧圈时，最后一个襻脱出至载瘤动脉（图

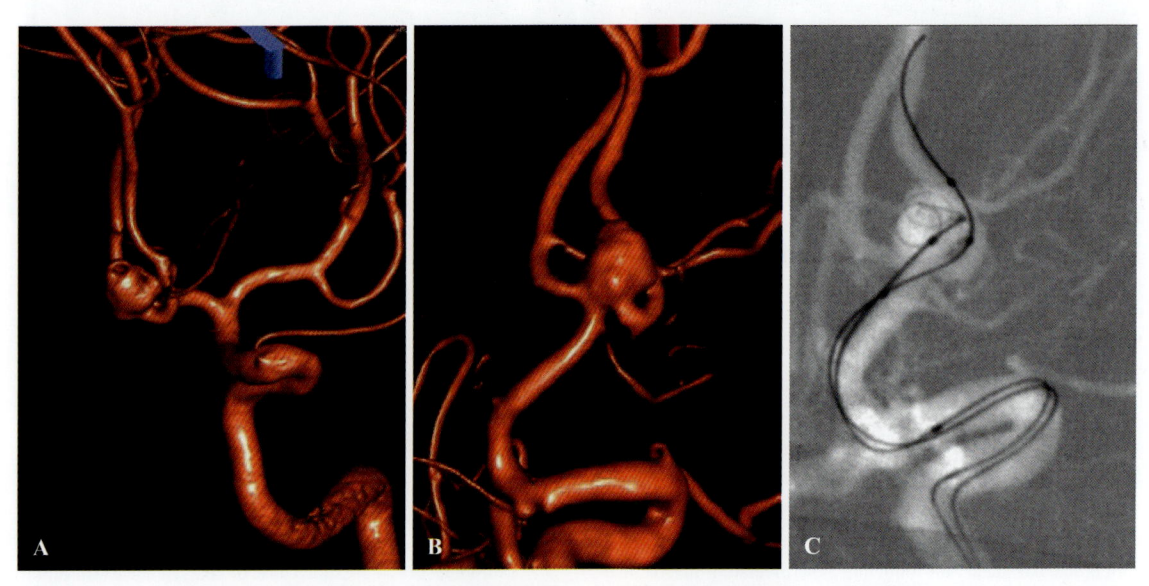

▲ 图45-1 **A 和 B.** DSA 影像提示宽颈前交通动脉瘤；**C.** 工作角度的路径图，可见球囊位于左侧大脑前动脉，弹簧圈微导管位于瘤囊内

140

病例 45　弹簧圈脱出：球囊复位技术
Prolapse of Coil Loop: Balloon-Repositioning Technique

45-2B、C 和 F），可能会造成载瘤动脉内血栓形成，影响其通畅度。静脉给予负荷剂量的普通肝素（1500U），并每半小时间隔给药，维持活化凝血时间超过 300s。将球囊充盈（较栓塞时充盈程度略大）以重新复位弹簧圈。球囊充盈数分钟后放气，可见原先脱出的襻复位至动脉瘤内，不再脱出。最终 DSA 复查证实载瘤动脉内无弹簧圈脱出。

【提示与技巧】

1. 弹簧圈解脱后会发生襻的脱出，尤其是最后一个襻没有和原先的弹簧圈缠绕在一起或被推送杆部分锚定在微导管内。

2. 弹簧圈襻脱出后，我们推荐给予静脉肝素化，维持活化凝血酶时间在 300～350s。应间断性重复给药，并密切监测凝血功能。

3. 如果球囊到位，可尝试充盈球囊复位脱出的弹簧圈。我们推荐稍微过度充盈球囊从而使脱出的襻与原有弹簧圈缠绕在一起。

4. 如果脱出的弹簧圈襻无法复位，我们倾向于尽早开始抗血小板治疗。

5. 当弹簧圈难以重新固定，最后一招就是释放一枚支架将其固定在原位。

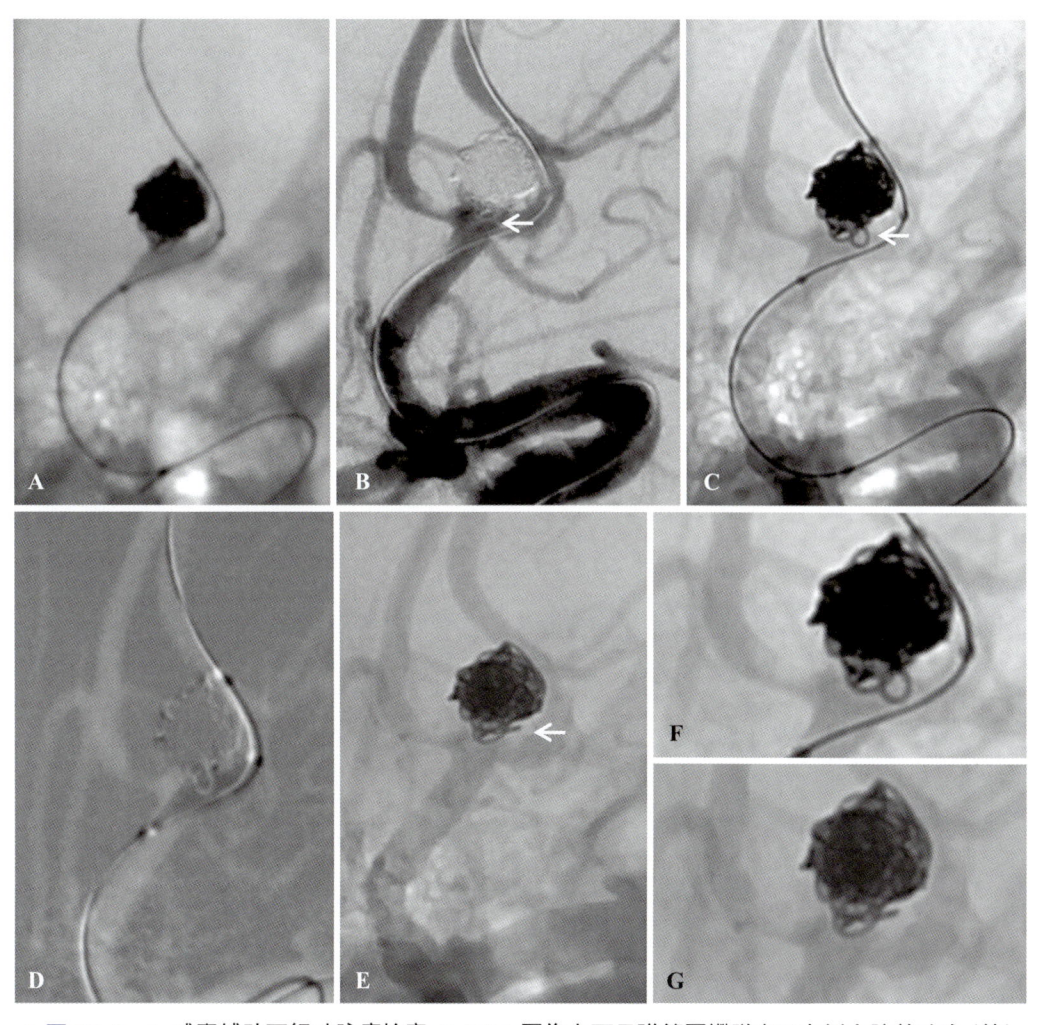

▲ 图 45-2　**A.** 球囊辅助下行动脉瘤栓塞；**B.** DSA 图像上可见弹簧圈襻脱出至左侧大脑前动脉（箭）；**C 和 F.** 蒙片进一步显示脱出的弹簧圈（箭）；**D.** 重新做路径图，充盈球囊将脱出的襻复位；**E 和 G.** 球囊放气后复查造影，证实之前脱出的弹簧圈锚定在动脉瘤内，载瘤动脉通畅

推荐阅读

[1] Ding D, Liu KC. Management strategies for intraprocedural coil migration during endovascular treatment of intracranial aneurysms. J Neurointerv Surg. 2014;6(6):428–31.

[2] Fiorella D, Woo HH. How I treat: balloon assisted treatment of intracranial aneurysms: the conglomerate coil mass technique. J Neurointerv Surg. 2009;1(2):121–31.

[3] Ladner TR, He L, Davis BJ, Froehler MT, Mocco J. Simultaneous stent expansion/balloon deflation technique to salvage failed balloon remodeling. J Neurointerv Surg. 2016;8:e15.

[4] Suju K, Martin JB, Jean B, et al. Rescue balloon procedure for an emergency situation during coil embolization for cerebral aneurysms: technical note. J Neurosurg. 2002;96:373–6.

[5] Yoo E, Kim DJ, Kim DI, Lee JW, Suh SH. Bailout stent deployment during coil embolization of intracranial aneurysms. Am J Neuroradiol. 2009;30(5):1028–34.

病例 46
弹簧圈脱出：球囊复位和弹簧圈固定技术
Coil Prolapse: Balloon-Repositioning and Coil Fixation Technique

Vipul Gupta 著

【病例概述】

34岁男性蛛网膜下腔出血患者（Hunt-Hess Ⅱ级，Fisher Ⅲ级），责任动脉瘤为基底动脉顶端宽颈动脉瘤（图46-1A和B）。虽然双侧大脑后动脉均受累，但动脉瘤更多地偏向右侧。计划将球囊置于右侧大脑后动脉，行球囊辅助动脉瘤栓塞术。

【诊疗思路】

1. 弹簧圈致密栓塞大型宽颈动脉瘤。
2. 保留双侧大脑后动脉通畅。

【治疗经过】

手术在全麻下进行。6F导引导管（Chaperon, Microvention, Tustin, California, USA）置于左侧椎动脉。根据术者经验，建议手术开始前予以普通肝素3000U静脉注射，此后每小时追加2000U，维持活化凝血时间在基线值2倍以上。路径图下，微导丝（Traxcess, Microvention, Tustin, California, USA）导引球囊导管（Scepter Balloon, Microvention, Tustin, California, USA）超选至右侧PCA。然后弹簧圈微导管（Echelon-10, ev3 Inc., Irvine, California, USA）超选入动脉瘤内（图46-1C）。将球囊充盈，并保持在适量过度充气的状态，以尽可能多地覆盖瘤颈，然后行动脉瘤栓塞。填入3枚弹簧圈后，DSA示部分弹簧圈襻脱出至左侧PCA起始部（图46-1D）。静脉途径快速追加肝素防止血栓形成，并决定将球囊放气后自右侧PCA转移至左侧PCA复位脱出的襻。上述过程在新路径图下进行，便于监测导丝导引和球囊转移过程中弹簧圈有无进一步的移位（图46-2A）。球囊到位后将其充盈，可见脱出的弹簧圈襻在球囊推挤下复位至瘤内，在路径图上留下了白色的影像（图46-2B）。然后球囊充盈状态下继续填入数枚弹簧圈，和原先脱出的弹簧圈缠绕在一起将其固定，以防止球囊放气后再次发生类似情况。上述技术证实是有效的，最终的造影复查证实动脉瘤致密栓塞，且双侧大脑后动脉通畅。

【提示与技巧】

1. 脱出的弹簧圈襻可通过球囊推挤复位至动脉瘤内。
2. 对于分叉部动脉瘤，球囊可重新放置于弹簧圈脱出的血管内。上述过程务必谨慎，避免发生弹簧圈进一步的脱出及由于操作微导丝和球囊导管产生新的移位。我们觉得此种情况下新

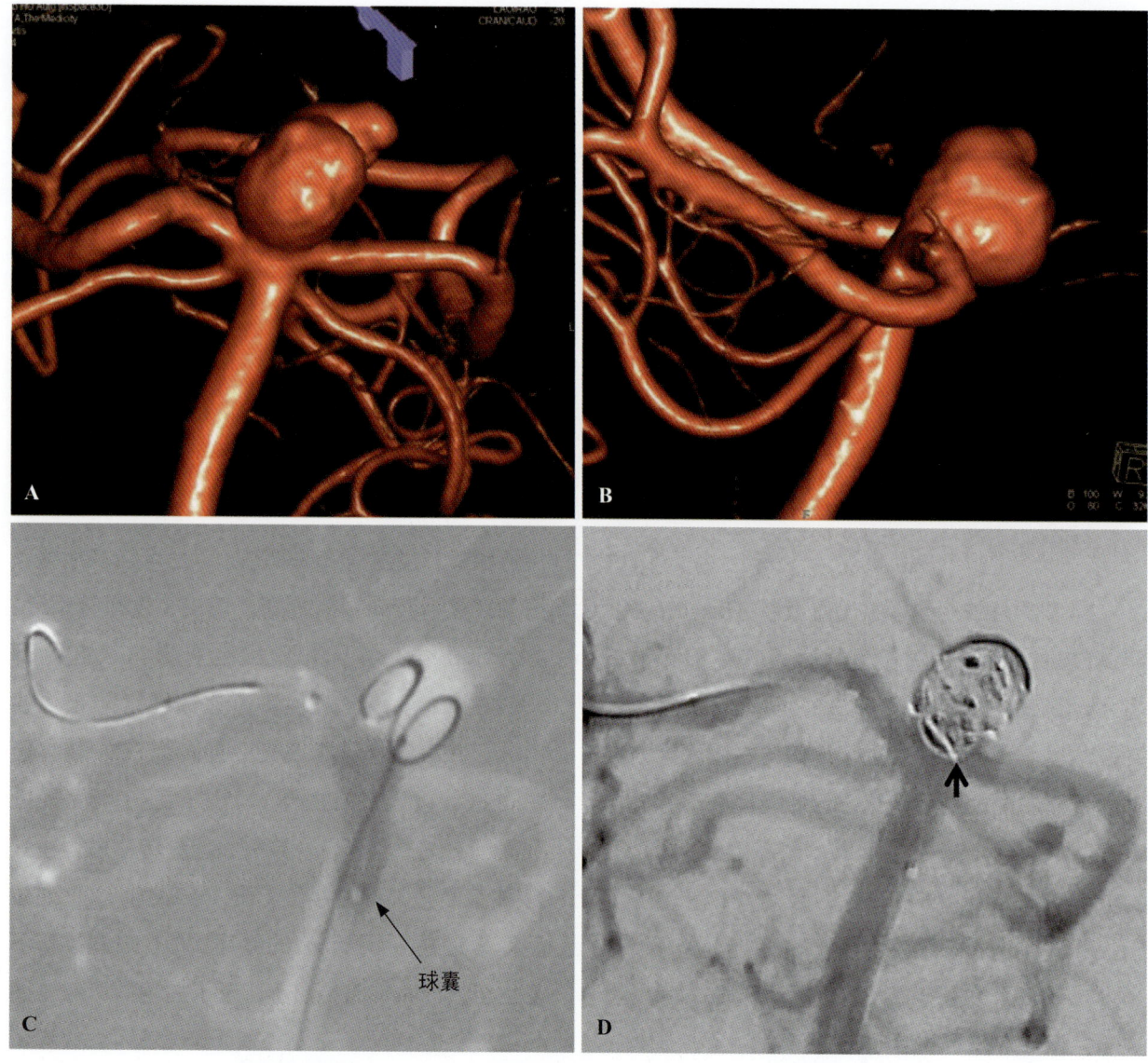

▲ 图 46-1　A 和 B. 3D 重建影像提示基底动脉顶端宽颈动脉瘤，累及双侧 PCA 起始部，偏右侧；C. 路径图下，将球囊适量过度充盈，尽可能地覆盖动脉瘤颈；D. 填入第 3 枚弹簧圈后，复查 DSA 提示部分襻突入左侧 PCA 起始部

的路径图很有帮助，可及时观察脱出襻的任意位移。

3. 即便弹簧圈被推挤回动脉瘤，球囊放气后仍然可能发生新的移位。可尝试在球囊充盈的前提下继续填入数枚弹簧圈，和逃逸的襻缠绕在一起，起固定作用。

4. 弹簧圈脱出后，建议立即静脉追加肝素维持 ACT 在较高水平，避免血栓事件的发生。

5. 对于此类动脉瘤，还可以在左侧 PCA 再放置一根球囊导管，即"双球囊技术"，来进行栓塞。

病例 46 弹簧圈脱出：球囊复位和弹簧圈固定技术
Coil Prolapse: Balloon-Repositioning and Coil Fixation Technique

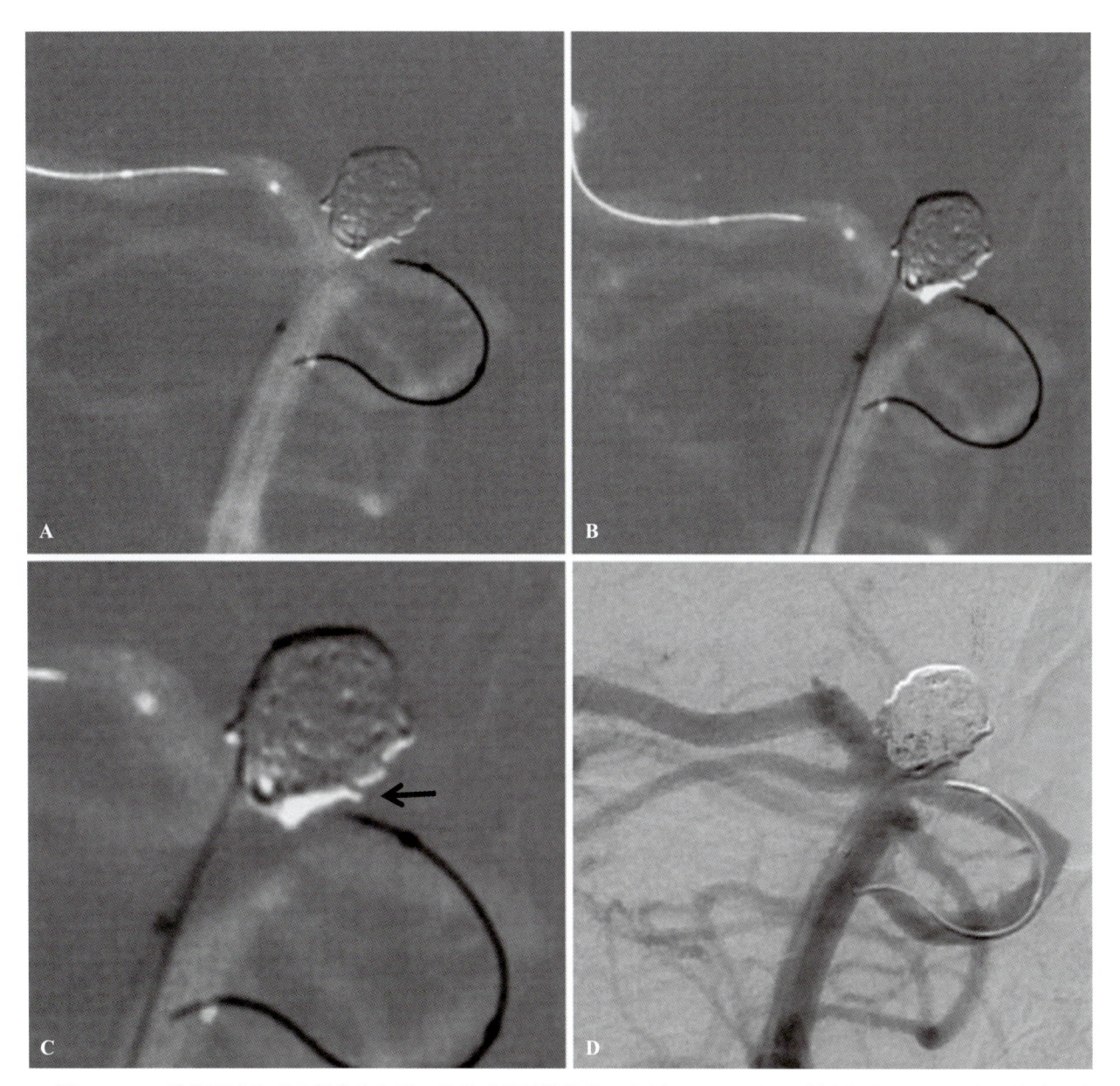

▲ 图 46-2　A. 弹簧圈逃逸后重新做路径图，并将球囊导管转移至左侧 PCA；B 和 C. 新路径图下，可见充盈的球囊将突出的弹簧圈推挤回动脉瘤内，留下白色的影像；D. 最终的 DSA 影像证实动脉瘤致密栓塞，双侧 PCA 保持通畅

推荐阅读

[1] Ding D, Liu KC. Management strategies for intraprocedural coil migration during endovascular treatment of intracranial aneurysms. J Neurointerv Surg. 2014;6(6):428–31.

[2] Eddleman CS, Welch BG, Vance AZ, et al. Endovascular coils: properties, technical complications and salvage techniques. J Neurointerv Surg. 2013;5(2):104–9.

[3] Fiorella D, Woo HH. How I treat: balloon assisted treatment of intracranial aneurysms: the conglomerate coil mass technique. J Neurointerv Surg. 2009;1(2): 121–31.

[4] Zheng Y, Liu Y, Leng B, Xu F, Tian Y. Periprocedural complications associated with endovascular treatment of intracranial aneurysms in 1764 cases. J Neurointerv Surg. 2016;8:152–7.

145

病例 47
弹簧圈脱出：紧急置入支架
Coil Prolapse: Emergency Stent Placement

Vipul Gupta 著

【病例概述】

58岁女性蛛网膜下腔出血患者（Hunt-Hess Ⅱ级，Fisher Ⅲ级）。脑血管造影证实前交通动脉瘤，供血来自于左侧颈内动脉（图47-1A）。计划行血管内介入栓塞。

【诊疗思路】

1. 致密栓塞小型动脉瘤。
2. 栓塞过程中弹簧圈脱出，评估治疗策略和实施情况。

【治疗经过】

计划采用球囊或支架辅助栓塞技术。手术在全麻下进行，6F导引导管（Neuron，6F，Penumbra, Inc. CA）置于左侧ICA。路径图下，微导丝（Traxcess, Microvention, Tustin, California, USA）导引弹簧圈微导管（Echelon 10, ev3 Inc., Irvine, California, USA）超选至动脉瘤基底部。将1枚弹簧圈（2mm×2cm，Cosmos）填入瘤内并顺利解脱（图47-1B）。后续填塞过程中，突然发生弹簧圈的移位，部分襻脱出到左侧大脑前动脉的A$_2$段（图47-1C）。突入载

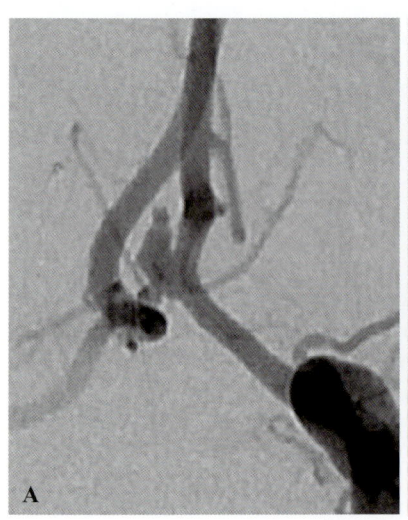

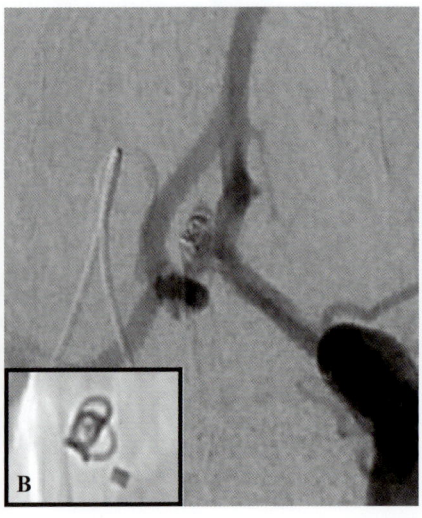

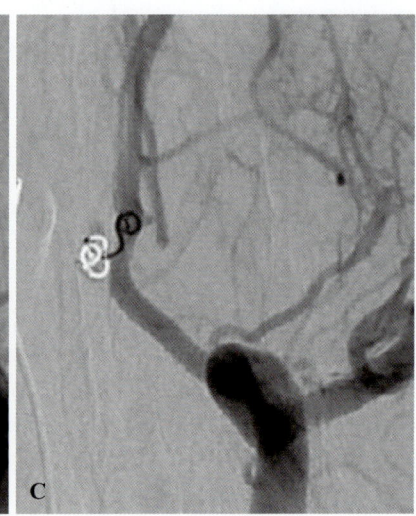

▲ 图47-1 A. DSA提示前交通动脉瘤，供血来源于左侧ICA；B. 第一枚弹簧圈释放后的影像（插图内为弹簧圈影）；C. 弹簧圈解脱后复查造影发现部分襻逃逸至载瘤动脉

146

病例 47 弹簧圈脱出：紧急置入支架
Coil Prolapse: Emergency Stent Placement

瘤动脉的这部分弹簧圈可自由活动，因而担心其进一步脱出。故决定释放一枚可回收支架，Solitaire（4mm×20mm），将脱出的弹簧圈固定。将支架导管（Prowler Select Plus, Codman & Sheurtleff, Inc., Raynham, Massachusetts）超选跨过脱出的襻（图47-2A 和 B）。操控微导丝时应注意，避免造成弹簧圈进一步移位（图47-2A）。但是由于血流冲击的原因，仍然可见脱出的襻向远端进一步漂移（图47-2）。部分释放支架将漂移的襻固定（图47-2C），同时静脉推注普通肝素将ACT升高至300s。弹簧圈微导管调整至瘤颈处，继续填入 1 枚 2mm×2cm 的弹簧圈。弹簧圈解脱后，立即鼻饲抗血小板药物（阿司匹林 150mg，替格瑞洛 180mg）。再填入 1 枚超软圈（1mm×2cm），动脉瘤基本达到近全闭塞（图47-3A）。支架完全释放后撤出弹簧圈微导管。栓塞间隙复查造影显示载瘤动脉内血栓形成（图47-3B），动脉内注射阿昔单抗

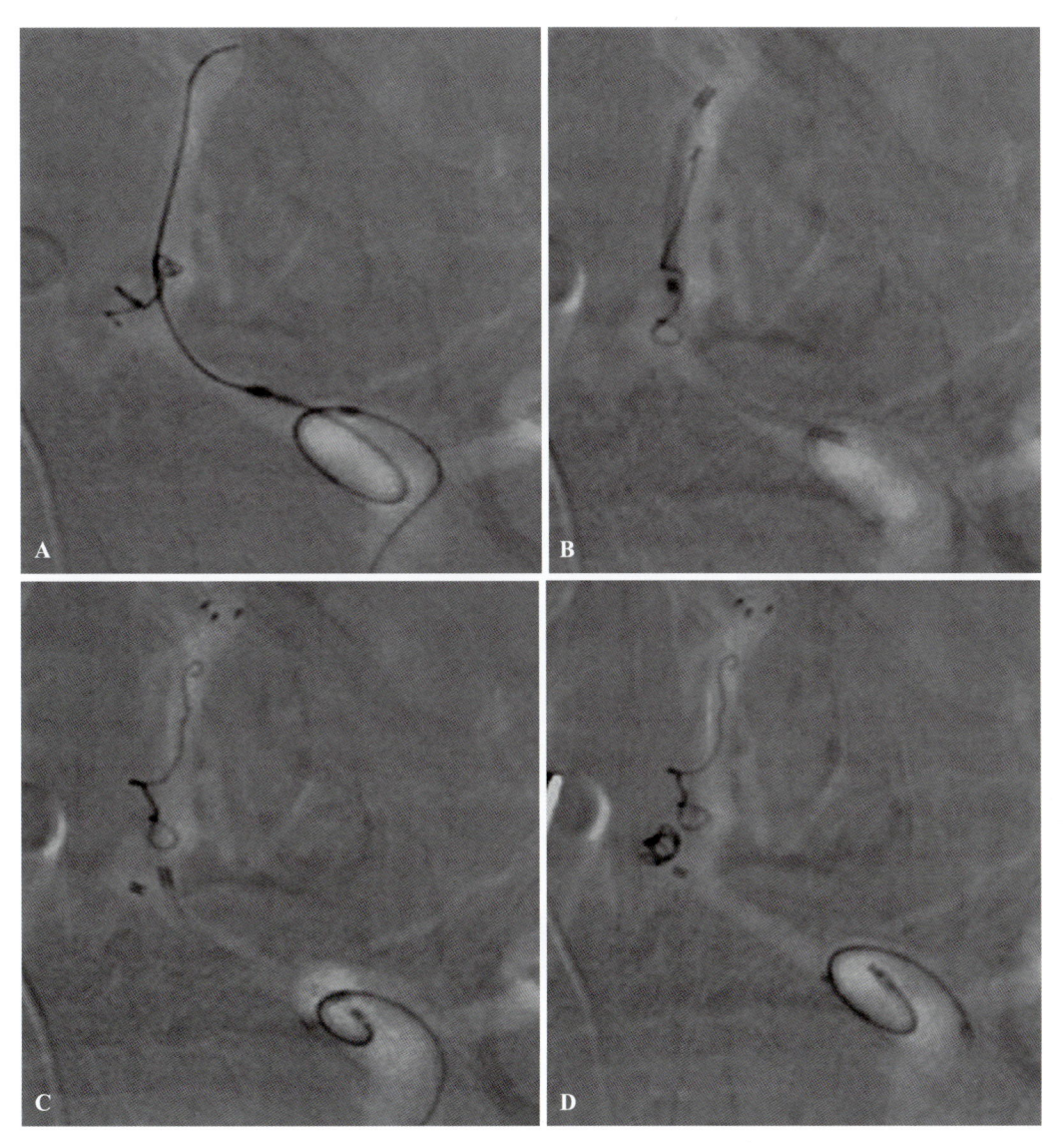

▲ 图 47-2 路径图下置入支架，并继续填塞
A. 微导丝小心翼翼跨过逃逸的弹簧圈；B. 支架导管跨过逃逸的弹簧圈。与 A 相比，弹簧圈进一步向远端移位；C. 部分释放支架以固定逃逸的弹簧圈，然后弹簧圈微导管重新超选至动脉瘤内；D. 继续填圈并将支架完全释放

147

（10mg，注射时间 10min 以上）将血栓基本完全清除（图 47-3C）。最终造影证实载瘤动脉通畅，动脉瘤致密栓塞。AngioCT 未见新鲜出血，患者术后恢复良好。

【提示与技巧】

弹簧圈解脱后脱出可通过数种方式予以解决。

1. 轻微脱出仅需给予抗凝和抗血小板药物。但是如本病例所示的明显脱出，必须将弹簧圈取出或者用支架将其固定在血管壁上。

2. 最初我们部分释放支架，以便于更好地操控弹簧圈导管。动脉瘤致密栓塞后方将支架完全释放。动脉瘤栓塞后即刻给予抗血小板药物（替格瑞洛较氯吡格雷起效快，故而更为推荐）。

3. 另外一种备选方案是用 Solitaire 支架将逃逸的弹簧圈取出，但是采用这种方式可能导致远端弹簧圈的移位。因此安全起见，还是用支架将弹簧圈固定于血管壁上。

4. 支架释放后需观察 30min，确认是否有血栓形成。动脉注射 GP Ⅱb/Ⅲa 抑制药，如阿昔单抗，可有效溶解血栓。

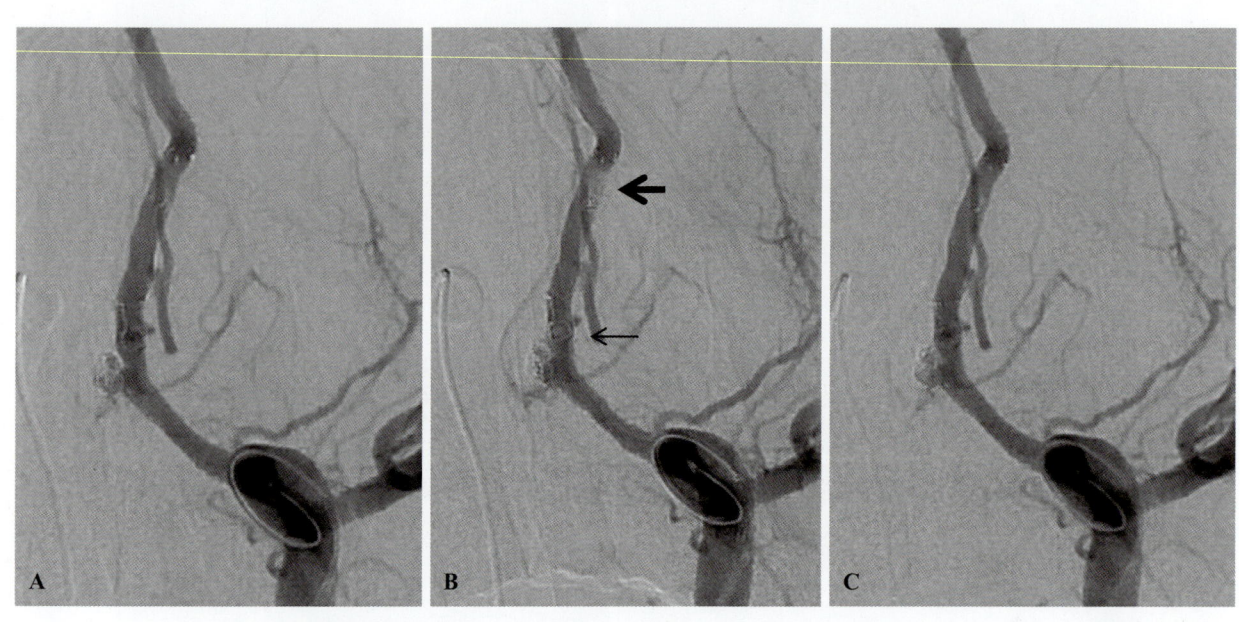

▲ 图 47-3 **A.** 填入第二枚弹簧圈后复查造影，见动脉瘤近全闭塞；**B.** 可见支架远端血栓形成（粗箭）和逃逸的弹簧圈（细箭）；**C.** 动脉注射阿昔单抗后复查造影，见血栓基本完全溶解

推荐阅读

[1] Linfante I, Etezadi V, Andreone V, et al. Intra-arterial abciximab for the treatment of thrombus formation during coil embolization of intracranial aneurysms. J Neurointerv Surg. 2010;2(2):135–8.

[2] Yoo E, Kim DJ, Kim DI, Lee JW, Suh SH. Bailout stent deployment during coil embolization of intracranial aneurysms. Am J Neuroradiol. 2009;30(5):1028–34.

病例 48
动脉瘤栓塞过程中弹簧圈逃逸的处理：使用 Snare 捕捉器回收
Coil Migration During Coiling: Retrieval by Snare

Vipul Gupta 著

【病例概述】

48 岁女性患者，既往 11 年前有蛛网膜下腔出血伴右侧颞叶内侧血肿病史。当时未查明原因。现在因为右侧后交通动脉瘤破裂再次出血（图 48-1）。动脉瘤囊呈分叶状，拟行弹簧圈栓塞治疗。

【诊疗思路】

1. 动脉瘤呈分叶状，可能需要超选各分叶进行栓塞。

2. 如果弹簧圈填塞过程中发生逃逸，考虑进行处理的方法。

【治疗经过】

手术在全身麻醉下进行，没有使用球囊或支架辅助，部分栓塞较大分叶后，微导管重新塑形置入小分叶内。在动脉瘤囊内置入一个小的（2mm×2cm Orbit，Codman neurovascular）弹簧圈（图 48-1）。然而，当弹簧圈解脱时，它从动脉瘤中逃逸至大脑中动脉分叉处（图 48-1C）。快速静推肝素使活化凝血时间超过 300s。我们决定使用 2mm Snare 捕捉器（ev3 Inc., Irvine, California, USA）取回弹簧圈。因此，需要将输送支架的微导管（Prowler 21，Codman Neurovascular）小心地越过弹簧圈。然而，这一操作导致弹簧圈进一步逃逸到 M_2 段（图 48-1D）。因此，更加小心地引导导管通过，一旦穿过弹簧圈（图 48-1E），就展开 Snare 将弹簧圈取出。最后的血管造影显示动脉通畅（图 48-1F），并且计划以后再进行支架辅助弹簧圈栓塞治疗。

【提示与技巧】

1. 弹簧圈逃逸是一种常见的并发症，介入导管室应随时准备捕捉器。

2. 弹簧圈逐渐逃逸到较小的远端血管是常见的，当导丝或导管穿过脱出的弹簧圈时应该小心。

3. 取回弹簧圈可能需要尝试多次。一个重要的技巧是把导管穿过弹簧圈，输送捕捉器，然后回撤系统与弹簧圈接触，捕捉器的环收紧以抓住弹簧圈。

4. 应立即给予肝素以防止血栓形成。如果发现血栓形成，可能需要使用 GP Ⅱb/Ⅲa 抑制药等药物。

5. 球囊或支架辅助弹簧圈栓塞可以避免此并发症。

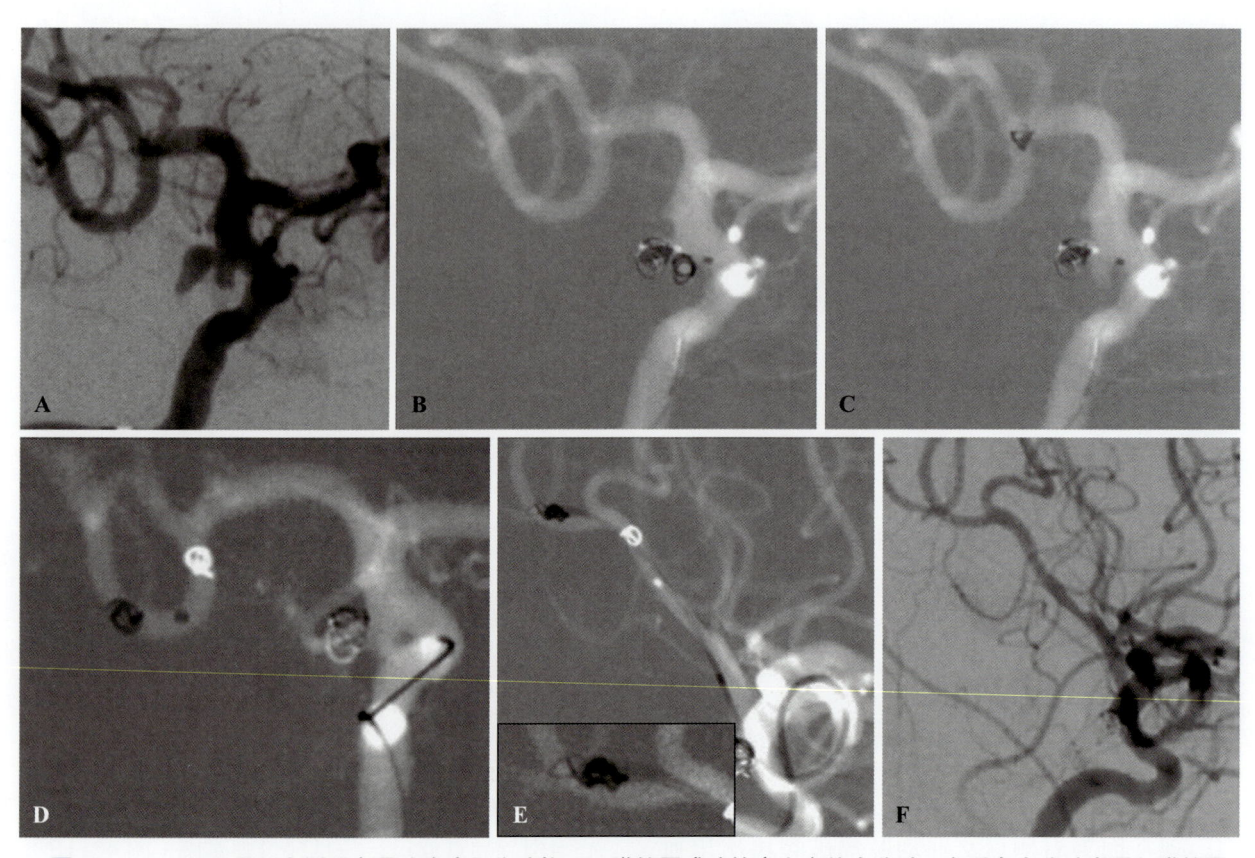

▲ 图 48-1 A. DSA 显示右侧后交通动脉瘤呈分叶状；B. 弹簧圈成功栓塞上方的大分叶，之后在小分叶中置入弹簧圈；C. 解脱后不久，弹簧圈逃逸至大脑中动脉；D. 在试图将支架微导管通过弹簧圈的过程中，观察到弹簧圈进一步逃逸；E. 最后，捕捉器越过弹簧圈展开；F. 最终血管造影显示动脉通畅

推荐阅读

[1] Ding D, Liu KC. Management strategies for intraprocedural coil migration during endovascular treatment of intracranial aneurysms. J Neurointerv Surg. 2014;6(6):428–31.

[2] Eddleman CS, Welch BG, Vance AZ, et al. Endovascular coils: properties, technical complications and salvage techniques. J Neurointerv Surg. 2013;5(2):104–9.

病例 49
动脉瘤栓塞过程中血栓形成：肝素化方案
Thrombus Formation During Coiling: Heparinization Protocol

Vipul Gupta 著

【病例概述】

54岁男性患者，蛛网膜下腔出血（Hunt-Hess Ⅱ级，Fisher Ⅳ级）。DSA的3D血管成像显示椎-基底动脉交界处动脉瘤伴有开窗（图49-1A和B）。患者计划在全麻下行弹簧圈栓塞。

【诊疗思路】

弹簧圈栓塞此类动脉瘤时，必须小心保护开窗旁的两支动脉通畅。将球囊或支架置入其中一支血管可能无法完全覆盖瘤颈。与较大的血管相比，这样的小动脉更容易在弹簧圈-动脉交界处形成血栓。

【治疗经过】

患者全身麻醉下，在双臂手术室进行弹簧圈栓塞。栓塞时选择可同时观察到开窗旁两支动脉的工作角度（图49-1）。活化凝血时间基线值为136s。在手术开始时给予3000U肝素，而后每小时给予2000U。导引导管内滴注使用肝素化生理盐水（每升生理盐水含1000U肝素）。手术过程中，在开窗的一支动脉内出现了小而模糊的充盈缺损，提示有血栓形成（图49-1C）。立即给予1500U肝素。复测ACT为290s，遂再追加1000U肝素。在此期间继续填塞弹簧圈。再次造影显示血栓缓慢溶解（图49-1D），开窗旁的两支动脉均未见弹簧圈脱出或血栓形成（图49-1E和F）。患者醒后未见异常，并给予低分子肝素（Inj. Clexane 0.4ml，每天2次）持续2天。

【提示与技巧】

1. 不同单位使用的肝素化方案不同。我们在手术开始时给予3000U肝素，而后每小时给予2000~2500U。

2. 及早发现充盈缺损后可以使用积极的措施来防止血栓进一步的进展及预防临床并发症。

3. 如果在栓塞过程中有血栓形成，应立即给予肝素，使得ACT提高到基线值的2~2.5倍。如果基线ACT未测，则给予肝素使ACT提高至300~350s。

4. 如果早期处理，大多数情况下血栓不再进展，许多情况下血栓会溶解。如果不能溶解，可以给予其他药物，如GP Ⅱb/Ⅲa抑制药。

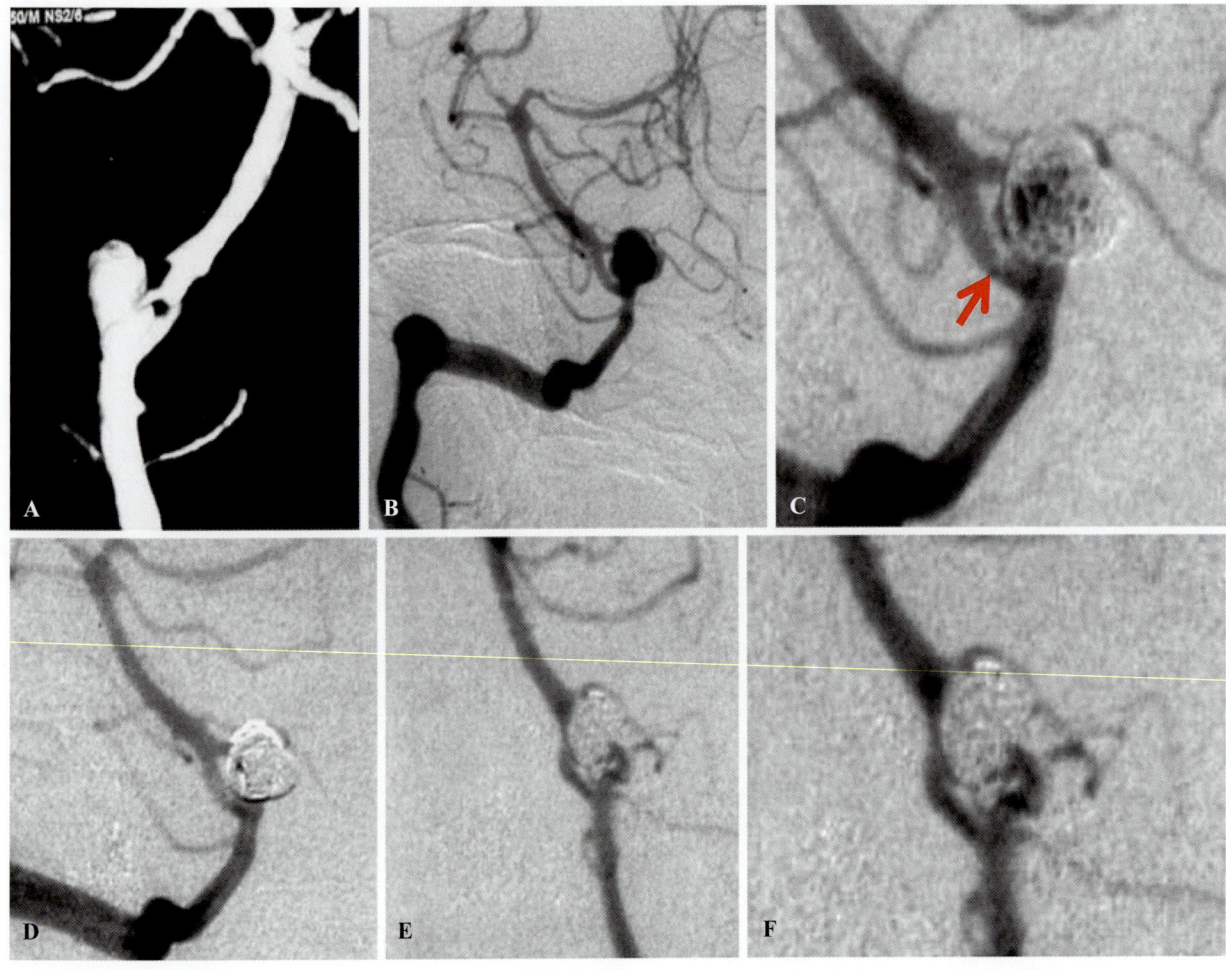

100 个有趣的神经介入病例：提示与技巧
100 Interesting Case Studies in Neurointervention: Tips and Tricks

▲ 图 49-1　A. 3D 血管造影图像显示椎-基底动脉瘤合并开窗；B. DSA 图像显示相同；C. 填塞少量弹簧圈后，DSA 显示在开窗旁的一支血管上出现不规则、模糊的充盈缺损，表明血栓形成（箭）；D. 追加肝素后，血栓部分溶解；E 和 F. 最终血管造影显示动脉瘤完全闭塞，同时保留了开窗两侧的血管，血栓完全溶解

推荐阅读

[1] Debrun GM, Viñuela FV, Fox AJ. Aspirin and systemic heparinization in diagnostic and interventional neuroradiology. Am J Roentgenol. 1982;139:139–42.

[2] Derdeyn CP, Cross DT 3rd, Moran CJ, Brown GW, Pilgram TK, Diringer MN, et al. Postprocedure ischemic events after treatment of intracranial aneurysms with Guglielmi detachable coils. J Neurosurg. 2002;96:837–43.

[3] Park HK, Horowitz M, Jungreis C, et al. Periprocedural morbidity and mortality associated with endovascular treatment of intracranial aneurysms. Am J Neuroradiol. 2005;26(3):506–14.

病例 50
球囊辅助栓塞后迟发性血栓形成
Delayed Thromboembolism After Balloon-Assisted Coiling

Vipul Gupta 著

【病例概述】

44 岁女性患者，蛛网膜下腔出血（Hunt-Hess Ⅱ级，Fisher Ⅰ级）。MRA（未展示）和 DSA（图 50-1A）显示左侧颈内动脉眼段有两个动脉瘤。眼动脉起源于近端动脉瘤基底部。球囊辅助弹簧圈栓塞被认为是最合适的治疗策略。

【诊疗思路】

1. 考虑到动脉瘤出血的不确定性，有必要同时治疗两个动脉瘤。
2. 治疗近端动脉瘤时保留眼动脉起始处。

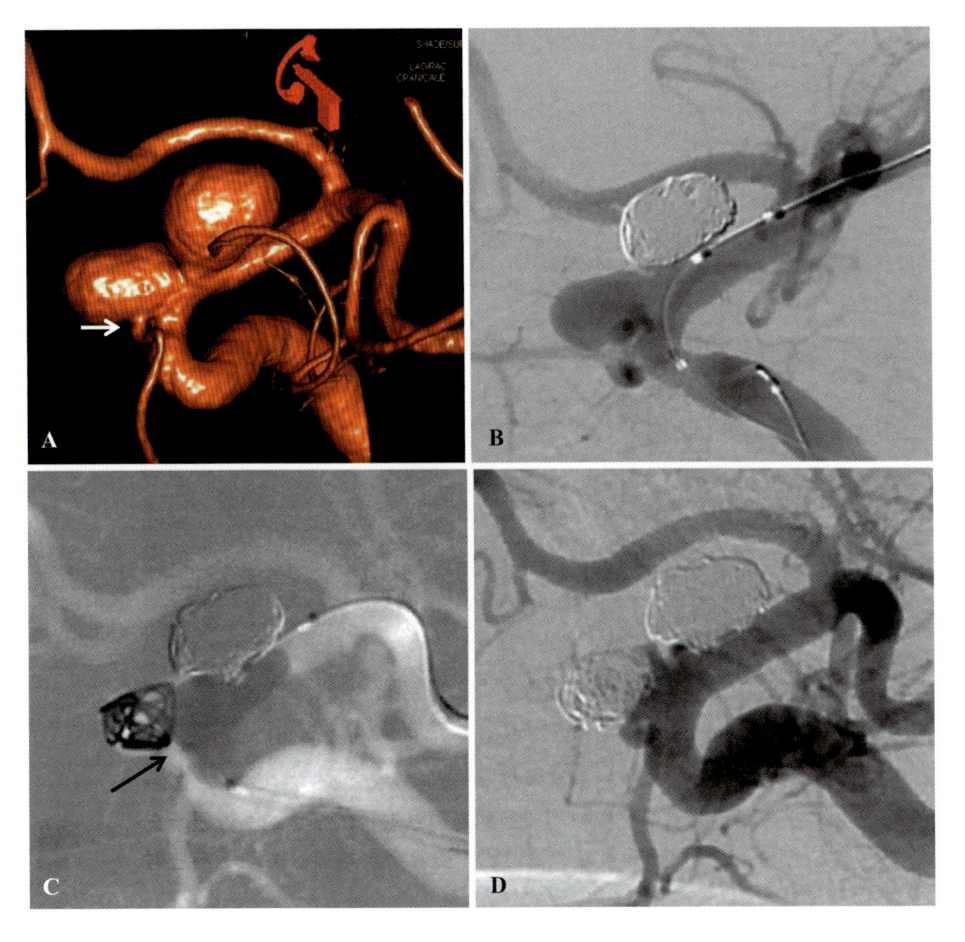

◀ 图 50-1　A. 三维重建图像显示左侧 ICA 眼段有两个动脉瘤，眼动脉起源于近端动脉瘤基底部（箭）；B. 远端动脉瘤球囊辅助弹簧圈栓塞术；C. 近端动脉瘤栓塞过程中的路径图显示，过度充气的球囊嵌入动脉瘤基底部，以保留眼动脉（箭）；D. 栓塞后血管造影显示近端动脉瘤几乎完全闭塞，保留了瘤颈部以保护眼动脉

【治疗经过】

手术在全身麻醉下进行，在手术开始时给予负荷量肝素（动脉内 3000U）。随后每间隔 1 小时静脉追加肝素（1000～2000U），使活化凝血时间保持在基线水平的 2～2.5 倍。置入导引导管后，在动脉瘤颈处球囊导管到位（Eclipse，Balt Extrusion，Montmorency，France）。先进行远端动脉瘤的栓塞，其次是近端动脉瘤。术中两个动脉瘤栓塞过程都较为顺利（图 50-1B 至 D）。在栓塞近端动脉瘤的过程中，球囊过度充气使其凸入到动脉瘤囊的基底部（图 50-1C），从而使动脉瘤基底部发出的眼动脉得以保留。栓塞过程中未观察到任何血栓形成或弹簧圈脱出的迹象。根据我们的手术经验，栓塞结束 10min 后再次行血管造影，结果显示位于远端动脉瘤基底部有部分充盈缺损（图 50-2A 和 B）。考虑血栓形成，给予额外剂量的肝素使 ACT 升高到 300s 以上。然而，再次造影观察到血栓负荷逐渐增加（图 50-2C）。因此，我们通过导引导管动脉内注射阿昔单抗（10mg），注射时间持续 8min 以上。再次造影可见血栓明显溶解，血管壁残留少量附着血栓（图 50-2D）。术后患者在临床状况良好的情况下拔管。在接下来的 48h 给予低分子肝素钠（0.4ml，每天 2 次），后续每天 150mg 阿司匹林维持 6 周。

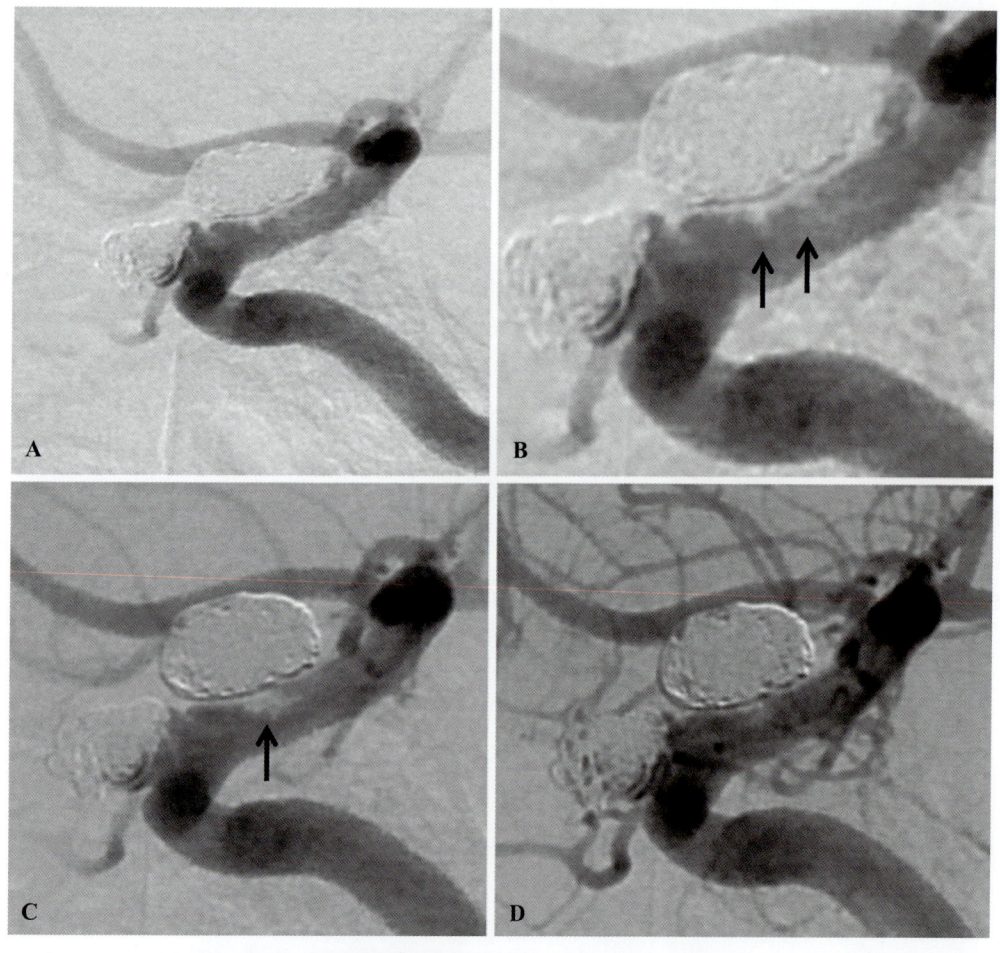

▲ 图 50-2　A. 术后 10min 血管造影显示弹簧圈周围有不规则的充盈缺损；B. 放大的图像显示充盈缺损提示血栓形成（箭）；C. 给予肝素后 5min 重复血管造影，血栓明显增加；D. 动脉内注射阿昔单抗后血管造影显示血栓明显溶解

病例 50　球囊辅助栓塞后迟发性血栓形成
Delayed Thromboembolism After Balloon-Assisted Coiling

【提示与技巧】

1. 迟发性血栓形成并不少见，可以发生在顺利栓塞之后。因此，术者倾向于在手术结束后 10～15min 再做一次血管造影。

2. 我们应该仔细观察血管造影中小的充盈缺损或血管的不规则边缘，因为这可能提示早期血栓形成。

3. 对于小血栓，我们的做法是额外肝素静脉注射，并将 ACT 提高到 300～350s。

4. 如果发现血栓逐渐增大，则给予 GP Ⅱb/Ⅲa 抑制药，我们更倾向于动脉内注射 8～10min。

5. 如上所述，球囊的过度充气及嵌入可以保护动脉瘤基底部的正常分支。我们倾向于在 ICA 内使用更大的球囊，而不是与血管直径相符合球囊，这样可以使球囊稍微凸入到动脉瘤颈内。

推荐阅读

[1] Brinjikji W, McDonald JS, Kallmes DF, Cloft HJ. Rescue treatment of thromboembolic complications during endovascular treatment of cerebral aneurysms. Stroke. 2013;44(5):1343–7.

[2] Layton KF, Cloft HJ, Gray LA, Lewis DA, Kallmes DF. Balloon-assisted coiling of intracranial aneurysms: evaluation of local thrombus formation and symptomatic thromboembolic complications. Am J Neuroradiol. 2007;28(6):1172–5.

[3] Linfante I, Etezadi V, Andreone V, et al. Intra-arterial abciximab for the treatment of thrombus formation during coil embolization of intracranial aneurysms. J Neurointerv Surg. 2010;2(2):135–8.

病例 51
动脉瘤栓塞过程中的空气栓塞
Air Embolism During Coiling Procedure

Vipul Gupta 著

【病例概述】

48 岁男性蛛网膜下腔出血患者（图 51-1A），临床状况良好。DSA 和 3D 血管造影显示右侧椎动脉夹层动脉瘤（图 51-1B 和 C）。左侧椎动脉也是夹层，近全闭塞（未展示）。该病例计划支架辅助弹簧圈栓塞。

【诊疗思路】

栓塞过程中空气栓塞。

【治疗经过】

全麻后，在右侧椎动脉置入导引导管（Envoy 6F，Codman Neurovascular）。血管造影显示动脉瘤中有一个新出现的圆形充盈缺损（图 51-2A），在囊内旋转，提示有空气栓子。患者经气管插管给予纯氧，FiO_2 升高至 100%，重复血管造影显示气泡逐渐缩小，充盈缺损最终完全消失（图 51-2B、C、E 至 G）。仔细观察滴注管，没有发现任何空气，推测是在对比剂注射过程中通过注

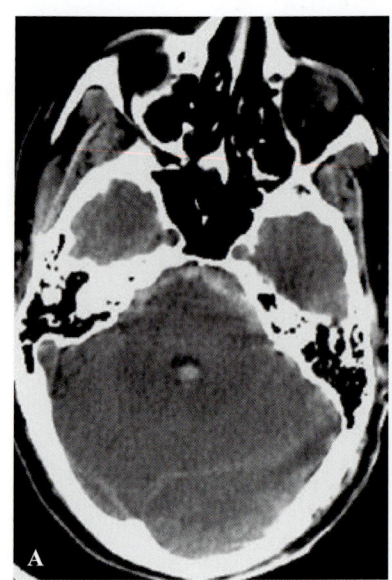

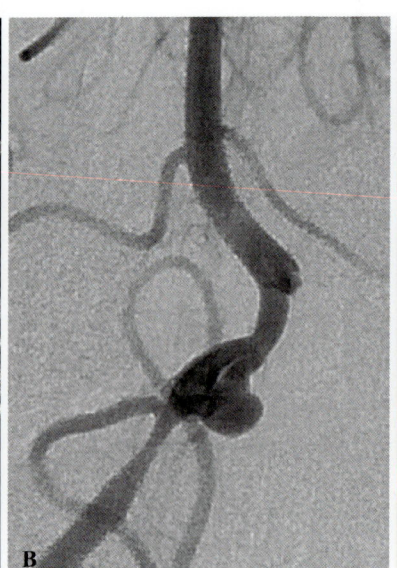

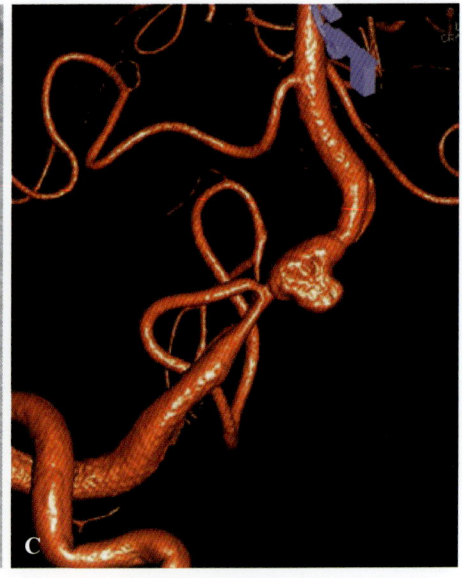

▲ 图 51-1　A. 非增强 CT 显示蛛网膜下腔出血和第四脑室出血；B 和 C. DSA 和 3D 血管造影显示右侧椎动脉 V_4 段梭状 - 囊状动脉瘤，可能是夹层动脉瘤。我们还可以观察到一个线性充盈缺损，很可能是掀起的内膜瓣

病例 51 动脉瘤栓塞过程中的空气栓塞
Air Embolism During Coiling Procedure

射器进入的。DSA 显示所有血管通畅。支架辅助弹簧圈栓塞术进行顺利，患者在临床状况良好的情况下拔管（图 51-2D）。

【提示与技巧】

1. 应采取一切预防措施防止空气栓塞，包括使用螺口注射器，在注射过程中保持注射器竖立，仔细清理滴注管内的空气，并对压力袋进行排气。

2. 空气栓塞可能发生，但在大多数情况下，非常小的气泡不会导致严重的并发症。

3. 在小的非闭塞性空气栓塞（像该病例这样）的情况下，可以给予纯氧（100%）稀释空气栓子中的氮气，促进空气吸收。这一操作通常会使气泡溶解。

4. 如遇严重闭塞性空气栓塞，应立即抽吸，升高血压，增加肝素化水平，并给予抗癫痫药物。

5. 在大血管闭塞病例中，可采用远端抽吸技术。

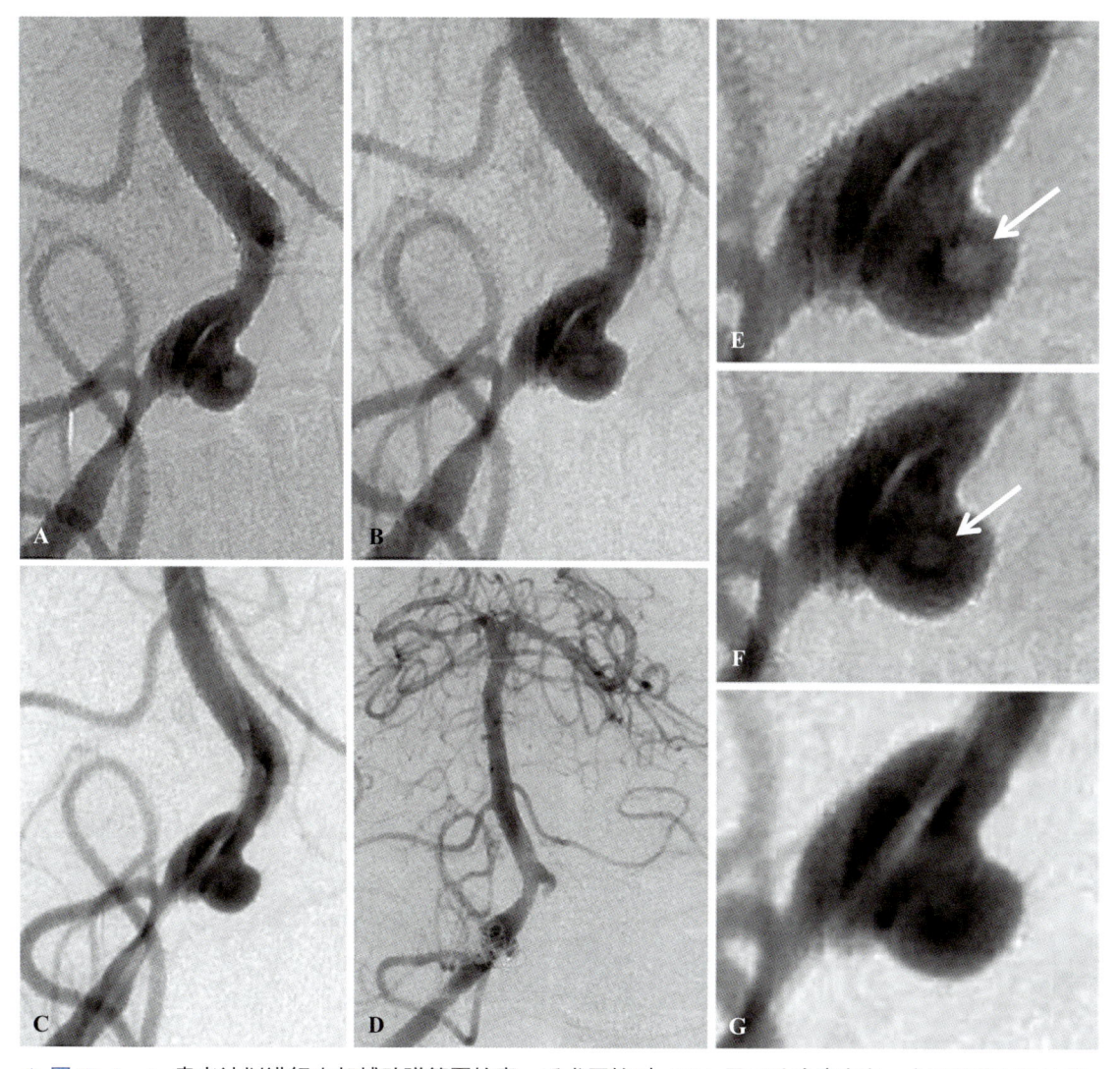

▲ 图 51-2　A. 患者计划进行支架辅助弹簧圈栓塞，手术开始时，DSA 显示动脉瘤内有一个圆形的充盈缺损，它在动脉瘤内旋转，提示空气栓子；B. 给予纯氧，重复血管造影显示气泡减小（注意与先前图像相比位置不同）；C. 观察到气泡完全溶解（支架微导管到位）；D. 栓塞后血管造影显示动脉瘤闭塞，载瘤动脉通畅。E、F 和 G 分别为 A、B 和 C 的放大图

157

推荐阅读

[1] Belton PJ, Nanda A, Alqadri SL, Khakh GS, Chandrasekaran PN, Newey C, Humphries WE. Paradoxical cerebral air embolism causing large vessel occlusion treated with endovascular aspiration. J Neurointerv Surg. 2017;9(4):e10.

[2] Tan LA, Keigher KM, Lopes DK. Symptomatic cerebral air embolism during stent-assisted coiling of an unruptured middle cerebral artery aneurysm: intraoperative diagnosis and management of a rare complication. J Cerebrovasc Endovasc Neurosurg. 2014;16:93.

病例 52
弹簧圈回收：支架辅助回收技术
Coil Retrieval: Stent-Assisted Retrieval Techniques

Rajsrinivas Parthasarathy　　Vipul Gupta　著

【病例概述 1】

对 1 例 45 岁男性患者的右侧大脑中动脉分叉部动脉瘤进行了球囊辅助弹簧圈栓塞治疗。在解脱第 3 枚弹簧圈之后，置入第 4 枚弹簧圈（图 52-1）。然而，在输送中出现了阻力，弹簧圈既不能从微导管的头端推出，也不能回撤。因此，微导管不得不被撤回。在这个过程中，注意到前一个弹簧圈尾端黏在微导管的头端。因此，微导管与粘在微导管头端的第 3 枚弹簧圈一起被撤到引导导管内。

【诊疗思路】

1. 在取出微导管时弹簧圈脱落在载瘤动脉中的风险。

2. 弹簧圈逃逸到载瘤动脉中的回收方法。

【治疗经过】

球囊固定技术（图 52-2）：最初采用的是球囊固定技术，将带有弹簧圈的微导管撤回导引导管的远端。此后，将球囊（4mm×10mm，Stryker Neurovascular，USA）回撤，使部分球囊位于导引导管内，并充盈以固定弹簧圈在导引导管口（图 52-2A）。然后，将导引导管与球囊和弹簧圈一起回撤（图 52-2B）。然而，由于对弹簧圈的固定不够充分，弹簧圈逃逸到载瘤动脉内（图 52-2C）。

支架辅助回收（图 52-3 至图 52-6）："打

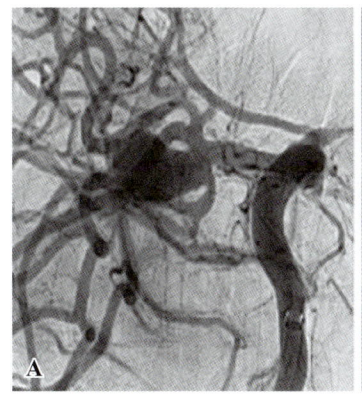

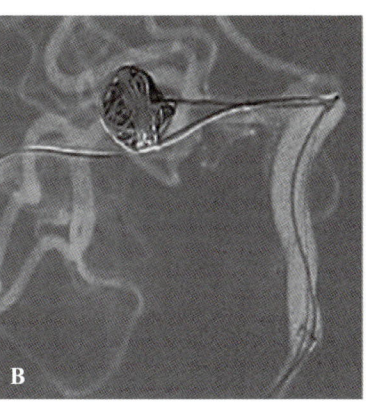

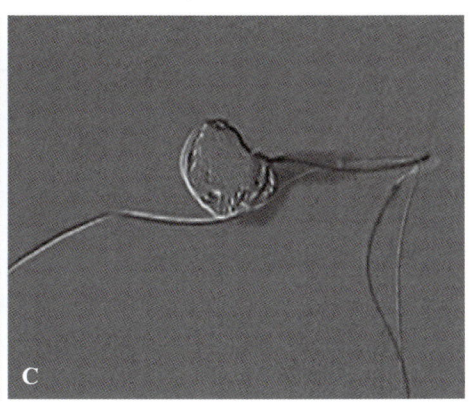

▲ 图 52-1　**A.** R-MCA 分叉动脉瘤；**B.** 球囊保护动脉瘤颈部，微导管在动脉瘤囊内填圈；**C.** 填塞第 4 枚弹簧圈时微导管有阻力

开和抓捕"技术：当进行血管造影和尝试导引 Rebar 0.027 微导管穿过弹簧圈时，弹簧圈从 ICA 逐渐逃逸到 MCA 分叉处（图 52-3C）。

首先将 Rebar 0.027（Medtronic，CA）微导管越过动脉瘤颈（图 52-4），然后将 Solitaire 6mm×30mm（Medtronic，CA）支架释放在逃逸的弹簧圈上，支架的远端要超过弹簧圈（图 52-4C）。支架被重新回收直到遇到阻力，然后被回撤；然而，这并没有抓到载瘤动脉的弹簧圈

襻。因此，采用了"打开和抓捕"技术，Solitaire 部分打开在载瘤动脉的近端（图 52-5），然后支架与微导管一起向前推进，试图与逃逸的弹簧圈襻接触，一旦支架通过弹簧圈襻，就回收支架直到遇到阻力，以提供对弹簧圈的足够固定力。随后，将支架、微导管与弹簧圈一起取出（图 52-6）。继续填塞弹簧圈，术后血管造影显示动脉瘤完全栓塞（图 52-7）。

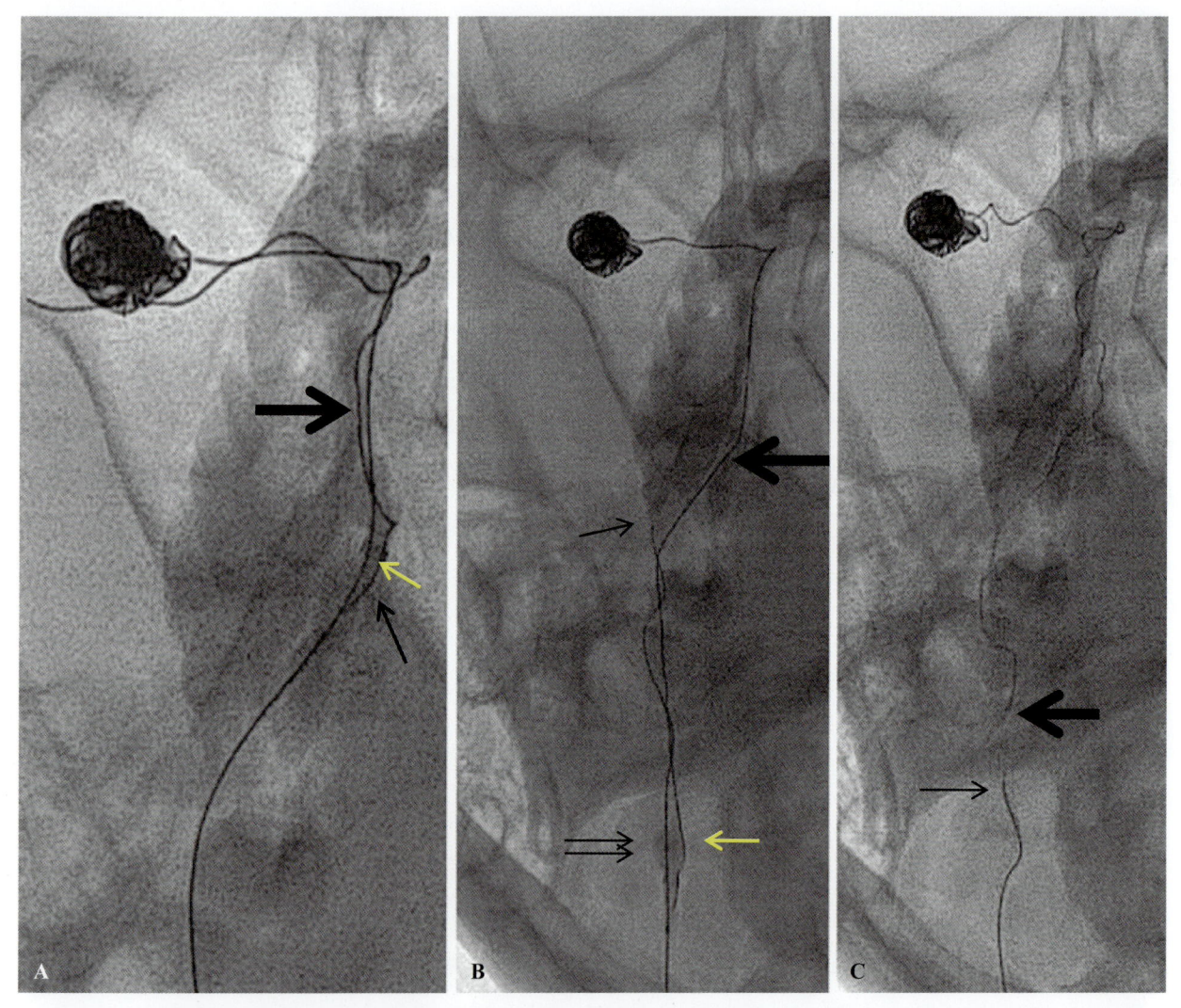

▲ 图 52-2 **A.** 载瘤动脉腔内脱出的弹簧圈（粗箭），导引导管头端的弹簧圈（细黑箭），导引导管的头端（细黄箭）；**B.** 载瘤动脉的弹簧圈（粗箭），球囊导丝的头端（细黑箭），在导引导管头端充盈球囊，将弹簧圈固定在球囊和导引导管之间（双黑箭），导引导管的头端（细黄箭）；**C.** 弹簧圈脱落在载瘤动脉内：弹簧圈的近端（粗箭）和球囊导丝远端（细黑箭）

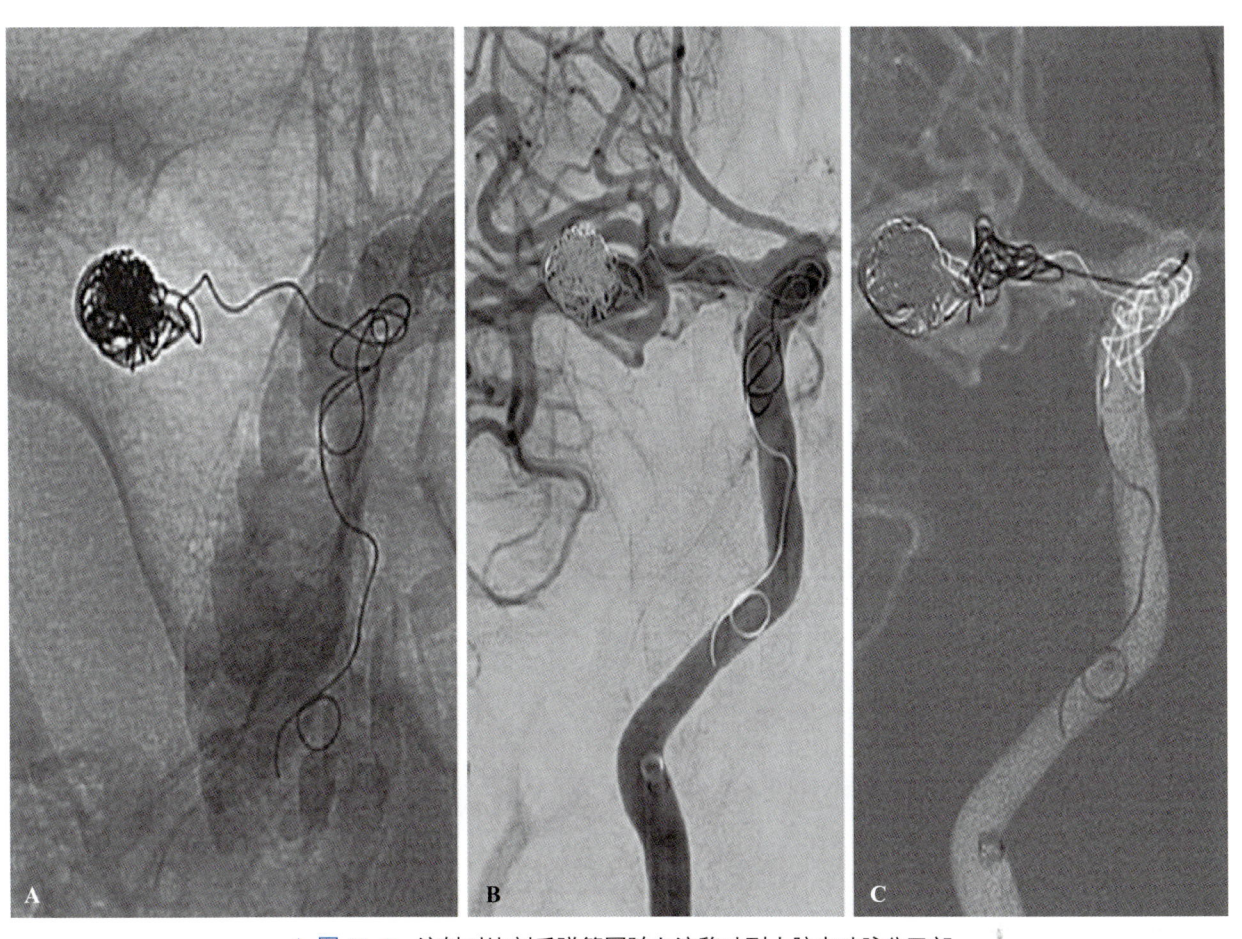

病例 52 弹簧圈回收：支架辅助回收技术
Coil Retrieval: Stent-Assisted Retrieval Techniques

▲ 图 52-3 注射对比剂后弹簧圈随血流移动到大脑中动脉分叉部

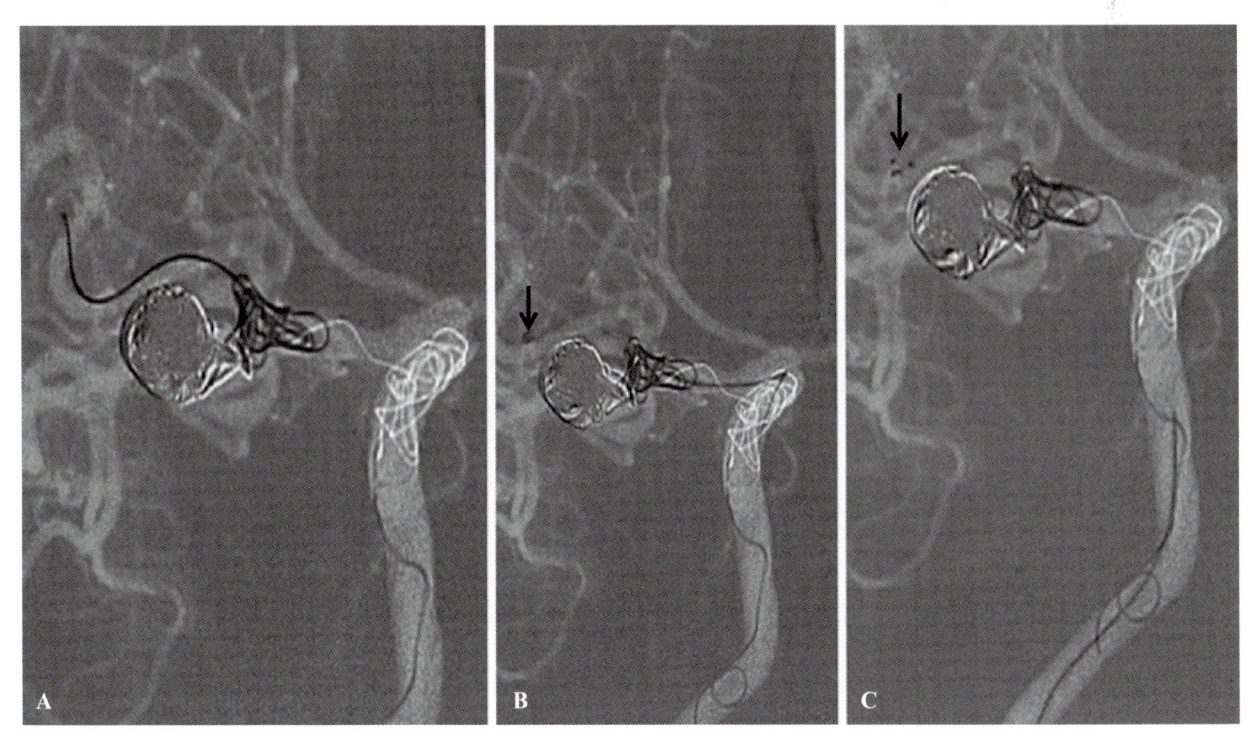

▲ 图 52-4 A. 弹簧圈位于分叉部，微导丝穿过弹簧圈，越过动脉瘤颈进入上干；B. Rebar 27 微导管穿过弹簧圈进入上干；C. Solitaire 6mm×30mm 在逃逸弹簧圈处释放，希望利用导管回收来尝试捕获弹簧圈

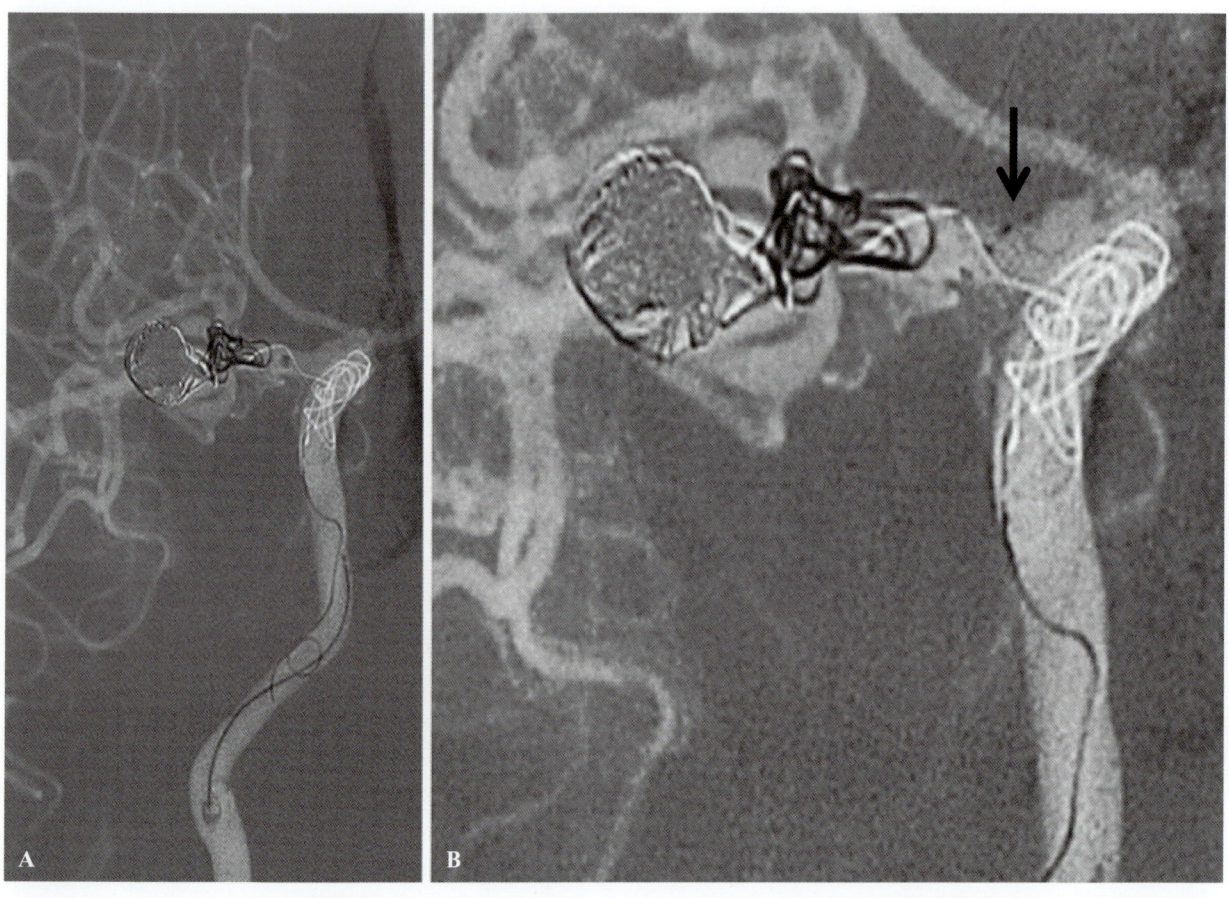

▲ 图 52-5　A. Rebar 27 微导管位于逃逸弹簧圈的近端；B. Solitaire 6mm×30mm 在弹簧圈近端打开，然后尝试捕获弹簧圈

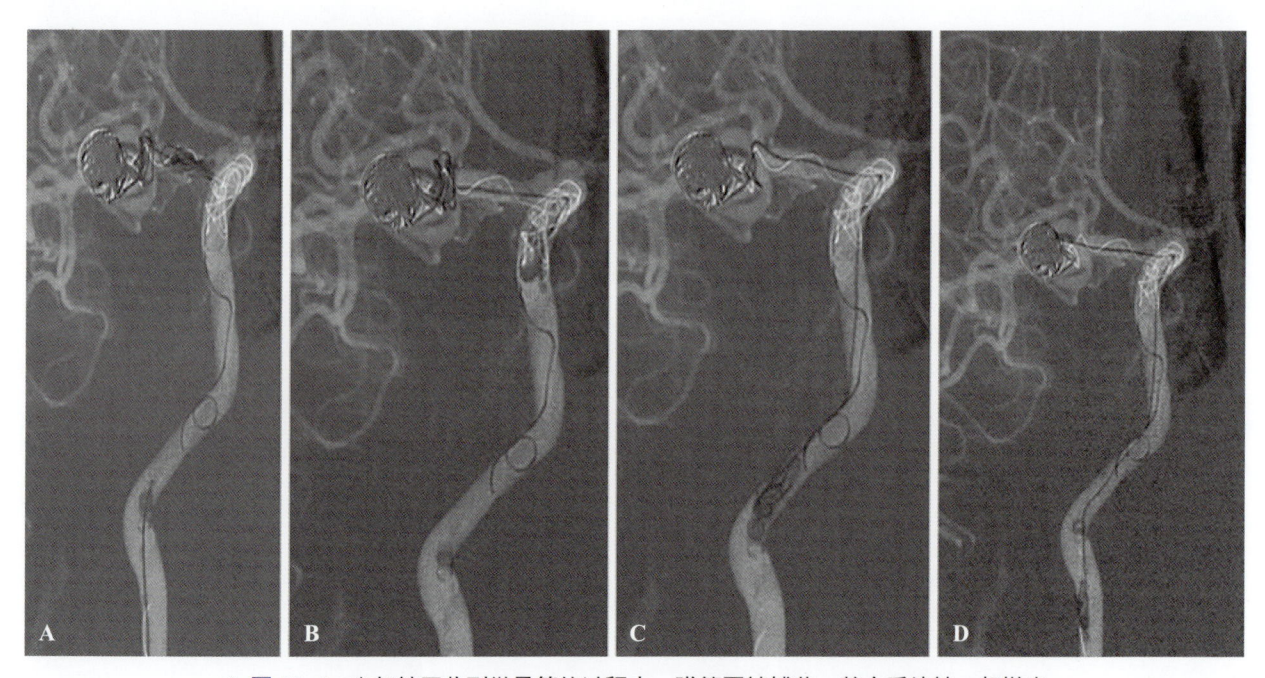

▲ 图 52-6　支架被回收到微导管的过程中，弹簧圈被捕获，整个系统被一起撤出

病例 52 弹簧圈回收：支架辅助回收技术
Coil Retrieval: Stent-Assisted Retrieval Techniques

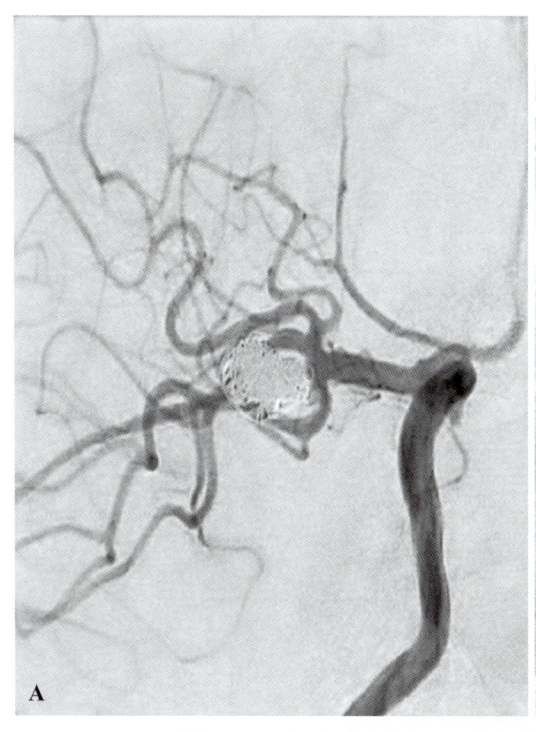

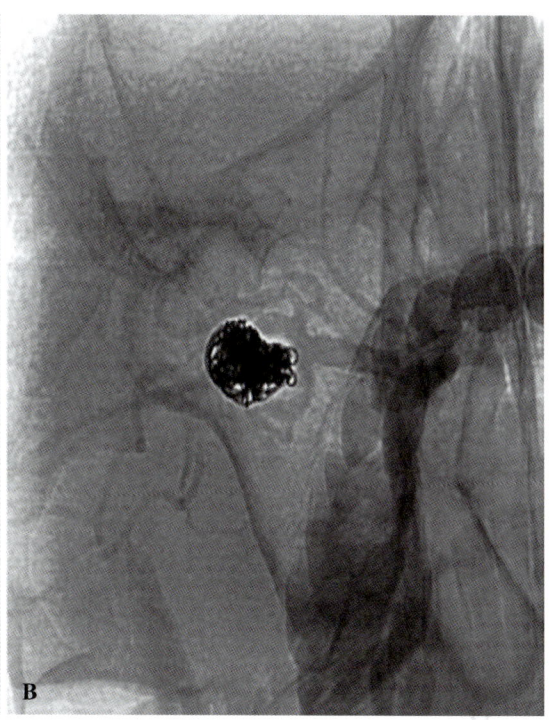

▲ 图 52-7 术后血管造影显示动脉瘤完全栓塞（A）减影和（B）不减影图像

【病例概述 2】

一名 65 岁女性反复出血，血管造影发现左侧大脑中动脉分叉部动脉瘤，并有活动性渗出。基于此，立即进行了栓塞。降低血压，逆转肝素效应，将 DAC 0.07（Stryker Neurovascular）置于左侧颈内动脉远端。第二枚弹簧圈已经部分推出后，出现了阻力，任何推送或收回弹簧圈的尝试均失败。当试图将微导管拉入导引导管时，弹簧圈逃逸并进入载瘤动脉（图 52-8）。

【诊疗思路】

在载瘤动脉中发生弹簧圈解旋的情况下收回弹簧圈。

【治疗经过】

使用 Rebar 0.027（Medtronic，CA）微导管超越逃逸的弹簧圈，释放 6mm×30mm 的 Solitaire 支架，然后重新回收支架。支架抓住逃逸的弹簧圈与支架微导管一起被回撤入导引导管（图 52-9）。

【提示与技巧】

1. 在血管造影过程中，弹簧圈会向远端逃逸至较小直径的动脉，除非需要，否则应避免造影。

2. 应小心地将微导管超越逃逸的弹簧圈，以避免弹簧圈继续向远端移位。

3. 当逃逸的弹簧圈被抵在分叉处时，"打开和抓捕"技术可能是回收弹簧圈的有效方法，而微导管超越逃逸的弹簧圈并释放支架技术可能不会像在直段动脉中那样有用。

4. 6mm×30mm 的支架与 4mm×20mm 的 Solitaire 支架相比，是在大动脉中捕捉弹簧圈的理想选择。这将需要采用较大直径的微导管，可能会导致弹簧圈向远端逃逸。但是，在 ICA 和近端 MCA 中通过支架导管时，我们并未遇到这个问题。

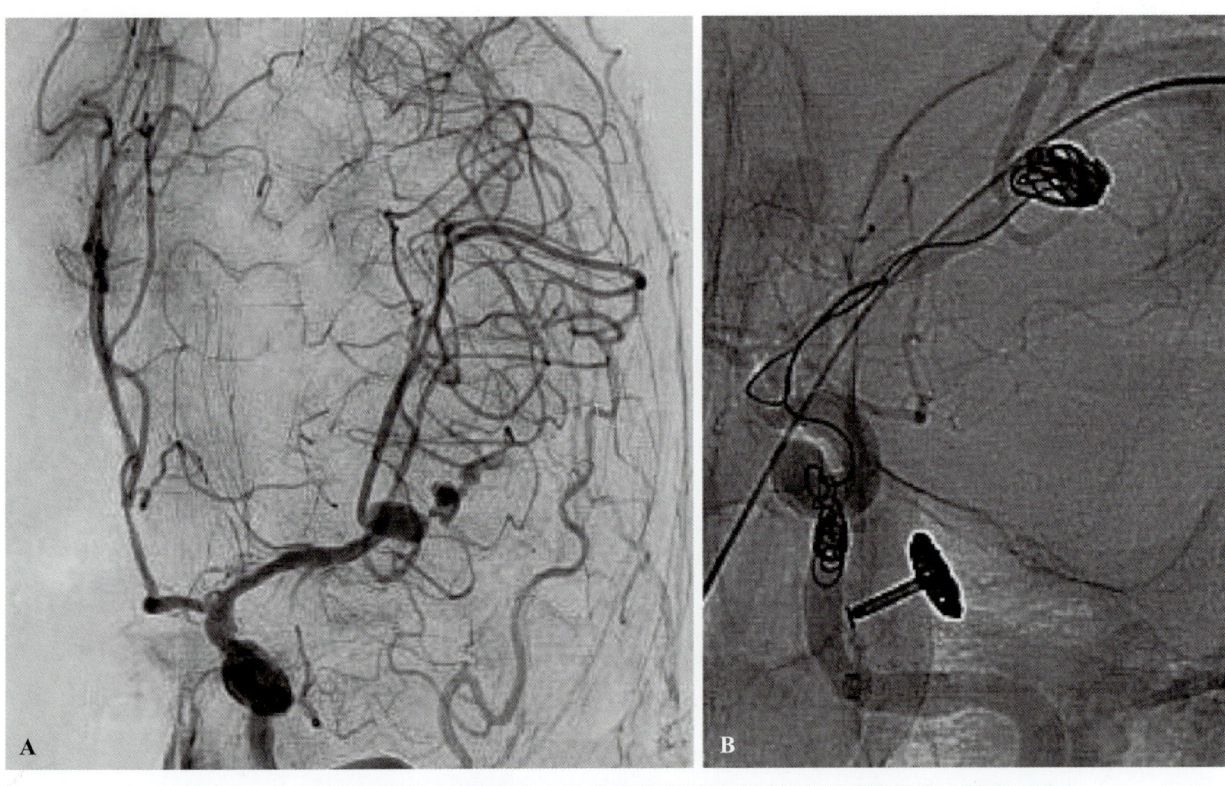

▲ 图 52-8　**A.** 造影过程中动脉瘤出血；**B.** 在回撤微导管的过程中弹簧圈逃逸在载瘤动脉中

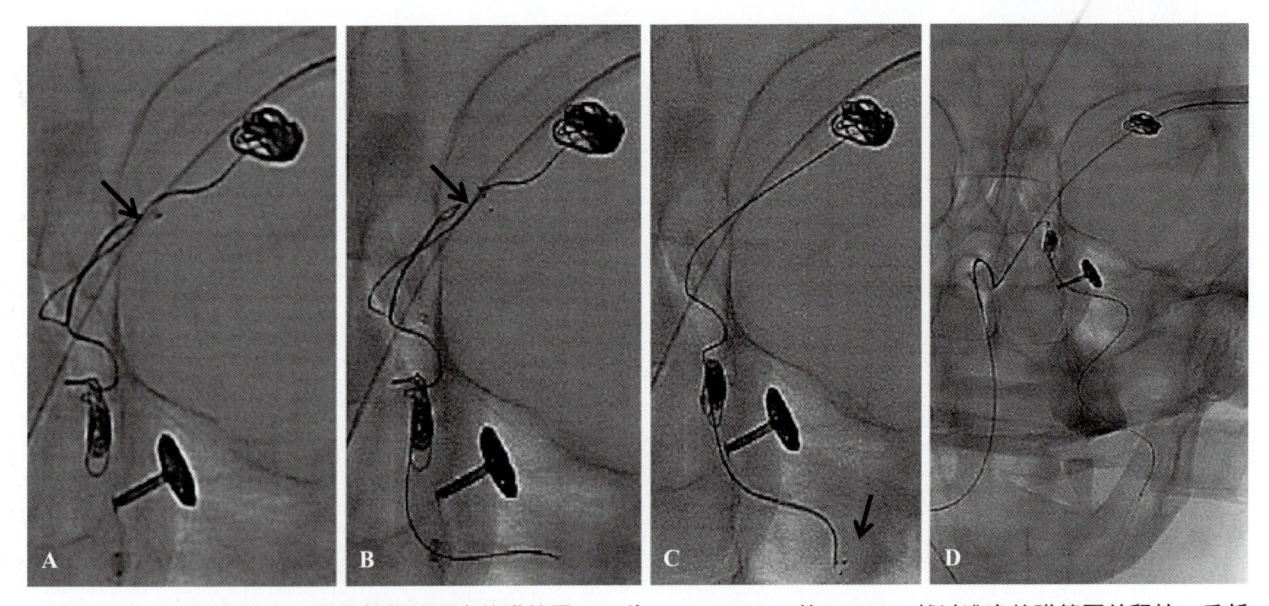

▲ 图 52-9　**A.** 将 Rebar 27 微导管超越逃逸的弹簧圈；**B.** 将 6mm×30mm 的 Solitaire 越过逃逸的弹簧圈并释放，重新将支架回收，直到遇到阻力使弹簧圈与支架固定；**C 和 D.** 将支架微导管与捕获的弹簧圈一起回收

推荐阅读

[1] Chen XP, Wang ZF, Guang Z, Liu XZ. Retrievable stent for migrated coil removal: literature review. Neurol India. 2015;63:992–5.

[2] Nikoubashman O, et al. Retrieval of migrated coils with stent retrievers: an animal study. Am J Neuroradiol. 2015;36(6): 1162–6.

病例 53
分离导丝的回收方法：基于支架和 Snare 捕捉器的回收技术
Wire Retrieval Method: Stent- and Snare-Based Retrieval Technique

Vipul Gupta　著

【病例概述 1】

一名 48 岁男性，因患有巨大梭形基底动脉瘤而引发脑干卒中。在计划置入支架的过程中，Traxcess14 导丝（Micorvention，CA，USA）的头端在椎动脉中出现分离（图 53-1A）。

【病例概述 2】

一名 72 岁男性，因左侧颈内动脉血泡样动脉瘤破裂而出现蛛网膜下腔出血。在血流导向装置置入的过程中，Pipeline 栓塞装置的远端导丝在左侧大脑中动脉中出现分离（图 53-2A）。

【诊疗思路】

脑动脉中导丝分离会导致血栓栓塞和血管壁损伤。

【治疗经过】

病例 1

将 DAC038 导管（Concentric Medical，CA，USA）越过导丝。在此过程中，观察导丝的移位情况（图 53-1B）。将一枚 Solitaire 支架（Medtronic，US）跨过导丝释放（图 53-1C）。在支架处于合适位置时，回收支架，在感到阻力时停下来，这表明导丝已经卡到支架的网孔之中（图 53-1D）。接下来，将导管连同支架和已经分离的导丝一起撤出（图 53-1E）。这时行血管造影，发现没有任何血管损伤的迹象，并且在此过程中操作顺利。

病例 2

Traxcess 14 微导丝（Micorvention，CA，USA）引导 Prowler Select Plus 微导管（Codman Neurovascular，US）越过分离的导丝（图 53-2B 和 C）。在操作过程中，注意不要使分离的导丝移位。用一个 2mm 的 Snare 捕捉器（Amplatz Goose neck Micronare，ev3，MN，USA）在脱落的导丝远端打开（图 53-2D），然后小心地回撤，以便使环形的 Snare 捕捉器能套住已分离的导丝（图 53-2E）。接下来，通过微导管回收环形的捕捉器来卡住分离的导丝（图 53-2F）。将导管、捕捉器和分离的导丝从释放的血流导向装置内一起撤回。

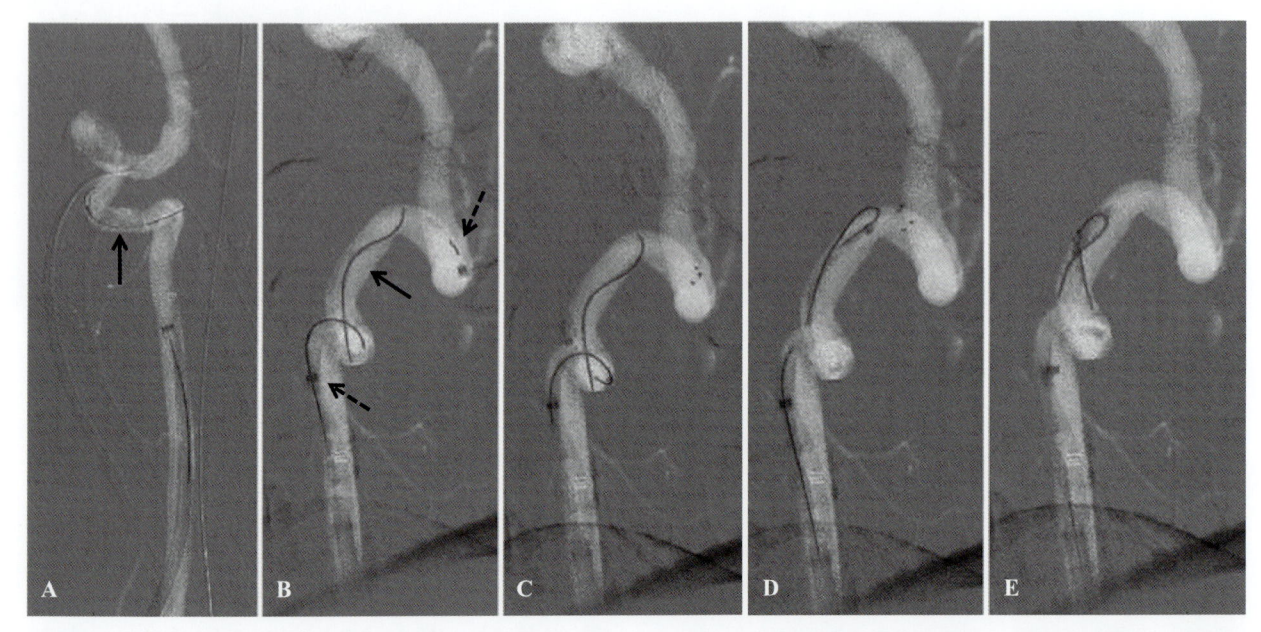

▲ 图 53-1 A. 正位路径图示在椎动脉中分离的导丝（箭）；B. 侧位路径图示微导管越过导丝，在操作过程中，分离的导丝向远端移动（箭），导管内可见 Solitaire 支架（虚箭）；C. 支架跨越导丝释放；D. 回收支架，感到阻力时停止，表明导丝已经卡在支架内；E. 将支架和导丝一起撤出

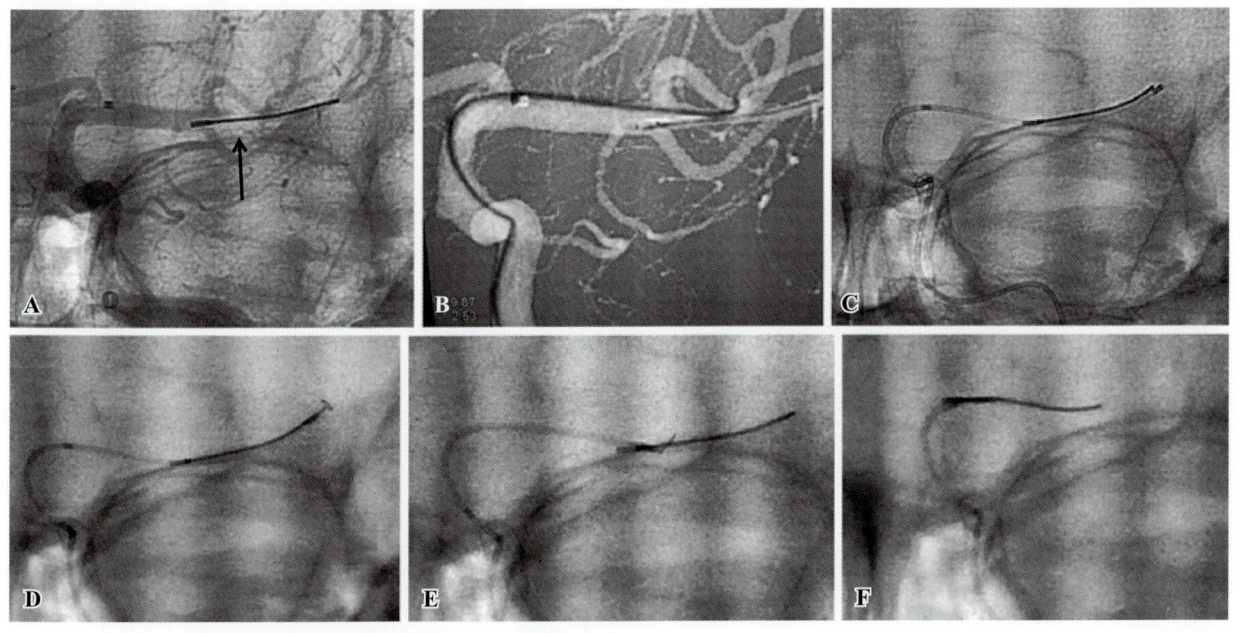

▲ 图 53-2 A. DSA 正位示左侧大脑中动脉里，Pipeline 远端导丝分离（箭）；B 和 C. 微导丝（B）引导微导管（C）越过分离的导丝；注意不要把导丝进一步地推到大脑中动脉远端；D 至 F. 捕捉器在分离导丝的远端打开；D. 沿分离导丝滑动；E. 通过向前滑动微导管来捕捉分离导丝

【提示与技巧】

1. 这种情况虽然不常见，但导丝的远端有时会分离。在这两个病例中，患者都在接受抗血小板方案；否则，我们会使用肝素以防止血栓形成。

2. 可以使用捕捉器或支架回收分离的导丝。

3. 由于导丝可能会进一步移位，因此在越过导丝时必须格外小心，若进入更小的血管则可能

病例 53 分离导丝的回收方法：基于支架和 Snare 捕捉器的回收技术
Wire Retrieval Method: Stent- and Snare-Based Retrieval Technique

更难取出，同时也增加了并发症的发生率。

4. 一旦导丝被捕捉器或支架捕获后，关键是要通过导管向前推进，把导丝固定在回收装置中。

5. 捕捉导丝有困难时，改变导丝的位置可能会更便于捕捉。

推荐阅读

[1] Gunnarsson T, Da Costa L, Souza MPS, et al. Guidewire tip detachment during Stent-Assisted coiling of an intracranial aneurysm. Interv Neuroradiol. 2009;15:93.

病例 54
微小（小于 2mm）动脉瘤伴重度血管痉挛：血管预舒张处理
Very Small (Less Than 2mm) Aneurysm with Severe Vasospasm: Pretreatment Dilatation

Vipul Gupta 著

【病例概述】

一名 56 岁女性在突发剧烈头痛 1 周后出现左下肢无力。CT 扫描显示蛛网膜下腔出血和右侧大脑前动脉供血区域的小面积梗死。DSA 提示为前交通动脉微小动脉瘤（≤1.5mm）（图 54-1），并伴有大脑前、中动脉及颈内动脉远端的重度血管痉挛（图 54-1A 和 B）。

【诊疗思路】

1. 对动脉瘤进行弹簧圈栓塞之前进行血管痉挛处理，考虑它的安全性如何。
2. 在三维血管造影上评估动脉瘤的形态，以确保微导管安全进入动脉瘤腔。

【治疗经过】

手术在全麻下进行。将 6F 导引导管置于右侧 ICA 中，用 40min 以上时间动脉内给予 3mg 尼莫地平进行舒张血管。反复造影显示血管痉挛充分缓解，通过旋转血管造影和三维重建进行评估发现 ACOM 微小动脉瘤（≤1.5mm）（图 54-1C 和 D）。Angio-CT（DynaCT，Siemens，Erlangen，Germany）未发现新鲜出血或因梗死引起的占位效应改变。对微导管进行预塑形以更容易进入动脉瘤腔。路径图下通过微导丝小心地将微导管送到动脉瘤颈部。当两个平面均显示微导管头指向动脉瘤腔时，未尝试将微导管送入动脉瘤内（图 54-2A 和 B）。将一个微小的软圈（Micrus 1.5mm×1cm）缓慢送入动脉瘤腔内，随着阻力的增加，允许微导管回撤以避免动脉瘤内压力增高（图 54-2C）。解脱弹簧圈后，最终造影显示动脉瘤完全栓塞（图 54-2D 和 E），并且颅内动脉血流良好（图 54-2F）。患者最后完全康复。

【提示与技巧】

1. 在治疗动脉瘤之前，可以安全地进行动脉内血管舒张。我们更喜欢在全麻下进行部分血管舒张，然后进行弹簧圈栓塞。
2. 根据我们的经验，相比在短时间内（2min 左右）给予相同剂量尼莫地平，较长的时间内（40～45min）动脉内给予尼莫地平的血管舒张效果更好。

病例 54 微小（小于 2mm）动脉瘤伴重度血管痉挛：血管预舒张处理
Very Small (Less Than 2mm) Aneurysm with Severe Vasospasm: Pretreatment Dilatation

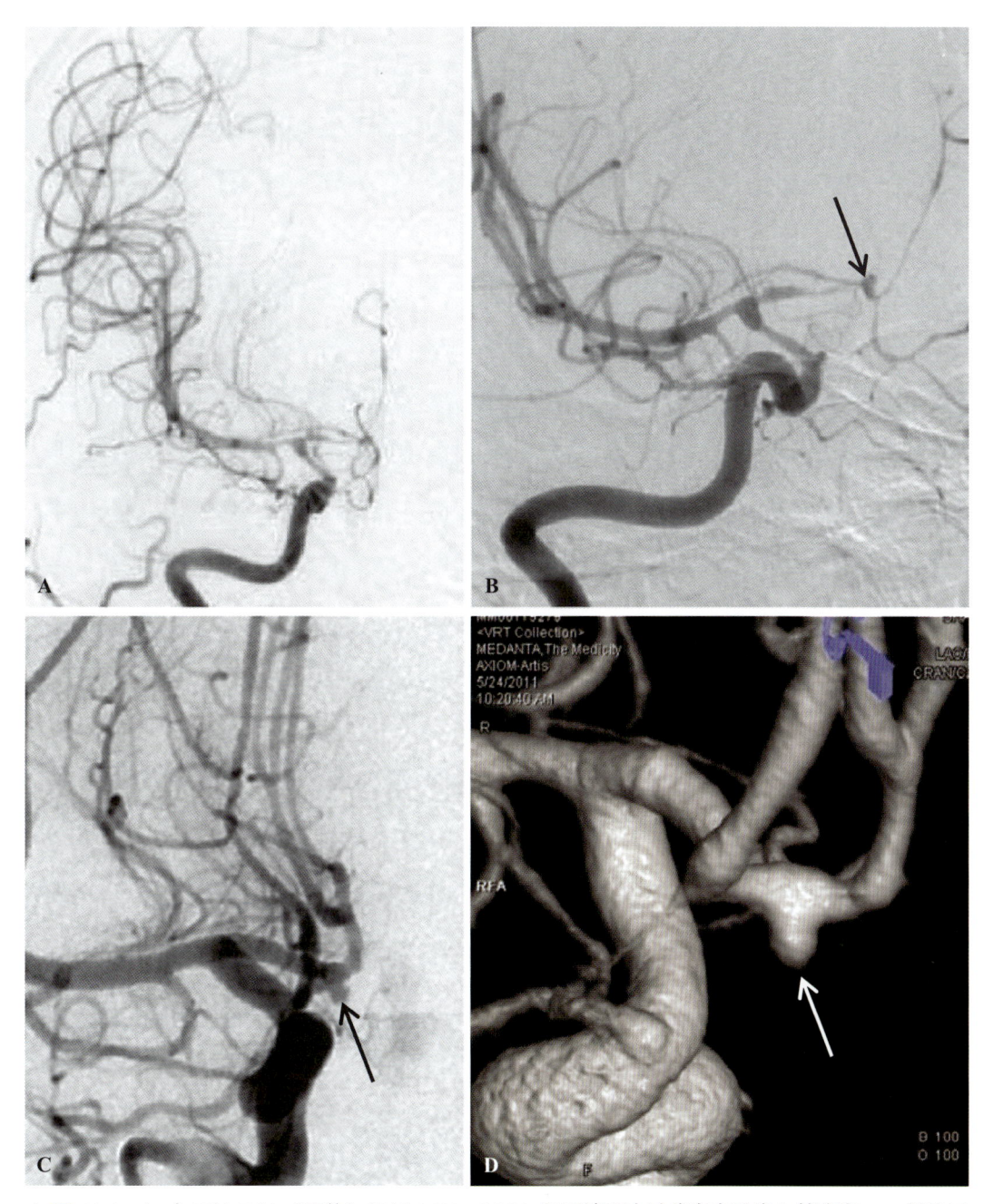

▲ 图 54-1　A. 右 ICA DSA（正位）显示 ACA，MCA 和远端颈内动脉存在重度血管痉挛；B. 斜位显示一个与 ACA 相关的微小动脉瘤（箭）；C 和 D. 在动脉内血管舒张后 DSA 和三维图像可见一个前交通区域的微小动脉瘤（箭）

3. 微小动脉瘤显影困难，旋转血管造影和三维重建在此类动脉瘤的识别和评估中至关重要。

4. 如果没有采取足够的预防措施，弹簧圈栓塞微小动脉瘤难度很高，并且会导致动脉瘤术中破裂。我们更愿意将微导管头端放置于靠近动脉瘤颈的位置，而不是放置在小而易破的动脉瘤腔内。这样可以避免可能因弹簧圈或微导管操作而导致的动脉瘤破裂。弹簧圈尺寸选择应当谨慎，在大多数情况下，单个弹簧圈足以促进动脉瘤囊内血栓形成进而闭塞动脉瘤。如果在填圈过程中感到阻力，最好稍微回撤微导管来释放微导管的张力，而不要冒着破裂的风险操作。

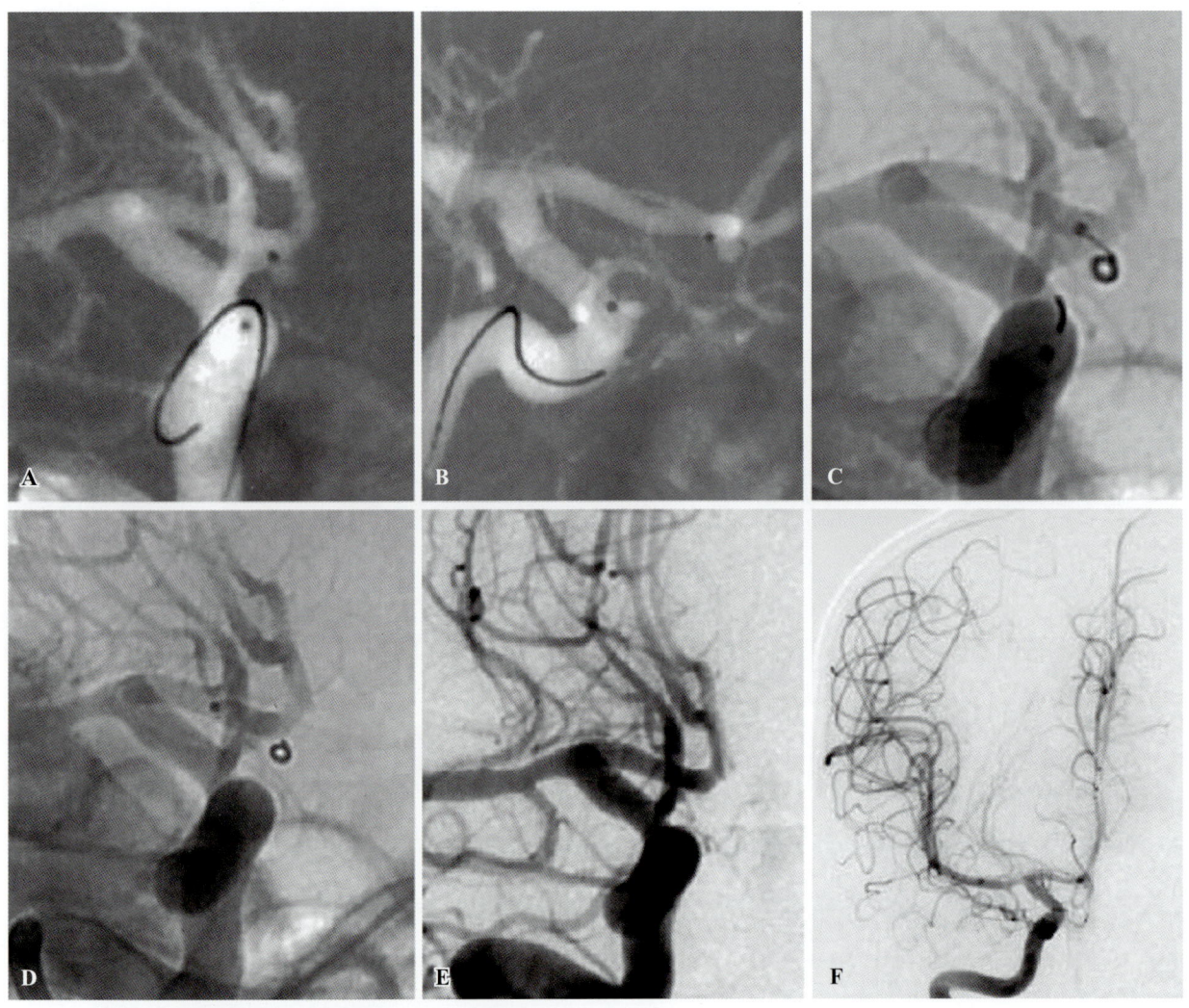

▲ 图 54-2　**A** 和 **B**. 路径图下显示微导管置于动脉瘤颈部；**C**. 微导管头端在动脉瘤外进行弹簧圈推送；**D**. 解脱后撤回微导管；**E** 和 **F**. 栓塞后血管造影显示动脉瘤完全闭塞（E），颅内动脉显影良好

推荐阅读

[1] Moret J, Pierot L, Boulin A, Castaings L, Rey A. Endovascular treatment of anterior communicating artery aneurysms using Guglielmi detachable coils. Neuroradiology. 1996;38:800–5.

[2] Suzuki S, Kurata A, Ohmomo T, et al. Endovascular surgery for very small ruptured intracranial aneurysms. Technical note. J Neurosurg. 2006;105:777–80.

病例 55
重度弥漫性血管痉挛：双侧动脉内血管舒张后进行弹簧圈栓塞
Severe Diffuse Vasospasm: B/L Intraarterial Vasodilatation Followed by Coiling

Rajsrinivas Parthasarathy　Vipul Gupta　著

【病例概述】

一名 35 岁女性突发剧烈头痛，未见相关神经功能缺损。尽管 CT 扫描显示弥漫性蛛网膜下腔出血，但仍进行保守治疗。发病后 10 天因嗜睡转至我院。入院时右侧轻偏瘫，格拉斯哥昏迷评分为 E3M5V1。复查 CT 发现残余 SAH（图 55-1A）和左侧额叶梗死（图 55-1B）。DSA 显示双侧 ACA 的 A₁ 和 A₂ 段（图 55-2C 至 F）及左侧 MCA 存在重度血管痉挛，并可看到一个 ACOM 微小动脉瘤。

【诊疗思路】

在弹簧圈栓塞动脉瘤前进行血管痉挛的处理。

【治疗经过】

在弹簧圈栓塞动脉瘤之前同期进行动脉内舒张血管被认为是最合适的治疗策略。手术在全麻下进行。通过股动脉入路，将导引导管（Envoy 5F，Codman & Sheurtleff, Inc. USA）置于双侧 ICA 颈段。起初，在 30min 以上时间给予尼莫地平（3mg）注入双侧颈内动脉。然而，鉴于血管舒张不全，在 30min 以上时间双侧颈内动脉追加 2mg 尼莫地平。期间进行扩容和升压将血压维持在术前水平。舒张后血管造影可见双侧 ACA 和 MCA 的血管痉挛明显减轻，血流通过良好（图 55-2A）。与第一次血管造影相比，动脉瘤腔显影更好，并且看上去更大了。此时 AngioCT（DynaCT, Siemens, Erlangen）未发现新鲜出血。然后进行弹簧圈填塞动脉瘤，最后动脉瘤完全栓塞（图 55-2B）。患者意识明显好转，并于第 2 天拔管。患者康复后仍残留右踝轻瘫。6 个月后随访时血管造影显示动脉瘤腔内弹簧圈栓塞满意（图 55-2C）。

【提示与技巧】

1. 重度血管痉挛可能对动脉内血管舒张会有反应，但作者认为需要缓慢而长时间输注尼莫地平才能达到预期效果。

2. ACA 的痉挛需要将导管放置在 ICA 颈段进行输注才会有反应。

3. 在血管舒张后，小动脉瘤也可以更好地显影。

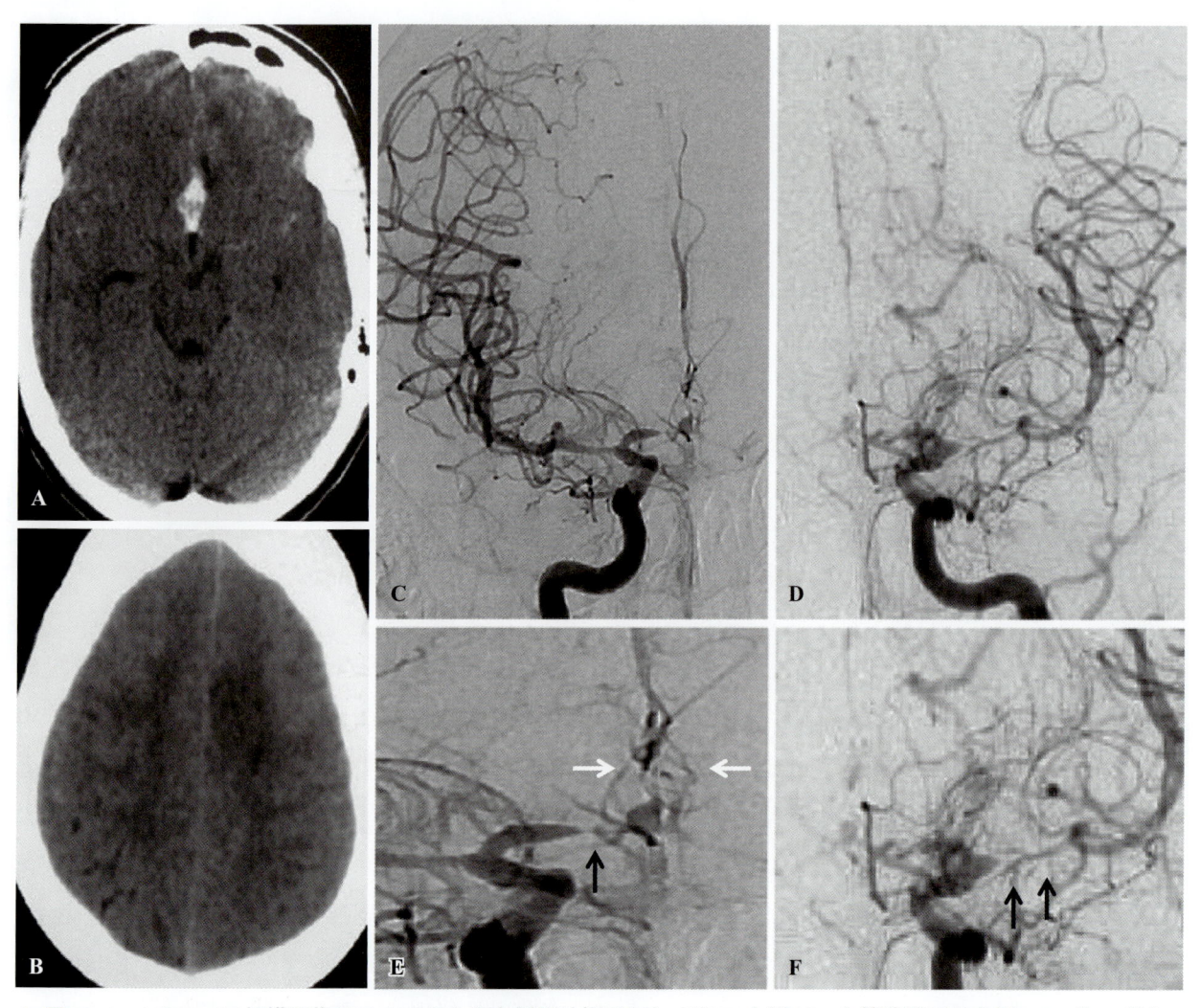

▲ 图 55-1 A 和 B. CT 扫描图像显示 SAH（A）和左侧额叶梗死（B）；C 和 E. 右侧 ICA 血管造影可见右侧 ACA 的 A_1 段（E，黑箭）和双侧的 A_2 段（E，白箭）有重度血管痉挛，从右侧 MCA 上可见软脑膜侧支，可见 ACOM 微小动脉瘤；D 和 F. 左 ICA 造影可见左侧 ACA 和 MCA 的 M_1 段（F，箭）有重度血管痉挛

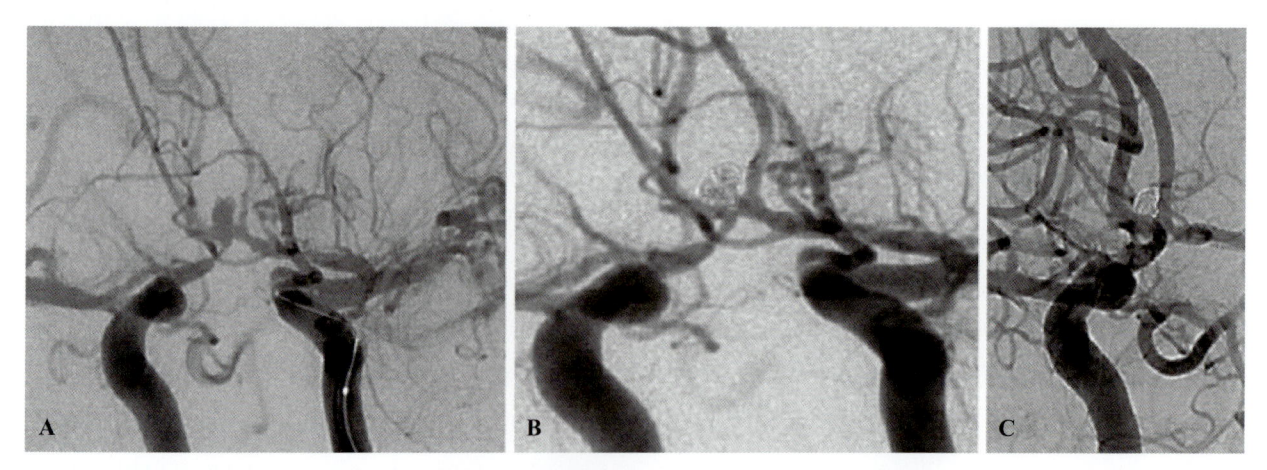

▲ 图 55-2 A. 血管舒张后 DSA 可见先前的痉挛性血管重新开放，ACOM 动脉瘤显影更好，AngioCT 未见新鲜出血（未展示）；B. 弹簧圈栓塞后造影见动脉瘤完全闭塞；C. 随访时 DSA 显示动脉瘤栓塞效果稳定

病例 55 重度弥漫性血管痉挛：双侧动脉内血管舒张后进行弹簧圈栓塞
Severe Diffuse Vasospasm: B/L Intraarterial Vasodilatation Followed by Coiling

4. 在血管舒张后如果怀疑有新鲜出血，可以进行 AngioCT 评估。

5. 当存在小梗死时可安全地进行血管舒张。而大面积梗死时应小心，因为可能会发生再灌注出血和水肿。

6. 在血管舒张期间可给予间隔重复剂量的肝素以预防血栓。根据我们的经验，进行血管舒张并不会导致再次出血。

推荐阅读

[1] Anand S, Goel G, Gupta V. Continuous intra-arterial dilatation with nimodipine and milrinone for refractory cerebral vasospasm. J Neurosurg Anesthesiol. 2014;26(1):92–3.

[2] Oran I, Cinar C. Continuous intra-arterial infusion of nimodipine during embolization of cerebral aneurysms associated with vasospasm. AJNR. 2008;29(2):291–5.

[3] Velat GJ, Kimball MM, Mocco JD, Hoh BL. Vasospasm after aneurysmal subarachnoid hemorrhage: review of randomized controlled trials and meta-analyses in the literature. World Neurosurg. 2011;76(5):446–54.

病例 56
动脉内给药舒张血管治疗蛛网膜下腔出血引起的脑血管痉挛
Intraarterial Dilatation in Subarachnoid Haemorrhage-Induced Vasospasm

Rajsrinivas Parthasarathy　　Vipul Gupta　　著

【病例概述】

一名突发头痛的 40 岁女性患者被诊断为蛛网膜下腔出血。DSA 显示左侧大脑中动脉分叉部动脉瘤，随后成功行弹簧圈栓塞（图 56-1）。

在发病后的第 7 天，她出现了右侧上下肢乏力和运动性失语。紧急行脑血管造影以评估血管痉挛（图 56-2A）。

【诊疗思路】

脑血管严重痉挛可导致大面积脑梗死。

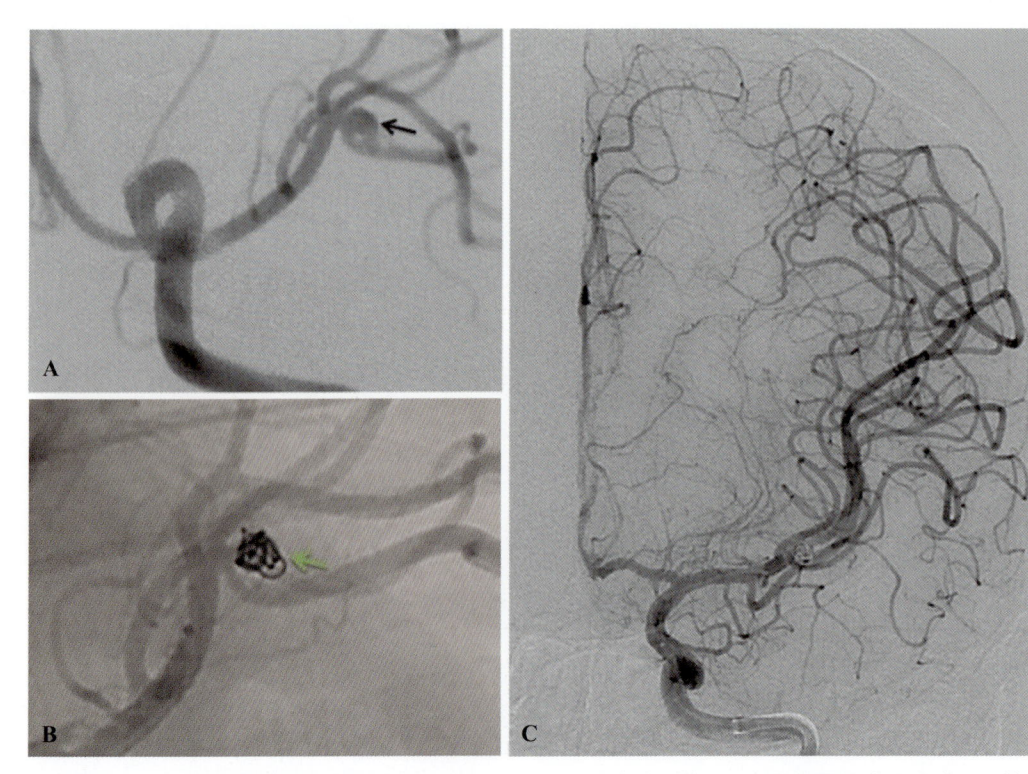

▲ 图 56-1　A. DSA 图像显示左侧大脑中动脉分叉部小动脉瘤（箭）；B. 弹簧圈栓塞动脉瘤（绿箭）；C. 栓塞术后 DSA 正位显示左侧 ICA 血流正常

病例 56 动脉内给药舒张血管治疗蛛网膜下腔出血引起的脑血管痉挛
Intraarterial Dilatation in Subarachnoid Haemorrhage-Induced Vasospasm

【治疗经过】

用 5F 短鞘（Cordis）置入右侧股动脉，随后将 5F 诊断导管（Cook）放置在左侧颈内动脉。首先，一次性注射 1mg 尼莫地平，注射时间 3min 以上，然后缓慢注射 2mg，注射时间 20min 以上（共 3mg）（图 56-2B 和 E）。在此之后，注射 6～8mg 米力农，注射时间 30min 以上。由于尼莫地平和米力农的协同作用，动脉扩张更加明显（图 56-2C 和 F）。

患者的神经系统功能有所改善，临床或放射学检查无异常（图 56-2G）。

【提示与技巧】

1. SAH 后发生血管痉挛是有害的，早期诊断和治疗血管痉挛是避免脑梗死的关键。

2. 连续 TCD 监测可以早期发现和及时处理血管痉挛，术者的经验提示血流速度的改变与血管痉挛高度相关。

3. CTP 是观察脑灌注减少的另一个很好的工

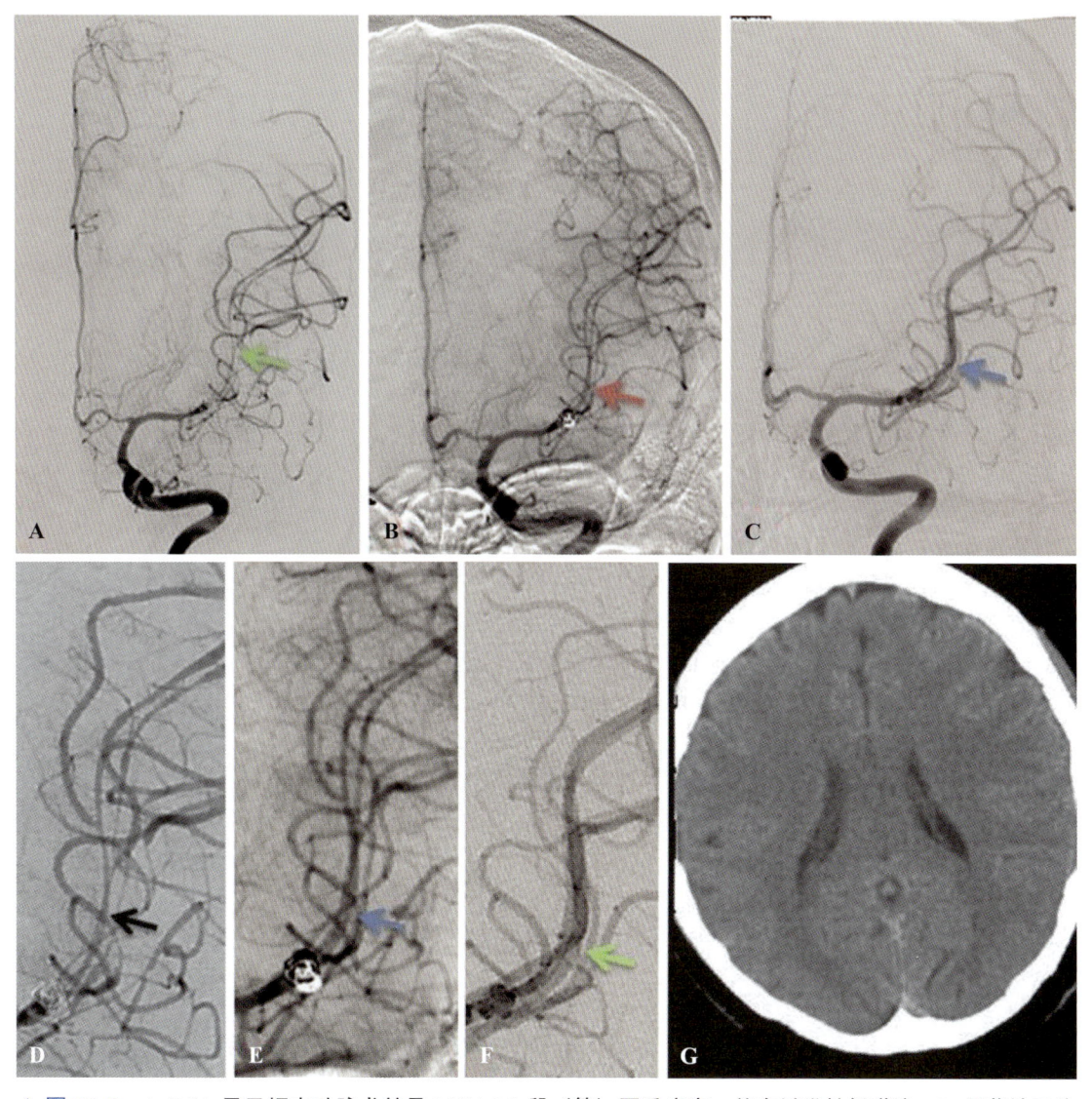

▲ 图 56-2　A. DSA 显示颅内动脉尤其是 MCA M₂ 段（箭）严重痉挛，伴有继发性低灌注；B. 尼莫地平注射后，DSA 显示部分改善；C. 注射米力农可使动脉内径进一步显著改善，尤其是 M₂ 段；D 至 F. 为 A 至 C 中 MCA M₂ 段的放大视图；G. CT 显示正常脑实质

具，是诊断脑血管痉挛的一个非常有用的工具。

4. 传统上，用钙离子通道阻滞药（如尼莫地平或维拉帕米）舒张动脉是常规的。

5. 根据我们的经验，磷酸二酯酶 3 抑制药米力农可以增强尼莫地平舒张血管的作用。米力农增加细胞内的 cAMP，cAMP 的增加抑制了肌球蛋白轻链激酶，随后肌球蛋白轻链磷酸化导致血管舒张。

6. 尼莫地平和米力农的作用是协同的，因此可以更好地舒张病变血管。

7. 尼莫地平（剂量 3mg，注射时间 20min 以上），随后是米力农（剂量 8mg，注射时间 30～40min）。

8. 限制米力农注射剂量和速度的因素是低血压和心动过速，保持平均动脉压在 90mmHg 以上是维持脑灌注的必要条件，这可以通过调整滴注去甲肾上腺素的速度来实现。心动过速可导致心肌梗死，因此当心率超过每分钟 130 次时要降低注射速率。

9. 急性蛛网膜下腔出血可导致促凝血状态。因此，术中应保持充分肝素化，以避免血栓栓塞。

10. 球囊血管成形术也需要全麻，费用昂贵且可能导致痉挛的动脉破裂，因此笔者不推荐将其作为一线治疗方式。

推荐阅读

[1] Anand S, Goel G, Gupta V. Continuous intra-arterial dilatation with nimodipine and milrinone for refractory cerebral vasospasm. J Neurosurg Anesthesiol. 2014;26(1):92–3.

[2] Oran I, Cinar C. Continuous intra-arterial infusion of nimodipine during embolization of cerebral aneurysms associated with vasospasm. AJNR. 2008;29(2):291–5.

[3] Velat GJ, Kimball MM, Mocco JD, Hoh BL. Vasospasm after aneurysmal subarachnoid hemorrhage: review of randomized controlled trials and meta-analyses in the literature. World Neurosurg. 2011;76(5):446–54.

# 病例 57
持续动脉内给药舒张血管治疗顽固性 / 恶性脑血管痉挛
Continuous Intra-arterial Dilatation in Refractory/Malignant Vasospasm

Rajsrinivas Parthasarathy　Vipul Gupta　著

【病例概述 1】

一名 52 岁有突发头痛病史的女士被诊断为蛛网膜下腔出血。DSA 显示前交通动脉瘤，随后成功地将其栓塞（图 57-1）。

在发病后的第 5 天，她变得嗜睡，所以接受了紧急的脑血管造影以评估血管痉挛（图 57-2A）。

患者病情在使用尼莫地平（图 57-2B）和米力农（图 57-2C）舒张血管后得到改善。然而，她每天都需要舒张血管药物治疗，诊断为恶性脑血管痉挛，因此计划在第三次治疗后进行持续的动脉内给药。

【诊疗思路】

恶性脑血管痉挛。

【治疗经过】

将 5F 诊断导管（Cook）放置在左侧颈内动脉。首先，一次性注射 1mg 尼莫地平，注射时间 3min 以上，然后缓慢注射 2mg，注射时间 20min 以上（共 3mg）。尼莫地平和米力农的协同作用使动脉舒张更加明显。随后，将 0.021 微导管置于 ICA 颈段远端，将诊断导管撤回至主动脉弓（图 57-3）。尼莫地平（40mg）和米力农（20mg）混合在 1L 生理盐水中连接到微导管持续滴注。诊断导管连接到一根冲洗液滴注管上。两路滴注里均加入 2000U 肝素。微导管在原位放置了 3 天。患者病情好转，完全康复。

【病例概述 2】

一名 65 岁男性蛛网膜下腔出血，他被诊断为右侧后交通动脉瘤，并行血管内弹簧圈栓塞治疗。他在发病后第 6 天出现左侧上肢无力及面瘫。

他进行了 3 次动脉内给药（图 57-4），但他出现了恶性血管痉挛并进行动脉内持续给药舒张血管（图 57-5 和图 57-6）。

【提示与技巧】

1. 当已进行 3 次或 3 次以上动脉内给药和（或）给药效果持续时间小于 24h。

2. 大剂量静脉注射米力农引起的全身性低血压并不少见，可能需要 2 种或 2 种以上的正性肌力药来维持平均动脉压在 90mmHg 以上。

3. 在同侧 ICA 持续给药可以减少 24h 内米力农的总剂量，因此可以减少所需的血管升压素剂量。

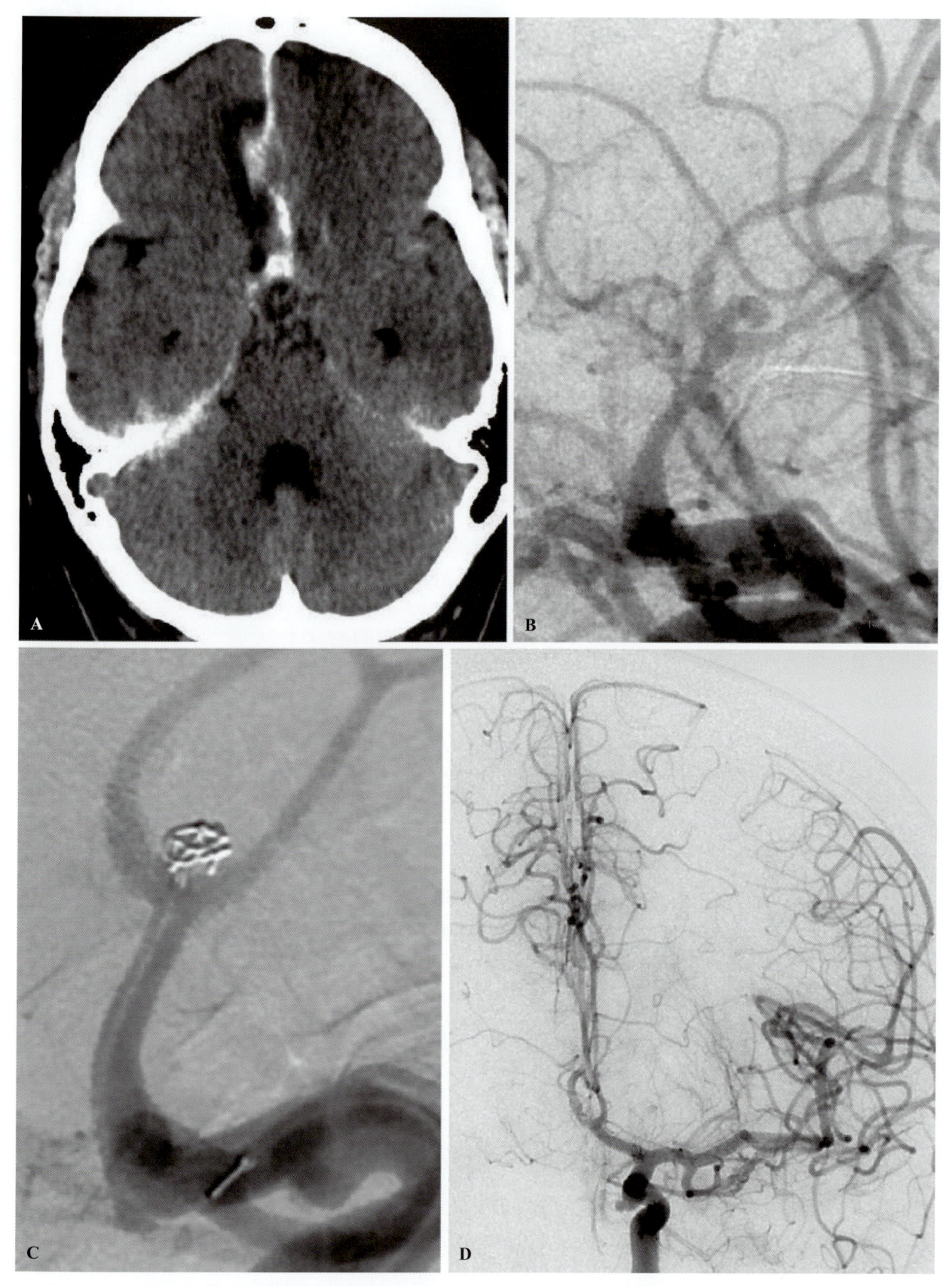

▲ 图 57-1　A. 头颅 CT 显示弥漫性蛛网膜下腔出血；B. DSA 图像显示前交通动脉瘤；C. 动脉瘤弹簧圈栓塞成功；D. 栓塞后左侧 ICA DSA 正位像显示动脉血流正常

病例 57　持续动脉内给药舒张血管治疗顽固性/恶性脑血管痉挛
Continuous Intra-arterial Dilatation in Refractory/Malignant Vasospasm

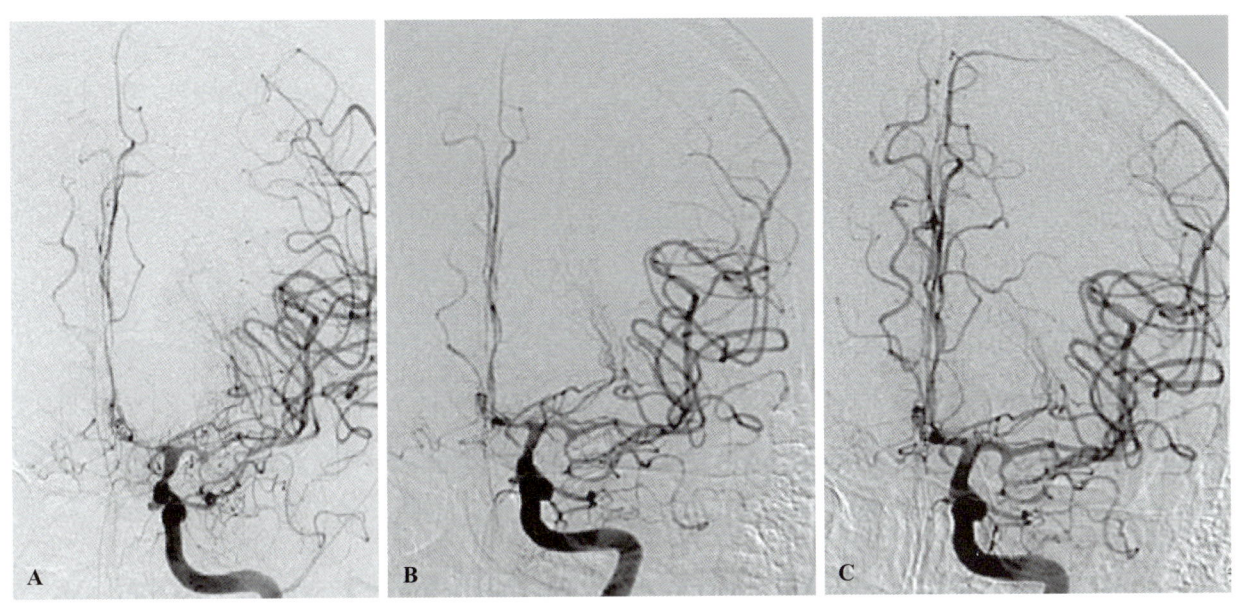

▲ 图 57-2　A. DSA 显示颅内动脉严重痉挛，尤其是 M_1 和 A_1；B. DSA 显示注射尼莫地平后血管痉挛部分改善；C. 注射米力农后动脉内径得到进一步显著改善

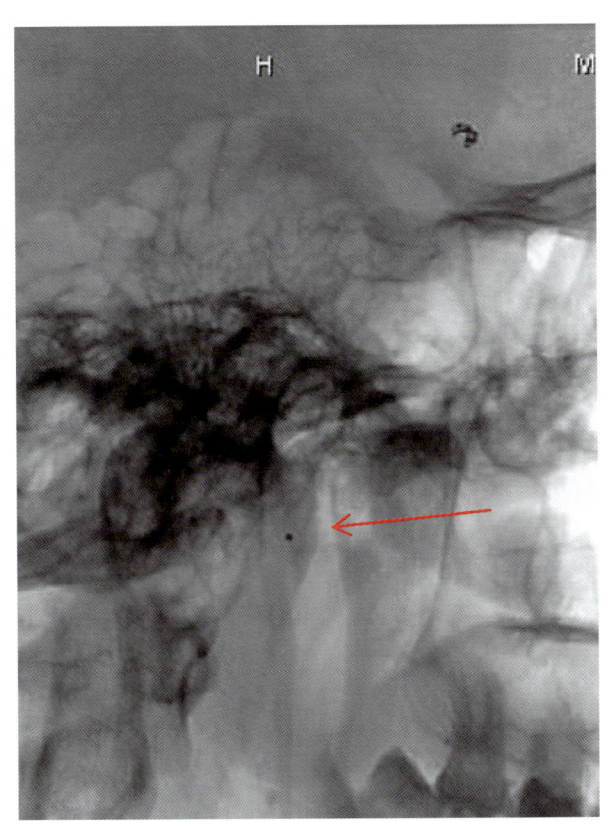

▲ 图 57-3　颈段 ICA 远端可见微导管头端

4. 微导管头端位于 ICA 颈段远端。避免放置于血管弯曲或成襻处，以防止导管周围形成血栓。

5. 微导管内滴注的混合液含有尼莫地平（40mg）+ 米力农（20mg）+ 肝素（2000U）。混合液以每分钟 16 滴开始，并根据临床反应和对血管升压素的需要进行调整。经常会遇到容量超负荷的情况，在这种情况下，可以使用双倍浓度混合液 [1L 生理盐水中加入尼莫地平（80mg）+ 米力农（40mg）]。

6. 将微导管留在原位，同时将诊断导管撤回至主动脉弓，将脑血栓栓塞的风险降至最低。诊断导管连接到一根肝素化的冲洗液滴注管上。

7. Tegaderm 透明敷料用于将微导管粘在诊断导管的 RHV 上。随后，用 Ioban 手术薄膜将微导管和诊断导管粘在大腿上。

179

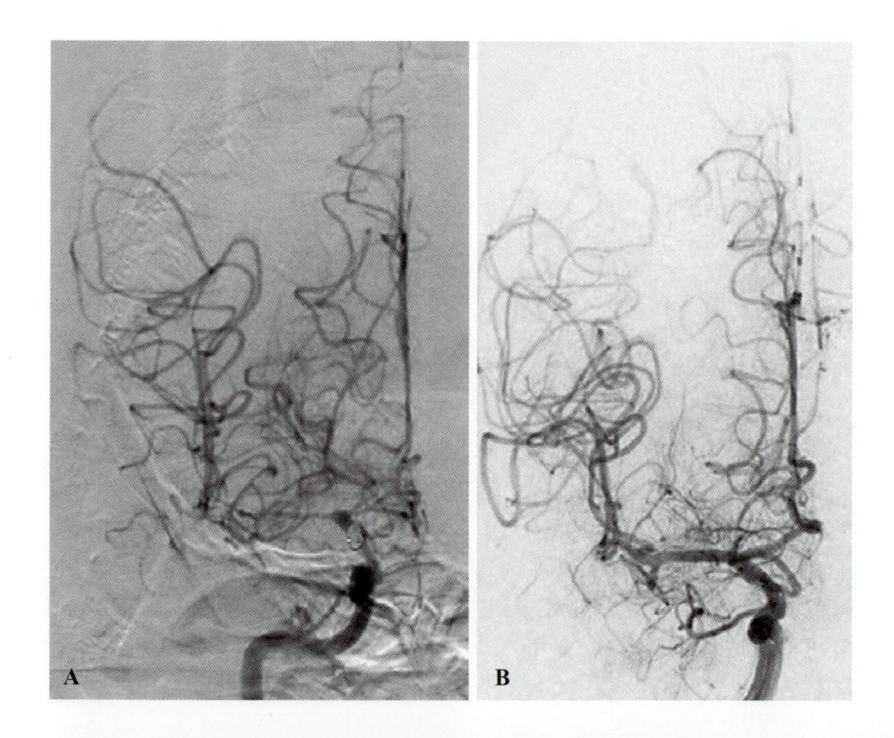

◀ 图 57-4　A. M₁ MCA 和 A₁ ACA 严重痉挛；B. 尼莫地平和米力农舒张血管后影像

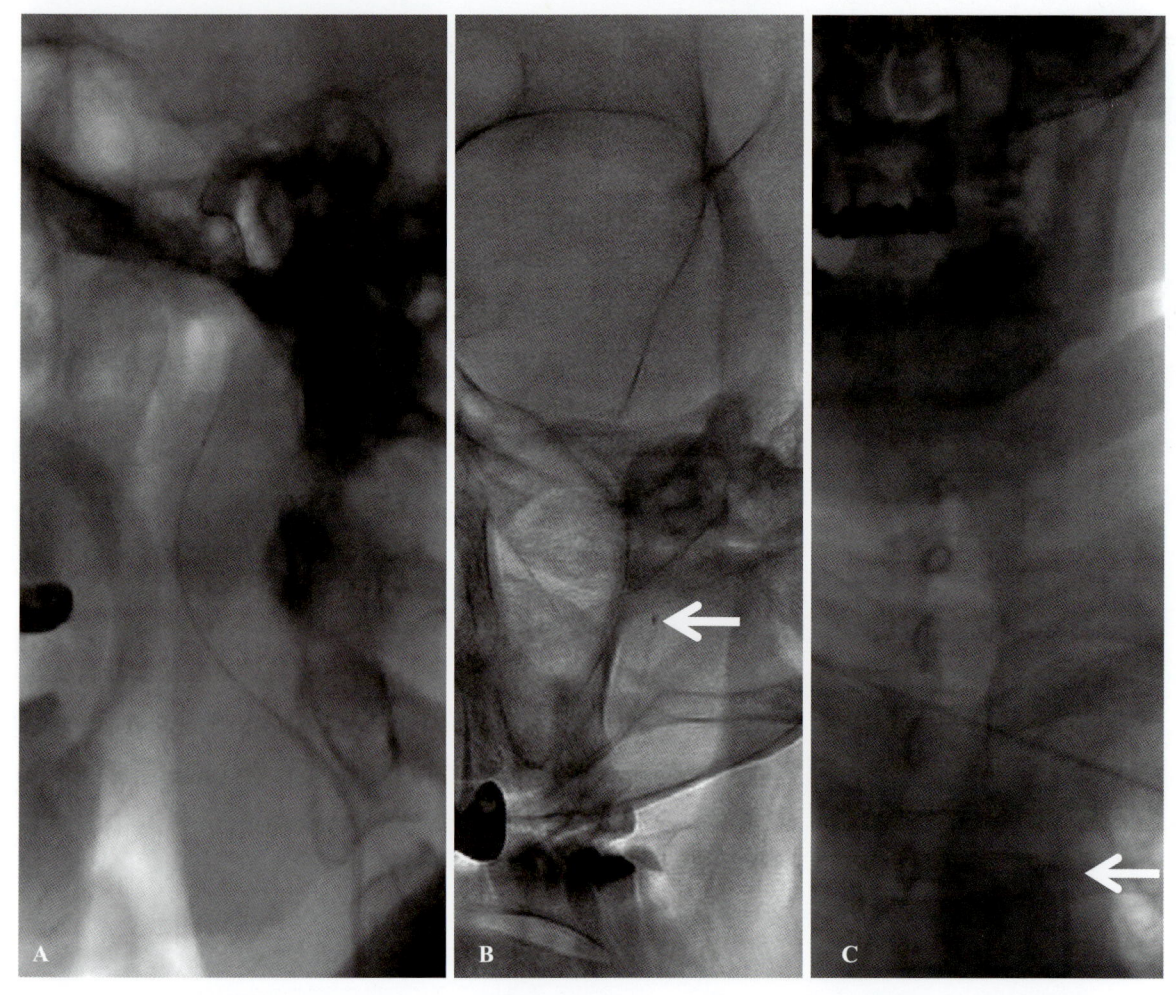

▲ 图 57-5　A. 诊断导管放置在颈段 ICA，微导管位于颈段 ICA 远端；B. 微导管在颈段 ICA 远端的直段；C. 诊断导管撤至主动脉弓

病例 57 持续动脉内给药舒张血管治疗顽固性 / 恶性脑血管痉挛
Continuous Intra-arterial Dilatation in Refractory/Malignant Vasospasm

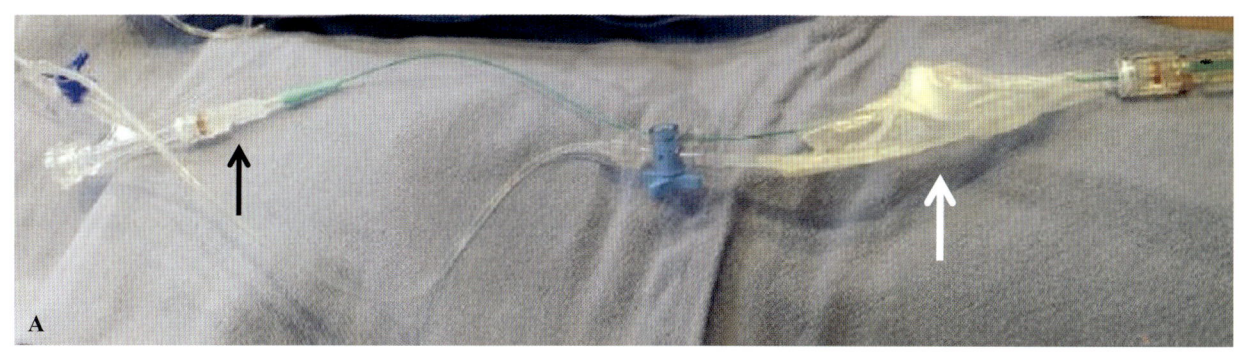

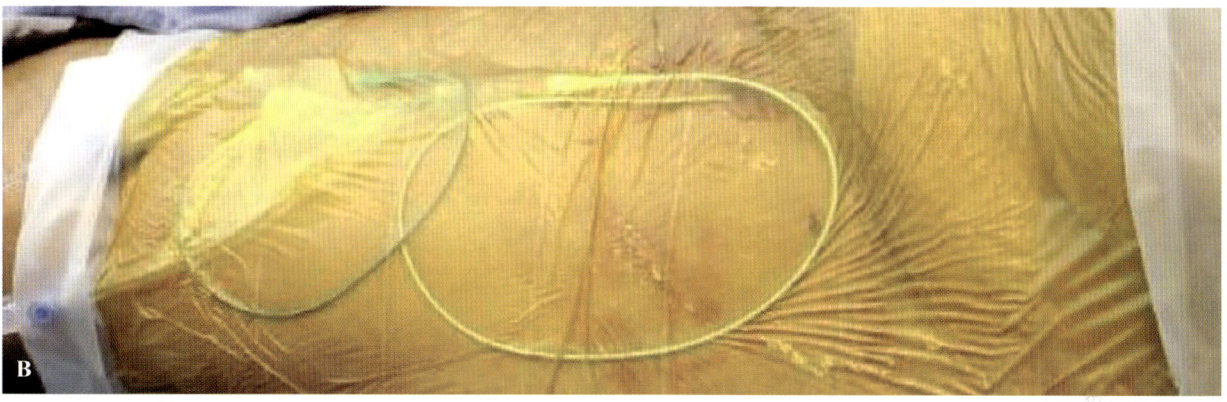

▲ 图 57-6 **A.** 使用 Tegaderm 透明敷料（白箭）将微导管粘在诊断导管的旋转止血阀（**RHV**）上，微导管连接到 RHV 和含有尼莫地平、米力农和肝素混合物（黑箭）的冲洗液滴注管上；**B.** 用 Ioban 手术薄膜将诊断导管 – 微导管系统固定在大腿上

8. 每天 2 次皮下注射低分子肝素 0.4ml，以防止微导管周围形成血栓。

9. 微导管可以在原位保留 72h，在此期间，静脉给予抗生素以避免全身败血症。

推荐阅读

[1] Anand S, Goel G, Gupta V. Continuous intra-arterial dilatation with nimodipine and milrinone for refractory cerebral vasospasm. J Neurosurg Anesthesiol. 2014;26(1):92–3.

[2] Oran I, Cinar C. Continuous intra-arterial infusion of nimodipine during embolization of cerebral aneurysms associated with vasospasm. AJNR. 2008;29(2):291–5.

[3] Velat GJ, Kimball MM, Mocco JD, Hoh BL. Vasospasm after aneurysmal subarachnoid hemorrhage: review of randomized controlled trials and meta-analyses in the literature. World Neurosurg. 2011;76(5):446–54.

病例 58
CT 灌注成像诊断蛛网膜下腔出血后脑血管痉挛
CT Perfusion Imaging to Diagnose Vasospasm After Subarachnoid Hemorrhage

Rajsrinivas Parthasarathy　　Vipul Gupta　著

【病例概述 1】

一名 28 岁的女性，突发头痛，CT 扫描提示为蛛网膜下腔出血。脑血管造影显示左脉络膜前动脉动脉瘤，其后成功行动脉瘤栓塞术（图 58-1）。

出血后第 6 天，她出现意识模糊，右侧肢体无力。头颅 CT 平扫未见急性脑梗死（图 58-2A），随后她接受了 CTA 和 CTP 检查以排除脑血管痉挛的可能（图 58-2）。CTP 显示脑血流减少（图 58-2B），平均通过时间延长（图 58-2C），脑血容量减少（图 58-2D），提示脑灌注减少（半暗带）但无脑梗死。

【诊疗思路】

颅内血管严重痉挛可引起大的脑梗死。

【治疗经过】

右侧股动脉置入 5F 短鞘（Cordis），随后在左侧颈内动脉放置 5F 造影导管（Cook）。脑血流显示左侧 MCA M_1 段严重痉挛（图 58-3A）。首先，一次性注射 1mg 尼莫地平，注射时间 3min 以上，然后缓慢注射 2mg，注射时间 20min 以上（共 3mg）。在此之后，注射 6~8mg 米力农，注射时间 25min 以上。由于尼莫地平和米力农的协同作用，动脉扩张更为明显（图 58-3C）。患者

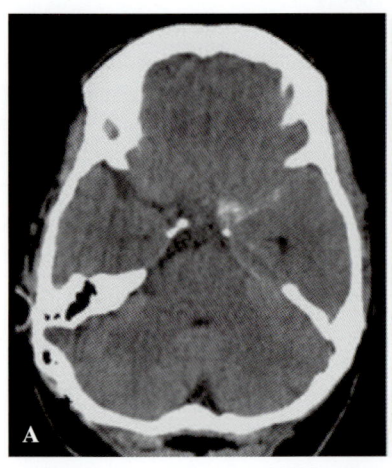

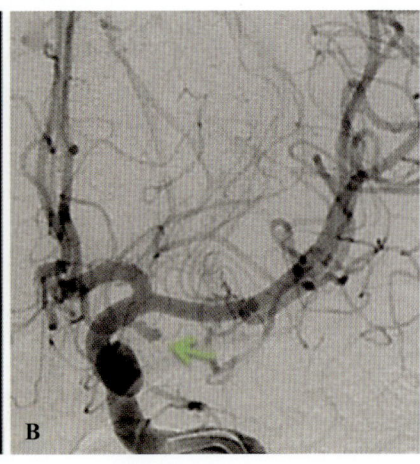

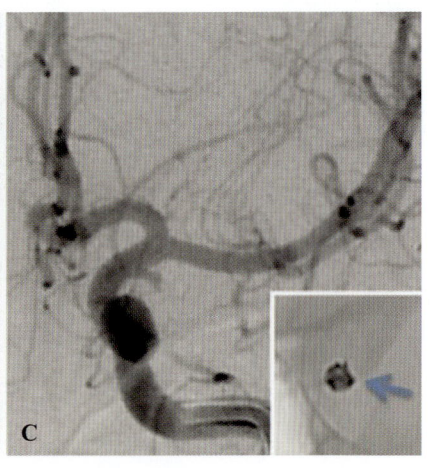

▲ 图 58-1　A. CT 示弥漫性蛛网膜下腔出血；B. 左侧 ICA 正位片显示左侧脉络膜前动脉动脉瘤；C. 动脉瘤栓塞术后；D. 弹簧圈

病例 58　CT 灌注成像诊断蛛网膜下腔出血后脑血管痉挛
CT Perfusion Imaging to Diagnose Vasospasm After Subarachnoid Hemorrhage

的神经系统功能有所改善，临床或放射学检查无异常。

【病例概述 2】

50 岁男性，表现为弥漫性蛛网膜下腔出血。

脑血管造影显示右侧后交通动脉瘤，行动脉瘤栓塞术（图 58-4）。

出血后第 12 天患者出现左侧肢体无力，行 CTA 和 CTP 检查（图 58-5）提示右侧 MCA 供血区域可见大面积缺血半暗带。

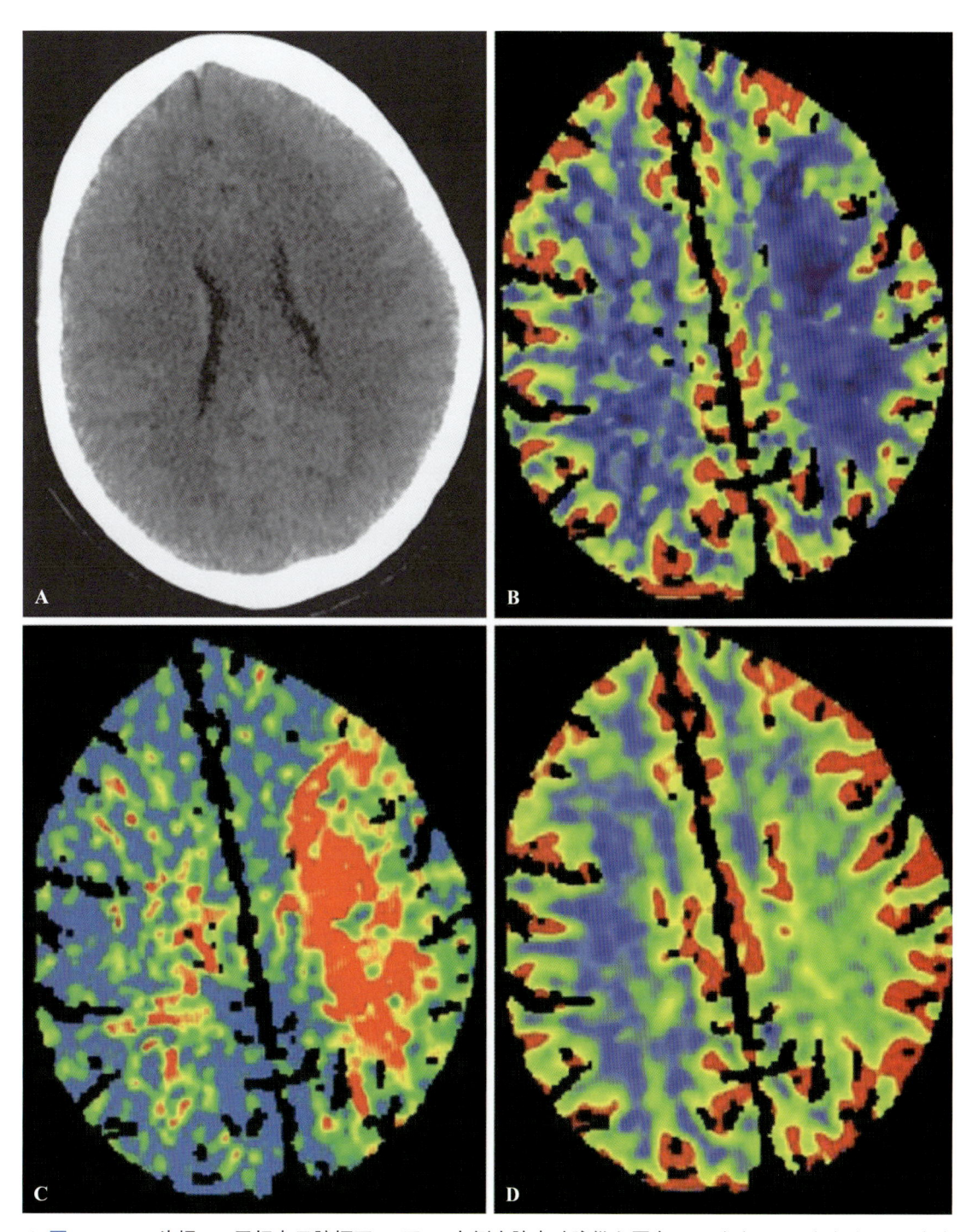

▲ 图 58-2　**A.** 头颅 CT 平扫未见脑梗死；**B 至 D.** 左侧大脑中动脉供血区在 **CBF**（**B**）、**MTT**（**C**）和 **CBV**（**D**）之间可见很大的不匹配区提示缺血半暗带

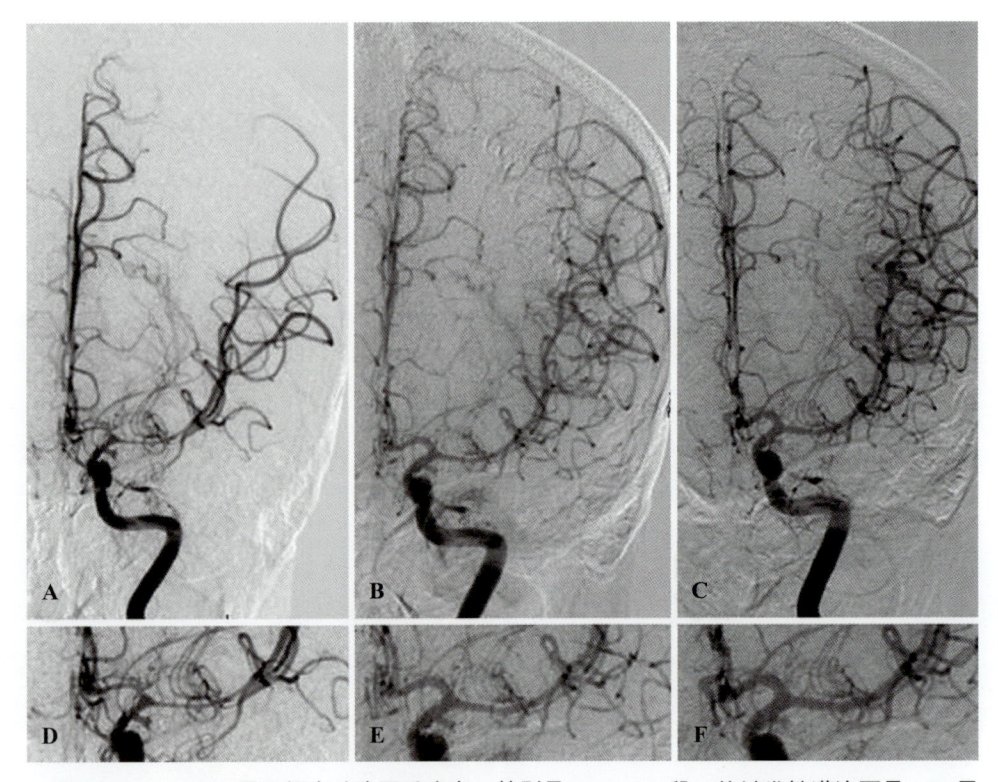

▲ 图 58-3　A. DSA 显示颅内动脉严重痉挛，特别是 MCA M_1 段，伴继发性灌注不足；B. 尼莫地平输注后 DSA 显示部分改善；C. 米力农输注可进一步显著改善动脉管径，尤其是 M_1 段。D 至 F 为 A 至 C 的 MCA M_1 段放大视图

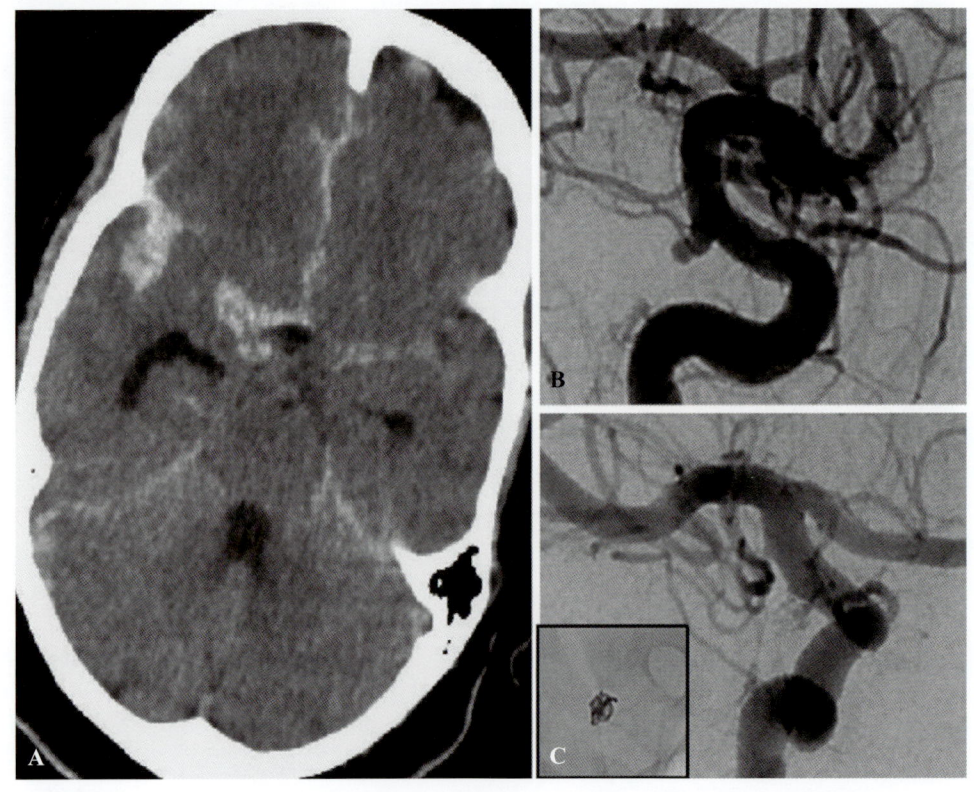

▲ 图 58-4　A. 头颅 CT 提示弥漫性蛛网膜下腔出血；B. 右侧后交通动脉瘤；C. 动脉瘤栓塞术后，动脉瘤内的弹簧圈见插图

病例 58 CT 灌注成像诊断蛛网膜下腔出血后脑血管痉挛
CT Perfusion Imaging to Diagnose Vasospasm After Subarachnoid Hemorrhage

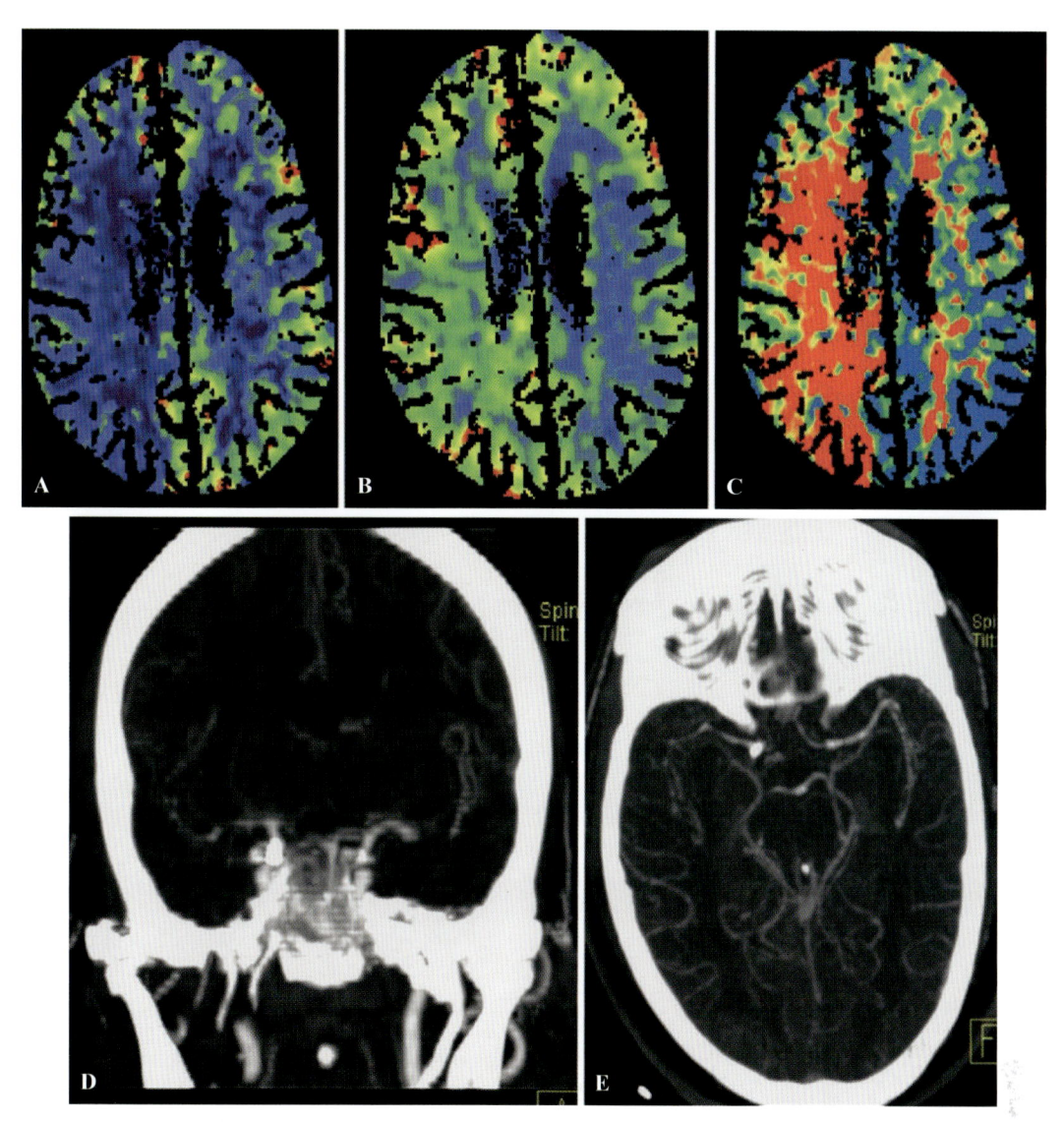

▲ 图 58-5 A. CBF 图显示血流量减少；B. CBV 图显示血容量减少；C. MTT 图显示通过时间延长；D 和 E. 右侧 MCA 管径窄，提示痉挛

脑血管造影显示右侧大脑中动脉 M_1 段和 M_2 段严重痉挛，大脑前动脉 A_1 段也可能存在血管痉挛，行血管扩张治疗（图 58-6）。

【提示与技巧】

1. 蛛网膜下腔出血引起的血管痉挛是危险的，诊断血管痉挛非常必要。

2. CTP 提供了一种客观的脑灌注测量方法，可以可靠地识别梗死核心和半暗带。CBV 图显示核心体积，而 CBF 和 MTT 图则量化了梗死核心和危险组织。

3. 灌注成像在诊断脑血管痉挛方面远比经颅多普勒超声准确。

4. 目的是快速诊断和尽早扩张受累血管。

5. 尼莫地平和米力农的使用具有协同作用，能更好地扩张受累血管。

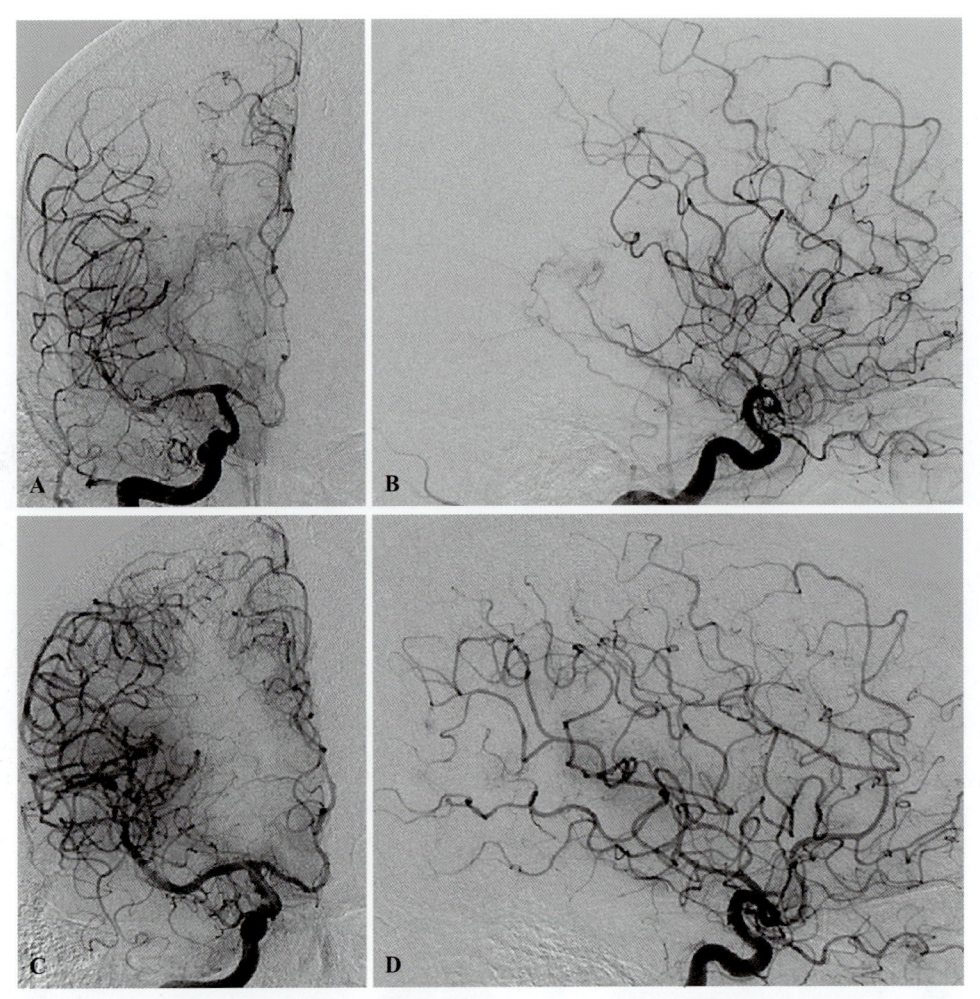

▲ 图 58-6　**A 和 B.** DSA 正侧位造影提示 MCA 和 ACA 均有严重痉挛；**C 和 D.** 抗脑血管痉挛后正侧位造影提示 MCA 和 ACA 痉挛明显缓解

推荐阅读

[1] Binaghi S, Colleoni ML, Maeder P, et al. CT angiography and perfusion CT in cerebral vasospasm after subarachnoid hemorrhage. Am J Neuroradiol. 2007;28(4):750–8.

[2] Greenberg ED, Gobin YP, Riina H, et al. Role of CT perfusion imaging in the diagnosis and treatment of vasospasm. Imaging Med. 2011;3(3):287–97.

中篇
动静脉畸形

Arteriovenous Malformation

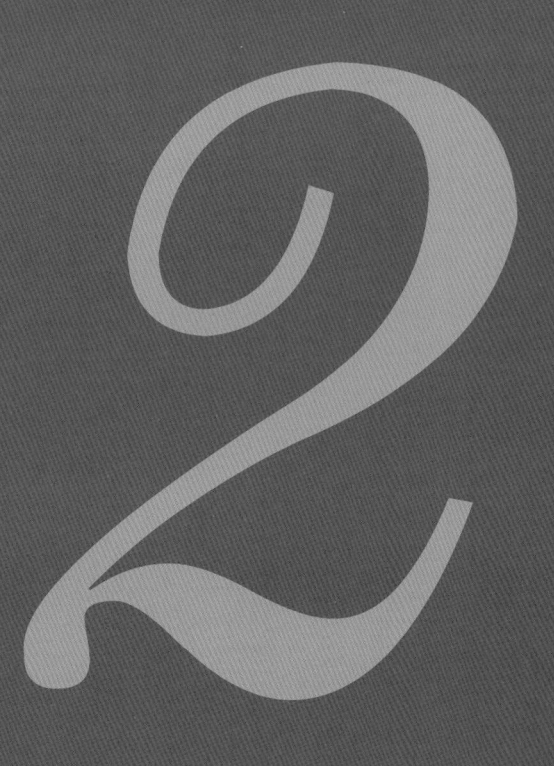

病例 59
海绵窦区硬脑膜动静脉瘘：经静脉岩下窦入路
Cavernous Sinus Dural Arteriovenous Fistula (AVF): Trans-venous Approach Through Inferior Petrosal Sinus

Vipul Gupta 著

【病例概述】

一名 48 岁女性，表现为右侧眼球突出和充血。MRI 发现右侧海绵窦扩大和右侧眼静脉扩张。DSA 显示向右侧眼静脉引流的右侧海绵窦区硬脑膜动静脉瘘，由双侧颈外动脉和左侧颈内动脉供血（图 59-1）。眼静脉在眼眶出口处有狭窄，经多支细小静脉引流。右侧岩下窦不显影。该病例计划经静脉弹簧圈栓塞。

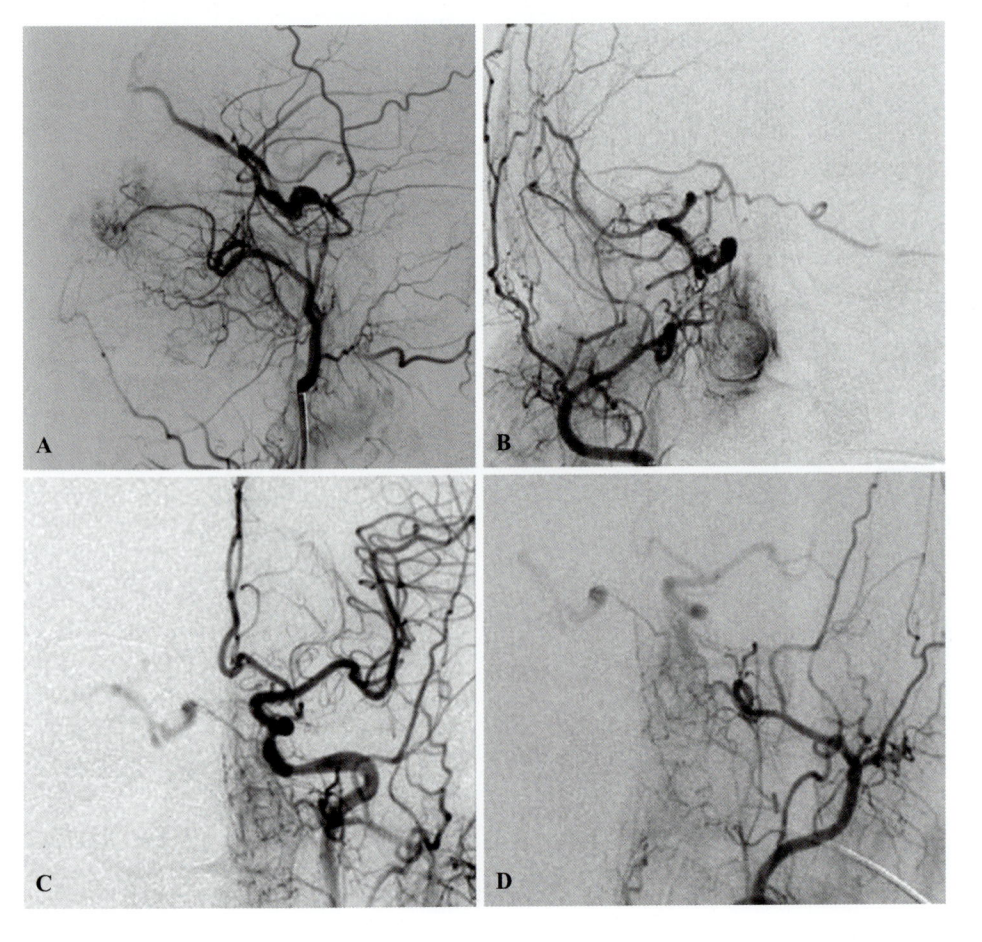

◀ 图 59-1 A 和 B. 右侧 ECA 侧位（A）和正位（B）造影显示经眼静脉引流的右侧海绵窦区硬脑膜 AVF，右侧岩下窦闭塞；C. 左侧 ICA 造影显示有一支细小动脉供应 AVF；D. 左侧 ECA 造影也显示有细小动脉供应 AVF

病例 59　海绵窦区硬脑膜动静脉瘘：经静脉岩下窦入路
Cavernous Sinus Dural Arteriovenous Fistula (AVF): Trans-venous Approach Through Inferior Petrosal Sinus

【诊疗思路】

1. 经血栓化的岩下窦进入海绵窦。
2. 完全闭塞 AVF。

【治疗经过】

全身麻醉下手术。诊断导管置于右侧 ECA 和左侧颈总动脉。6F 长鞘（Cook Medical, Bloomington, USA）经股静脉置入右侧颈内静脉。4F 软头诊断导管（MPA, Cook Medical, Bloomington, USA）置于岩下窦的远端（图 59-2A）。然后从动脉导管建立路径图，用 Transend 014 微导丝（Stryker Neurovascular, CA, USA）引导 Echelon-10 微导管（ev3 Neurovascular, USA）在软头诊断导管内

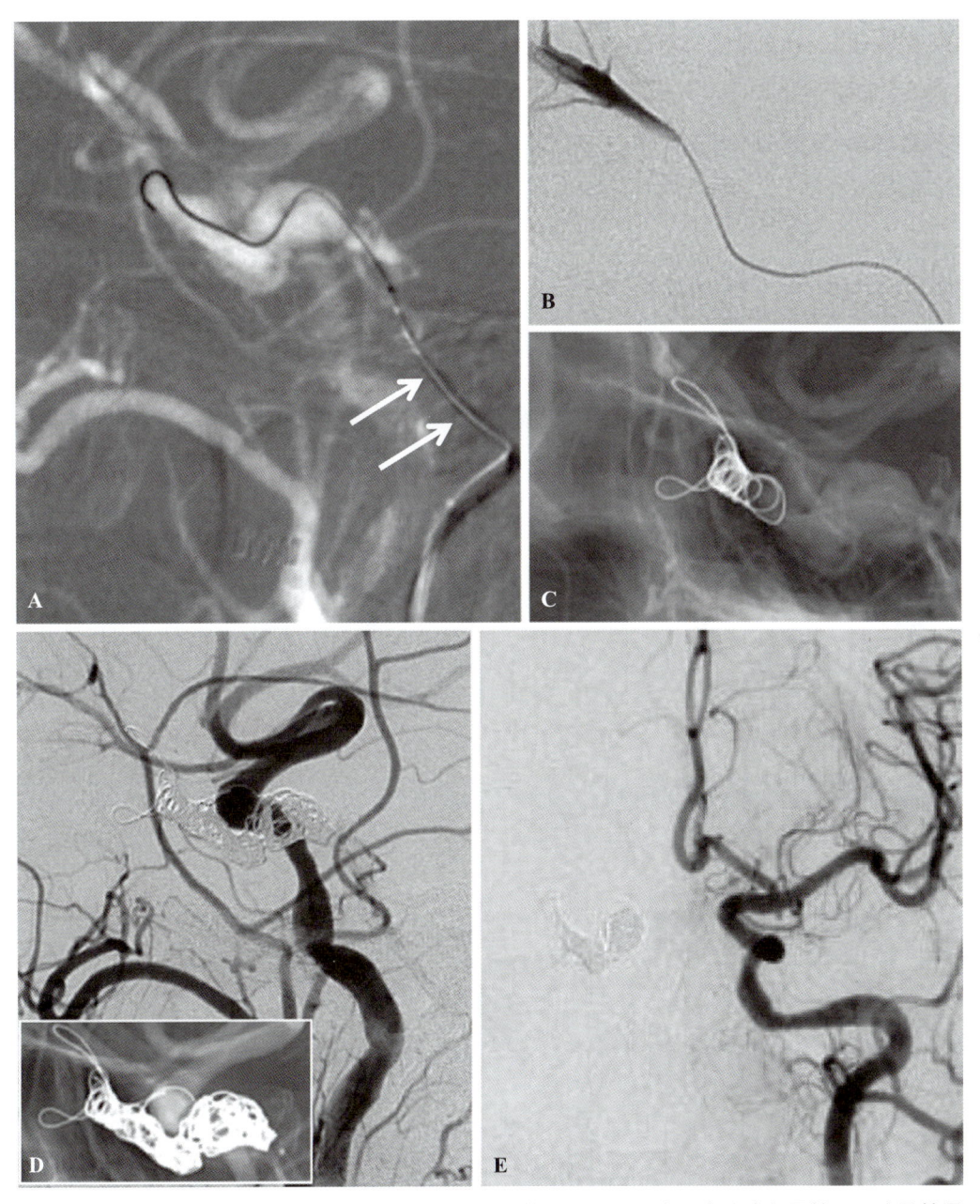

▲ 图 59-2　**A.** 路径图显示经岩下窦向海绵窦置管，箭指出了置入岩下窦的诊断导管，经该导管导入微导管；**B.** 眼静脉内的微导管造影；**C.** 首个弹簧圈的襻进入 2 个静脉分腔；**D** 和 **E.** 栓塞后右侧（**D**）和左侧（**E**）CCA 造影显示 AVF 完全闭塞

189

导入（图 59-2A）。无论正位还是侧位影像，都要注意使微导管沿着岩下窦的正常走行前进。微导管进入海绵窦后，放到眼静脉起始部（图 59-2B）。确认位置后行弹簧圈栓塞，注意栓塞眼静脉起始部（图 59-2C）。整个海绵窦节段用弹簧圈闭塞，最终造影显示 AVF 完全闭塞（图 59-2D 和 E）。

【提示与技巧】

1. 海绵窦区硬脑膜 AVF 常需经静脉入路治疗。与其他部位的硬脑膜 AVF 不同，经动脉使用液态栓塞剂如 Onyx 栓塞会有危险，因为可能反流入 ICA 和损伤脑神经。

2. 眼静脉或岩下窦入路是受欢迎的入路。

3. 即使岩下窦血栓化，通过沿其路径探查，成功通过的可能性也很大。诊断导管放到静脉窦的远端为微导管系统提供必要的支撑。小心置管，在双平面透视下确认微导管沿着岩下窦的正常方向前进。

4. 为防止复发，弹簧圈栓塞眼静脉起始部和整个海绵窦节段是明智的。

5. 最近为数不多的报道中，Onyx 也用于经静脉栓塞，特别是弹簧圈栓塞不全后。但应谨慎进行，特别是 ICA 参与供血时，要确保 Onyx 没有反流入 ICA。

推荐阅读

[1] Gemmete J, Ansari SA, Gandhi D. Endovascular treatment of carotid cavernous fistulas. Neuroimaging Clin N Am. 2009;19(2):241–55.

[2] Lekkhong E, Pongpech S, ter Brugge K, Geibprasert S, Krings T. Transvenous embolization of intracranial dural arteriovenous shunts through occluded venous segments: experience in 51 patients. AJNR Am J Neuroradiol. 2011;32(9):1738–44.

病例 60
海绵窦区硬脑膜动静脉瘘：血管计算机断层扫描引导定位瘘口
Cavernous Dural Arteriovenous Fistula (AVF): Angio-CT-Guided Fistula Site Localization

Vipul Gupta 著

【病例概述】

一名 34 岁男性，表现为左眼结膜充血和突眼。MRI（未展示）发现左侧眼上静脉扩张和左侧海绵窦隆起。DSA 显示左侧海绵窦区硬脑膜动静脉瘘，供血来自左侧颈内动脉和颈外动脉（图 60-1A 至 C），经左侧眼静脉引流入左侧面静脉（图 60-1C）。向岩窦系统没有明显引流。计划经静脉用可解脱性弹簧圈栓塞。

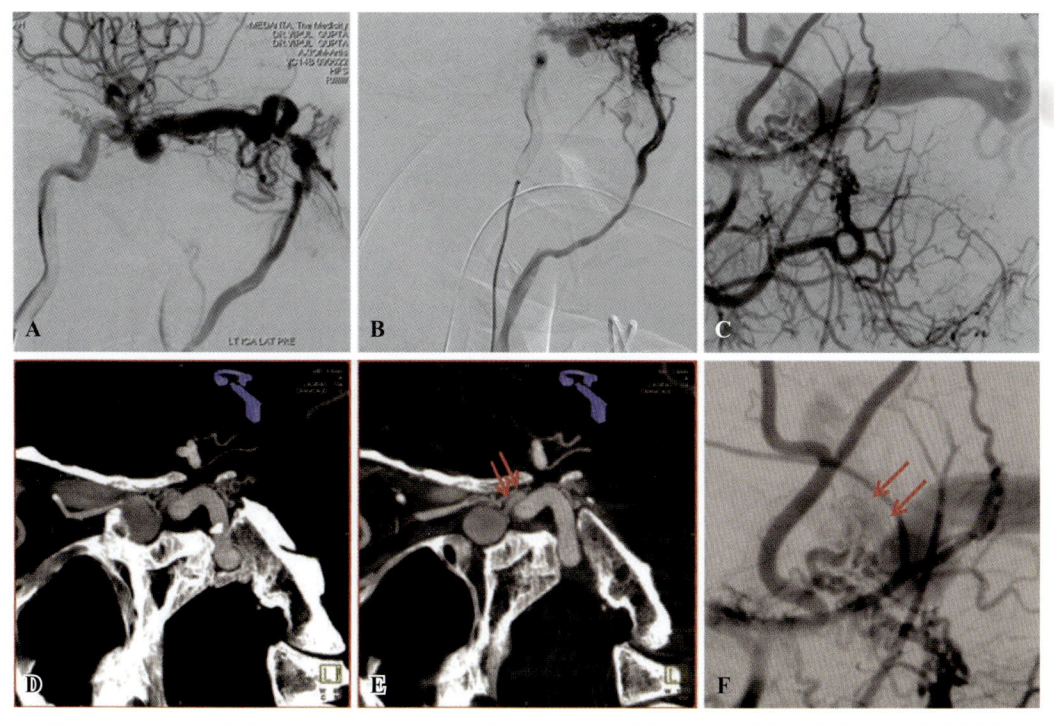

▲ 图 60-1 A 至 C. 左侧 ICA（A 和 B）和左侧 ECA（C）造影显示经面静脉引流的左侧海绵窦区硬脑膜 AVF（B）；D 和 E. 动脉内注射对比剂的血管 CT 显示向眼静脉引流的一个小静脉囊（E，箭），这是 AVF 的真正瘘口；F. ECA 造影的放大影像，箭指出了血管 CT 影像上看到的硬膜 AVF 瘘口

【诊疗思路】

1. 经静脉到达栓塞 AVF。经岩下窦到达并不困难，但其完全闭塞。

2. 准确定位瘘口并闭塞瘘性交通是防止残留/迟发性复发的关键。

【治疗经过】

全身麻醉下栓塞。为了准确定位瘘口，诊断导管置于左侧颈总动脉，动脉内注射对比剂行 CT（DynaCT，Siemens，Erlangen，Germany）。DynaCT 血管成像（图 60-1D）显示一个小静脉囊（图 60-1E，箭）向扩张的眼静脉引流。在 DynaCT 血管成像的帮助下定位瘘口后，用二维 DSA 影像更好地显示瘘口（图 60-1F）。关键是到达并完全闭塞该静脉囊，如果闭塞眼静脉后端而未闭塞 AVF 的静脉端将造成 AVF 持续存在/迟发性复发，并且静脉引流方向会改变。静脉入路时，6F 长鞘（Raphe，Cook）置于左侧颈内静脉。然后，4F 软头诊断导管置于左侧面静脉（图 60-2A，箭），在路径图引导下将微导管（Echelon 10，Micro Therapeutics，Inc. d/b/a ev3 Neurovascular，Irvine，California）置入左侧眼静脉（图 60-2A 和 B）。微导管小心进入静脉囊（图 60-2C）。然后将微导管置入 AVF 的静脉端，用可解脱性弹簧圈栓塞静脉囊，部分弹簧圈襻置于眼静脉起始部（图 60-2D）。最终的血管造影显示硬膜 AVF 完全闭塞。接下来的数天，患者的症状几乎完全改善。

【提示与技巧】

1. 为了获得完全且持久的闭塞，定位硬膜 AVF 的确切瘘口很重要。闭塞瘘口以远部位将造成 AVF 残留或复发，并向其他静脉引流。

2. 动脉内注射对比剂的 DynaCT（血管 CT）对 AVF 解剖显示困难的病例很有帮助。

3. 这种情况下，在面静脉内同轴放置低剖面诊断/导引导管对导管到位至眼静脉和海绵窦很有帮助。

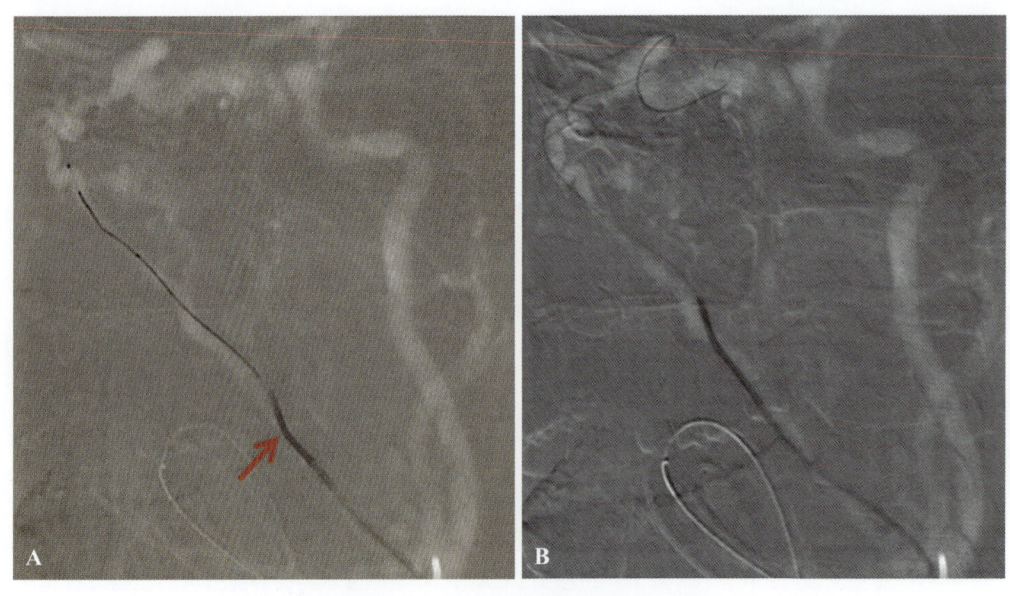

▲ 图 60-2 栓塞海绵窦区硬脑膜 AVF

A. 路径图引导下，4F 诊断导管（A，箭）置于左侧面静脉；B. 微导管经诊断导管置入眼静脉

病例 60　海绵窦区硬脑膜动静脉瘘：血管计算机断层扫描引导定位瘘口
Cavernous Dural Arteriovenous Fistula (AVF): Angio-CT-Guided Fistula Site Localization

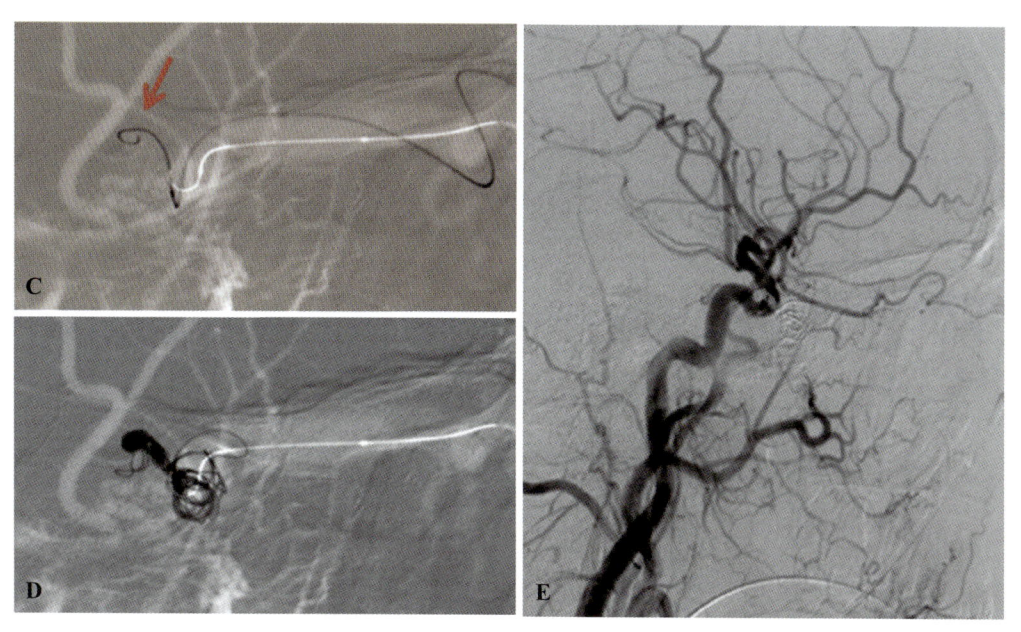

▲ 图 60-2（续）　栓塞海绵窦区硬脑膜 AVF

C. 路径图引导下，置入海绵窦的静脉囊（AVF 瘘口）；D. 用可解脱性弹簧圈栓塞；E. 最终的血管造影显示硬脑膜 AVF 完全闭塞

推荐阅读

[1] Bink A, Berkefeld J, Lüchtenberg M, et al. Coil embolization of cavernous sinus in patients with direct and dural arteriovenous fistula. Eur Radiol. 2009;19:1443.

[2] Bink A, Goller K, Lüchtenberg M, et al. Long-term outcome after coil embolization of cavernous sinus arteriovenous fistulas. AJNR Am J Neuroradiol. 2010;3:1216.

[3] Kiyosue H, Hori Y, Okahara M, et al. Treatment of intracranial dural arteriovenous fistulas: current strategies based on location and hemodynamics, and alternative techniques of transcatheter embolization. Radiographics. 2004;24:1637.

病例 61
弹簧圈栓塞直接型颈动脉海绵窦瘘
Coil Embolization of Direct Carotid Cavernous Fistula (CCF)

Vipul Gupta 著

【病例概述】

一名34岁女性，表现为右眼结膜充血和突眼2周。5周前有道路交通事故史。MRI显示右侧眼上静脉扩张和右侧海绵窦隆起。DSA（图61-1）显示来自右侧颈内动脉的高流量直接型颈动脉海绵窦瘘。瘘口远端的ICA不显影，静脉引流经海绵窦引流入同侧眼静脉，向后引流入岩静脉，随后汇入小脑静脉；也有经皮层逆流入侧裂静脉。

【诊疗思路】

1. 定位瘘口的确切部位。
2. 栓塞瘘口的同时保留ICA。

【治疗经过】

全身麻醉下栓塞。为了定位瘘口的确切部位，用球囊（Hyperglide 4mm×20mm）闭塞ICA的同时行椎动脉造影（图61-2），可见对比剂经后交通动脉逆行充盈右侧ICA，在ICA破裂孔

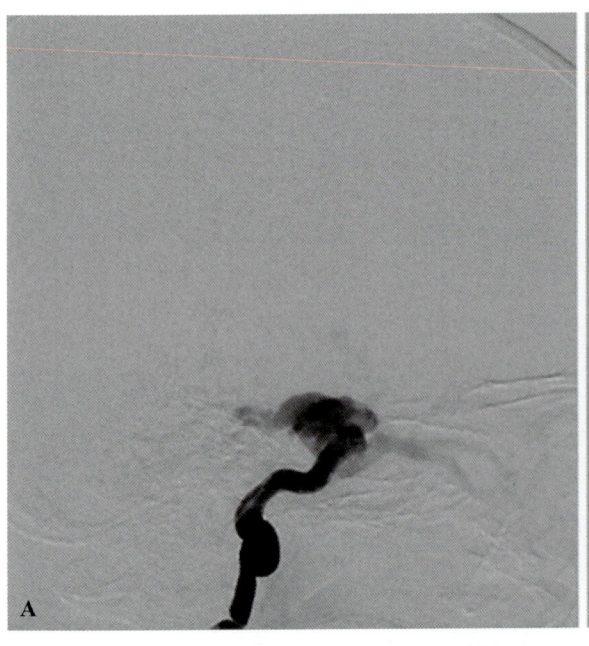

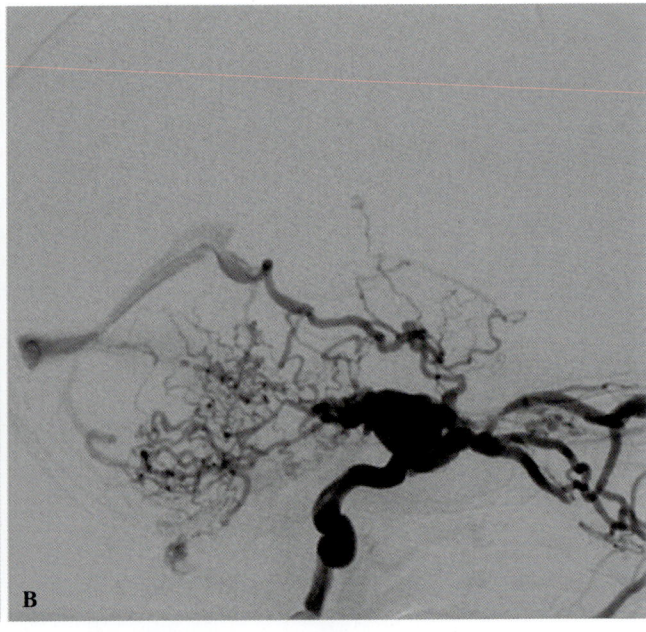

▲ 图 61-1 DSA（侧位）显示引流入眼静脉和软膜静脉的直接型CCF

病例 61 弹簧圈栓塞直接型颈动脉海绵窦瘘
Coil Embolization of Direct Carotid Cavernous Fistula (CCF)

段与海绵窦段移行处充盈瘘口。该技术显示了瘘口的部位。计划采用球囊辅助弹簧圈闭塞 CCF。双侧股动脉入路，6F 导引导管置于 ICA，诊断导管置于 VA。然后，球囊导丝越过瘘口进入远端 ICA，充盈球囊行 VA 造影，对比剂逆行充盈 ICA 远端至瘘口（图 61-2B）。这有助于明确球囊导丝位于 ICA 内，而非位于静脉内。随后将微导管置入海绵窦。球囊辅助下用可解脱性弹簧圈栓

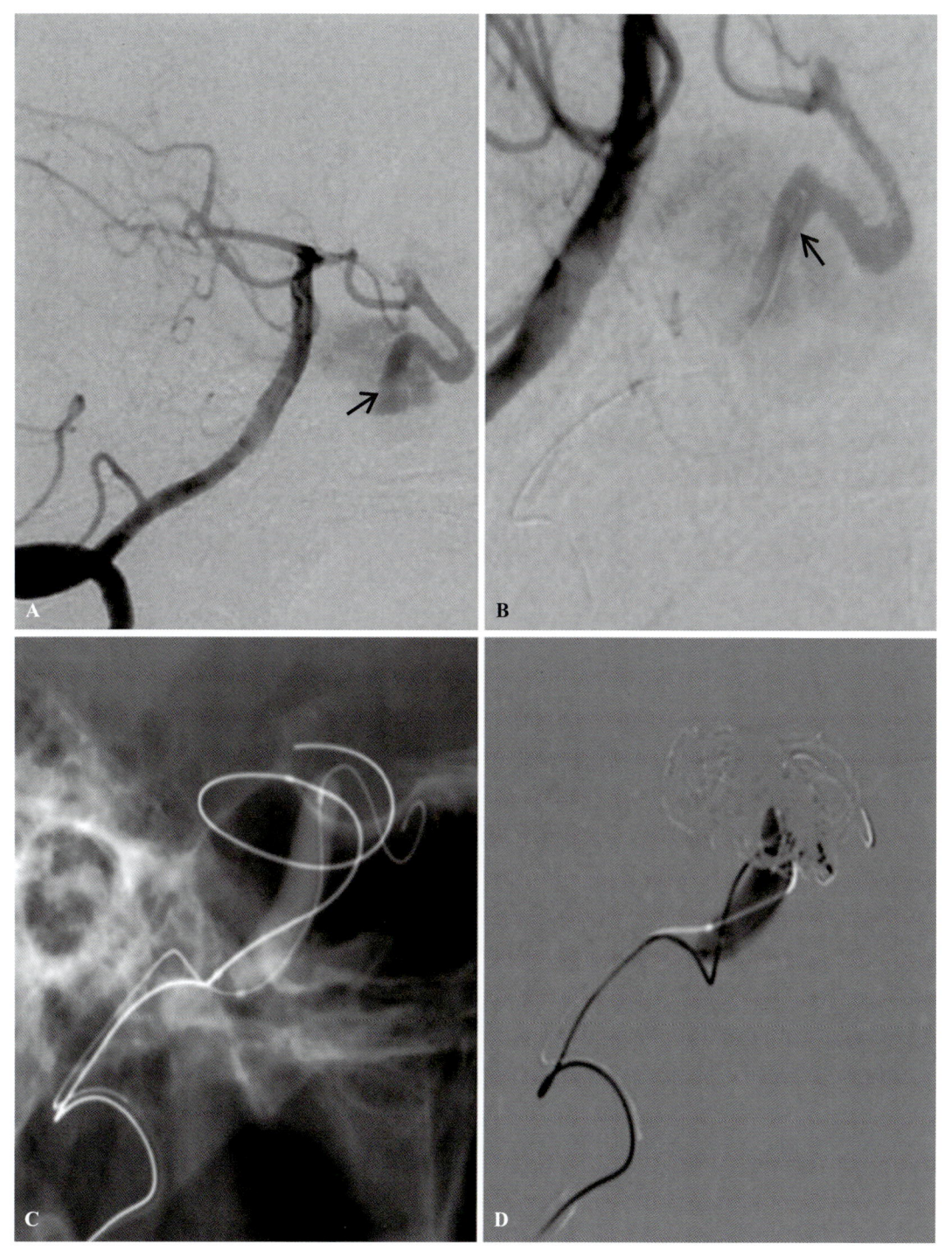

▲ 图 61-2　A. 球囊闭塞时的 VA 造影显示对比剂逆行充盈 ICA，清晰显示瘘口的部位；B. 向瘘口远端的 ICA 放置球囊导丝（箭）时行类似的造影来显示远端 ICA；C. 球囊辅助下弹簧圈栓塞。栓塞时，建立不注射对比剂的路径图，清晰显示置入的弹簧圈

195

塞，从而保护 ICA（图 61-2C）。采用该技术可确保保留 ICA，哪怕弹簧圈在海绵窦内与动脉重叠。手术后期，建立新的不注射对比剂的路径图（图 61-2D），这有助于清晰显示置入的弹簧圈及其与 ICA 的关系。完全闭塞瘘口（图 61-3）。尽管 2 个平面上弹簧圈均与 ICA 重叠，但在释放弹簧圈过程中保持球囊充盈，所以能确定 ICA 的通畅。6 个月随访显示 CCF 稳定闭塞，ICA 得到重塑。

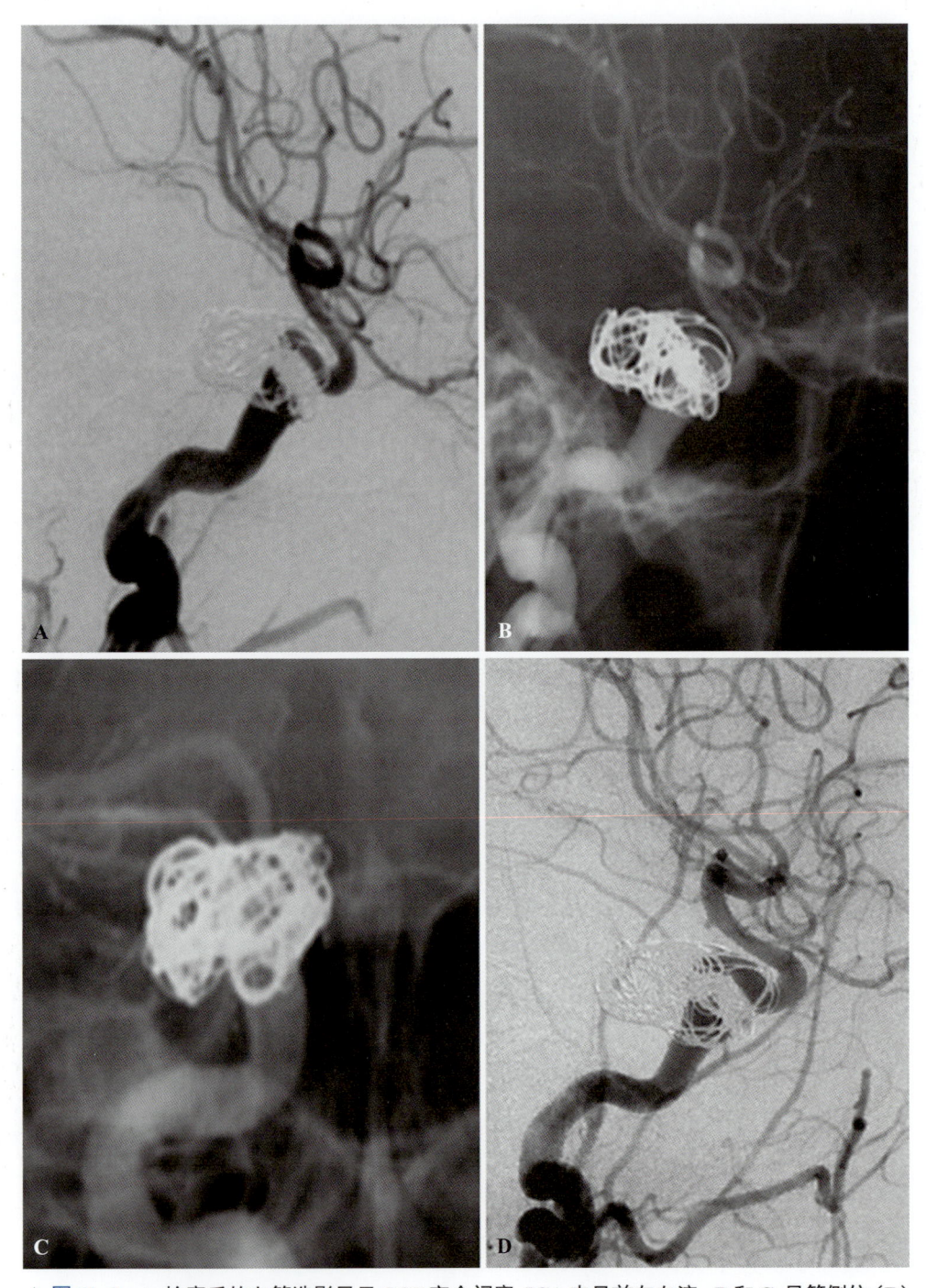

▲ 图 61-3　A. 栓塞后的血管造影显示 CCF 完全闭塞，ICA 内呈前向血流；B 和 C. 尽管侧位（B）和正位（C）上弹簧圈与 ICA 均有重叠，但 ICA 保留完好，因为使用了球囊重塑；D. 6 个月后复查 DSA 显示结果稳定

【提示与技巧】

1. 使用可解脱性弹簧圈栓塞治疗直接型 CCF 已成为可解脱性球囊的一种良好替代方案。由于海绵窦往往与 ICA 重叠，辨别弹簧圈是否突入颈内动脉很困难；而使用球囊辅助可保留 ICA，能在完全闭塞 CCF 的同时保留 ICA。

2. 球囊也有助于稳定微导管，达到 CCF 的完全闭塞。

3. 更换不注射对比剂的新路径图可显示弹簧圈置入的位置。

4. 为了准确显示瘘口，闭塞瘘口近端的 ICA 同时行 VA/ 对侧 ICA 造影有助于显示 ICA 瘘口的确切部位。

推荐阅读

[1] Bink A, Goller K, Lüchtenberg M, Neumann-Haefelin T, Dützmann S, Zanella F, Berkefeld J, du Mesnil de Rochemont R. Long-term outcome after coil embolization of cavernous sinus arteriovenous fistulas. AJNR Am J Neuroradiol. 2010;31: 1216–21.

[2] Ducruet AF, Albuquerque FC, Crowley RW, McDougall CG. The evolution of endovascular treatment of carotid cavernous fistulas: a single-center experience. World Neurosurg. 2013;80(5):538–48.

[3] Tsai YH, Wong HF, Weng HH, Chen YL. Comparison of the risk of oculomotor nerve deficits between detachable balloons and coils in the treatment of direct carotid cavernous fistulas. AJNR Am J Neuroradiol. 2010;31:1123–6.

病例 62
经动脉和经静脉球囊辅助 Onyx 联合栓塞硬脑膜动静脉瘘
Combined Trans-arterial and Balloon-Assisted Transvenous Onyx Embolization of Dural AVF

Vipul Gupta 著

【病例概述】

一名30岁男性，双眼视物模糊病史1年半。眼科检查发现双侧视盘水肿。MRI 显示累及右侧横窦和上矢状窦的静脉窦血栓形成，给予抗凝治疗，随后出现右耳耳鸣。复查 MRI 和 MRA 显示右侧横窦区硬脑膜动静脉瘘。脑血管造影（图62-1）显示右侧横窦区的高流量硬脑膜 AVF，由双侧枕动脉、右侧脑膜中动脉的多个粗大分支供血，以及右侧颈内动脉的脑膜垂体干和右侧小脑前下动脉的硬膜支少量供血。右侧横窦在与乙状窦移行处有闭塞，对比剂逆流入窦汇、直窦、上矢状窦、左侧横窦–乙状窦，没有明显的皮层静脉逆流。右侧大脑半球的静脉引流入左侧横窦，除了 Labbe 静脉引流入右侧横窦。

【诊疗思路】

1. 必须保留引流入右侧横窦的 Labbe 静脉，以避免颞叶的静脉性梗死。

2. 考虑到有左侧 ECA 供血并引流入附近的窦汇，完全闭塞硬脑膜 AVF 困难。

【治疗经过】

全身麻醉下经双侧股动脉入路手术。6F 长鞘（Cook Medical，Bloomington，USA）置于右侧颈总动脉。5F 短鞘置于左侧股动脉，以便双侧同时造影。仔细分析手术前右侧 CCA 的影像（图62-2A 至 E），发现另一个位于右侧横窦上方且与之平行的独立静脉通道。用记号笔标出这2个静脉分腔，确认 Labbe 静脉进入上方的通道（图62-2F 和 G）。为了保留 Labbe 静脉，决定在上方的通道内放置顺应性双腔 Onyx 兼容性球囊。

经右侧股总静脉导入 6F 长鞘（Cook Medical，Bloomington，USA），置于左侧颈内静脉。然后，远端通路导管（distal access catheter，DAC）070（Concentric Medical，CA，USA）置于左侧横窦，4mm×20mm Scepter C 球囊（MicroVention，Tustin，CA，USA）经该导管导入右侧横窦上方并与之平行的、Labbe 静脉进入的静脉分腔（图62-3A）。

6F Chaperon 导引导管（MicroVention，Tustin，CA，USA）置于右侧 ECA 远端，经该导管用

病例 62　经动脉和经静脉球囊辅助 Onyx 联合栓塞硬脑膜动静脉瘘
Combined Trans-arterial and Balloon-Assisted Transvenous Onyx Embolization of Dural AVF

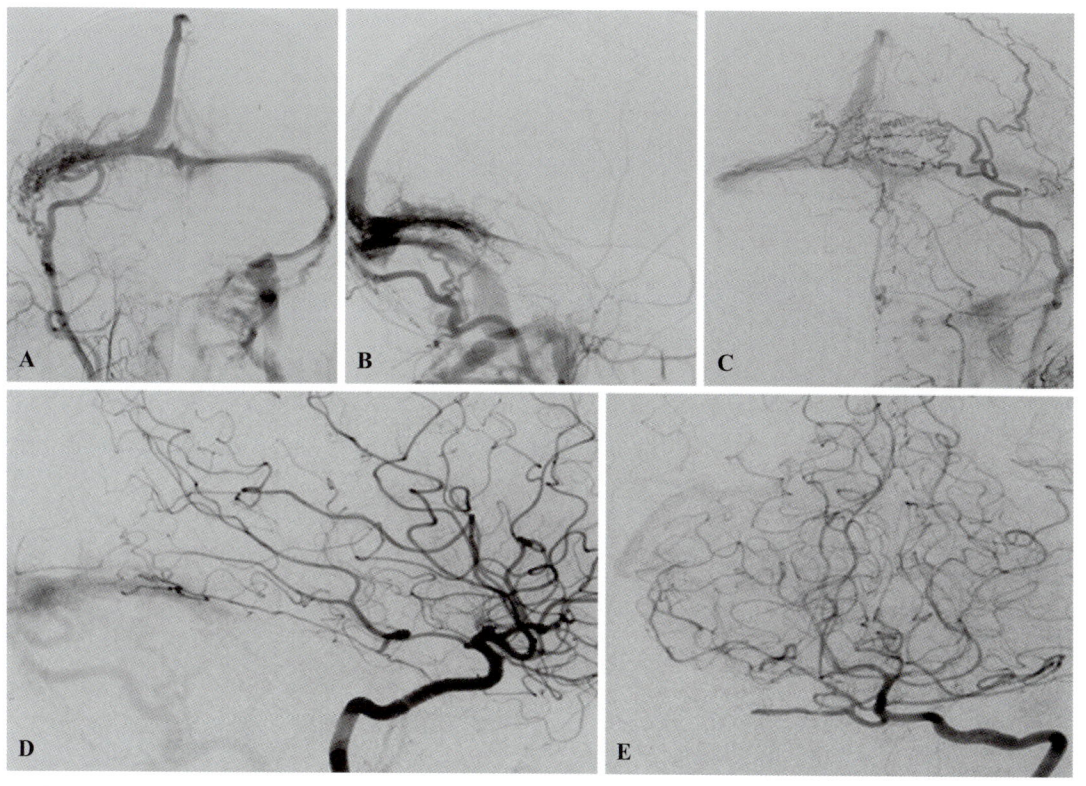

▲ 图 62-1　A 至 C. 右侧颈外动脉造影的正位（A）和侧位（B），以及左侧 ECA 造影的正位（C）显示右侧横窦的硬脑膜 AVF，由双侧枕动脉和右侧脑膜中动脉的多个粗大分支供血，右侧横窦在与乙状窦移行处闭塞，对比剂逆流入窦汇、直窦、上矢状窦、左侧横窦 - 乙状窦，没有明显的皮层静脉逆流；D. 右侧 ICA 造影的侧位显示脑膜垂体干；E. 左侧椎动脉造影的正位显示右侧 AICA 的硬脑膜支供应 AVF

Mirage 微导丝（ev3 Inc., Irvine, CA, USA）引导 Marathon 微导管（ev3 Inc., Irvine, CA, USA）导入瘘口近端的右侧脑膜中动脉（图 62-3B）。位置理想后，双平面透视引导下先后注射 0.23ml 二甲亚砜（dimethyl sulfoxide，DMSO）和 5ml Onyx，期间充盈球囊避免闭塞上方的静脉分腔（图 62-3C 至 E）。为了闭塞左侧 ECA 供血的内侧 AVF，球囊导入更内侧，但仍覆盖 Labbe 静脉，进一步 Onyx 栓塞（图 62-3G）。上方静脉通道的外侧仍有一小部分硬脑膜 AVF 残留（图 62-4A），然后球囊导管导入更外侧的位置（图 62-4C）。在球囊充盈下，经球囊导管腔先后注射 DMSO 和 Onyx（图 62-4D）。手术后，右侧 CCA 和左侧 ECA 造影显示硬脑膜 AVF 完全消除，Labbe 静脉保留（图 62-5A 至 C）。

【提示与技巧】

1. 分析血管造影的静脉期非常重要。

2. 分析 ECA 的不同供血很重要，特别是应寻找其是否汇入同一节段硬膜窦。

3. 可尝试不同的技术来评估 AVF、窦、进入受累窦的正常静脉引流之间的关系。例如，我们用记号笔画出的线及改成反色来确定 Labbe 静脉引流入上方的静脉通道。

4. 可使用球囊来保留正常静脉引流。当病变窦的形态不规则时，应使用顺应性球囊，需要时可能还要改变球囊的位置。

5. 正如该病例，DMSO 兼容性双腔球囊也可用于逆行注射 Onyx 治疗残余 AVF。

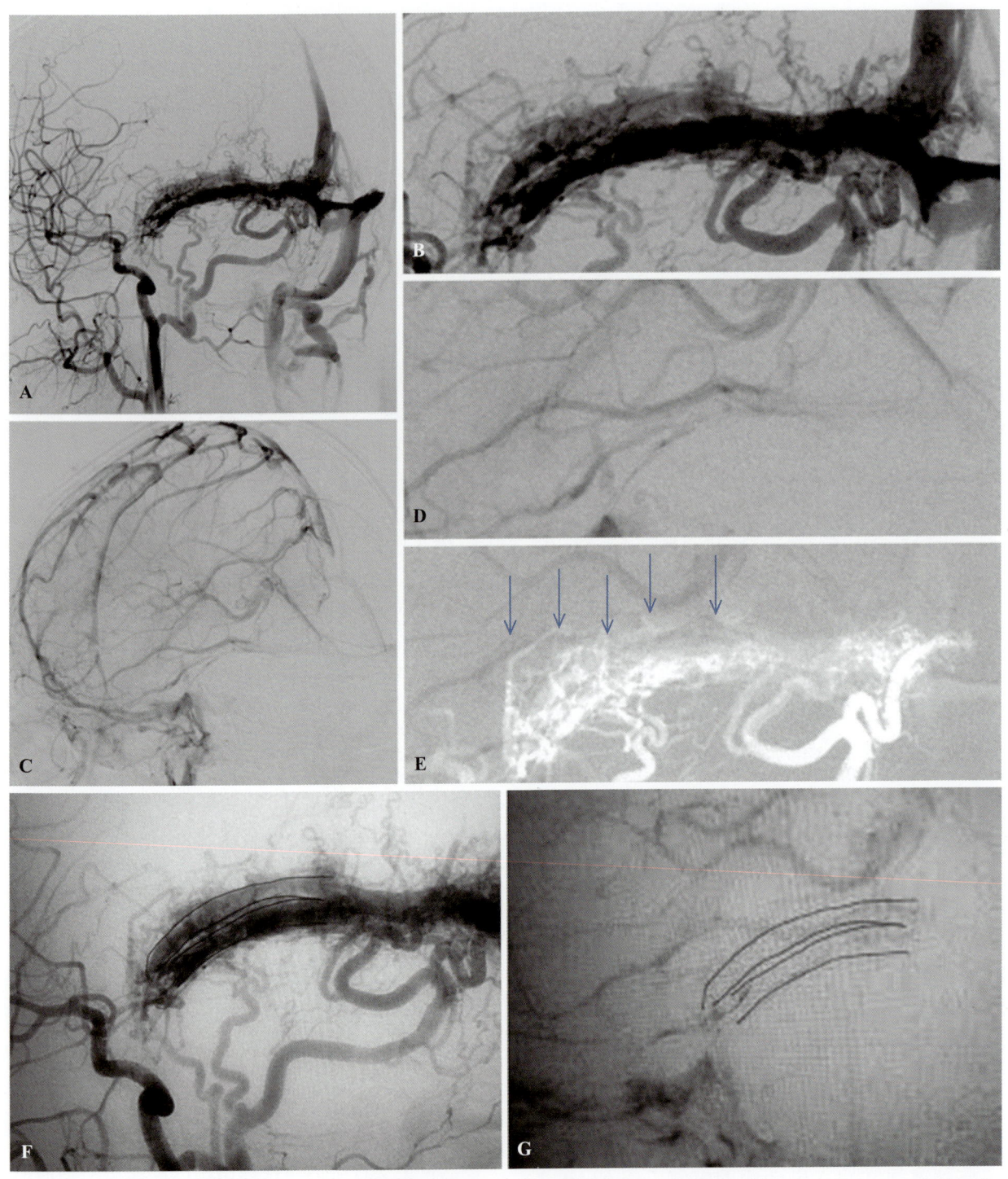

▲ 图 62-2　A 和 B. 手术前右侧 CCA（A）及其放大影像（B）显示另一个位于右侧横窦上方并与之平行的独立静脉通道；C 和 D. 右侧 CCA 的静脉期（C）及其放大影像（D）显示 LABBE 静脉进入上方的通道；E 至 G. 改为反色（E）并用记号笔标记（F 和 G），确认 LABBE 静脉进入上方的通道

病例 62 经动脉和经静脉球囊辅助 Onyx 联合栓塞硬脑膜动静脉瘘
Combined Trans-arterial and Balloon-Assisted Transvenous Onyx Embolization of Dural AVF

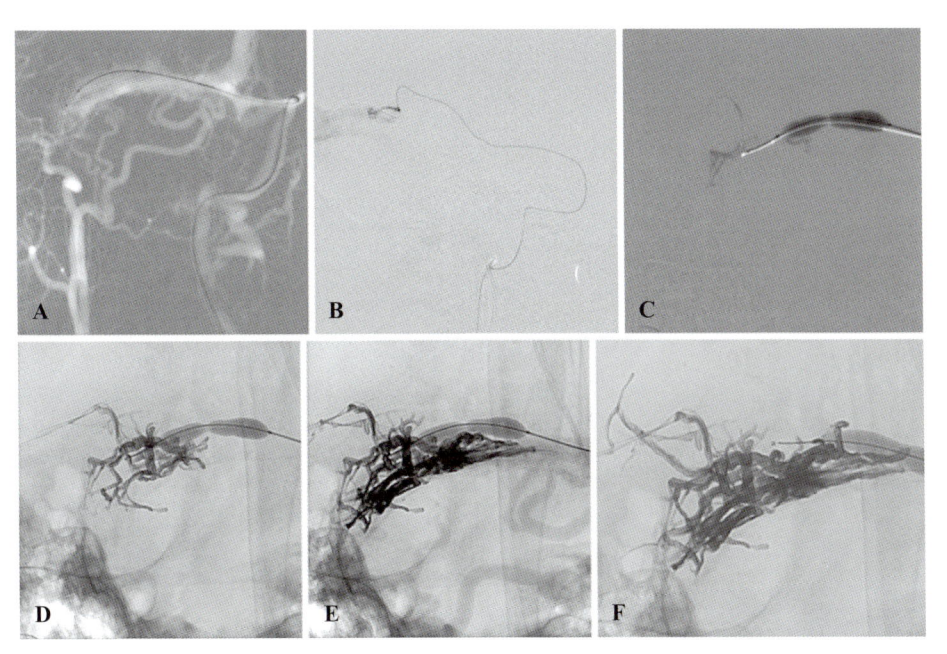

▲ 图 62-3 A. Scepter C 球囊导入上方通道覆盖 Labbe 静脉的开口；B. 影像显示微导管置入 MMA 远端供血分支后的微导管造影；C 至 E. 球囊充盈下，经微导管行 Onyx 栓塞；F. 为了闭塞左侧 ECA 供血的内侧 AVF，球囊置入更内侧，但仍覆盖 Labbe 静脉，进一步行 Onyx 栓塞

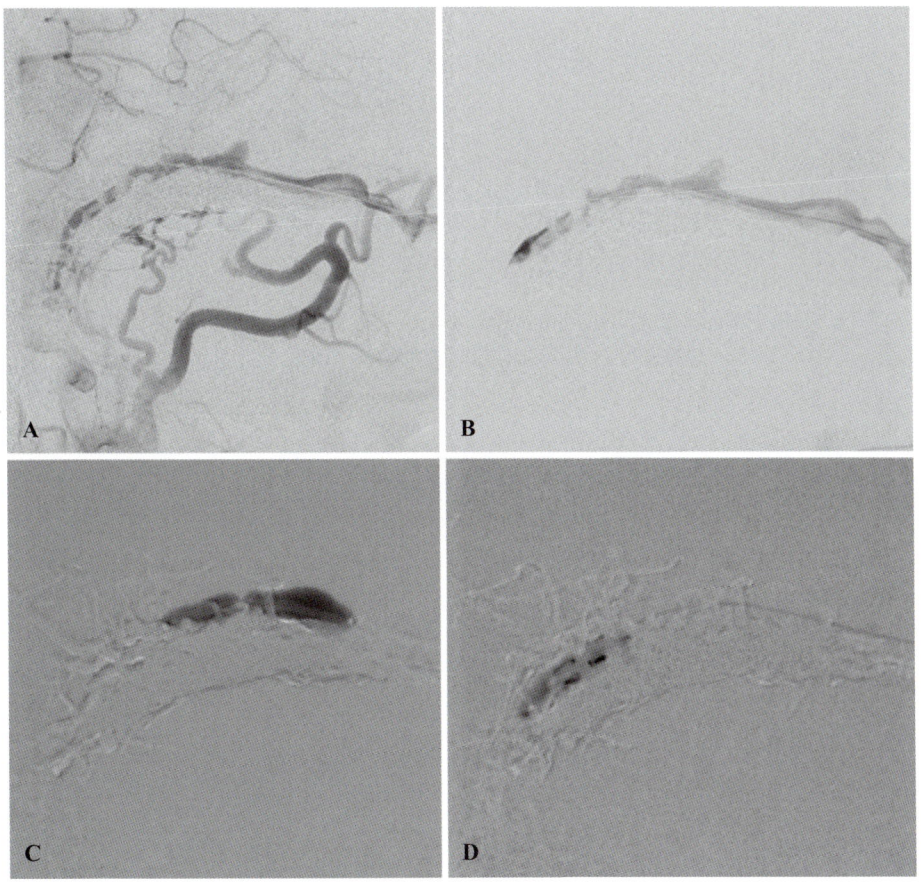

▲ 图 62-4 A. 右侧 ECA 造影正位显示窦外侧的残余 AVF；B. 经球囊导管腔造影显示上方的静脉通道完整；C. 球囊导入上方通道的外侧；D. 经球囊导管腔注射 Onyx

201

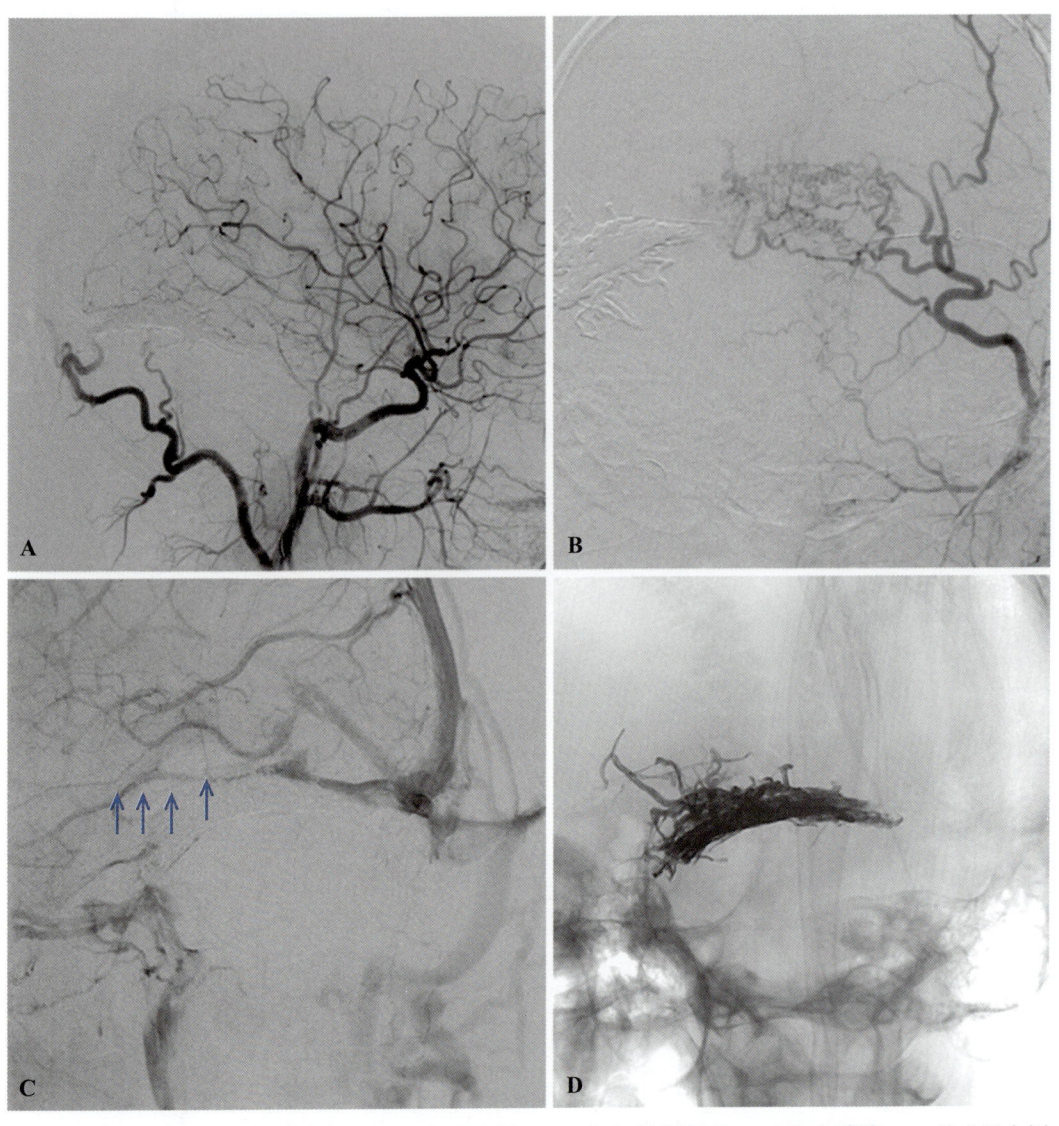

▲ 图 62-5 A 和 B. 手术后右侧 CCA（A）和左侧 ECA（B）造影显示 AVF 完全消除；C. 手术后右侧 CCA 的静脉期显示 Labbe 静脉完好；D. 影像显示最终的 Onyx 铸型

推荐阅读

[1] Shi ZS, Loh Y, Duckwiler GR, Jahan R, Vinuela F. Balloon-assisted transarterial embolization of intracranial dural arteriovenous fistulas. J Neurosurg. 2009;110:921–8.

[2] Shi Z, Loh Y, Gonzalez N, et al. Flow control techniques for Onyx embolization of intracranial dural arteriovenous fistulae. J Neurointerv Surg. 2013;5:311–6.

病例 63
伴有占位效应静脉瘤的硬脑膜动静脉瘘
Dural AVF with Venous Aneurysm Causing Mass Effect: Management Strategy

Vipul Gupta 著

【病例概述】

一名 58 岁男性，表现为进行性头痛。CT 发现脑室扩张（侧脑室和第三脑室）及脑室周围渗出，有一个高密度病灶压迫中脑背侧（图 63-1A 和 B）。MRI 发现一个大型扩张的血管结构压迫中脑背侧，邻近血管扩张（图 63-1C 和 D），压迫导水管并造成脑积水。DSA 显示双侧脑膜中动脉供血的硬脑膜动静脉瘘（图 63-1E 和 F），引流静脉有瘤样扩张。计划经动脉行 Onyx 栓塞。

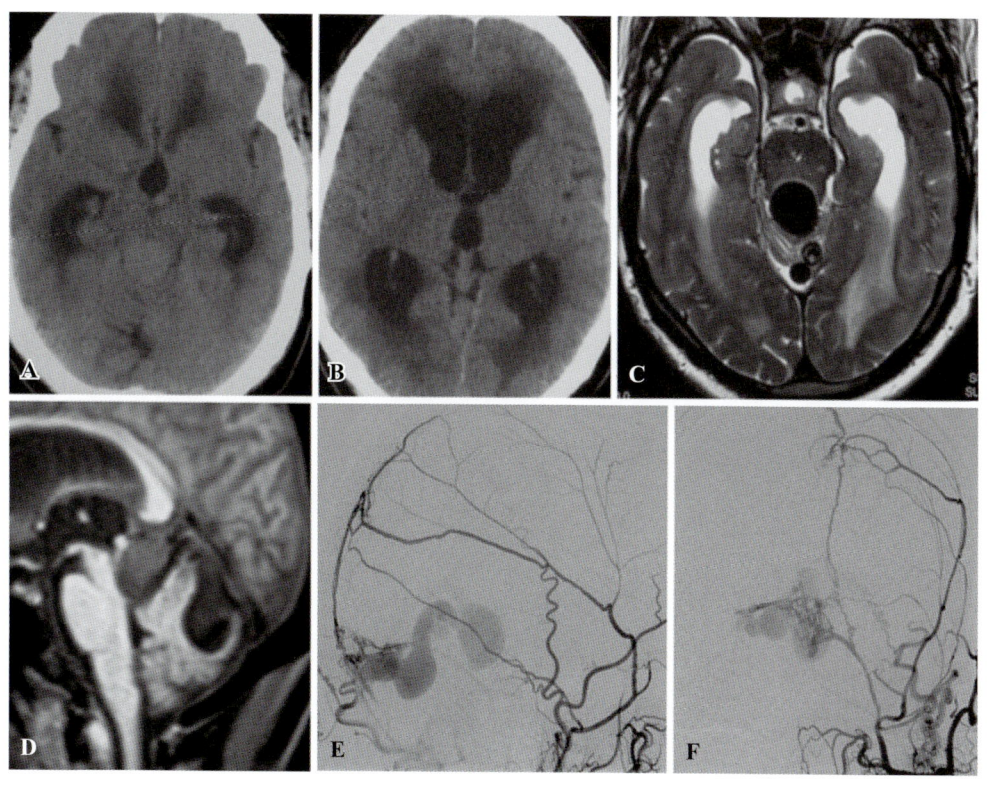

▲ 图 63-1 A 和 B. CT 平扫影像显示侧脑室和第三脑室扩张，脑室周围渗出，有一个高密度病灶压迫中脑背侧；C 和 D. 轴位 T$_2$ 加权（C）和矢状位 T$_1$ 加权（D）的 MRI 显示一个中脑背侧引起占位效应的大型流空，上蚓部区域也有流空；E 和 F. 右侧（E）和左侧（F）颈外动脉的 DSA 影像显示双侧 MMA 分支供血的硬脑膜 AVF，引流静脉有大型静脉瘤

203

【诊疗思路】

1. 处理脑积水。
2. 栓塞后血流突然改变，可能导致静脉血栓形成，随即占位效应恶化。

【治疗经过】

全身麻醉下手术。若脑积水恶化，准备急诊脑室外引流或放置分流管。双侧经股动脉入路，以便双侧颈动脉同时造影。在右侧 ECA 远端放置 6F Chaperon 导引导管（MicroVention, Tustin, California, USA）后，Mirage 微导丝（ev3 Inc., Irvine, California, USA）引导 Marathon 微导管（ev3 Inc., Irvine, California, USA）经右侧 MMA 导入瘘口（图 63-2A 和 B）。然后，用 Onyx 进行栓塞，注意避免 Onyx 弥散入大型静脉瘤（图 63-2D 和 E）。一旦闭塞近端静脉，即可逆行反流入所有供血动脉，达到完全闭塞（图 63-2F 至 I）。即刻行 DynaCT（Siemens, Erlangen, Germany），显示静脉瘤内对比剂滞留，但没有扩大或增加占位效应。患者在临床状况完好的情况下拔除气管插管，随后 3 天给予低分子量肝素（Clexane 0.4ml 皮下注射，每天 2 次）。头颅 CT 复查显示静脉扩张轻度缩小。栓塞后 15 天的头颅 CT 扫描随访

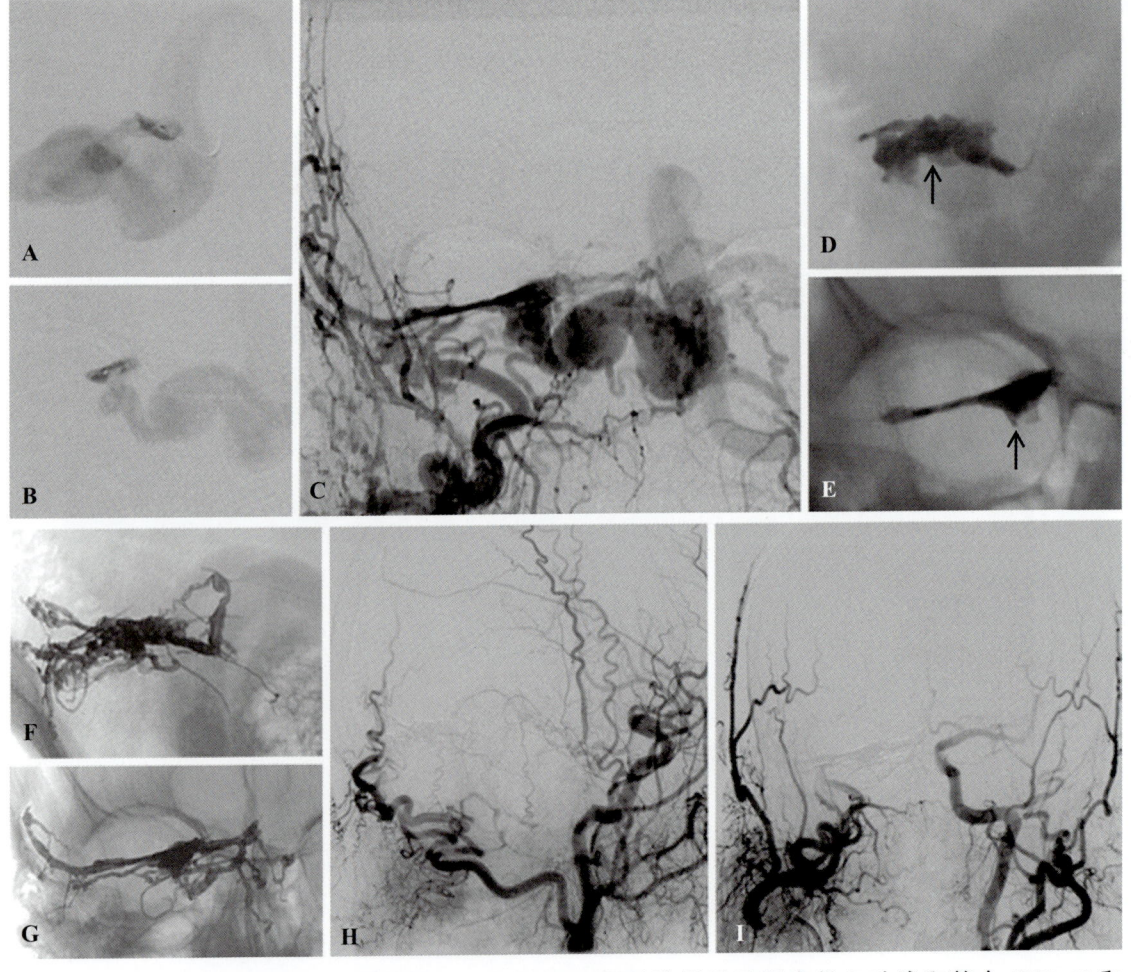

▲ 图 63-2 **A 和 B.** 瘘口的微导管造影；**C.** 双侧 ECA 同时造影显示所有供血动脉和整个 AVF；**D 和 E.** Onyx 注射早期显示充盈静脉瘤（箭）并反流入供血动脉；**F 和 G.** 随后，Onyx 弥散入所有供血血管；**H 和 I.** 双侧 ECA 造影显示 AVF 完全闭塞

病例 63 伴有占位效应静脉瘤的硬脑膜动静脉瘘
Dural AVF with Venous Aneurysm Causing Mass Effect: Management Strategy

显示静脉瘤显著收缩，脑积水缓解（图 63-3）。1 年半时 MRI 随访显示静脉瘤已血栓化，脑积水消除（图 63-4）。

【提示与技巧】

1. 有血管畸形相关性大型静脉瘤样扩张的患者，闭塞瘘口近端将使扩张和占位效应消退。

2. 这类情况下，应集中所有注意使栓塞材料保持在静脉瘤近端。

3. 若达到完全闭塞，给予肝素或同类药物治疗是明智，以预防扩张的静脉内进行性血栓形成。

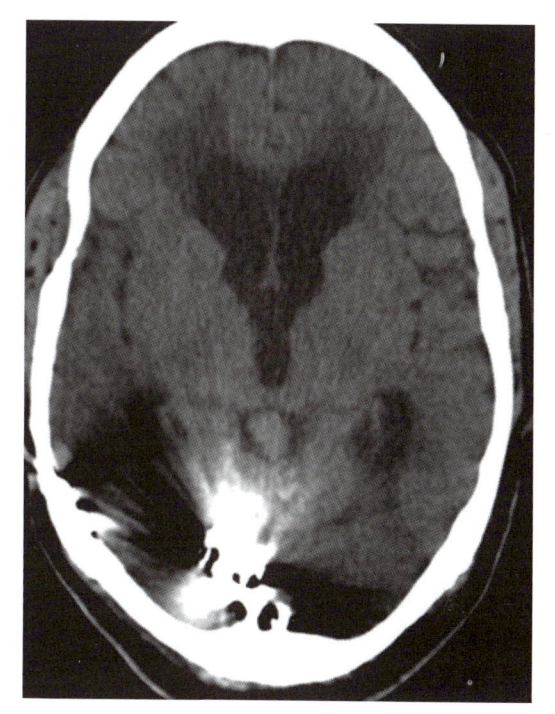

▲ 图 63-3 栓塞后 15 天的头颅 CT 平扫显示静脉瘤显著收缩，脑积水缓解

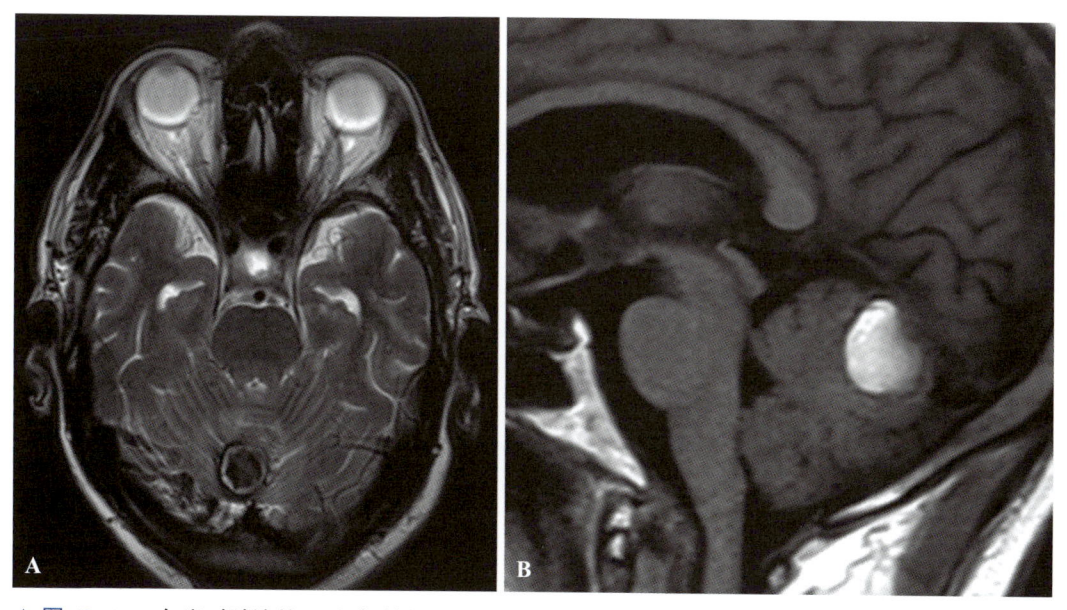

▲ 图 63-4 1 年半时随访的 T_2 加权轴位（A）和 T_1 加权矢状位（B）MRI 影像显示血栓化的静脉瘤，脑积水消除

推荐阅读

[1] Rammos S, Bortolotti C, Lanzino G. Endovascular management of intracranial dural arteriovenous fistulae. Neurosurg Clin N Am. 2014;25:539–49.

病例 64
引流入孤立静脉囊的硬脑膜动静脉瘘：栓塞技巧
Dural AVF Draining into an Isolated Sac: Embolization Technique

Vipul Gupta 著

【病例概述】

一名 38 岁女性，表现为进行性头痛，随后出现嗜睡和四肢瘫痪。发病时有视盘水肿，格拉斯哥昏迷评分 E3M4V2。MRI 显示弥漫性白质水肿及蛛网膜下腔血管扩张（图 64-1A 和 B），右侧枕叶和额叶区域有小范围出血，左侧横窦扩张（图 64-1C 和 D）。DSA 显示高流量硬脑膜动静脉瘘，由左侧脑膜中动脉和枕动脉、左侧颈内动脉的脑膜垂体干、左侧小脑后下动脉的脑膜后支供血，引流入左侧乙状窦和逆流入直窦、上矢状窦、皮层和深部静脉（图 64-2A 至 D）。左侧 MMA 有一处急弯（图 64-2E）。双侧乙状窦闭塞。该病例计划经动脉 Onyx 栓塞。

【诊疗思路】

1. 通路动脉的急弯使微导管导入瘘口面临技术问题。
2. 由于双侧乙状窦均闭塞，经静脉入路不可行。

【治疗经过】

全身麻醉下手术。6F 长鞘（Cook medical，Bloomington，USA）置于左侧 CCA。6F Envoy 导引导管（Codman & Shurtleff, Inc., USA）经该鞘置于左侧 ECA 远端。手术前左侧 CCA 造影显示所有供血动脉在汇入乙状窦前，进入一个共有的静脉囊（图 64-2F）。建立路径图后，我们尝试用头端呈弧形的 Mirage 微导丝引导 Marathon 微导管（ev3 Inc., Irvine, California, USA）越过左侧 MMA 的急弯，但微导丝不能越过该处。于是，我们使用直头的 Traxcess 0.014 微导丝（MicroVention, Tustin, California, USA）越过急弯。微导丝到达远端后就引导 Marathon 微导管导入瘘口（图 64-3）。确认微导管位置理想后，早期手动压迫左侧 CCA 的情况下先后注射二甲亚砜（dimethyl sulfoxide，DMSO）和 Onyx（图 64-4A 和 B），直至静脉囊闭塞（图 64-4C 至 E）。手术后造影显示硬脑膜 AVF 完全闭塞（图 64-5）。患者在临床状况完好的情况下拔除气管插管，随后 2 天给予低分子肝素（Clexane 0.4ml 皮下注射，每天 2 次）。恢复顺利。

【提示与技巧】

1. 患者表现为进行性神经功能恶化，且 MRI 结果提示弥漫性白质水肿，因此需急诊治疗来避免不可逆性脑损伤。

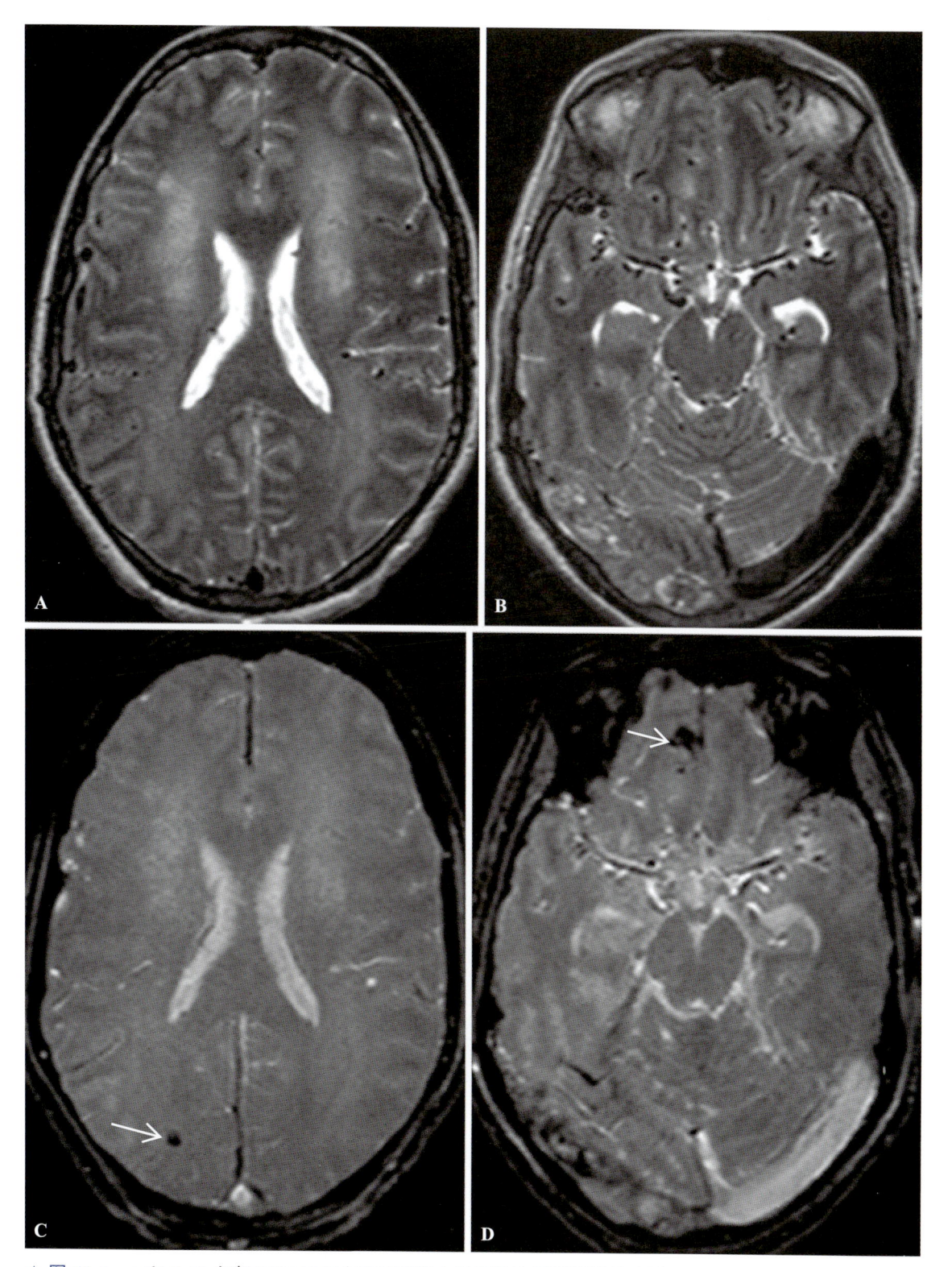

病例 64 引流入孤立静脉囊的硬脑膜动静脉瘘：栓塞技巧
Dural AVF Draining into an Isolated Sac: Embolization Technique

▲ 图 64-1　A 和 B. T₂ 加权 MRI 显示白质弥漫性水肿及脑沟间隙明显流空影；C 和 D. 梯度回波影像显示右侧枕叶和额叶区域小范围出血（箭），以及左侧横窦扩张

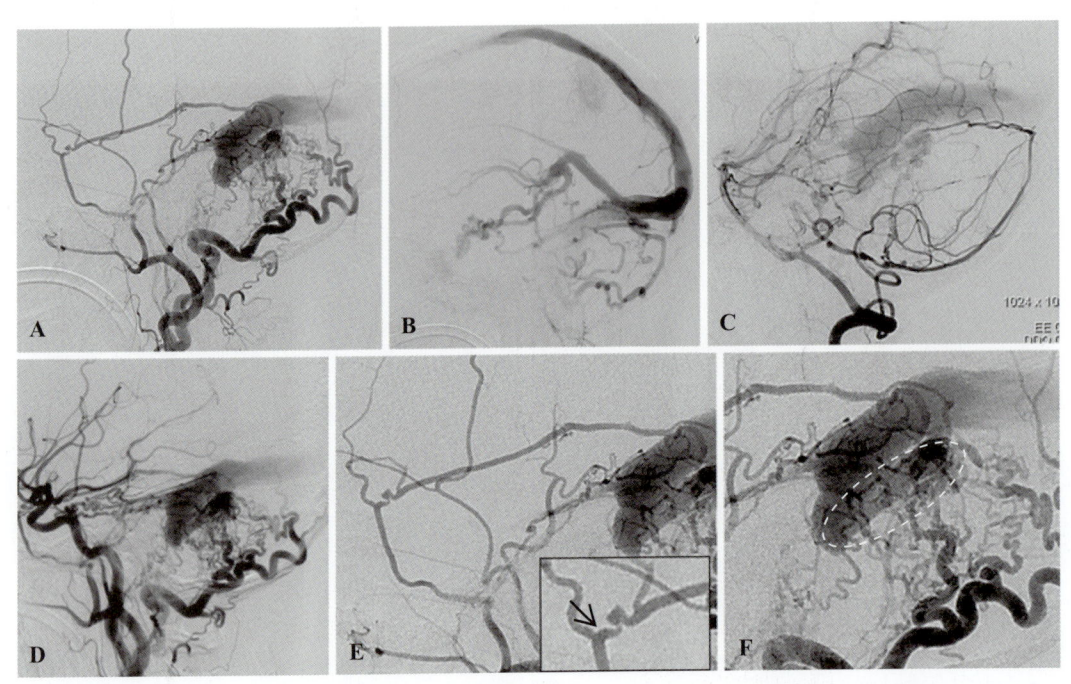

100 个有趣的神经介入病例：提示与技巧
100 Interesting Case Studies in Neurointervention: Tips and Tricks

▲ 图 64-2 A 和 B. 左侧颈外动脉造影显示硬脑膜 AVF，引流入左侧乙状窦并逆流入直窦、上矢状窦、皮层和深部静脉，由 MMA 和枕动脉供血；C. 左侧椎动脉造影显示发自 PICA 的左侧脑膜后动脉供血；D. 左侧颈总动脉造影显示发自左侧 ICA 的扩张天幕分支供应 AVF；E. 左侧 ECA 造影显示 MMA 有一处急弯，在放大的插图中用箭标出；F. AVF 的放大影像，所有供血动脉在汇入乙状窦前均汇聚到一个共有的静脉囊（虚线）

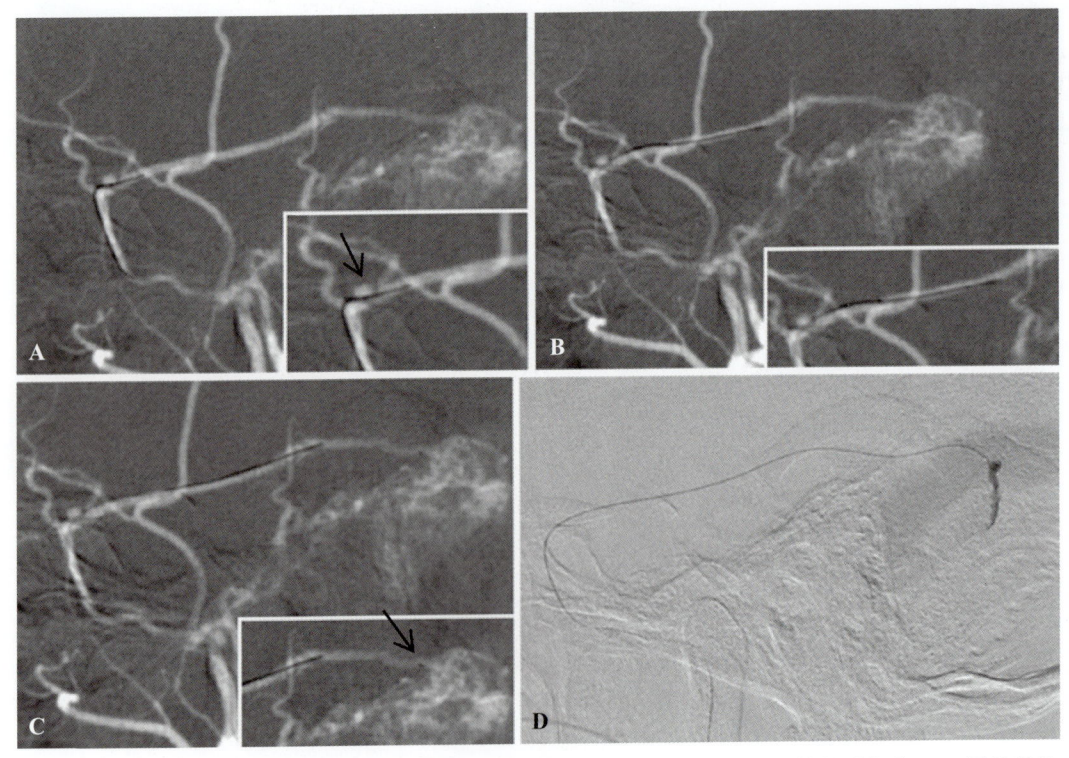

▲ 图 64-3 A. 直头微导丝越过 MMA 急弯的路径图影像；B. 导丝引导微导管越过急弯；C. 导丝保持原位，微导管到达邻近瘘口的位置；D. 微导管造影显示 AVF

208

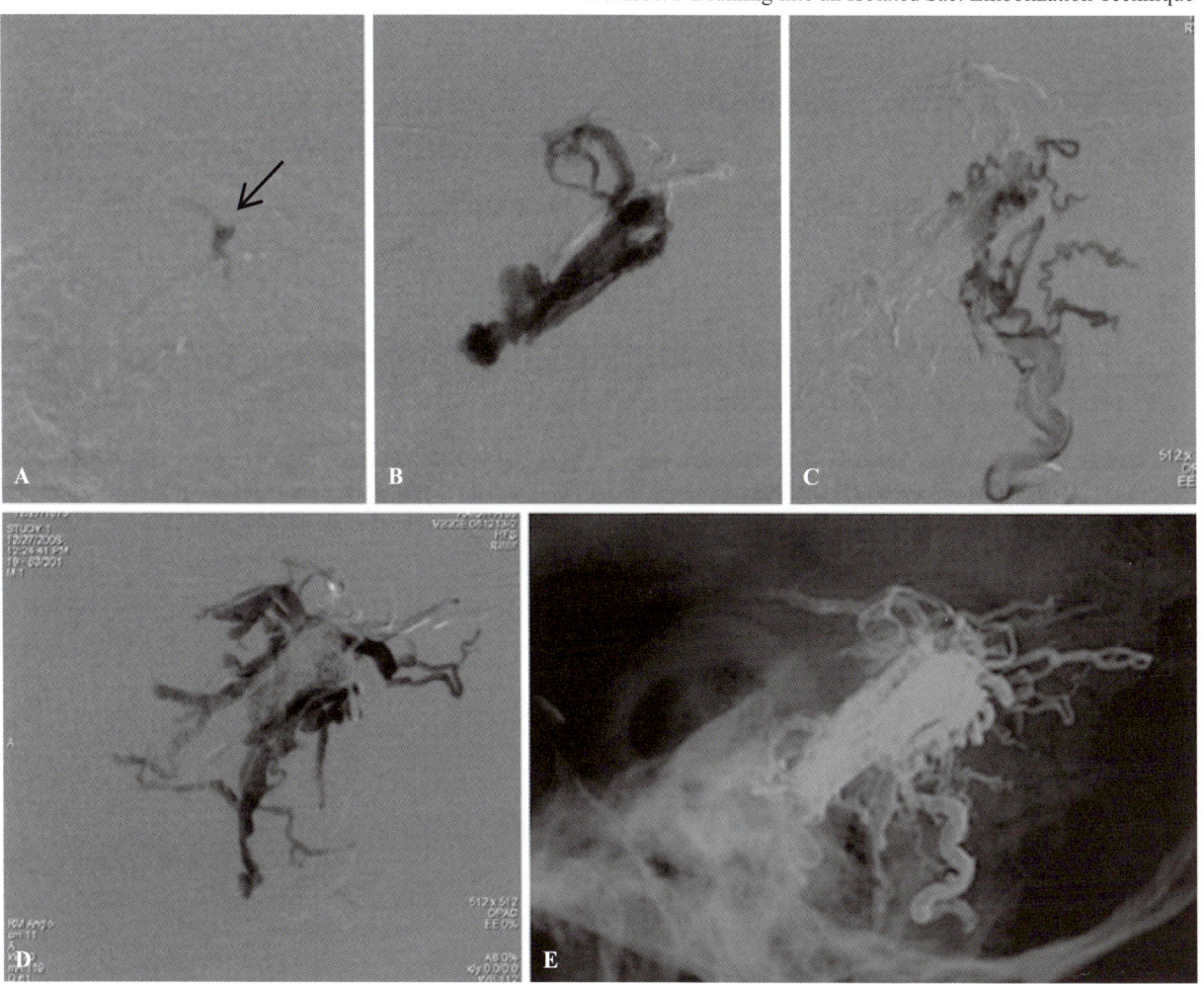

病例 64　引流入孤立静脉囊的硬脑膜动静脉瘘：栓塞技巧
Dural AVF Draining into an Isolated Sac: Embolization Technique

▲ 图 64-4　A 至 D. 路径图影像显示在供血动脉注射 Onyx（A），栓塞材料充满静脉囊（B）后逆行充盈所有供血动脉（C 和 D）；E. 最终的 Onyx 铸型

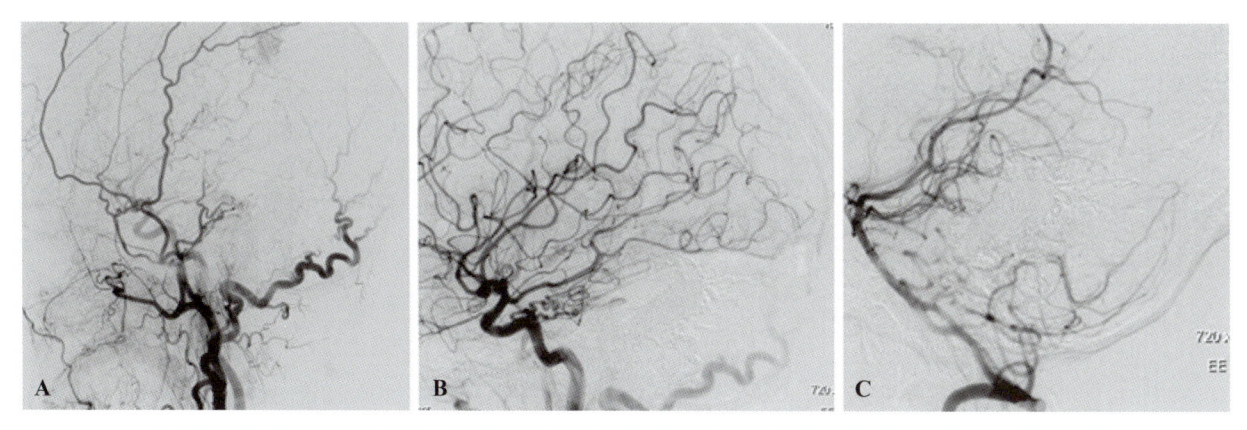

▲ 图 64-5　左侧 ECA（A）、左侧 ICA（B）和左侧 VA（C）的栓塞后造影显示 AVF 完全闭塞

2. MMA 一般被认为是经动脉栓塞硬脑膜 AVF 的首选动脉，因为其走行相对直，有更好的机会到达瘘口。但 MMA 的急弯可使头端更软的微导丝（如 Mirage）在通过时面临技术困难。这种情况下，不太硬的直头微导丝（如 Traxcess）有助于通过入路动脉的急弯。

3. 应总是尝试辨认所有供血动脉汇入的共用静脉节段。经动脉入路栓塞共有的静脉囊，可

209

逆行充盈剩余的供血动脉，达到完全闭塞硬脑膜AVF。

4. 栓塞的早期压迫CCA预防Onyx意外弥散进入正常静脉窦。

5. 我们偏好手术后抗凝治疗2~3天来防止硬脑膜AVF闭合导致血流动力学改变引起的静脉窦血栓形成。

推荐阅读

[1] Van Dijk JM, Willinsky RA. Venous congestive encephalopathy related to cranial dural arteriovenous fistulas. Neuroimaging Clin N Am. 2003;13:55–72.

[2] Van Dijk JM, terBrugge KG, Willinsky RA, et al. Clinical course of cranial dural arteriovenous fistulas with long-term persistent cortical venous reflux. Stroke. 2002;33:1233–6.

病例 65
硬脑膜动静脉瘘栓塞——迂曲路径：导丝成襻技术
Dural AVF Embolization-Tortuous Access: Wire Loop Technique

Vipul Gupta 著

【病例概述】

一名 58 岁男性，表现为突发右下肢乏力。MRI 显示毗邻运动皮层的少量出血，邻近出血部位有一个大型流空影，邻近脑沟间隙内的多支蛇形扩张的血管（图 65-1A）。DSA 显示左侧额顶区的硬脑膜动静脉瘘，由双侧脑膜中动脉和左侧颞浅动脉供血（图 65-1B 至 F），供血血管明显迂曲且有静脉淤滞。该病例计划经动脉 Onyx 栓塞。

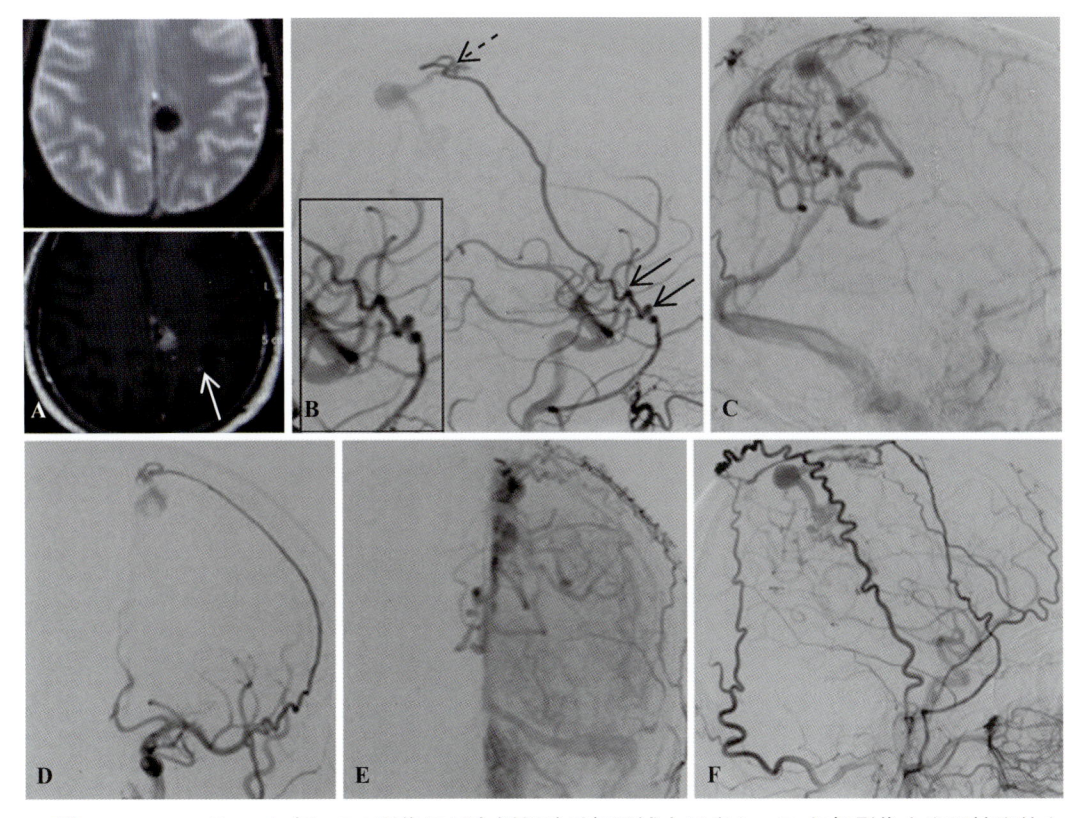

▲ 图 65-1 A. T_2 和 T_1 加权 MRI 影像显示左侧额叶后部区域少量出血，T_1 加权影像上发现扩张的血管结构（箭），提示血管畸形；B 和 C. 右侧颈外动脉的 DSA 影像显示硬脑膜 AVF，由 MMA 供血，静脉期有明显的皮层静脉淤滞（C），有明显迂曲的供血动脉（箭）；D 和 E. 左侧 ECA 正位造影；F. 左侧 ECA 侧位造影显示发自左侧 MMA 和颞浅动脉的迂曲供血动脉

【诊疗思路】

1. 越过迂曲通路将微导管导入瘘口。
2. 完全闭塞 AVF，包括越过中线而来的供血动脉。

【治疗经过】

全身麻醉下手术。6F 长鞘（Cook Medical, Bloomington, USA）置于左侧 CCA。5F Chaperon 导引导管（MicroVention, Tustin, California, USA）经该鞘置于左侧 ECA。Mirage 微导丝（ev3 Inc., Irvine, California, USA）引导 Marathon 微导管（ev3 Inc., Irvine, California, USA）导入。导丝头端塑成小的急弯（图 65-2），这有助于在导丝远端成襻，襻在转折处容易转向，有利于越过多个转折。采用循序渐进的方式，微导丝向

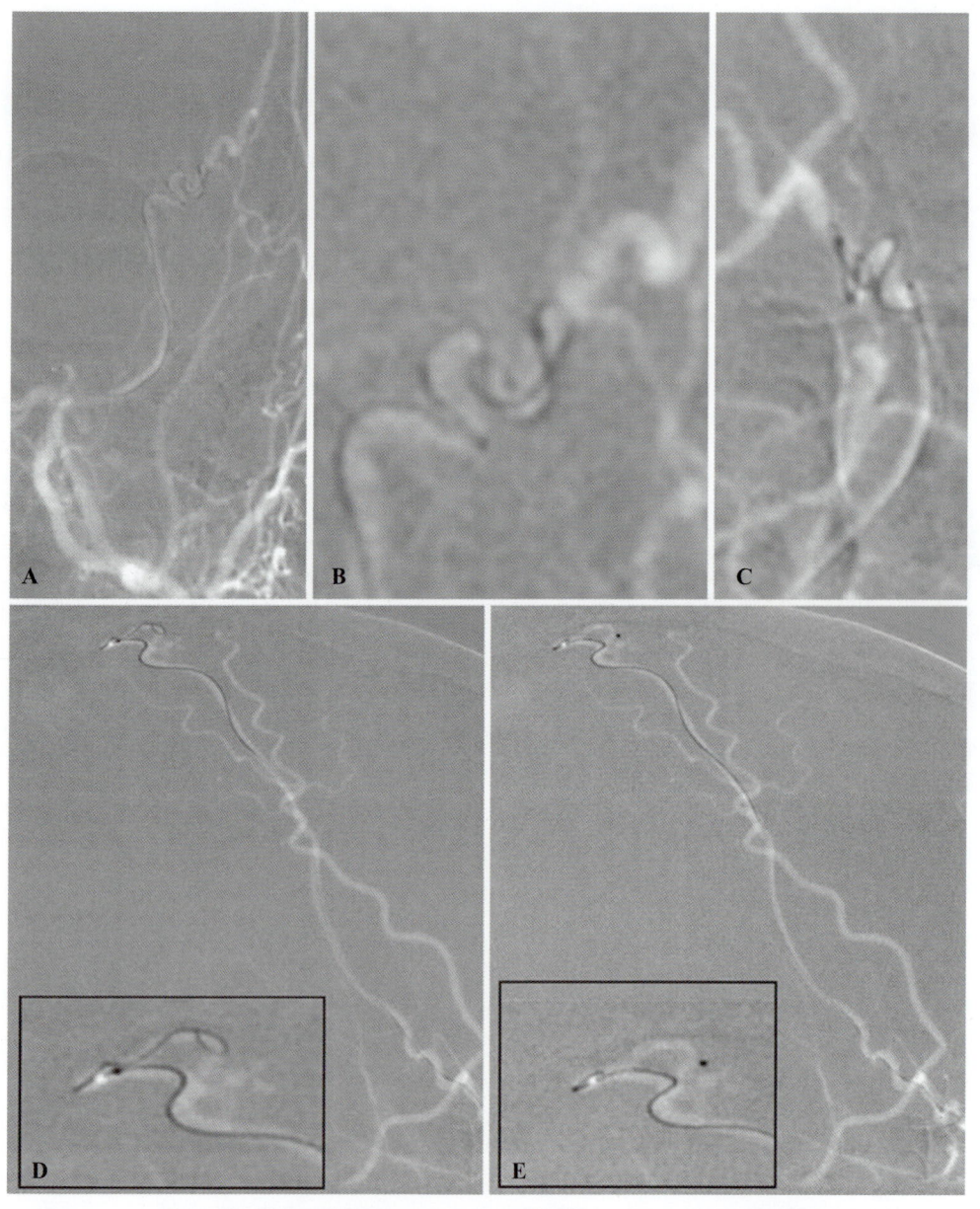

▲ 图 65-2　A. 路径图影像显示左侧 ECA 供血分支的置管；B 和 C. 放大路径图影像的正位（B）和侧位（C）显示用导丝成襻越过血管迂曲处；D. 微导管越过供血动脉的远端急弯，并且导丝头端的襻有助于转向；E. 微导管在瘘口的最终位置

病例 65 硬脑膜动静脉瘘栓塞——迂曲路径：导丝成襻技术
Dural AVF Embolization-Tortuous Access: Wire Loop Technique

远端导入一定距离后，推送微导管，使导丝能进一步向前推送。该技术使微导管能够接近瘘口（图 65-3A）。栓塞（图 65-3B 至 D），Onyx 弥散入共同的引流静脉，达到完全闭塞 AVF（图 65-3E 和 F）。在撤除微导管前，经诊断导管行右侧 ECA 造影确认 AVF 闭塞。患者恢复顺利。

【提示与技巧】

1. 导丝成襻技术对越过急弯的血管襻很有用。推送导丝时，导丝远端的襻在转折处转向，可相对容易地在迂曲供血动脉内前行。

2. 微导管必须在导丝引导下逐步前行，来为导丝提供支撑。

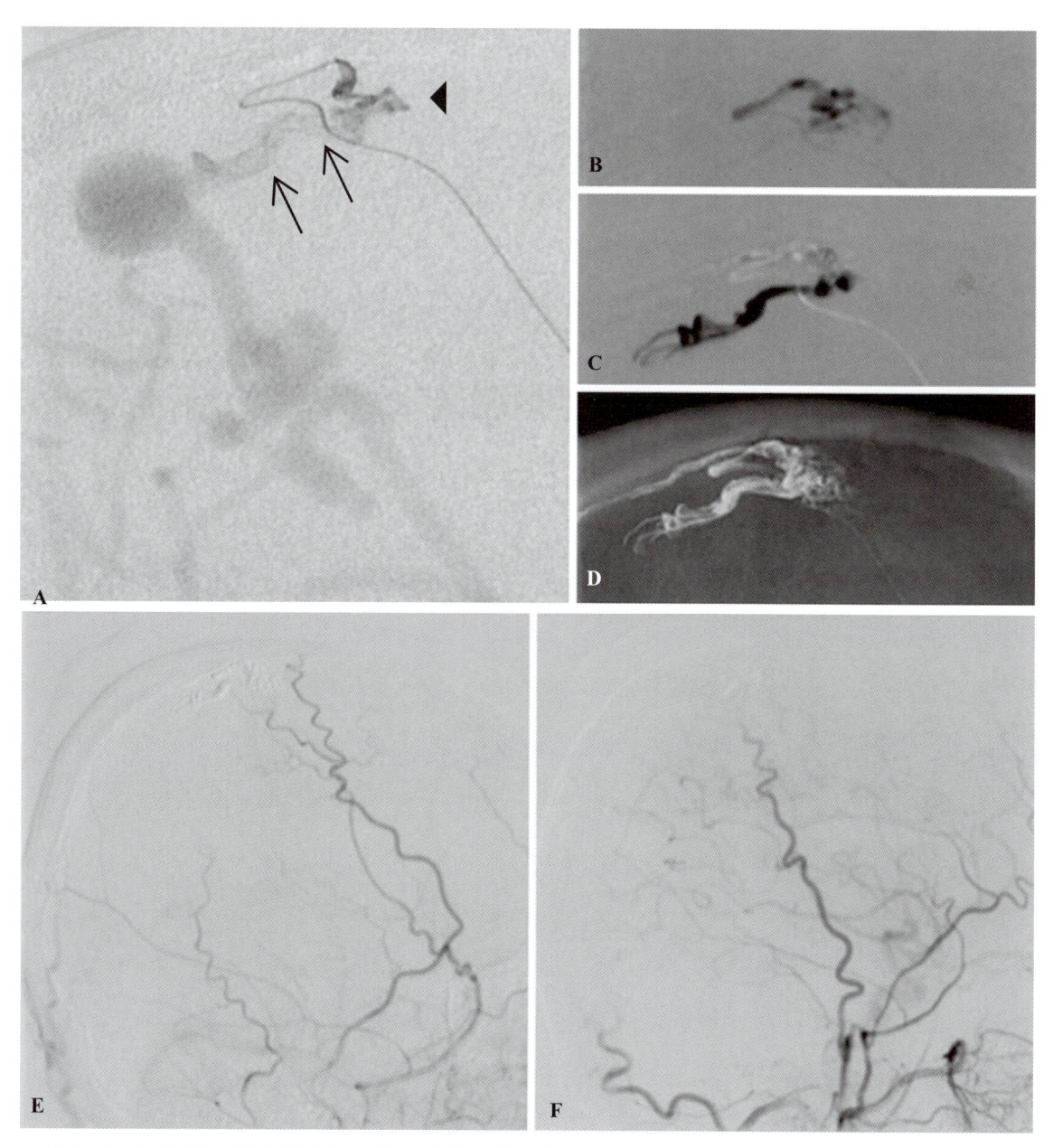

▲ 图 65-3　A. 微导管造影显示瘘（箭头）和引流静脉（箭）；B. 注射 Onyx 部分充盈 AVF，并反流入供血动脉；C. 在新的路径图下进一步注射，显示 Onyx 弥散入静脉；D. 最终的 Onyx 铸型；E 和 F. 左侧（E）和右侧（F）ECA 造影显示 AVF 完全闭塞

3. 导引导管尽可能放远，以更好地将力量传递给微导管。放置微导管时，导引导管头端应在视野中。长鞘提供更好的支撑，并稳定导引导管的位置。

4. 应尽可能尝试到达瘘口，后期更换新的微导丝会有帮助。

5. 使用 Onyx 闭塞共同的引流静脉进而导致所有供血动脉闭塞。

推荐阅读

[1] Hu YC, Newman CB, Dashti SR, et al. Cranial dural arteriovenous fistula: transarterial Onyx embolization experience and technical nuances. J Neurointervent Surg. 2011;3:5–13.

病例 66
经静脉 Onyx 栓塞硬脑膜动静脉瘘
Transvenous Onyx Embolization of the Dural AVF

Vipul Gupta   著

【病例概述】

一名 65 岁男性，表现为癫痫发作 1 次。头颅 CT 平扫（图 66-1A）显示左侧额叶的少量局灶性出血。脑血管造影显示 Borden 3 型的硬脑膜动静脉瘘，额叶皮层静脉扩张，双侧眼动脉的多个细小分支供血，引流入上矢状窦（图 66-1 B 至 E）。

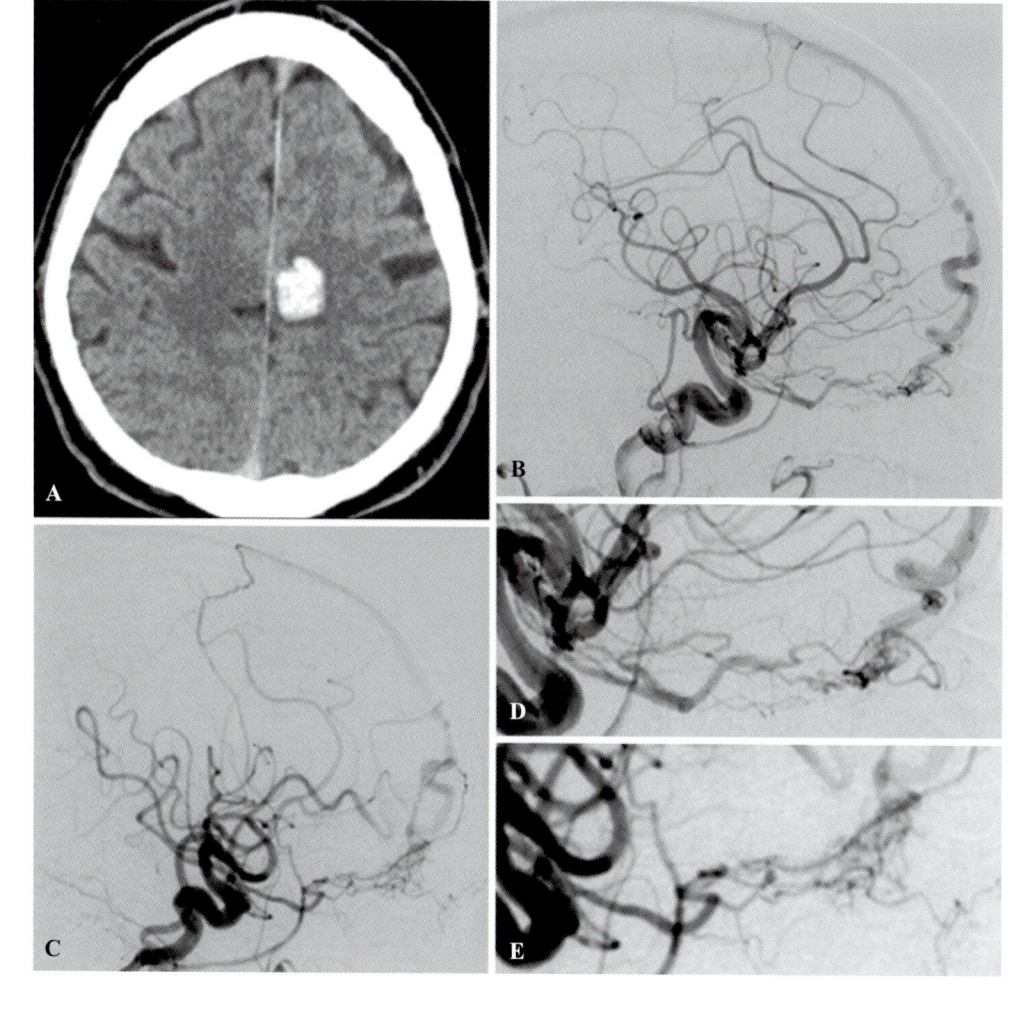

◀ 图 66-1　A. 头颅 CT 平扫显示左侧额叶的局灶性出血；B 和 C. 右侧和左侧颈总动脉造影显示扩张的额叶皮层静脉处的 Borden 3 型硬脑膜 AVF，由双侧眼动脉的多个细小分支供血，引流入上矢状窦；D 和 E. 分别显示右侧和左侧 CCA 造影时 AVF 的放大影像

215

【诊疗思路】

1. 硬脑膜 AVF 直接进入蛛网膜下腔静脉时需急诊治疗，因为出血的风险高。

2. 经眼动脉栓塞不安全，因为发自眼动脉的供血动脉细小，反流并闭塞视网膜中央动脉的可能性高。

3. 对于经静脉栓塞，微导管应接近瘘口，因为沿微导管反流的概率高。

【治疗经过】

由于经动脉入路不可行，我们决定经静脉 Onyx 栓塞。全身麻醉下手术，双侧股总动脉和右侧股总静脉入路；双侧动脉入路能行双侧 CCA 同时造影。6F 长鞘（Raabe Modification，Cook Medical，Bloomington，USA）置于右侧颈内静脉近端，然后将 Neuron 6F 导引导管（Penumbra，Alameda，California，USA）导入上矢状窦后部（图 66-2A）。接下来在路径图引导下，用 Hybrid 007 微导丝（Balt Extrusion，Montmorency，France）引导有 2.5cm 可解脱头端的 Sonic 1.2F 微导管（Balt Extrusion，Montmorency，France）导入受累的额叶皮层静脉，尽可能接近瘘口（图 66-2B 和 C）。确认微导管头端位置理想后，双平面路

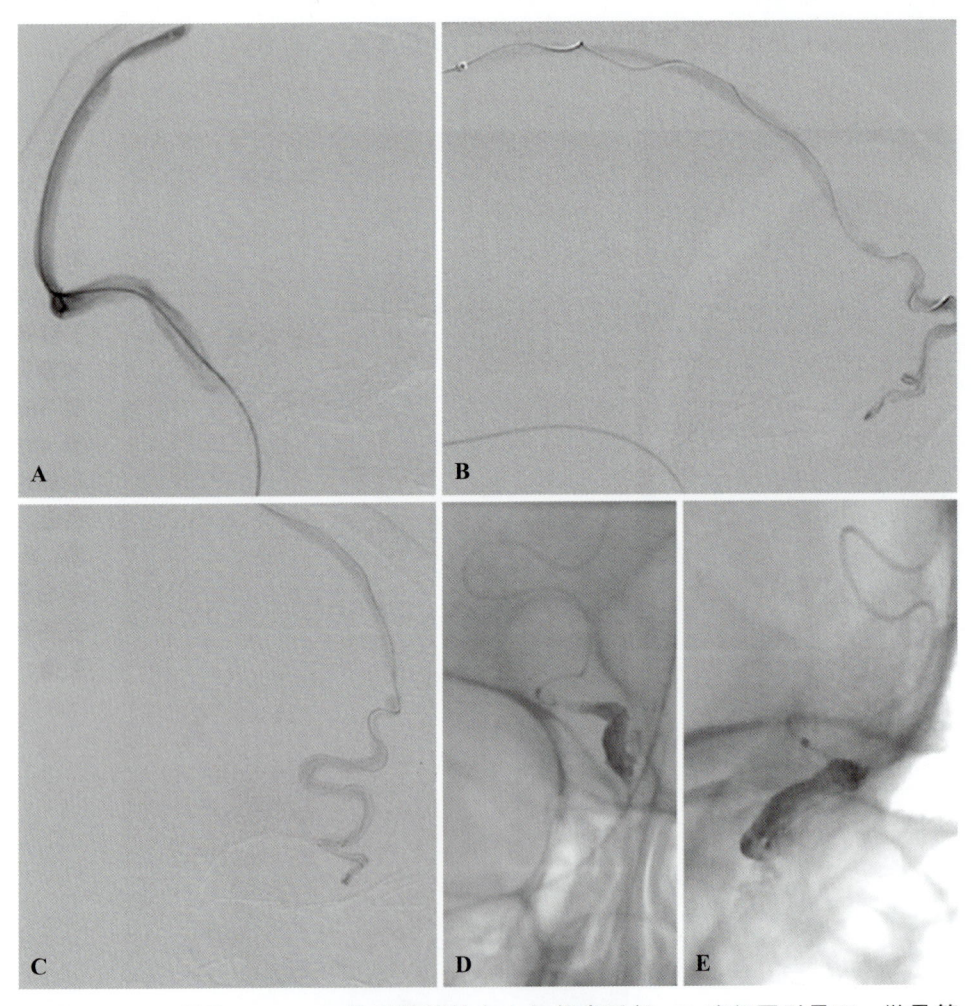

▲ 图 66-2 **A.** 显示 Neuron 6F 导引导管放在上矢状窦后部；**B.** 路径图引导下，微导管置入受累额叶皮层静脉，尽可能接近瘘；**C.** 显示微导管造影；**D** 和 **E.** 正位和侧位像显示 Onyx 铸型

病例 66 经静脉 Onyx 栓塞硬脑膜动静脉瘘
Transvenous Onyx Embolization of the Dural AVF

径图引导下注射 Onyx-34，使其充分弥散入有 AVF 的静脉节段（图 66-2D 和 E）。

手术后的双侧 CCA 同时造影显示 AVF 完全闭塞（图 66-3）。

【提示与技巧】

1. 供血动脉细小时，经动脉栓塞硬脑膜 AVF 可能不可行。这类情况下，可经静脉入路，因为通常能将微导管导入瘘口，从而达到完全消除 AVF。

2. 如前所述，微导管头端应接近瘘口，因为当我们尝试 Onyx 逆行弥散时，静脉通路中有沿微导管反流的可能。为此，使用可解脱长头端的微导管并用 Onyx-34 替代 Onyx-18 是明智的。目前，已有可解脱头端长达 5cm 的微导管。

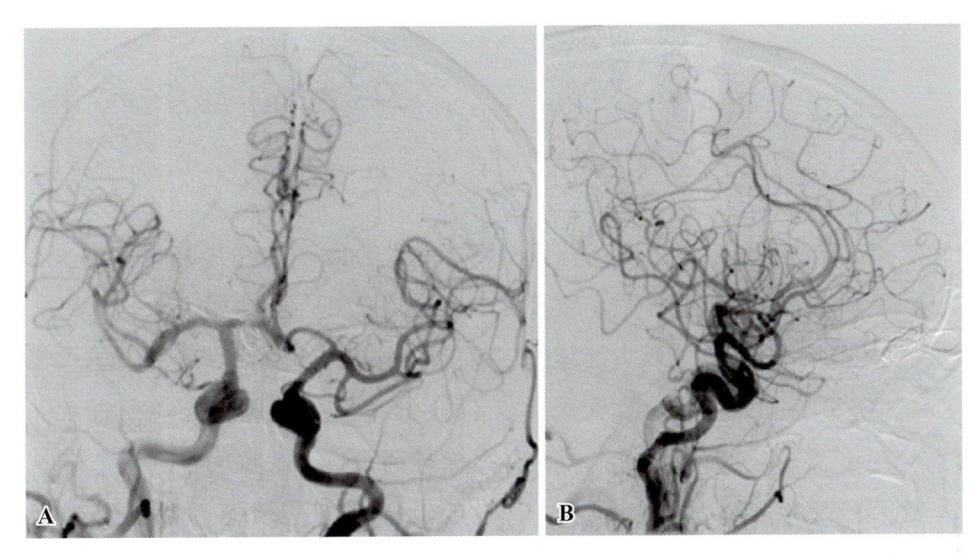

▲ 图 66-3 双侧 CCA 的正位（A）和侧位（B）造影显示硬脑膜 AVF 完全消除

推荐阅读

[1] Defreyne L, Vanlangenhove P, Vandekerckhove T, et al. Transvenous embolization of a dural arteriovenous fistula of the anterior cranial fossa: preliminary results. Am J Neuroradiol. 2000;21:761–5.

[2] Spiotta AM, Hawk H, Kellogg RT, Turner RD, Chaudry MI, Turk AS. Transfemoral venous approach for Onyx embolization of anterior fossa dural arteriovenous fistulae. J Neurointerv Surg. 2014;6(3):195–9.

病例 67
有进行性水肿和占位效应的硬脑膜动静脉瘘
Dural AVF with Progressivs Edema and Mass Effect

Rajsrinivas Parthasarathy　Vipul Gupta　著

【病例概述】

一名51岁男性，糖尿病和高血压病史，表现为进行性头痛和视物模糊1个月。首次头颅MRI（图67-1）显示右侧额颞叶的小血肿，以及累及右侧颞叶并延伸至额叶后部和顶枕叶区域的广泛性水肿。MRI和MRV显示右侧横窦血栓形成，右侧颞叶有多个扩张的蛇形静脉通道。间隔一段时间行影像学复查时（图67-2），水肿进一步进展并产生占位效应，导致右侧侧脑室、侧裂池部分消失；中线移位约5mm，出现早期颞叶钩回疝。脑血管造影（图67-3）显示右侧Borden 3型天幕区硬脑膜动静脉瘘，由脑膜中动脉的岩骨分支、枕动脉的穿颅骨分支、咽升动脉的神经脑膜分支供血；与其他供血动脉相比，MMA岩骨分支的供血动脉管腔细小。静脉引流改变方向经软膜皮层静脉进入上矢状窦。右侧横窦没有前向血流。右侧颞叶有另一个小型软脑膜动静脉畸形巢，由右侧大脑中动脉的下干供血，静脉引流经皮层静脉进入上矢状窦。

【诊疗思路】

1. 理解周围水肿的性质和进行性增加的病理生理学基础。

2. 为该患者确定最适合的治疗策略。

【治疗经过】

水肿的进行性增加与血肿大小不成比例，不能用孤立性右侧横窦血栓形成来解释。多支扩张的静脉通道提示静脉高压，瘘口连接的静脉引流改变方向经皮层静脉进入上矢状窦。从上述因素推断，水肿在起源上可能是血管源性的，继发于静脉高压，水肿进行性增加的可能病因是硬脑膜AVF的级别恶化。因此，确定早期治疗硬脑膜AVF是该患者下一步最合适的治疗方案。

全身麻醉下经右侧股动脉入路手术。与穿颅骨的枕动脉和咽升动脉供血分支相比，来自MMA岩骨分支的供血动脉管腔细小；但与其他供血动脉相比，MMA岩骨分支的走行相对直，因此考虑是远端置管和微导管操控性最佳的供血动脉。此后，用Marathon 1.5F微导管（Covidien, Mansfield, MA）和Mirage 0.008微导丝（Covidien, Mansfield, MA）行右侧MMA岩骨分支的选择性置管。到达瘘口近端后，在双平面透视引导下注射Onyx，充分弥散入瘘口的静脉端。栓塞后造影显示AVF近乎完全闭塞（图67-3D至F）。在颈静脉球水平有少量持续性分流，由咽升动

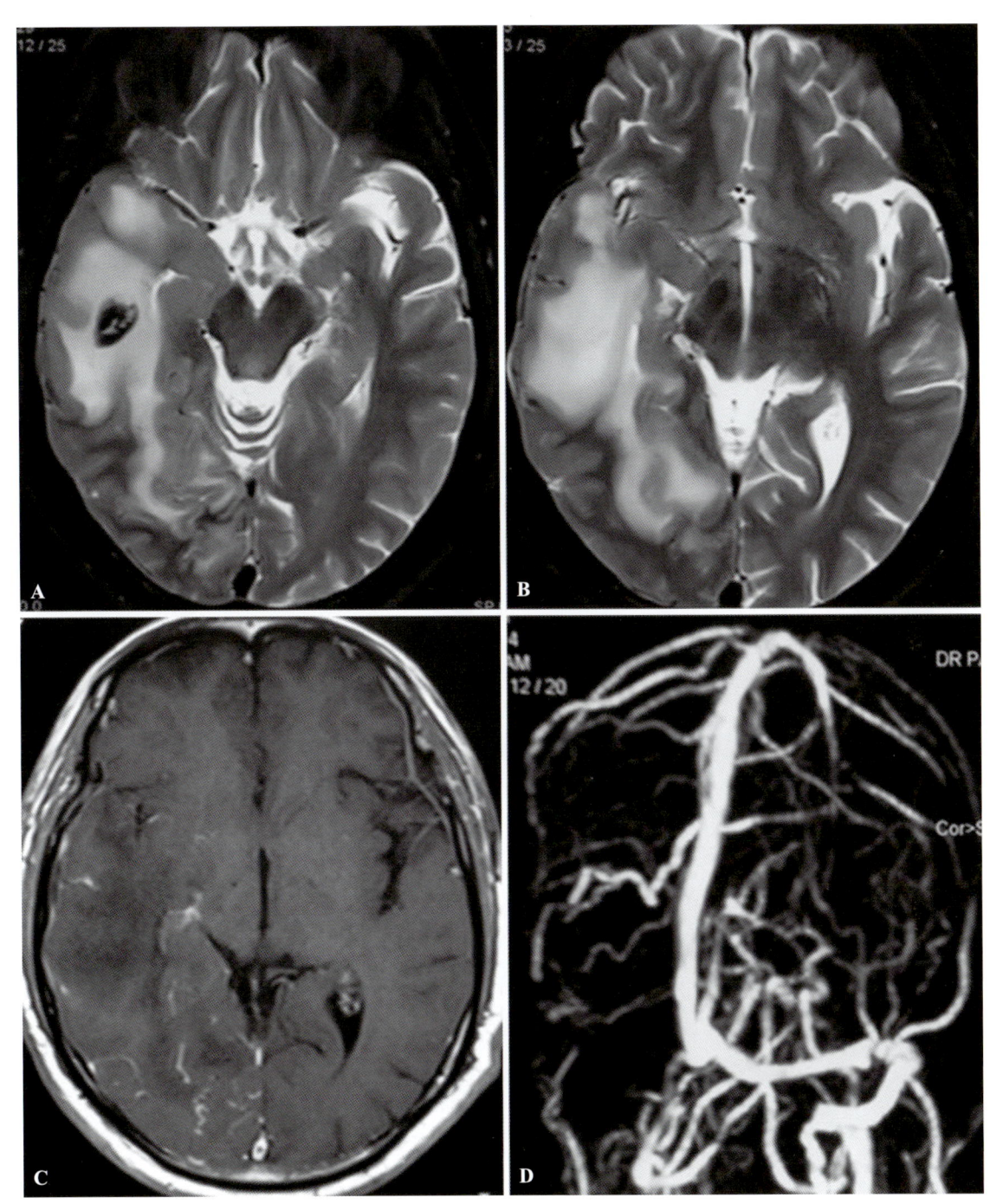

病例 67 有进行性水肿和占位效应的硬脑膜动静脉瘘
Dural AVF with Progressivs Edema and Mass Effect

▲ 图 67-1 A 和 B. T₂ 加权影像显示右侧颞枕叶区域水肿，右侧颞叶小的低信号灶提示出血；C. 增强的 T₁ 加权影像显示脑沟间隙中的蛇形强化；D. MRV 显示右侧横窦和乙状窦闭塞

脉的分支供血；由于前向引流且没有反流，故未予处理。

手术后间隔 3 周行头颅 MRI，显示血管源性水肿明显消退，没有占位效应，中线移位和颞叶钩回疝消除，右侧侧脑室和脑池的大小正常。

【提示与技巧】

1. 静脉窦血栓形成一般表现为有广泛性水肿的脑出血，识别相关性硬脑膜 AVF 是理想治疗的关键。

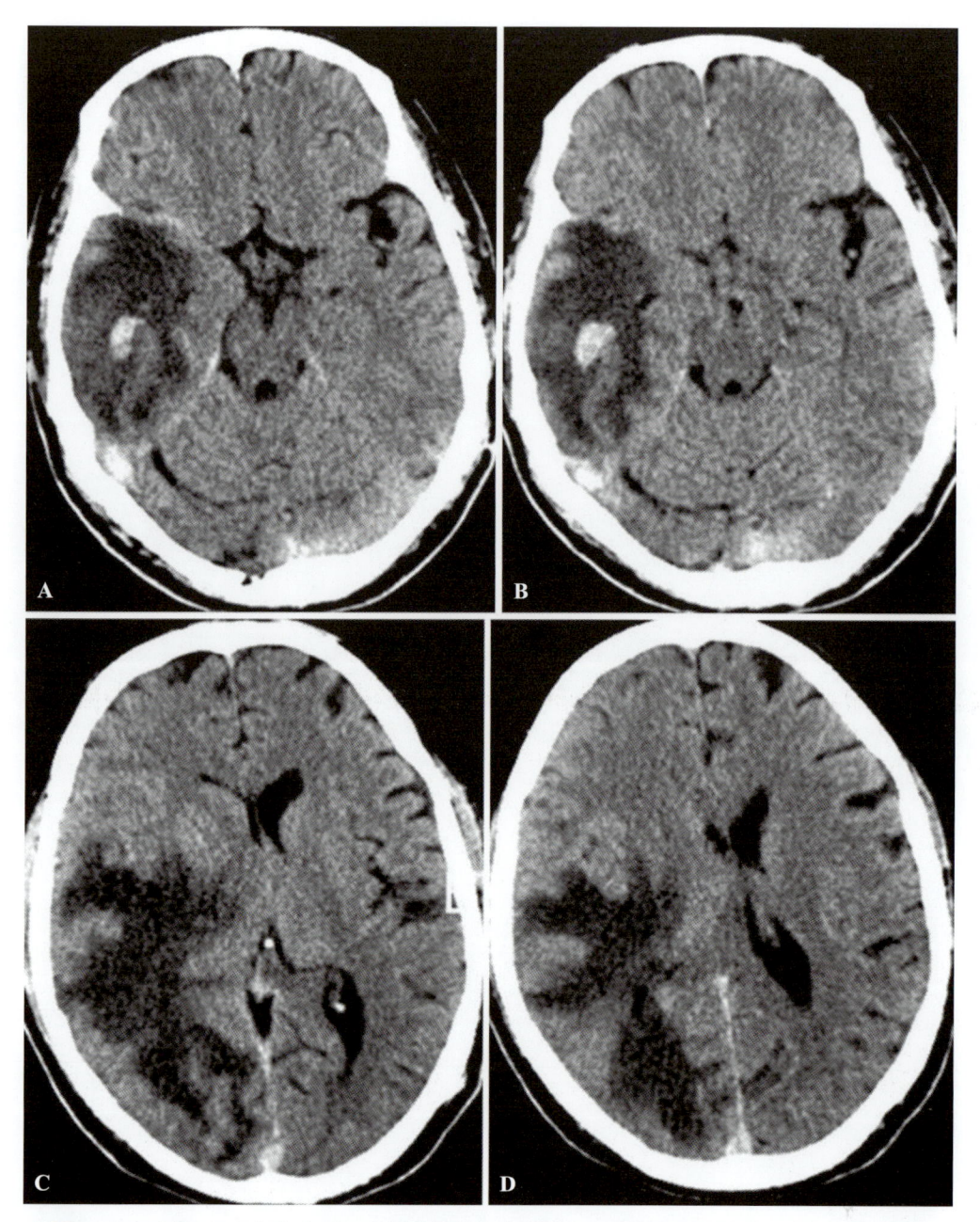

▲ 图 67-2 头颅 CT 平扫复查显示右侧颞枕叶的水肿增加，压迫右侧侧脑室，中线向左侧移位，早期右侧颞叶钩回疝

2. 进行性增加的血管源性水肿与血肿体积不成比例，提示硬脑膜 AVF 引起的颅内静脉高压恶化。理解病理生理学基础，该类患者有指征进行早期而非延期干预。

3. 首先尝试在 MMA 供血分支选择性置管，因为更好的微导管操控性可使导管接近血管巢；如此又能形成闭塞性的 Onyx 栓子，从而使栓塞材料更好地向前弥散。

4. 加热 Onyx 能更好地向前弥散，特别是在低流量的畸形。

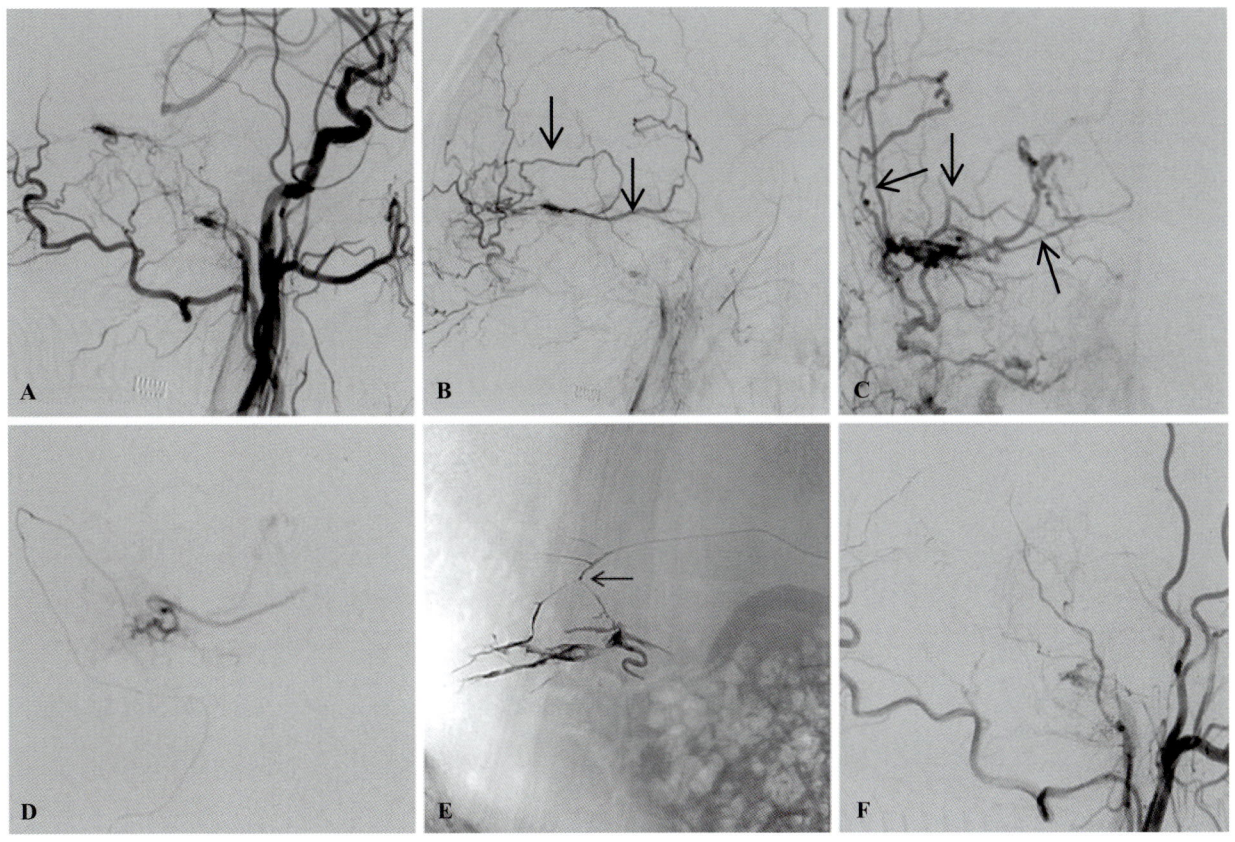

病例 67　有进行性水肿和占位效应的硬脑膜动静脉瘘
Dural AVF with Progressivs Edema and Mass Effect

▲ 图 67-3　**A.** 右侧颈总动脉造影侧位像显示右侧横窦硬脑膜 AVF，由 MMA 的岩骨分支、枕动脉的穿颅骨分支、咽升动脉的神经脑膜分支供血，也有颈静脉球的硬脑膜 AVF，由咽升动脉的分支供血；**B 和 C.** 右侧颈外动脉造影的侧位和正位像显示广泛的皮层静脉逆流（箭），右侧横窦内没有前向血流；**D.** MMA 分支的微导管造影显示硬脑膜 AVF 和皮层静脉逆流；**E.** 箭显示 Onyx 铸型和微导管头端；**F.** 栓塞后右侧 ECA 造影显示天幕区硬脑膜 AVF 完全消除，颈静脉球的硬脑膜 AVF 持续显影，未治疗

推荐阅读

[1] Fincher EF. Arteriovenous fistula between the middle meningeal artery and the greater petrosal sinus; case report. Ann Surg. 1951;133:886–8.

[2] McConnell KA, Tjoumakaris SI, Allen J, et al. Neuroendovascular management of dural arteriovenous malformations. Neurosurg Clin N Am. 2009;20:431–9.

[3] Narayanan S. Endovascular management of intracranial dural arteriovenous fistulas. Neurol Clin. 2010;28:899–911.

病例 68
应用近端球囊导管阻断技术栓塞硬脑膜动静脉瘘
Dural AVF Embolization Using Proximal Balloon Catheter Occlusion Technique

Vipul Gupta 著

【病例概述】

一名 48 岁男性，表现为反复头痛和视物模糊。临床检查无阳性体征。MRI 显示右侧颞顶叶区域脑沟内的扩张血管，没有脑实质改变的证据（图 68-1A 和 B）。经股动脉入路行 DSA，显示右侧颞叶区域的硬脑膜动静脉瘘，由右侧脑膜中动脉和枕动脉供血，经扩张的皮层静脉引流入上矢状窦和横窦。皮层静脉引流带来明显的出血风险，因此决定栓塞治疗（图 68-1D 至 F）。

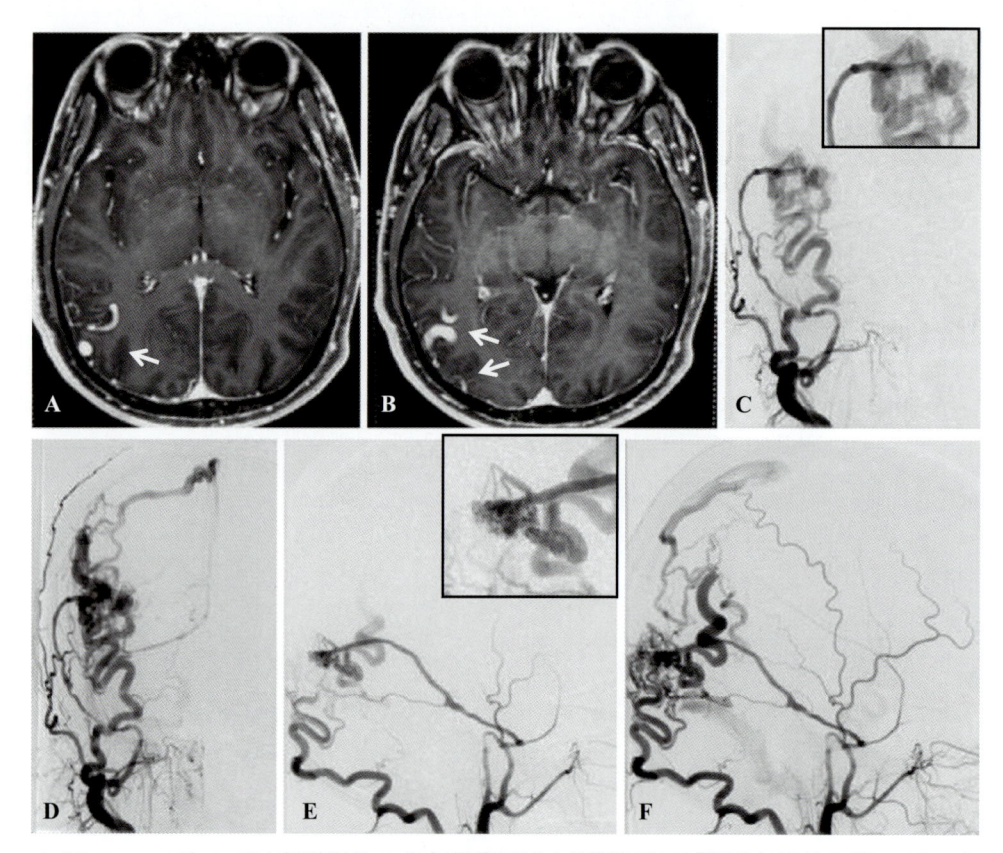

▲ 图 68-1　A 和 B. 对比剂增强的 T_1 加权影像显示右侧颞顶叶区域迂曲扩张的血管；C 至 F. 右侧颈外动脉的正位（C 和 D）和侧位（E 和 F）像显示硬脑膜 AVF，由右侧 MMA 和枕动脉供血，引流入皮层静脉系统，然后进入上矢状窦和横窦

病例 68　应用近端球囊导管阻断技术栓塞硬脑膜动静脉瘘
Dural AVF Embolization Using Proximal Balloon Catheter Occlusion Technique

【诊疗思路】

1. 潜在的问题之一是 Onyx 进入皮层静脉的风险高，因为 AVF 看上去流量高。

2. 由于流量高，MMA 的供血分支极度扩张。此后，用 Onyx 制作栓子变得困难，除非沿微导管反流一长段距离。

【治疗经过】

全身麻醉下手术。导引导管（Chaperon 5F）置于右侧 ECA。微导丝（Traxcess 0.014，MicroVention，Inc.）将球囊导管（Scepter XC 4×11，MicroVention，Inc.）导入右侧 MMA 的供血分支（图 68-1）。球囊导管的头端放在接近瘘口处（图 68-2A 和 B）。经导丝腔造影（图 68-2C 和 D）显示高流量的 AVF。路径图引导下充盈球囊（图 68-2E）完全阻断供血动脉（图 68-2F）。然后在空白路径图下注射 Onyx。由于球囊充盈，供血动脉内看不到反流，能快速弥散畸形和引流静脉干（图 68-3A 和 B）。最后完全弥散到引流静脉干，并反流入右侧枕动脉和脑膜动脉的其他供血分支，抽瘪球囊后撤除微导管。最终造影显示 AVF 完全闭塞。患者恢复顺利。

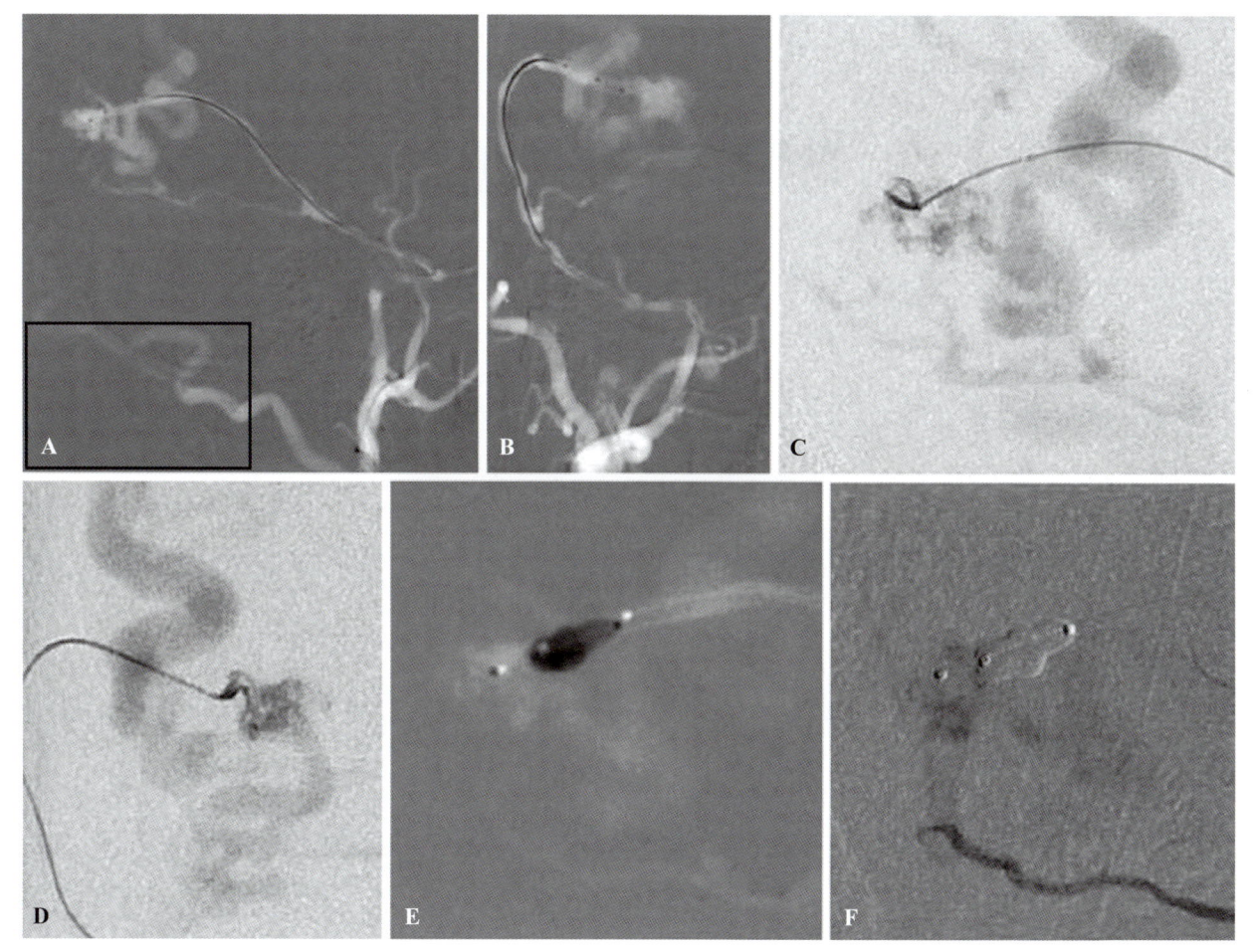

▲ 图 68-2　A 和 B. 路径图影像的侧位（A）和正位（B）显示微导丝引导 Scepter 球囊导管置于瘘口；C 和 D. 经球囊导管造影显示高流量 AVF；E. 路径图引导下，充盈球囊阻断供血动脉；F. 经导引导管造影确认 MMA 分支完全阻断，经其他供血血管看到 AVF 显影

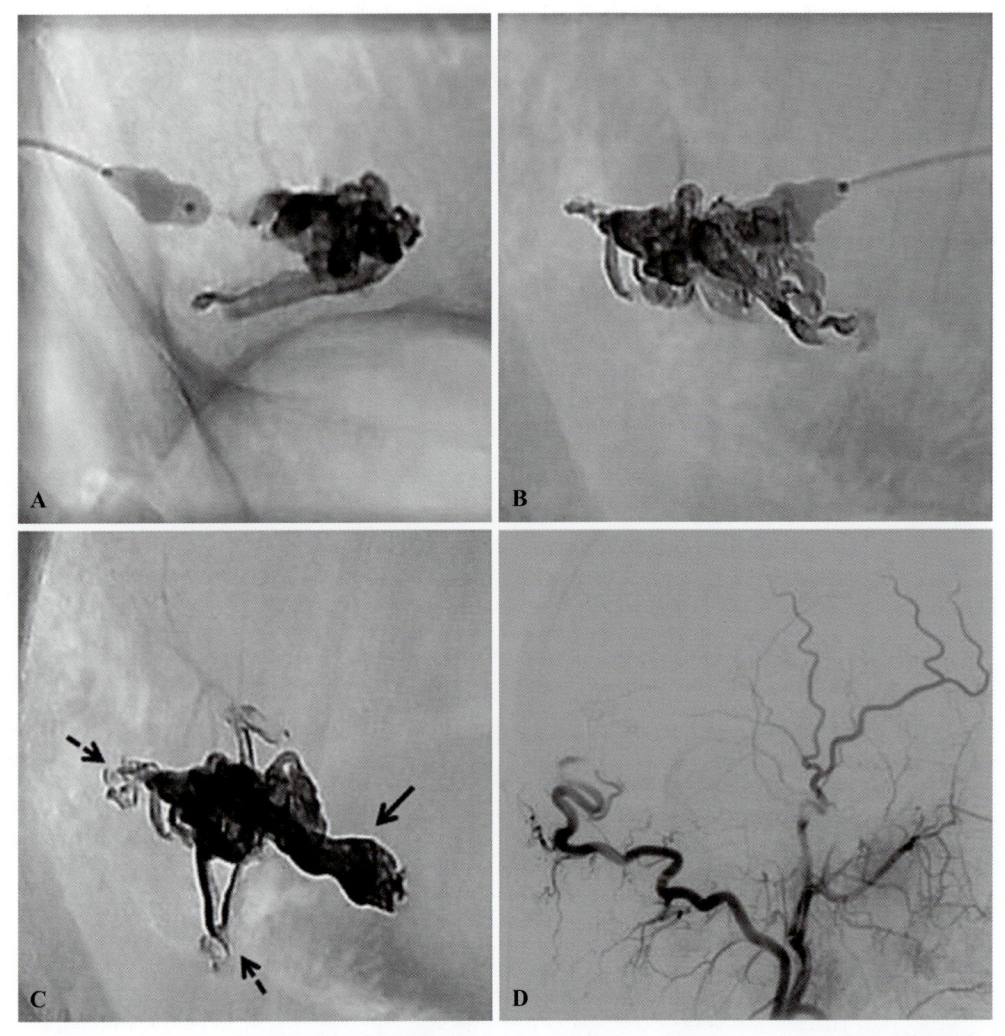

▲ 图 68-3　A 和 B. 经球囊导管的导丝腔注射 Onyx，注意由于球囊充盈，主干血管内没有反流；C. 最终的 Onyx 铸型，AVF 的静脉完全闭塞（实箭），栓塞材料反流入所有供血动脉（虚箭）；D. AVF 不再显影

【提示与技巧】

1. 在高流量畸形，可经 Onyx 兼容的双腔球囊导管如 Scepter 球囊注射 Onyx。

2. 充盈球囊使血流减慢，从而能更好地控制栓塞材料。

3. 球囊也防止 Onyx 反流入主干血管，这有助于节省 Onyx 形成栓子所需的时间。

推荐阅读

[1] Kim ST, et al. Onyx embolization of dural arteriovenous fistula, using Scepter C balloon catheter: a case report. Neurointervention. 2013;8(2):110–4.

[2] Orozxo LD, et al. Transarterial balloon assisted Onyx embolization of pericallosal arteriovenous malforma-tions. J Neurointerv Surg. 2013;5(4):e18.

病例 69
小型脑动静脉畸形：Onyx 栓塞
Small Cerebral AVM: Onyx Embolization

Vipul Gupta 著

【病例概述】

一名 21 岁男性，表现为突发严重头痛。CT 和 MRI 显示左侧顶叶区域的脑内小血肿。出血后 6 周行 DSA，发现左侧顶叶区域的小型动静脉畸形，由左侧大脑后动脉的顶支供血（图 69-1），引流入上矢状窦。

【诊疗思路】

1. 小型 AVM 的治疗策略。考虑其体积和部位，认为适合手术、栓塞、放射治疗。

2. 由于有出血史，手术或栓塞可早期闭塞 AVM，是首选。由于单支动脉供应该皮层 AVM，用 Onyx 栓塞完全闭塞的可能性高。

3. 确保栓塞时完全闭塞，围术期预防出血。

【治疗经过】

计划应用 Onyx 栓塞。全身麻醉下手术。导引导管置于左侧 VA。Mirage 0.008 微导丝（ev3 Inc., Plymouth）引导 Sonic 1.2F 微导管（Balt,

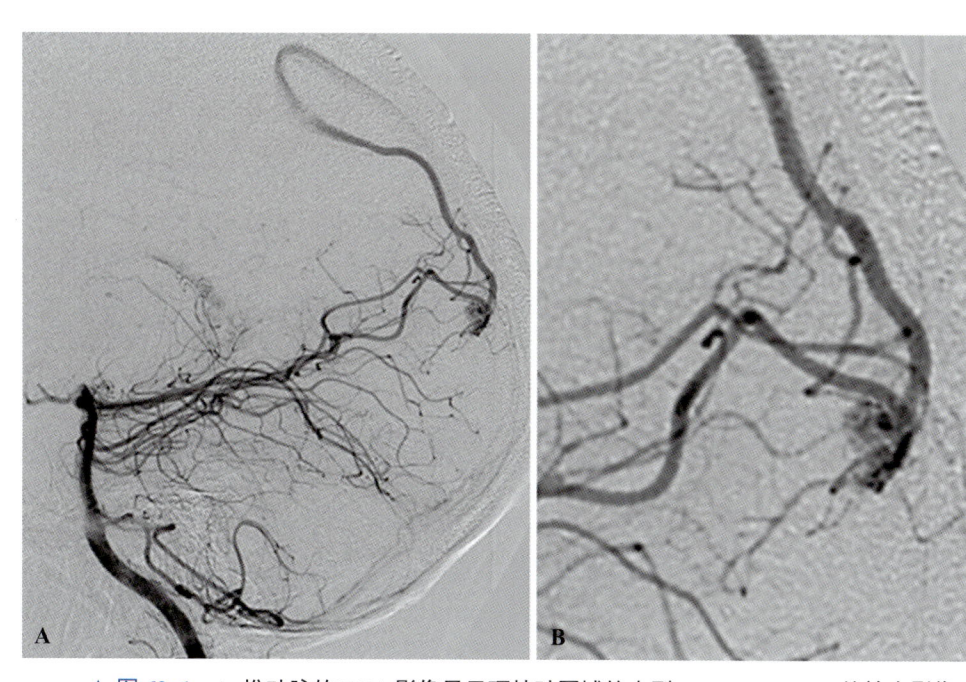

▲ 图 69-1　A. 椎动脉的 DSA 影像显示顶枕叶区域的小型 AVM；B. AVM 的放大影像

Balt Extrusion，Montmorency，France），使其头端位于血管巢内（图 69-2A）。生理盐水冲洗导管，注射二甲亚砜（dimethyl sulfoxide，DMSO）充满微导管的无效腔。然后在路径图引导下注射 Onyx。使用放大的影像来显示栓塞材料。Onyx 注射早期可弥散供血动脉和部分血管巢（图 69-2B），血管造影明确显示 AVM 完全闭塞。由于 Onyx 没有弥散整个血管巢，继续栓塞。进一步注射 Onyx 反流入主干血管，然后弥散引流静脉（图 69-2D）。继续注射直至完全弥散血管巢（图 69-2E）和巢周血管网（图 69-2F 和图 69-3）。每个阶段均建立新的路径图，以清晰显示栓塞材

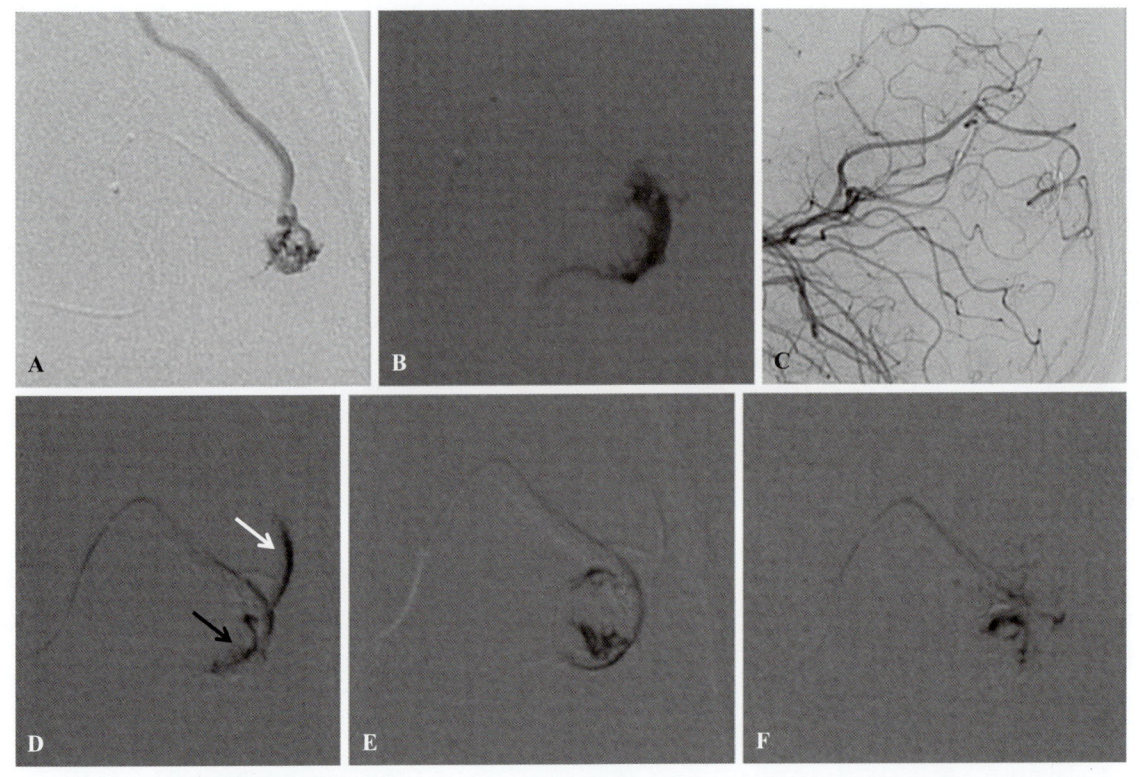

▲ 图 69-2　A. 血管巢内的微导管造影；B. Onyx 注射早期部分弥散入 AVM；C. DSA 明确显示 AVM 完全闭塞；D 至 F. 进一步注射 Onyx；D. Onyx 弥散入血管巢、引流静脉（白箭），逆流入主干动脉（黑箭）；E. 血管巢内的弥散；F. 弥散入邻近的血管网

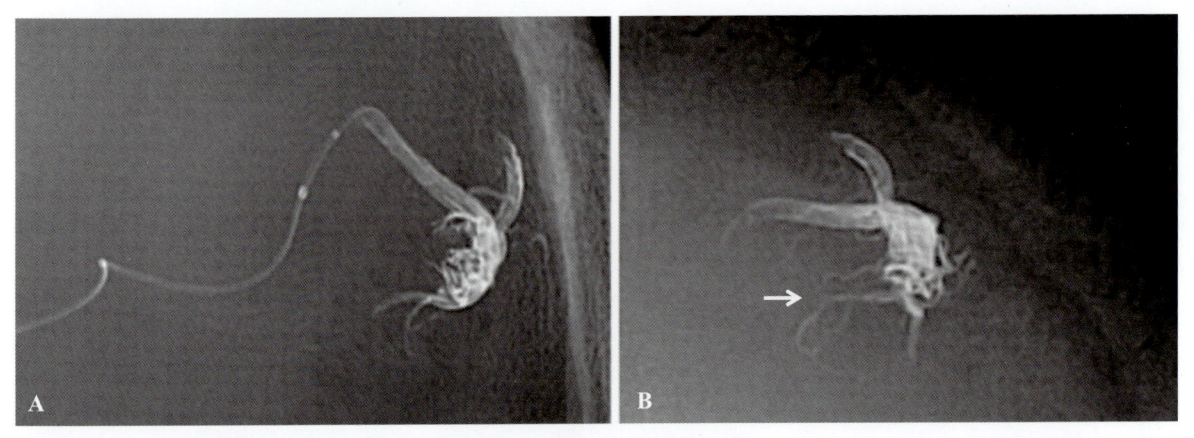

▲ 图 69-3　反色影像显示 Onyx 铸型，注意整个血管巢被栓塞材料闭塞（与图 69-1B 相比），邻近血管网（B，箭）由栓塞前 DSA 上不显影的非常细小的供血动脉组成，也被良好弥散

病例 69 小型脑动静脉畸形：Onyx 栓塞
Small Cerebral AVM: Onyx Embolization

料的流动。总体注射时间 17min。用鱼精蛋白中和肝素，轻柔拉拽解脱微导管。头颅 CT 没有发现任何新鲜出血。手术后即刻脑血管造影显示血管巢完全闭塞（图 69-4）。患者次日拔除气管插管，神经功能完好。在此期间，平均动脉血压保持稍低于正常。6 个月时血管造影随访没有发现任何 AVM 复发（图 69-3 和图 69-4）。

【提示与技巧】

1. 栓塞 AVM 时，每次都应努力弥散整个血管巢。栓塞供血动脉，血管造影表现为闭塞；若该阶段终止手术，没有被栓塞材料弥散的那部分血管巢再通的机会大。

2. 可能有 DSA 影像上看不到的巢周血管结构，这可能代表了 AVM 的微小供血血管。目标应是弥散巢周血管网来防止复发。这些细小动脉供应的非常小的残余血管巢可能导致栓塞后出血，特别是当引流静脉闭塞时。

3. 高分辨率透视对 Onyx 栓塞很关键，我们喜欢在高放大倍数下进行手术。

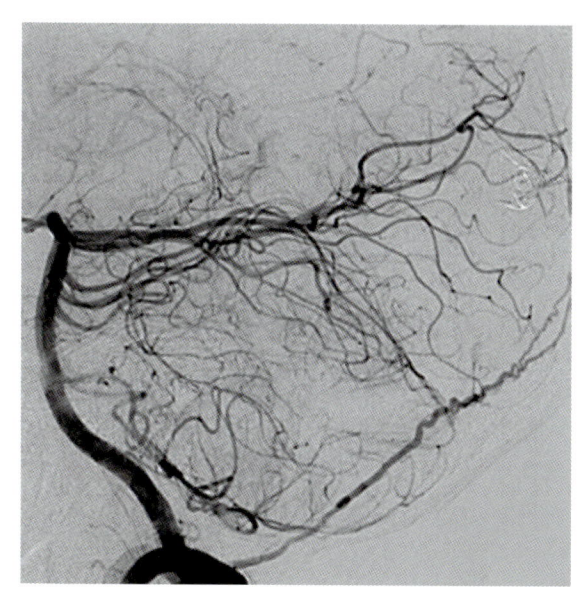

▲ 图 69-4 栓塞后的影像显示 AVM 完全闭塞，且正常动脉保留

推荐阅读

[1] van Rooija WJ, Sluzewskia M, Beuteb GN. Brain AVM embolization with Onyx. Am J Neuroradiol. 2007;28:172–7.

病例 70
微型 AVM 伴颅内血肿：动脉内 DynaCT 血管造影——指导手术切除
Cerebral Hematoma with a Micro-AVM: Intra-Arterial DynaCT Angiography-Guided Surgical Excision

Vipul Gupta 著

【病例概述】

一名 16 岁男孩出现突然发作的严重头痛和右侧偏瘫，意识清楚。CT 扫描显示左侧额后区血肿（图 70-1A）。DSA 显示左侧 MCA 皮质供血分支稍扩大，血管网较细（图 70-1B）。在异常血管的上部可见非常小的动脉瘤（图 70-1B 和 C，白箭），从血管网的下部可见几乎无法辨认的引流静脉。微型 AVM 被怀疑伴有假性动脉瘤。

【诊疗思路】

1. 处理大脑功能区的微小 AVM。

2. 对于 AVM 相关性动脉瘤，早期闭塞 AVM 是必要的，以防止再出血。

3. 由于供血动脉细小，不适合动脉内栓塞。

4. 这样一个微小 AVM 术中可能定位困难。其次，手术切除可导致运动皮质区的进一步损伤。

【治疗经过】

动脉内 DynaCT 血管造影是在近端 ICA 放置诊断导管后，动脉内注射对比剂进行的（图 70-2A 至 C）。使用平板监视器血管造影套件（Artis Zee with DynaCT；Siemens, Erlangen,

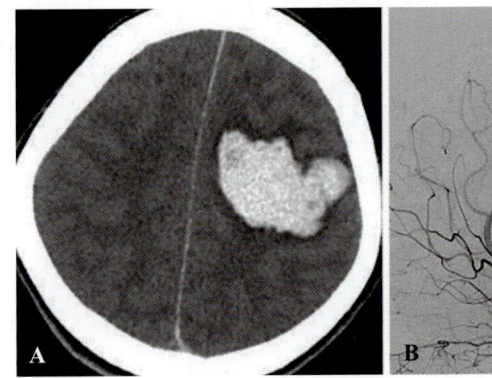

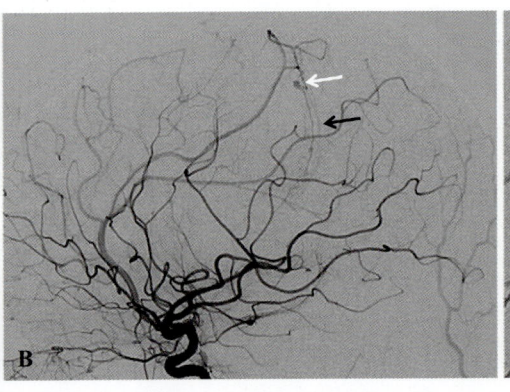

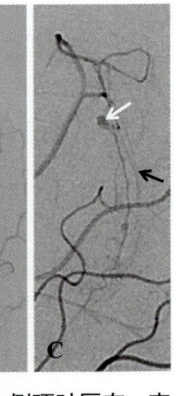

▲ 图 70-1　A. CT 扫描图像显示左额叶血肿；B. 左侧 ICA 动脉内注射 DSA 显示左侧顶叶区有一束血管带并伴有小动脉瘤样扩张（白箭）；C. B 中异常区域放大图，清晰显示异常血管

病例 70 微型 AVM 伴颅内血肿：动脉内 DynaCT 血管造影——指导手术切除
Cerebral Hematoma with a Micro-AVM: Intra-Arterial DynaCT Angiography-Guided Surgical Excision

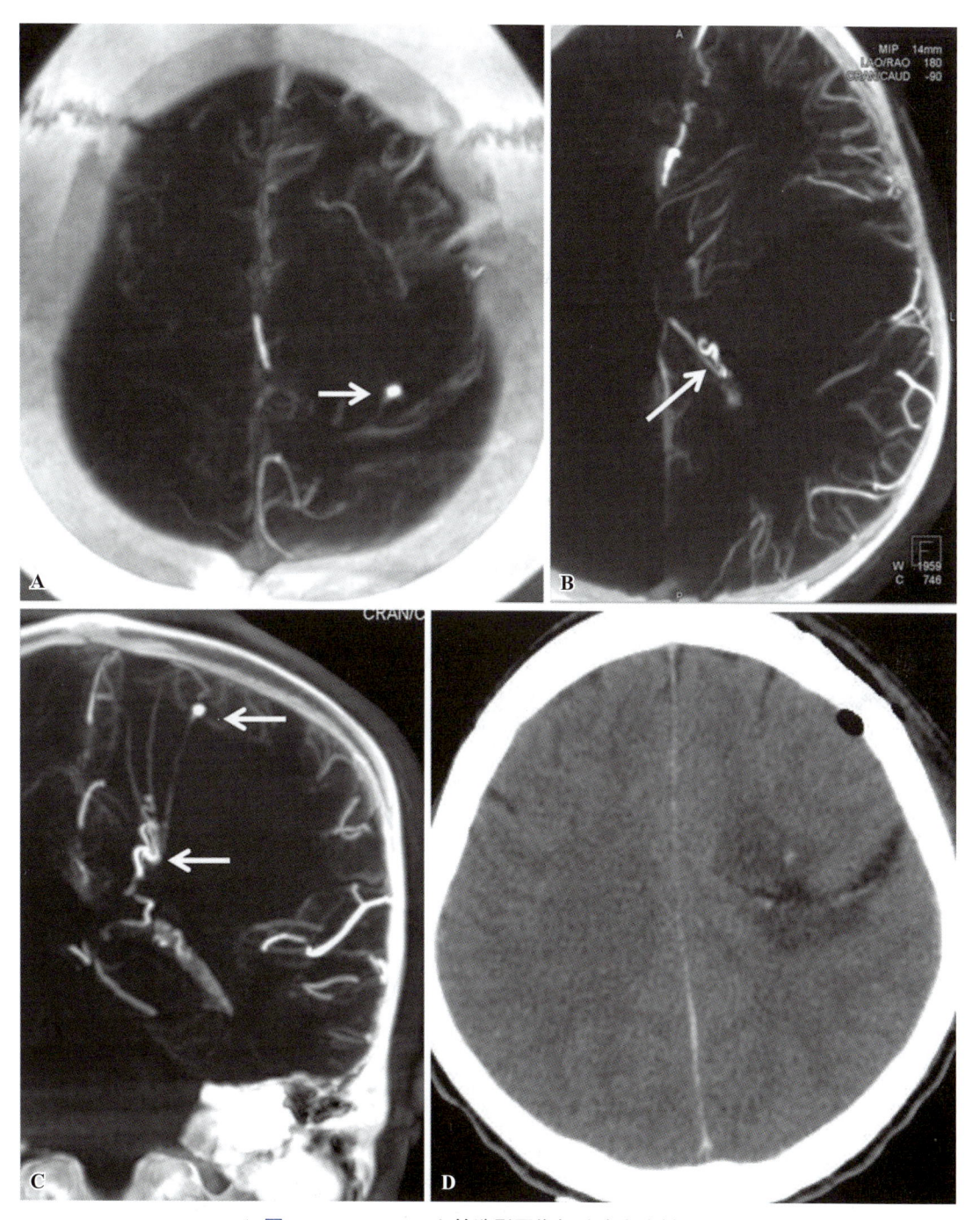

▲ 图 70-2 DynaCT 血管造影图像与动脉内注射对比剂

A. 血肿后侧的小动脉瘤；B. 导致静脉扩张的小血管网；C. 冠状位图像显示整个畸形轮廓，从侧面看包括动脉瘤（上方箭）和引流静脉（下方箭）；D. 术后 CT 示血肿完全清除

Germany）和 20s DCT Head 70 KV 程序获取 DynaCT 数据集。多平面重建是用一个专用工作站（Leonardo model，Siemens）生成的。该三维方案包括通过压力泵注入 18mL Omnipaque 对比剂与 42ml 生理盐水混合。在整个 19s 图像采集和 3s X 线延迟期间，以 1ml/s 速度连续注射对比剂。用 0.4° 增量、512 个矩阵算法、200 个总转角和大约 30 帧/秒进行了 DynaCT，共有 496 幅投影。

动脉内 DynaCT 血管造影清楚地显示了所有

平面上的小 AVM。畸形沿血肿后内侧延伸。动脉瘤可定位（图 70-2A，箭），并且注意到引流静脉起源于畸形巢的下侧（图 70-2B 和 C，下方箭）。可将 DynaCT 血管造影图像传输到手术室的图像导航系统。全麻下手术切除 AVM 及血肿。在 DynaCT 血管造影图像的基础上定位畸形巢以便手术切除。随访血管造影未发现任何残留的 AVM。在随访中，患者的运动缺陷有部分恢复。

【提示与技巧】

1. 与大血肿相关的微小动静脉畸形可能不是很明显。DSA 图像要仔细检查动静脉畸形的异常血管和早期引流静脉。动脉内 DynaCT 血管造影可能有助于确认血肿壁上存在的动静脉畸形。

2. 动脉内 DynaCT 血管造影对确定 AVM 病灶相对于血肿的位置关系非常有用。

3. 动脉内 DynaCT 血管造影的空间分辨率超过常规 CT 扫描仪，对于动静脉畸形可与 DSA 一起在 CT 扫描下进行。

4. 动脉内 DynaCT 血管造影图像可用于手术期间的图像引导系统。这有助于定位 AVM 与血肿和正常脑实质的关系。

推荐阅读

[1] Gupta V, Chugh M, Walia BS, Vaishya S, Jha AN. Use of CT angiography for anatomic localization of arteriovenous malformation Nidal components. Am J Neuroradiol. 2008;29(10):1837–40.

[2] Mossa-Basha M, Chen J, Gandhi D. Imaging of cerebral arteriovenous malformations and dural arteriovenous fistulas. Neurosurg Clin N Am. 2012;23(1):27–42.

病例 71
AVM 伴血肿：一期介入栓塞及手术治疗
AVM with Haematoma: Embolization and Surgery in Single Session

Vipul Gupta　著

【病例概述】

一名 24 岁男性出现严重头痛、神志嗜睡，遵嘱配合，没有局灶性神经功能缺损。CT 扫描显示右额巨大血肿伴中线移位（图 71-1A）。DSA 显示一个中等大小的 AVM 由右侧 ACA 和 MCA 皮质分支供血（图 71-1B），静脉引流至上矢状窦。

【诊疗思路】

1. 治疗策略包括手术切除或血管内栓塞后进行手术及放射治疗。

2. 治疗策略的安排。

【治疗经过】

血管内栓塞后手术切除被认为是最合适的治疗策略。患者在血管造影间进行全身麻醉。左侧颈内动脉置入导引导管（6F Envoy，Codman & Shurtleff，Inc.，USA）。一个头端可解脱的微导管（Sonic 1.2F，Balt Extrusion，Montmorency，France）自右侧 ACA 置入供血动脉，使用 Onyx 栓塞 AVM（图 71-1C）。栓塞后血管造影显示 90% 以上的 AVM 闭塞，残留较小（图 71-1D）。栓塞后 DynaCT 显示无任何新发出血。患者被转移到手术室，手术切除 AVM 和血肿。手术顺利，失血量小于 150ml。术后 CT 显示血肿完全切除，占位效应解除（图 71-1E）。患者拔管后神经功能正常。最后患者完全康复，随访血管造影未见任何 AVM 残留（图 71-1F）。

【提示与技巧】

1. 破裂动静脉畸形再出血风险较高。我们更倾向对此类出血的动静脉畸形进行手术或栓塞，以实现早期闭塞。放射外科治疗适应证为不适合其他方法的治疗和手术或栓塞术后残留的动静脉畸形。

2. 针对本例患者，我们决定进行术前栓塞，然后一期进行手术切除。手术前栓塞有利于手术切除及降低并发症率。我们倾向于在全麻下介入栓塞后，即刻行一期手术切除 AVM。这样栓塞后即刻全切 AVM，降低了栓塞后出血的风险。联合方法确保早期根治 AVM 和清除血肿。

3. 我们总是在介入栓塞后行 DynaCT，以确定在介入过程中是否发生出血。

4. 外科医生通常发现，与黏性栓塞剂（胶）相比，用 Onyx 栓塞后切除 AVM 更容易。

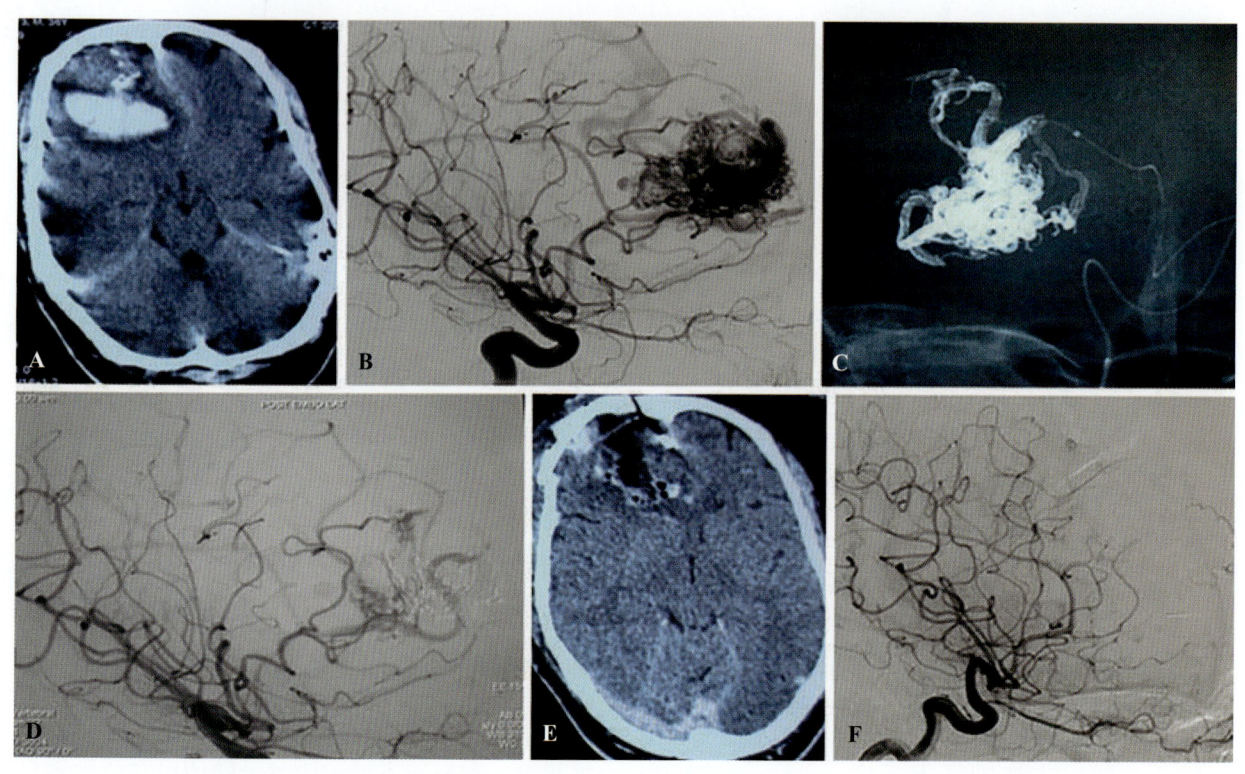

▲ 图 71-1　**A**. CT 扫描显示右侧额叶血肿伴占位效应；**B**. 右 ICA 血管造影显示右 ACA 和 MCA 供血的 AVM；**C**. 用头端可解脱的微导管行 Onxy 栓塞；**D**. 栓塞后 DSA 显示 AVM 残留很小；**E**. 栓塞后切除 AVM 和血肿清除后的头颅 CT；**F**. 随访血管造影显示 AVM 完全闭塞

推荐阅读

[1] van Rooij WJ, Jacobs S, Sluzewski M, et al. Endovascular treatment of ruptured brain AVMs in the acute phase of hemorrhage. Am J Neuroradiol. 2012;33(6):1162–6.

病例 72
AVM 伴颅内血肿：动脉内 DynaCT 血管造影引导下靶向栓塞及球囊辅助置管

Cerebral Hematoma with AVM: Intra-Arterial DynaCT Angiography-Guided Targeted Embolization and Balloon-Assisted Catheterization

Vipul Gupta 著

【病例概述】

一名 40 岁女性，突发严重头痛。CT 扫描显示胼胝体出血。DSA 显示 AVM 伴畸形团内、畸形团周动脉瘤（图 72-1，白箭）。同时发现静脉性动脉瘤（图 72-1，黑箭），伴发于豆纹动脉供血的一个小的动静脉瘘（图 72-1）。

【诊疗思路】

1. 确定出血点是畸形团还是静脉性动脉瘤出血。

2. 微导管超选与大脑中动脉 M_1 段成角起源的豆纹动脉。

【治疗经过】

手术在全麻下进行。动脉内 DynaCT 血管造影是在近端 ICA 置入诊断导管后，在动脉内注射对比剂（图 72-2）。动脉内 DynaCT 血管造影清楚地显示，静脉性动脉瘤是出血的可能原因，而不是畸形团动脉瘤。因静脉性动脉瘤与

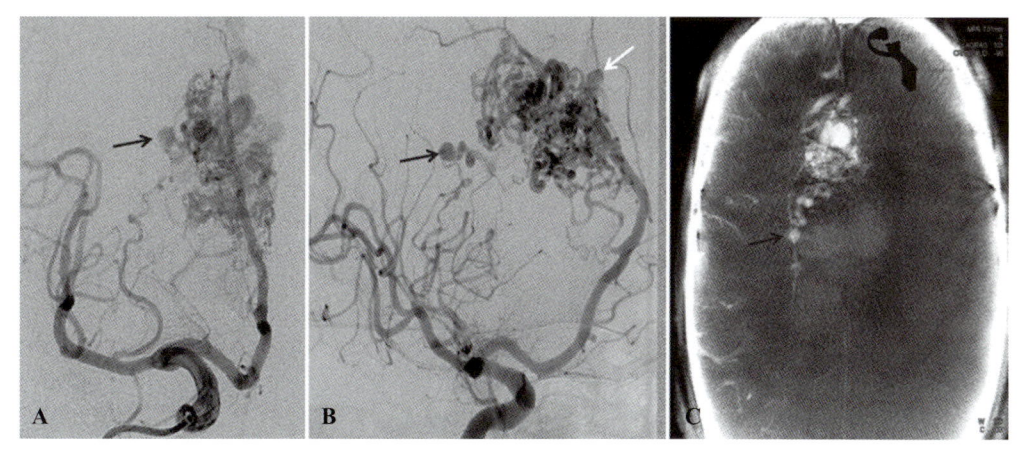

▲ 图 72-1 A 和 B. DSA 正位和斜位显示伴有畸形团内、畸形团周动脉瘤的 AVM（白箭），静脉性动脉瘤（黑箭）伴发于小动静脉瘘，该瘘由豆纹动脉供血。C. 动脉内 DynaCT 血管造影与动脉内对比剂注射图像显示胼胝体出血，血肿壁上有动脉瘤样结构

各平面的血肿壁间密切相关（图 72-2）。导引导管放置在右侧颈内动脉岩段。随后，Magic 微导管 1.2F（Balt Inc.）通过 Hybrid 0.007 微导丝引导，由于豆纹动脉的反向起源，超选该穿支置管困难。在该豆纹动脉起源远端放置一个双腔球囊，为 Magic 微导管超选该动脉提供足够支撑。微导管不能超选到动脉远端，因此使用 25% 的稀释胶水栓塞静脉性动脉瘤（图 72-3）。术后 DynaCT 显示静脉性动脉瘤内胶的铸型（图 72-4）。静脉性动脉瘤在 DSA 造影时未见显影。患者基本完全康复。

【提示与技巧】

1. 动脉内 DynaCT 血管造影对确定 AVM 病灶与血肿的空间关系非常有用。由于空间分辨率较高，可以确定薄弱点（动脉瘤）与血肿壁的关系。

2. 从大动脉反向引导小动脉置管是极具挑战性的，可以考虑使用球囊作为临时支撑，帮助栓塞微导管的超选豆纹动脉置入。

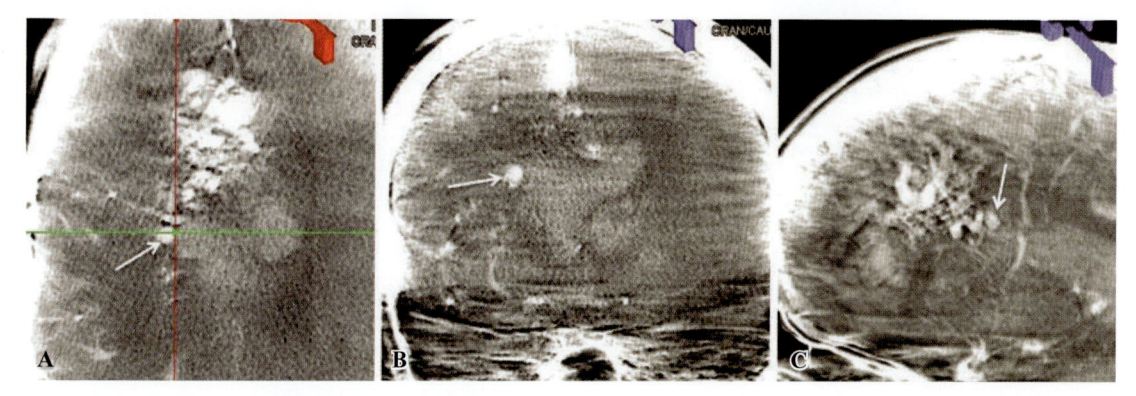

▲ 图 72-2　轴位（A）、冠状位（B）和矢状位（C）重建显示，动脉瘤位于所有三个平面的血肿壁上，表明它是最有可能出血的部位

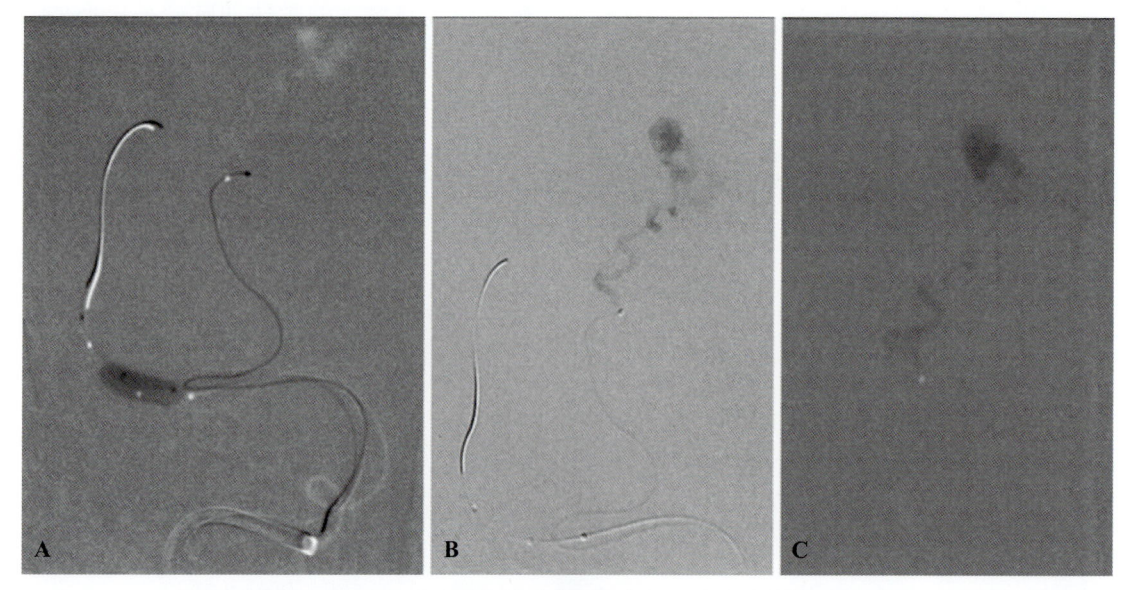

▲ 图 72-3　A. 路径图图像显示 MCA 中充盈起的球囊刚好在供血豆纹动脉起始的远端，微导管在球囊的支撑下置入豆纹动脉；B. 微量造影显示伴发小静脉性动脉瘤的动静脉瘘；C. 路径图图像显示注胶过程

病例 72 AVM 伴颅内血肿：动脉内 DynaCT 血管造影引导下靶向栓塞及球囊辅助置管
Cerebral Hematoma with AVM: Intra-Arterial DynaCT Angiography-Guided Targeted Embolization and Balloon-Assisted Catheterization

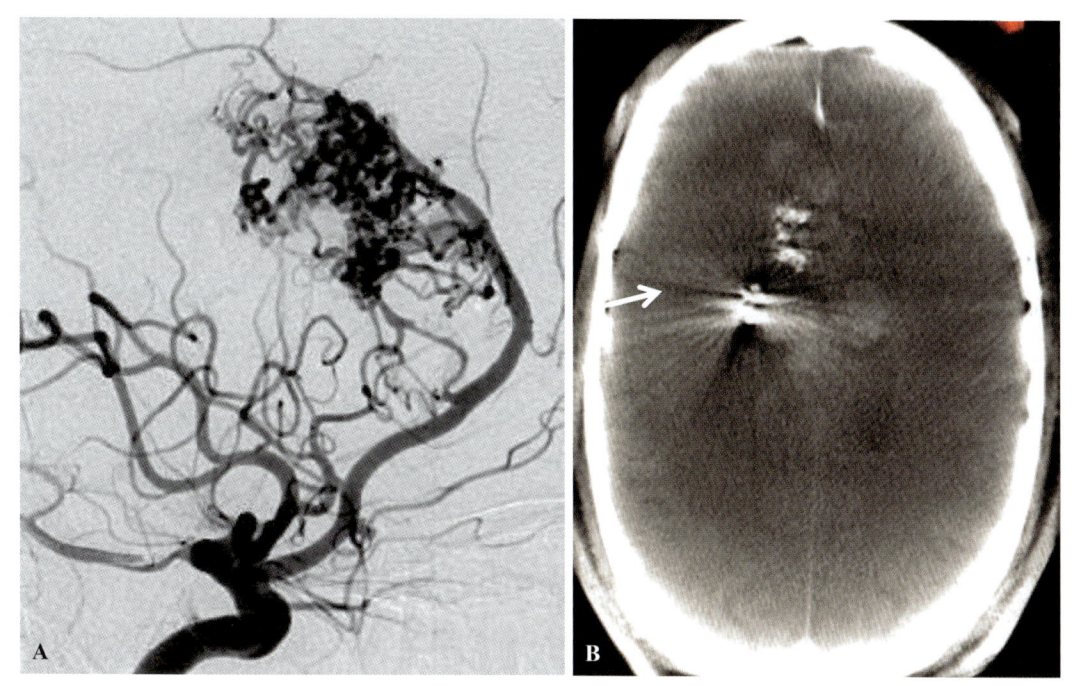

▲ 图 72-4 A. 栓塞后 DSA 显示动脉瘤完全闭塞；B. 栓塞后的 DynaCT 图像证实了动脉瘤内胶团的铸型（箭）

推荐阅读

[1] Gupta V, Chugh M, Walia BS, Vaishya S, Jha AN. Use of CT angiography for anatomic localization of arteriovenous malformation Nidal components. Am J Neuroradiol. 2008;29(10):1837–40.

[2] Mossa-Basha M, Chen J, Gandhi D. Imaging of cerebral arteriovenous malformations and dural arteriovenous fistulas. Neurosurg Clin N Am. 2012;23(1): 27–42.

病例 73
高流量软脑膜动静脉瘘：头端可解脱的微导管和近端球囊封堵技术的安全性衡量
High-Flow Pial AVF: Safety Considerations—Detachable Tip Microcatheter and Proximal Balloon Occlusion Technique

Aviraj Deshmukh　　Rajsrinivas Parthasarathy　　Vipul Gupta　　著

【病例概述】

一名 27 岁女性，持续头痛 6 个月。头部 CT 平扫显示右侧顶枕区高密度影、脑实质外大血管囊状占位（图 73-1A）。DSA 显示一个非常高流量的单瘘口的软脑膜动静脉瘘，伴有大静脉囊样结构，由右侧大脑中动脉下干的皮质分支供血，并向上矢状窦引流（图 73-1B 和 C）。

【诊疗思路】

1. 高流量瘘栓塞剂控制困难，栓塞剂远端弥散移位的风险应重点注意。
2. 可考虑的治疗方案如下。
- 单独使用高浓度胶水。
- 弹簧圈和胶。
- 近端球囊闭塞同时胶栓。

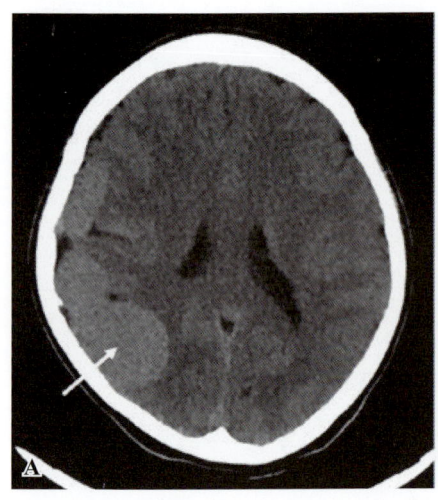

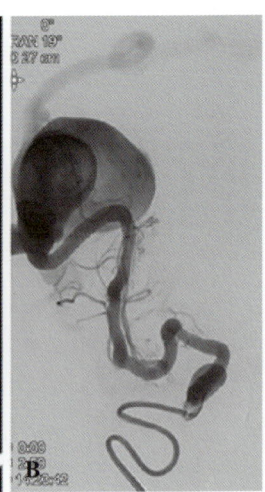

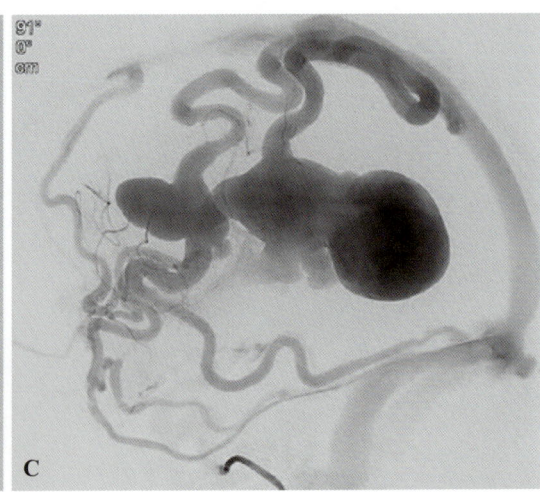

▲ 图 73-1　A. 脑 CT 平扫显示扩张的静脉球；B. 右侧颈内动脉造影显示有一个非常高流量的单一瘘口软膜动静脉瘘，伴发大的静脉囊样结构，由 MCA 下干皮质分支供血；C. 广泛的静脉瘀滞及引流至上矢状窦

病例 73 高流量软脑膜动静脉瘘：头端可解脱的微导管和近端球囊封堵技术的安全性衡量
High-Flow Pial AVF: Safety Considerations—Detachable Tip Microcatheter and Proximal Balloon Occlusion Technique

- Onyx 或辅助球囊下 Onxy 栓塞。

3. 术后高灌注出血的风险。

【治疗经过】

全麻下经右股动脉入路。使用 6F 70cm 长鞘（Rabbe，Cook）。将 6F 80cm 导引导管（Neuron，Penumbra Inc.）送至右侧颈内动脉海绵段。一开始，用两个微导管输送弹簧圈，联合形成一个稳定的弹簧圈团。但由于瘘口流量极高，无法形成稳定的成襻（图 73-2A）。作为一种备选方案，为减少流量，在微导丝（0.014 synchro，Stryker Neurovascular）引导下将顺应性球囊（Stryker，7mm×15mm）送入大脑中动脉供血支的远端并充盈。然而，DSA 造影显示，尽管置入球囊阻塞了供血动脉，但瘘口通过侧支供血又迅速充盈（图 73-2B）。因此球囊被重新置于大脑中动脉 M_1

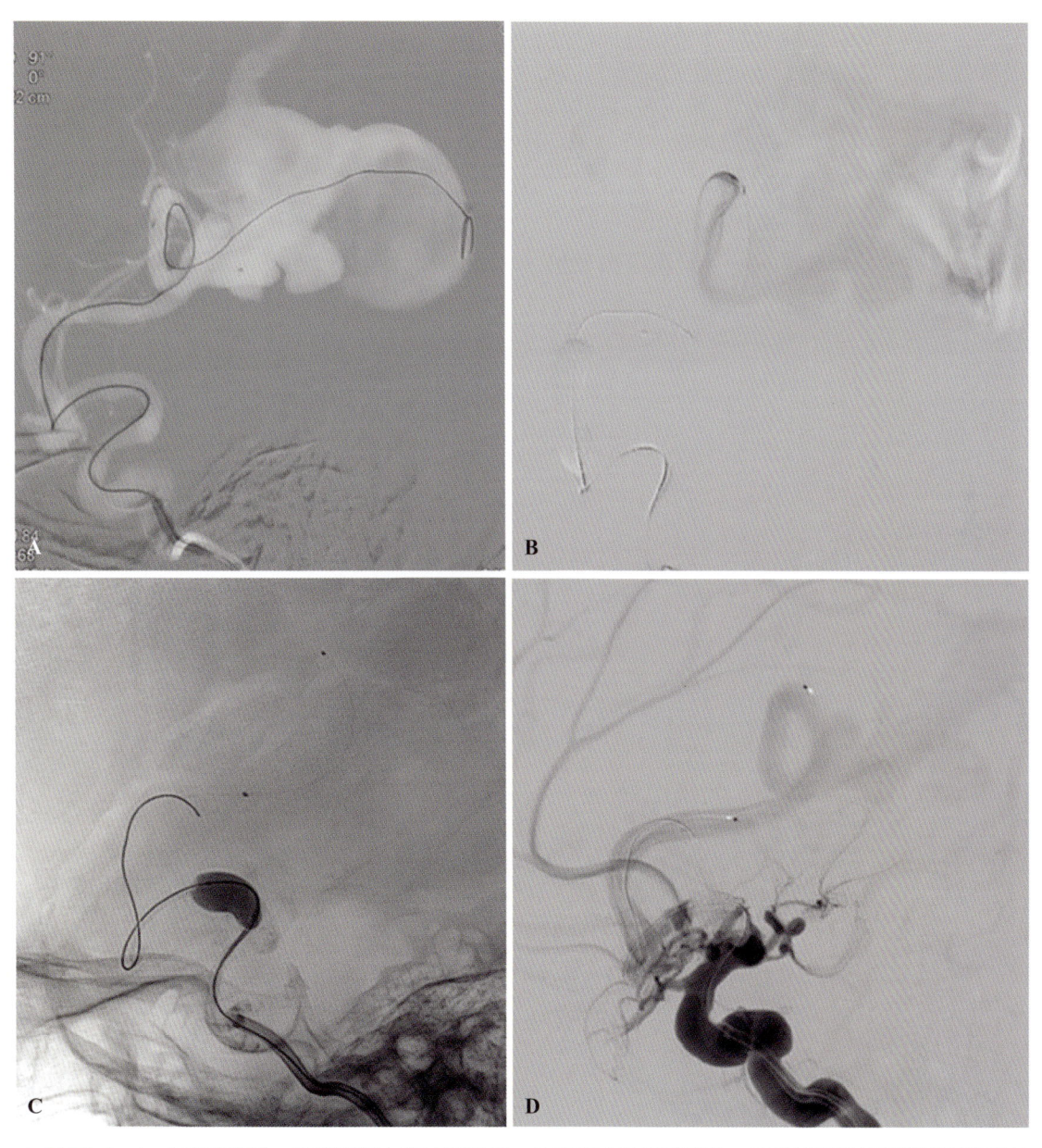

▲ 图 73-2 **A**. 由于高流量，弹簧圈被血流冲到远端，注意两个微导管到位，以尝试双微导管弹簧圈填塞技术；**C**. 将球囊置于大脑中动脉主干中；**B** 和 **D**. 使用球囊和头端可解脱微导管进行流量评估

段近端，通过大脑中动脉两个分支以实现流量减少（图 73-2C 和 D）。尽管如此，由于瘘口流量过大弹簧圈仍不稳定。更改治疗策略，计划结合球囊阻断近端大脑中动脉并使用胶栓塞。Apollo 微导管（1.5F，头端 3cm 可解脱）头端置入供血动脉远端并紧邻管壁，以更好控制胶的弥散。高浓度胶（80% 胶，氰基丙烯酸正丁酯）用于减少高流量下胶过度弥散至静脉窦的风险。

在 DSA 下注射胶。最初快速注射允许胶沿供血动脉壁层流。随后，注射速度减慢，以便在瘘口部形成典型的菜花样形态（图 73-3）。注意到胶向微导管近端的反流后，立即拔管。抽瘪球囊，DSA 显示低流量的瘘口残余。用球囊导管进一步注胶，注意到瘘口处胶的弥散，术后 DSA 显示静脉囊内血流滞留，但一些残留微小分支仍有供血，这很可能是继发性血管（图 73-4A 和 B）。

术后平扫 CT 显示未发现出血迹象（图 73-4C）。术后第 3 天再次复查 DSA。显示瘘完全治愈，静脉囊内没有任何残余充盈（图 73-5）。

【要点与技巧】

1. 高流量动静脉瘘栓塞中，胶弥散的控制一直都是难点。所以，总是存在栓塞物进入静脉系统远端栓塞风险，导致静脉血栓形成。在这种情况下，需要术者有丰富的控制胶弥散的操作经验。

2. 用球囊对 MCA 近端阻断，可最大限度实现瘘口部位流量的减流。

3. 微导管头端位置紧靠供血动脉壁，微导管头端与供血动脉壁贴合程度，可以帮助我们控制胶向静脉端弥散速度，初始快速注射实现挂壁层流，然后缓慢注射实现充分渗透。

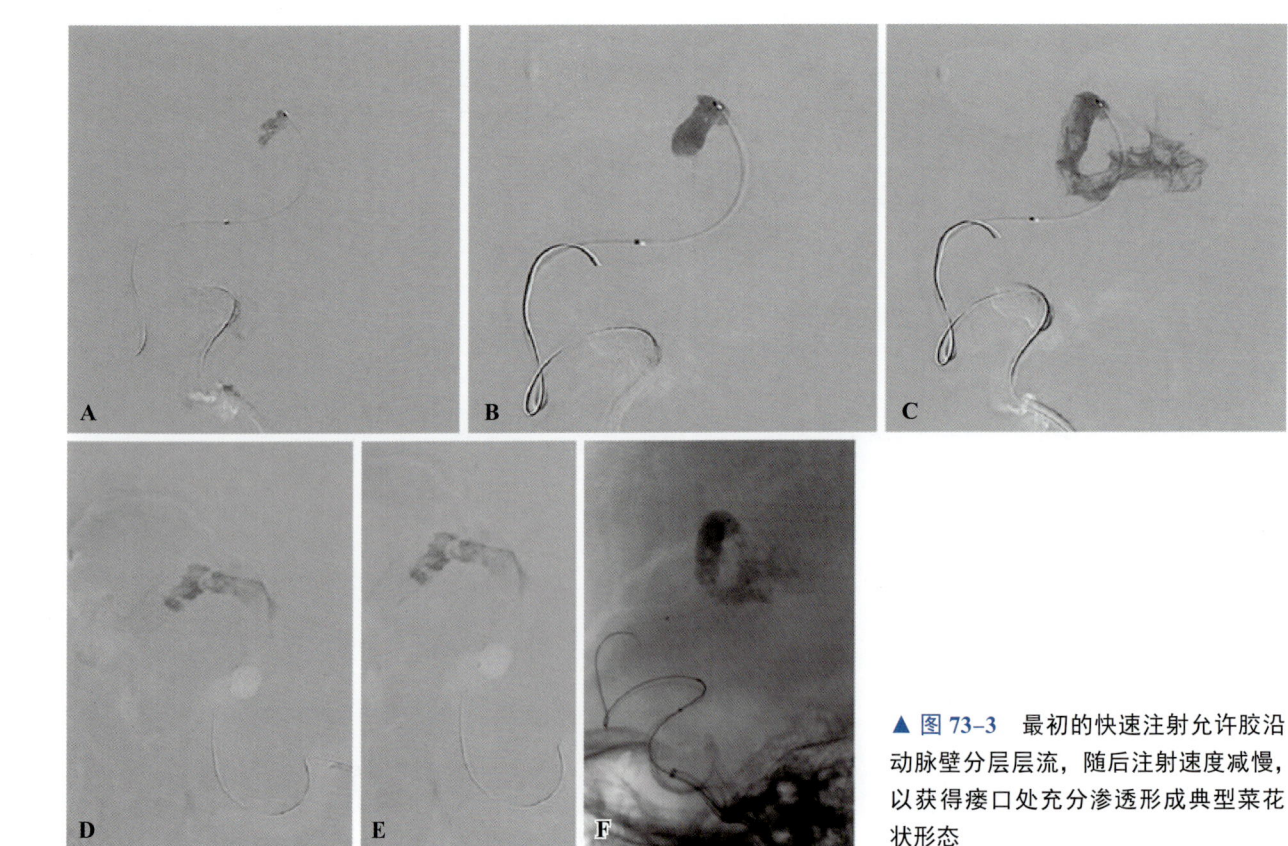

▲ 图 73-3 最初的快速注射允许胶沿动脉壁分层层流，随后注射速度减慢，以获得瘘口处充分渗透形成典型菜花状形态

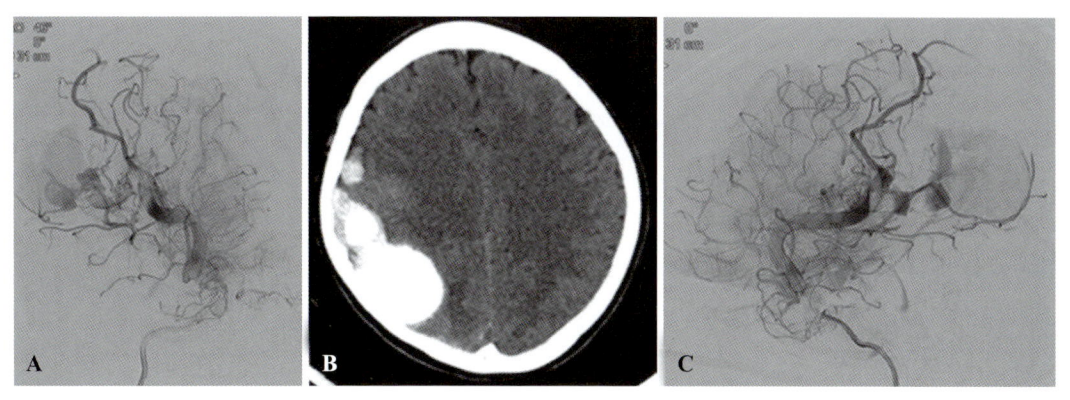

病例 73 高流量软脑膜动静脉瘘：头端可解脱的微导管和近端球囊封堵技术的安全性衡量
High-Flow Pial AVF: Safety Considerations—Detachable Tip Microcatheter and Proximal Balloon Occlusion Technique

▲ 图 73-4　A 和 B. 术后造影显示静脉球内有淤滞现象，其中显影提示可能通过极小的继发性供血血管充盈；C. 术后头部平扫 CT 显示没有出血

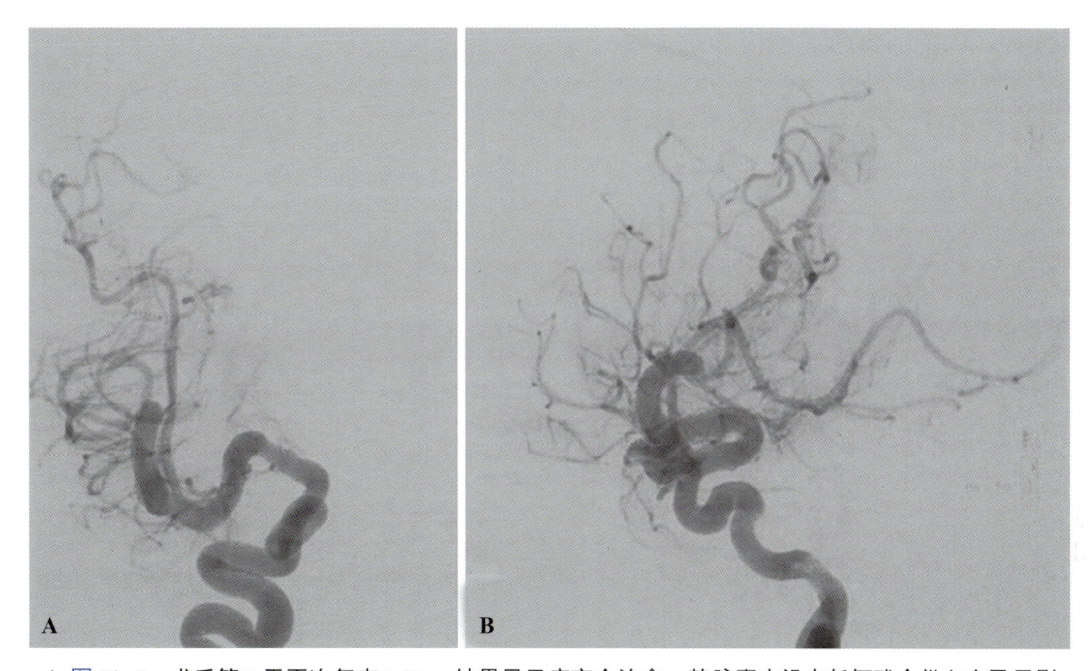

▲ 图 73-5　术后第 3 天再次复查 DSA，结果显示瘘完全治愈，静脉囊内没有任何残余供血充盈显影

4. 可解脱头端的微导管给了我们抽瘪球囊和拔除微导管的时间。它还为我们提供了供血动脉的胶反流的安全距离，以便实现瘘口完全闭塞。

5. 一旦瘘口完全栓塞后，小的残余供血支通常会随着时间血栓化并闭塞。

推荐阅读

[1] Limaye US, et al. Endovascular management of intracranial pial arterio-venous fistulas. Neurol India. 2004;52:87–90.

[2] Paramasivam S, et al. Development, clinical presentation and endovascular management of congenital intracranial pial arteriovenous fistulas. J Neurointerv Surg. 2013;5(3):184–90. https://doi.org/10.1136/neurintsurg-2011–010241.

病例 74
合并静脉瘤的急性破裂动静脉畸形：侧支血供——血管内治疗策略
Acutely Ruptured Arteriovenous Malformation (AVM) with Venous Aneurysm: En Passage Feeder—Endovascular Strategy

Aviraj Deshmukh　Rajsrinivas Parthasarathy　Vipul Gupta　著

【病例概述】

一名 18 岁男性患者出现头痛，恶心、呕吐及左侧偏盲。CT 示右侧枕颞部血肿（图 74-1）。行 DSA 检查，显示片状、受压变形的 AVM 畸形团，由右侧 PCA 颞支发出多支细小供血动脉，静脉引流至右侧横窦，并伴发静脉性动脉瘤样结构（图 74-2）。

【诊疗思路】

1. 急性期 AVM 治疗的紧迫性，因为存在畸形团内静脉瘤样结构。

2. 由于血肿压迫 AVM 畸形团，导致 AVM 血管构筑解剖不清晰。

3. 可能存在来自 PCA 颞下分支的过路供血动脉。

【治疗经过】

在全麻下行经右股动脉通路。6F 导引导管置于右椎动脉内，进一步送至右椎动脉的 V_2 段。3D 血管造影明确 AVM 血管构筑解剖，显示 AVM 至少有三支细小供血动脉来自 PCA 颞下

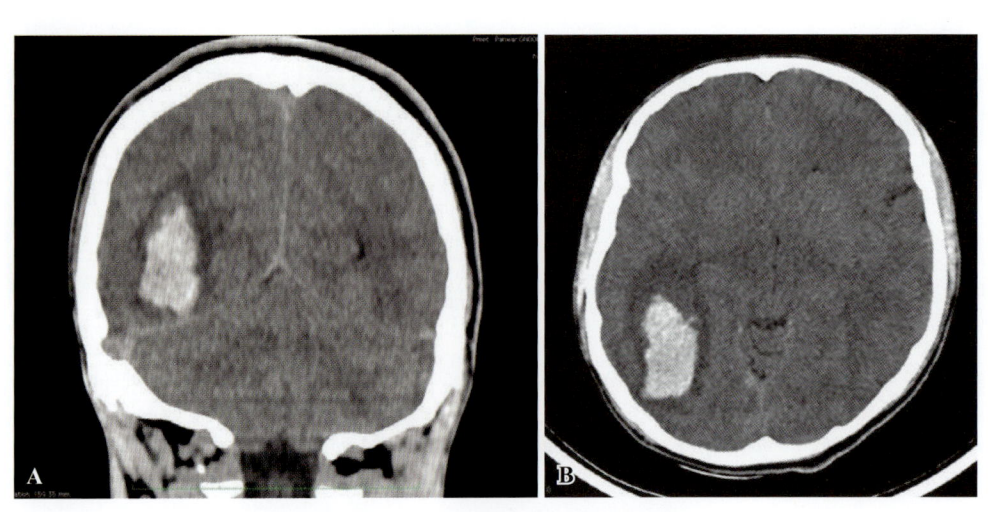

▲ 图 74-1　CT 脑和右侧顶枕叶出血

病例 74　合并静脉瘤的急性破裂动静脉畸形：侧支血供——血管内治疗策略
Acutely Ruptured Arteriovenous Malformation (AVM) with Venous Aneurysm: En Passage Feeder—Endovascular Strategy

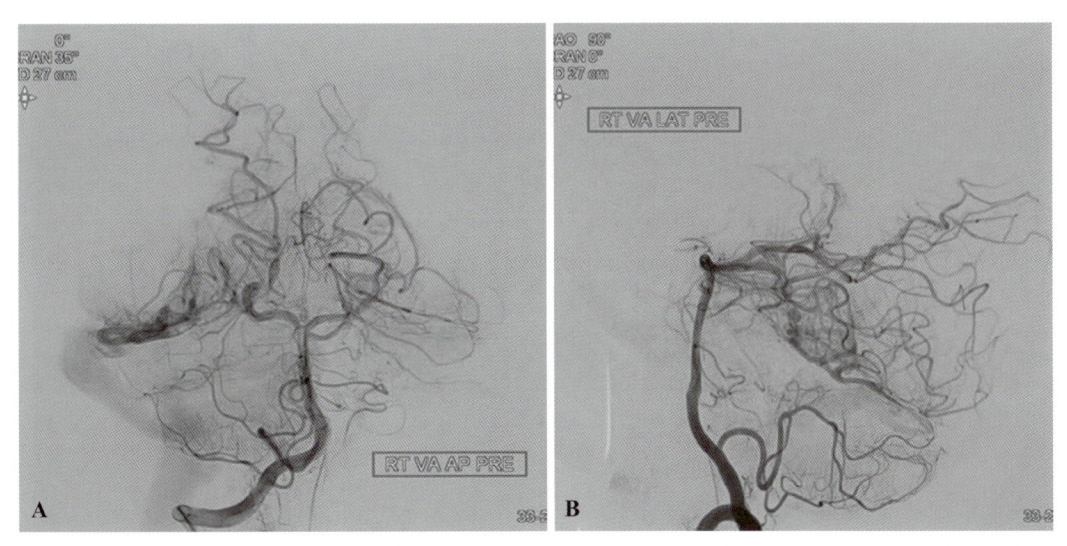

▲ 图 74-2　正侧位血管造影，显示片状、受压的 AVM 畸形团，由右侧 PCA 颞支发出的多支细小动脉供血，静脉引流至右侧横窦

分支（图 74-3A 和 B）。3D 重建成像更好地显示 AVM 畸形团结构及其供血动脉（图 74-3C 和 D）。选择合适角度下行路径图模式，3cm 可解脱头端的 Apollo 微导管（1.5F，165cm，Covidien）在 Mirage 微导丝（008，200cm，Covidien）导引下进入右 PCA 的颞叶分支。微导管进入多支小供血动脉超选造影，显示其过路型供血的可能性（图 74-4A）。微导管从其远端位置稍撤回，以便有足够的导管长度以充分反流形成塞子（高压锅技术），使栓塞剂弥散入供血动脉（图 74-4B）。在透视引导下注入 Onxy18，实现 AVM 的供血动脉闭塞（图 74-5A）。再次 DSA 造影，显示来自其他颞支的 AVM 侧支吻合供血，而在之前 DSA 和 3D 血管造影是不可见的（图 74-5B），因此继续推注 Onxy。经过多次尝试，发现进入 PCA 颞叶分支的正向流动，证实了它的过路型供血的特点。暂时停止 Oxny 推注，以避免栓塞正常的过路血管。在进一步注射时，逐渐填充 AVM 畸形团及其供血动脉，并一起填充静脉性动脉瘤（图 74-6）。术后 DSA 显示 AVM 供血动脉及其畸形团完全闭塞（图 74-7）。患者术后神经评估没有发现任何新的神经功能缺损。CT 未见任何明显的新发梗死。

【提示与技巧】

1. 畸形团内动脉瘤的存在值得在急性期早期治疗。

2. 在普通 DSA 不完全能识别其血管构筑解剖时，3D 血管造影可以为 AVM 提供有用的信息。

3. 微导管小心超选到位很重要，以实现足够的栓塞剂向畸形团内弥散填充。

4. 根据作者的经验，颞叶内侧的 AVM，PCA 的颞支通常有过路血管供血至 AVM。在这种情况下，应该控制反流，避免进入过路供血支内；然而，随着供血支近端闭塞，远端血管床的供血将被侧支吻合供血接管。

5. AVM 的侧支吻合供血只有在主供血被闭塞时才能可见。因此，只有在 Onxy 完全填充闭塞畸形团时，才能实现永久的 AVM 治愈。

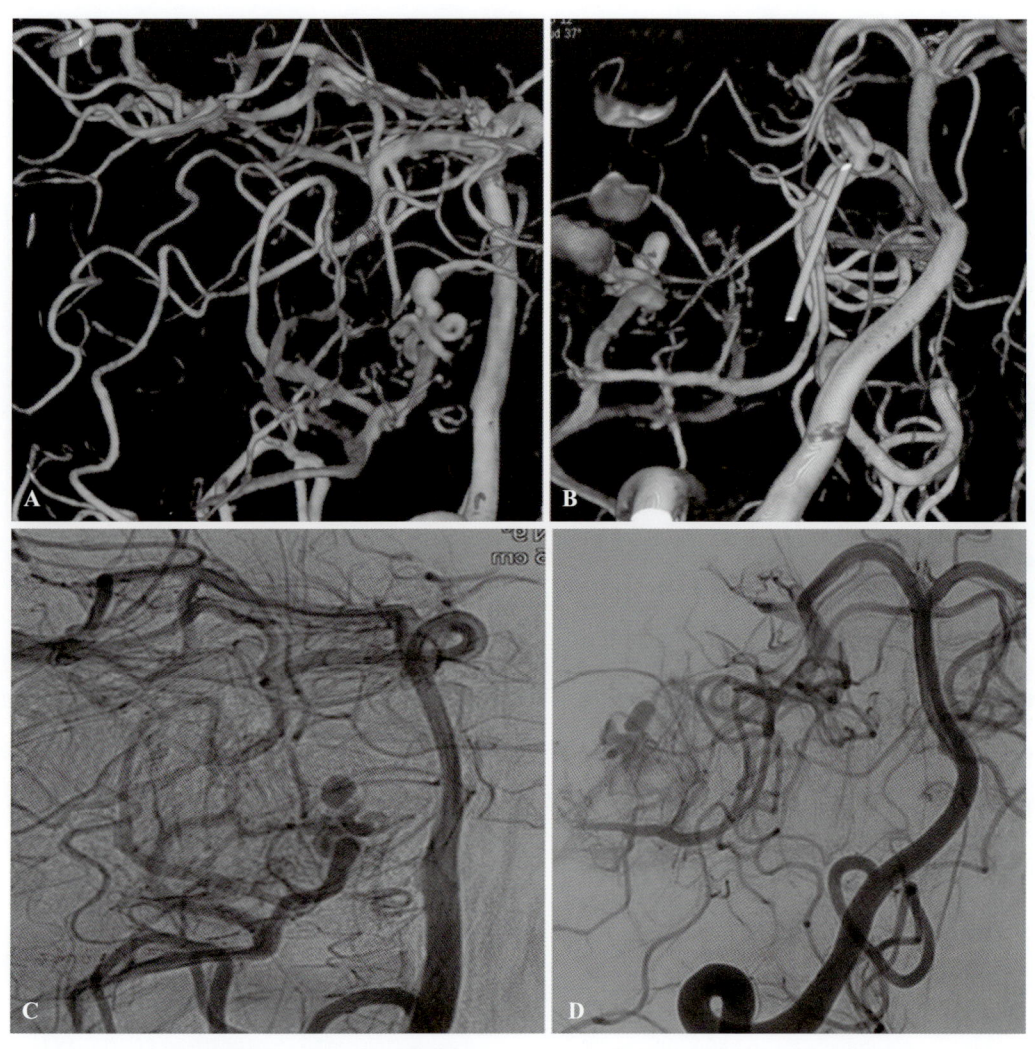

▲ 图 74-3 3D 血管造影和相应的 2D 血管造影，显示 AVM 畸形团和伴发静脉瘤样结构，AVM 至少有三个细小的供血动脉发自 PCA 颞干分支

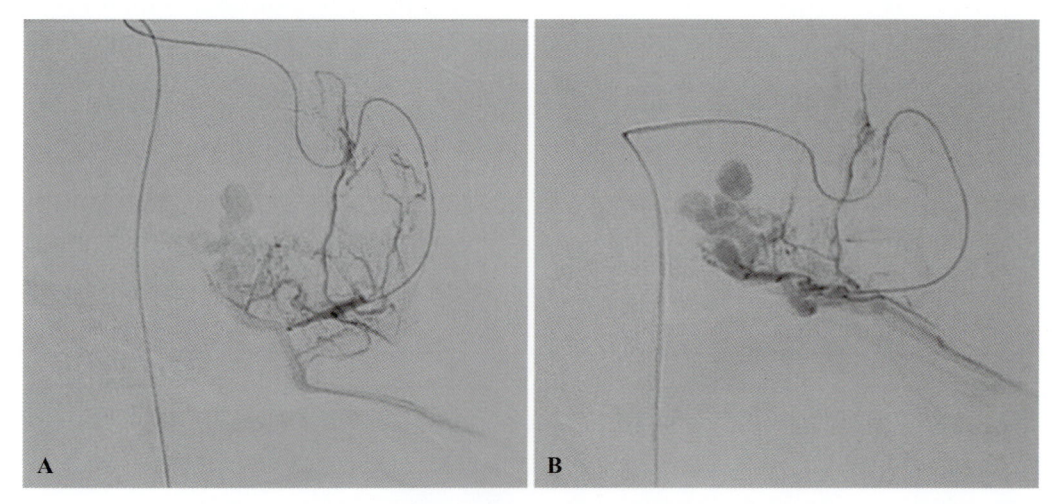

▲ 图 74-4 A. 微导管超选到 PCA 颞支供血的远端位置，阻断了该动脉的血流，AVM 畸形团和畸形团内动脉瘤充盈不足；B. 微导管向近端回撤后，该动脉血流恢复，AVM 畸形团和畸形团内动脉瘤充盈恢复

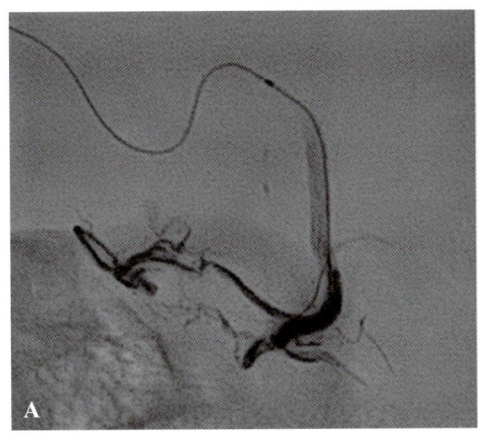

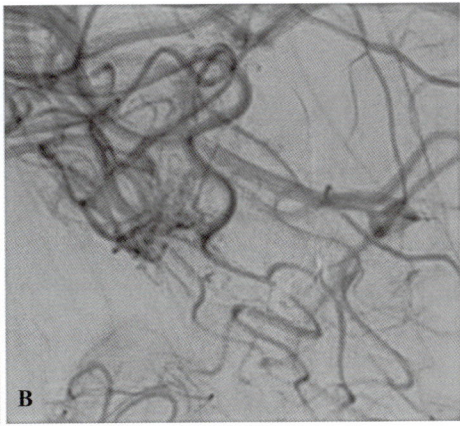

病例 74　合并静脉瘤的急性破裂动静脉畸形：侧支血供——血管内治疗策略
Acutely Ruptured Arteriovenous Malformation (AVM) with Venous Aneurysm: En Passage Feeder—Endovascular Strategy

◀ 图 74-5　A. 初次栓塞后 Onxy 铸型，显示栓塞了 AVM 供血动脉及部分畸形团；B. 栓塞后造影，原有 2D 和 3D 血管造影上没有显示的、向 AVM 的侧支吻合供血动脉显影

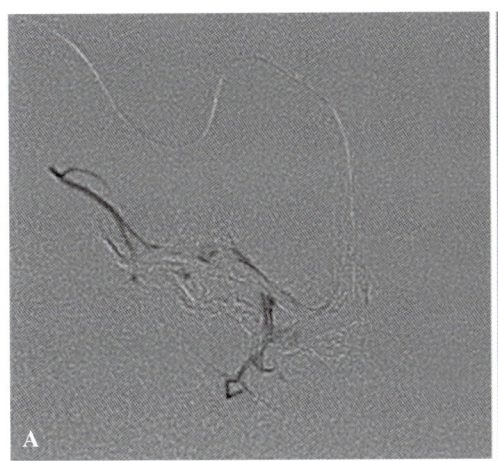

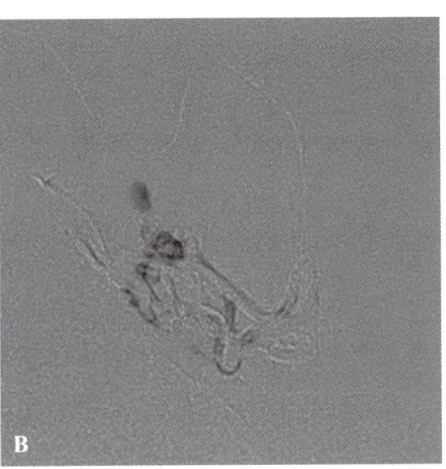

◀ 图 74-6　Onxy 弥散入 AVM 畸形团及畸形内动脉瘤样结构

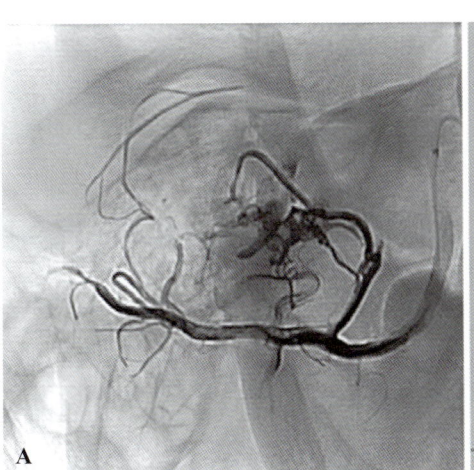

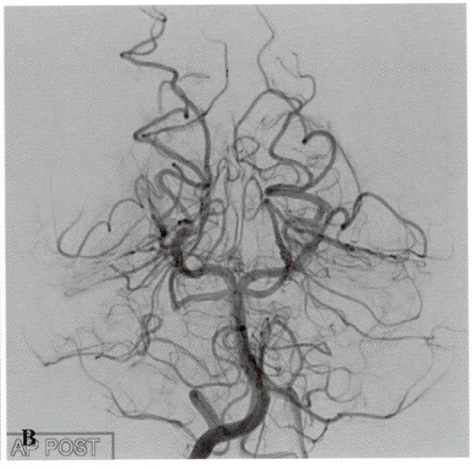

◀ 图 74-7　A. 栓塞后 ONXY 最终铸型；B. 术后 DSA 显示 AVM 供血动脉及其畸形团完全闭塞

推荐阅读

[1] Krings T, et al. Partial "targeted" embolisation of brain arteriovenous malformations. Eur Radiol. 2010;20(11): 2723–31.

病例 75
脑 AVM 栓塞：引流静脉闭塞引起的术后出血（一）
Cerebral AVM Embolization: Postoperative Bleeding Due to Draining Vein Occlusion–Part 1

Vipul Gupta 著

【病例概述】

48 岁男性患者突发严重头痛后神志昏睡。CT 扫描显示右侧三角区出血伴脑室扩大，分叶状高密度肿块伴有钙化灶，高度提示血管扩张影（图 75-1A 和 B）。DSA 显示右侧顶枕叶动静脉畸形，由右侧 PCA 和 MCA 供血并向直窦、上矢状窦方向引流。可见多个静脉性动脉瘤（图 75-1C 至 E）。

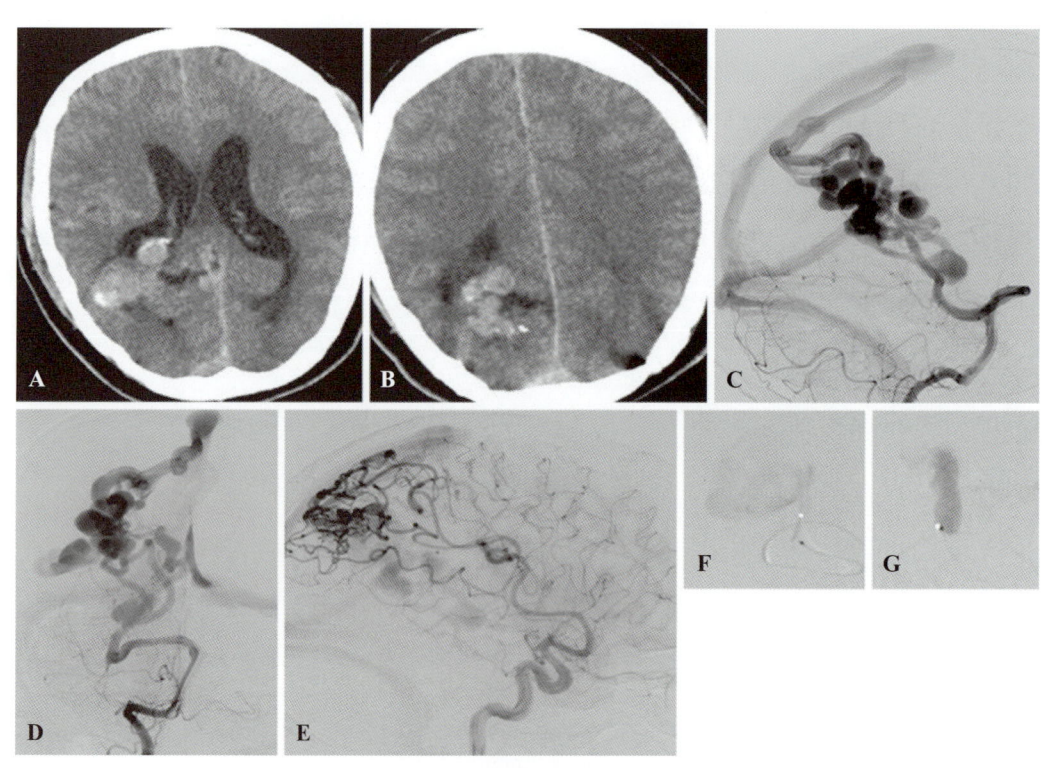

▲ 图 75-1 A 和 B. CT 扫描图像（非强化）显示右侧脑室周围出血伴脑室扩张和继发性脑积水，右侧顶叶可见扩张的血管影；C 和 D. 右侧椎动脉造影显示由右侧 PCA 供血的 AVM 伴发多个静脉性动脉瘤，右侧 ICA 造影显示来自于右 MCA 皮质分支小的供血；F. 微导管超选造影显示有高流量瘘口；G. 用胶水栓塞瘘口

病例 75 脑 AVM 栓塞：引流静脉闭塞引起的术后出血（一）
Cerebral AVM Embolization: Postoperative Bleeding Due to Draining Vein Occlusion-Part 1

【诊疗思路】

1. 闭塞高流量瘘口而不闭塞引流静脉。
2. 由于嗜睡加重和脑积水进展，患者需要紧急的脑室外引流，但是脑室内静脉瘤有破裂的危险。

【治疗经过】

治疗策略为首先通过阻断高流量动静脉瘘口实现部分减流，然后再进行脑室外引流。手术在全麻下进行。右侧椎动脉放置导引导管。一跟微导管（Mirage 微导丝携带 Magic1.2F 微导管）被超选送至由右侧 PCA 供血的一个大的高流量 AVF 中（图 75-1F）。使用高浓度胶栓塞瘘口（用碘油稀释正丁基 -2- 氰基丙烯酸酯至 80%）（图 75-1G）。然后栓塞第二个瘘口（图 75-2A）。在注胶过程中，胶进入引流静脉与上矢状窦的交汇处（图 75-2B 至 F）。随着胶弥散到引流静脉，其他动静脉瘘口也被栓塞（图 75-3A）。椎动脉造影显示，AVM 几乎完全闭塞。ICA 造影显示残余的畸形团由右侧 MCA 供血，然而，该部分畸形团似乎是低流量弥散，因此没有进行栓塞（图 75-3B 至 E）。患者术后维持全麻，严格监测和控制血压。用鱼精蛋白中和肝素，并在手术后不久行 EVD 以减压脑室（图 75-3F）。然而，几个小时后，患者病情恶化，复查 CT 显示新鲜脑

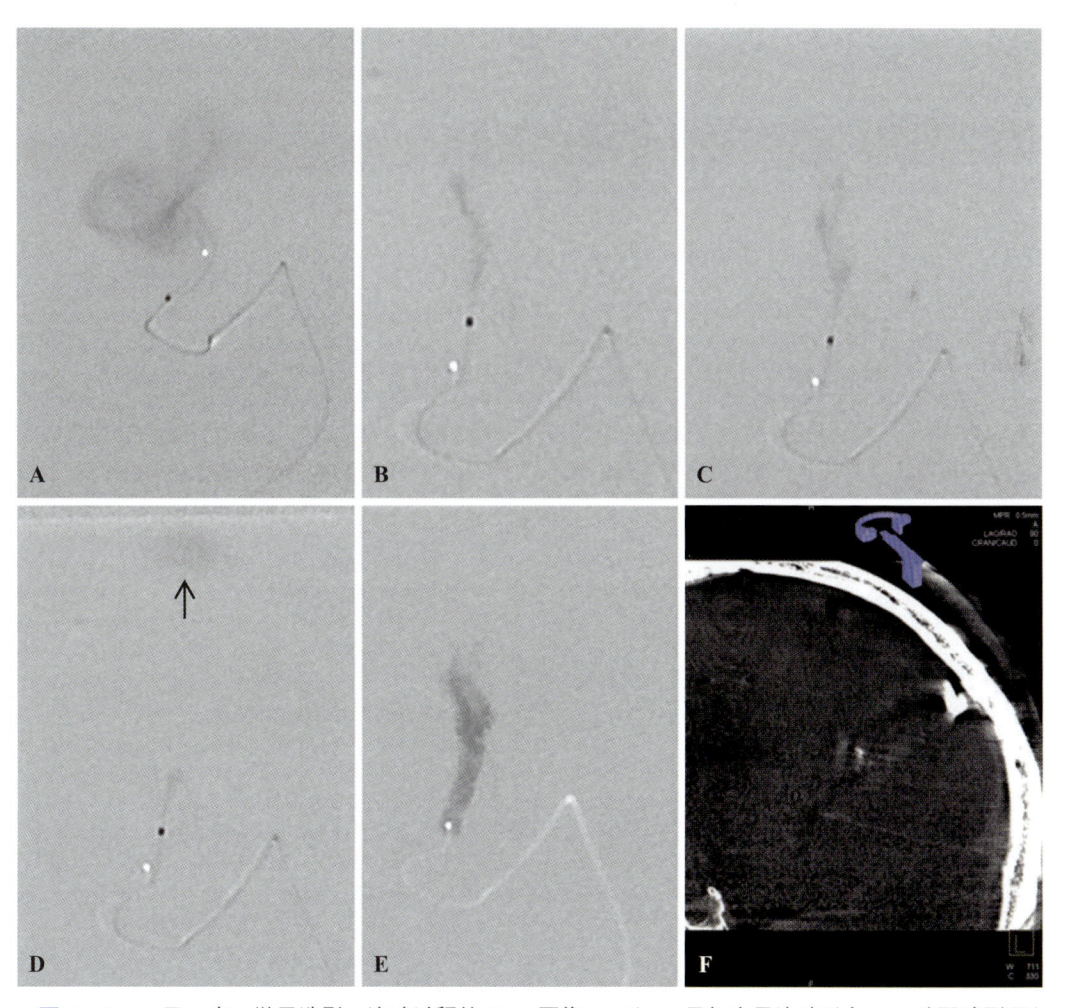

▲ 图 75-2 A. 另一瘘口微量造影，注胶过程的 DSA 图像；B 和 C. 最初少量注胶形态；D. 胶团碎裂飘入引流静脉的远端（箭）；E. 最后胶水铸型；F. Angio-CT 图像显示引流静脉和上矢状窦交界处有大量胶团

实质内、脑室内和蛛网膜下腔出血。患者在长时间住院后死亡（图 75-4）。

【提示与技巧】

1. 在高流量瘘合并静脉血管病变的情况下，注胶过程中胶可能漂移到静脉内，并易滞留在静脉狭窄的部位。这可能导致畸形团内压力突然增加，导致 AVM 破裂出血。

2. 如果发生非预期的静脉闭塞，可采取中和肝素及降低血压，以降低 AVM 破裂的风险。

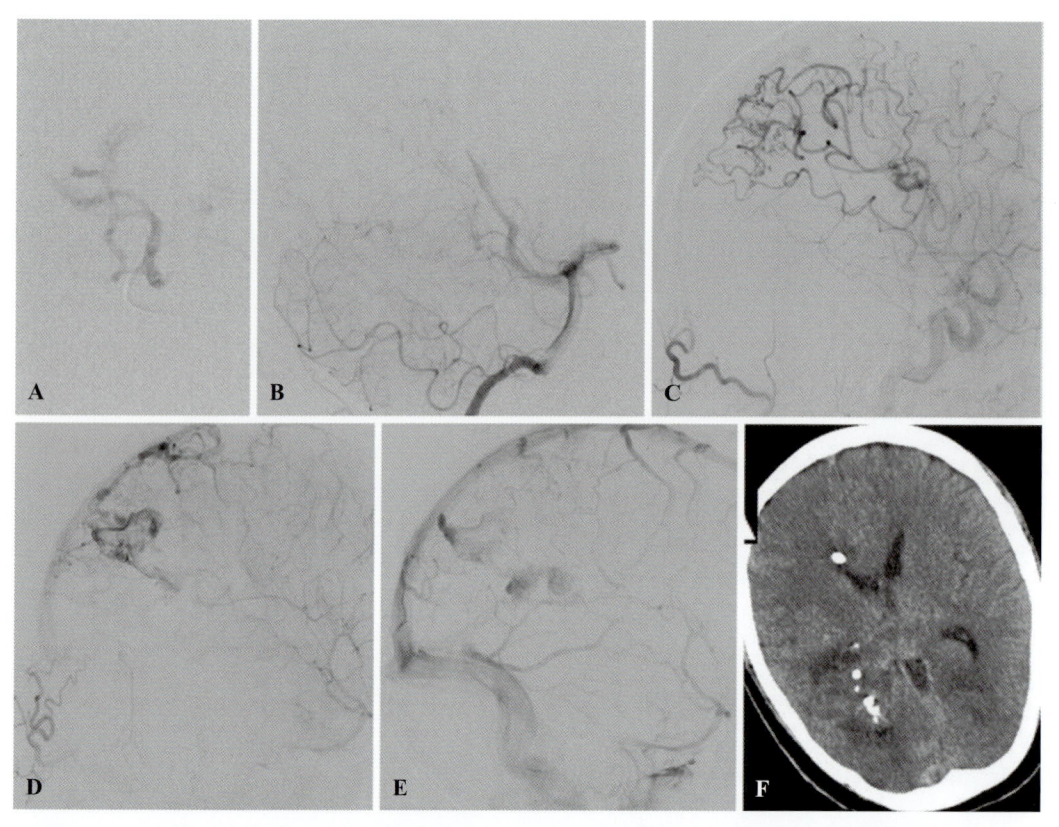

▲ 图 75-3　A. 第三次注胶；B. 椎动脉造影显示 AVM 近完全闭塞；C 至 E. ICA 造影显示残余 AVM 通过细小静脉通道引流，而栓塞前血管造影显示的主要引流静脉未显影；F. 放置脑室外引流后的栓塞后即刻 CT 显示无任何新鲜出血

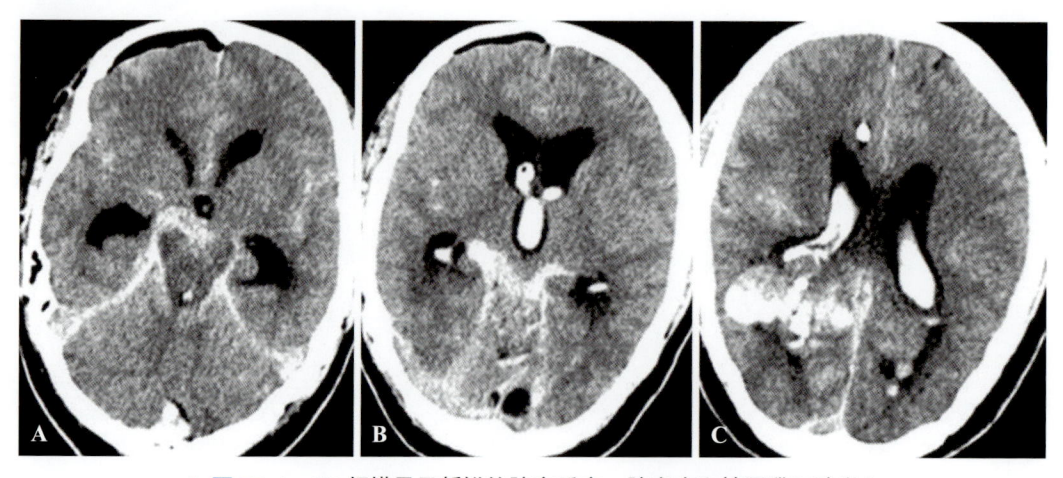

▲ 图 75-4　CT 扫描显示新鲜的脑实质内、脑室内和蛛网膜下腔出血

3. 在医源性静脉栓塞的情况下，我们更愿意尽可能地栓塞残留的 AVM，以降低畸形团内压力。现在回想起来，来自于右 MCA 供血分支的栓塞可能避免再次出血。

4. 栓塞后立即切除 AVM 病灶是另一种预防栓塞后出血的方案。

推荐阅读

[1] Andreou A, Ioannidis I, Nasis N. Transarterial balloonassisted glue embolization of high-flow arteriovenous fistulas. Neuroradiology. 2008;50:267–72. [PubMed].

病例 76
脑 AVM 栓塞：引流静脉闭塞引起的术后出血（二）
Cerebral AVM Embolization: Postoperative Bleed Due to Draining Vein Occlusion-2

Vipul Gupta 著

【病例概述】

一名 28 岁女性患者表现为严重头痛并伴有视力模糊。CT 扫描显示左侧三角区周围血肿，并破入脑室（图 76-1A）。DSA（图 76-1B 至 F）显示左颞枕区 AVM，由左侧 PCA 供血，引流到直窦。可见多个畸形巢内、畸形巢周动脉瘤。

【诊疗思路】

鉴于本例有多个畸形巢周、畸形巢内动脉

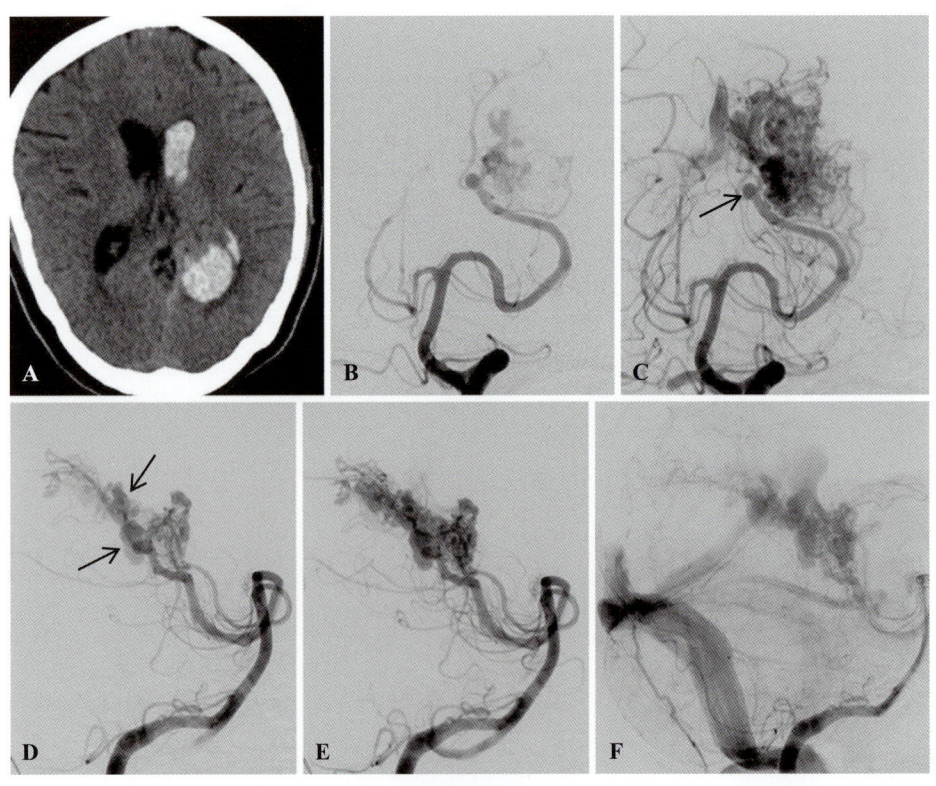

▲ 图 76-1　A. CT 扫描图像显示左脑室三角区血肿伴脑室扩张；B 和 C. 正位视角；C 至 F. 侧位视角，左侧椎动脉造影显示左侧颞枕区 AVM，左侧 PCA 分支供血，并通过 Galen 静脉引流至直窦合并多个畸形周围和畸形内动脉瘤（箭）

病例 76 脑 AVM 栓塞：引流静脉闭塞引起的术后出血（二）
Cerebral AVM Embolization: Postoperative Bleed Due to Draining Vein Occlusion-2

瘤，最好进行早期闭塞 AVM 及相关的动脉瘤。由于正常的动脉分支由 AVM 畸形周围发出，所以不宜使用 Onxy 为栓塞材料。

【治疗经过】

治疗策略是应用胶（NBCA，正丁基 2- 氰基丙烯酸酯）部分栓塞 AVM 与相关动脉瘤，然后对残留的病灶行放射外科治疗。全麻下左椎动脉置入导引导管。微导管（Magic1.2FM）置入畸形巢内，用 60% 的胶进行栓塞（图 76-2A 和 B）；然而，胶没有达到足够的渗透性（图 76-2B）。因此，微导管超选入另一支供血动脉（图 76-2C），将胶稀释后（20%）栓塞，希望能获得更好的畸形巢内弥散效果。然而，在注胶过程中，胶向静脉侧飘散到 Galen 静脉和近端直窦（图 76-2D）。导引导管造影显示 AVM 畸形巢残留与深静脉引流的完全闭塞，并且观察到一个小的皮质静脉引流残余畸形。用鱼精蛋白中和肝素用，并降低平均动脉血压（图 76-3A 和 B）。当主要静脉引流被阻塞时，超选残余供血分支（图 76-3C 至 E）并用胶进行栓塞。最后的血管造影显示 AVM 接近完全闭塞（图 76-4A 至 C）。透视下铸型显示

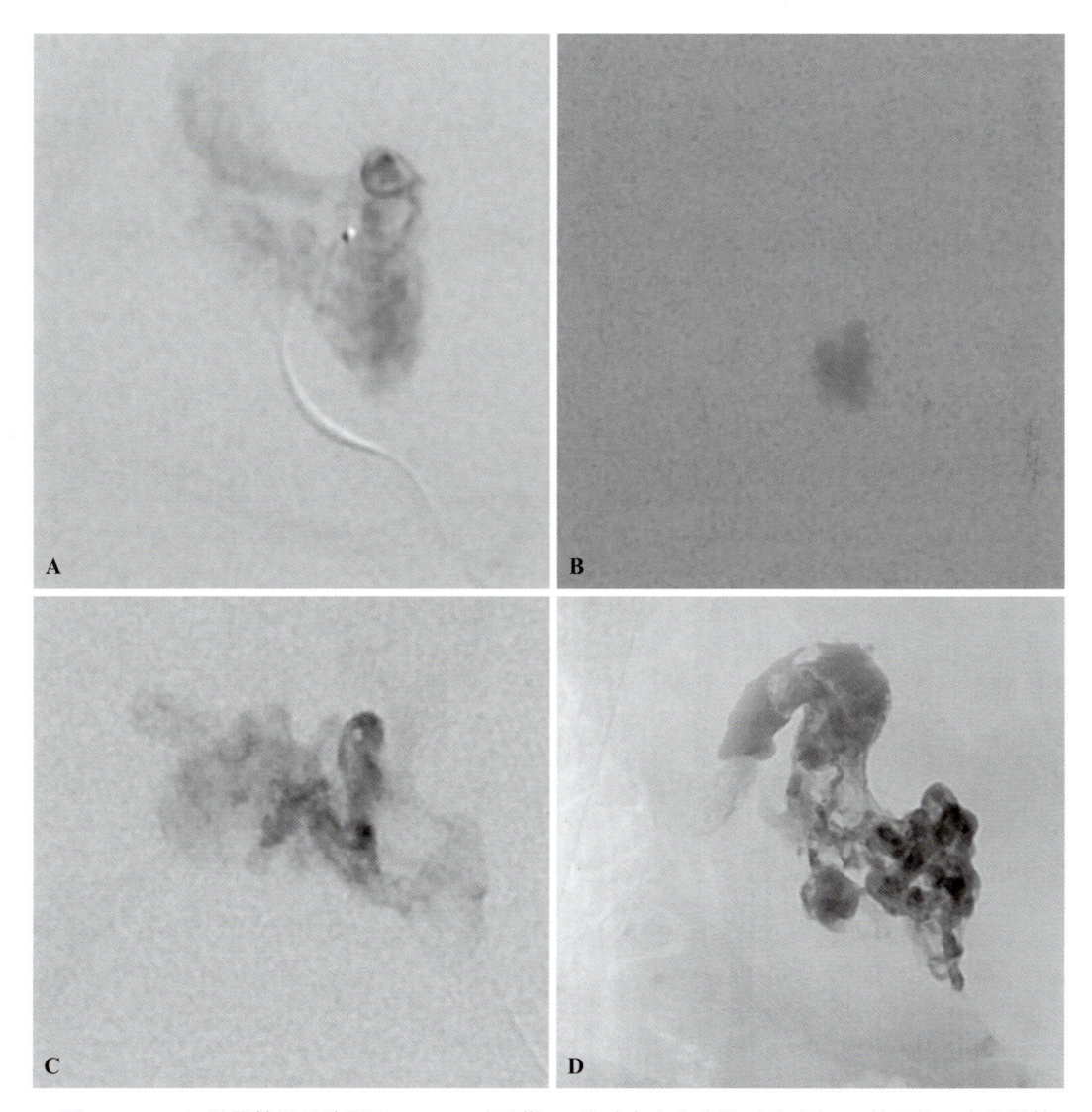

▲ 图 76-2 **A**. 经微导管微量造影显示 AVM 畸形巢；**B**. 注胶未充分弥散到畸形内；**C**. 放置第二个微导管；**D**. 胶不但进入畸形巢，而且进入 Galen 静脉和直窦

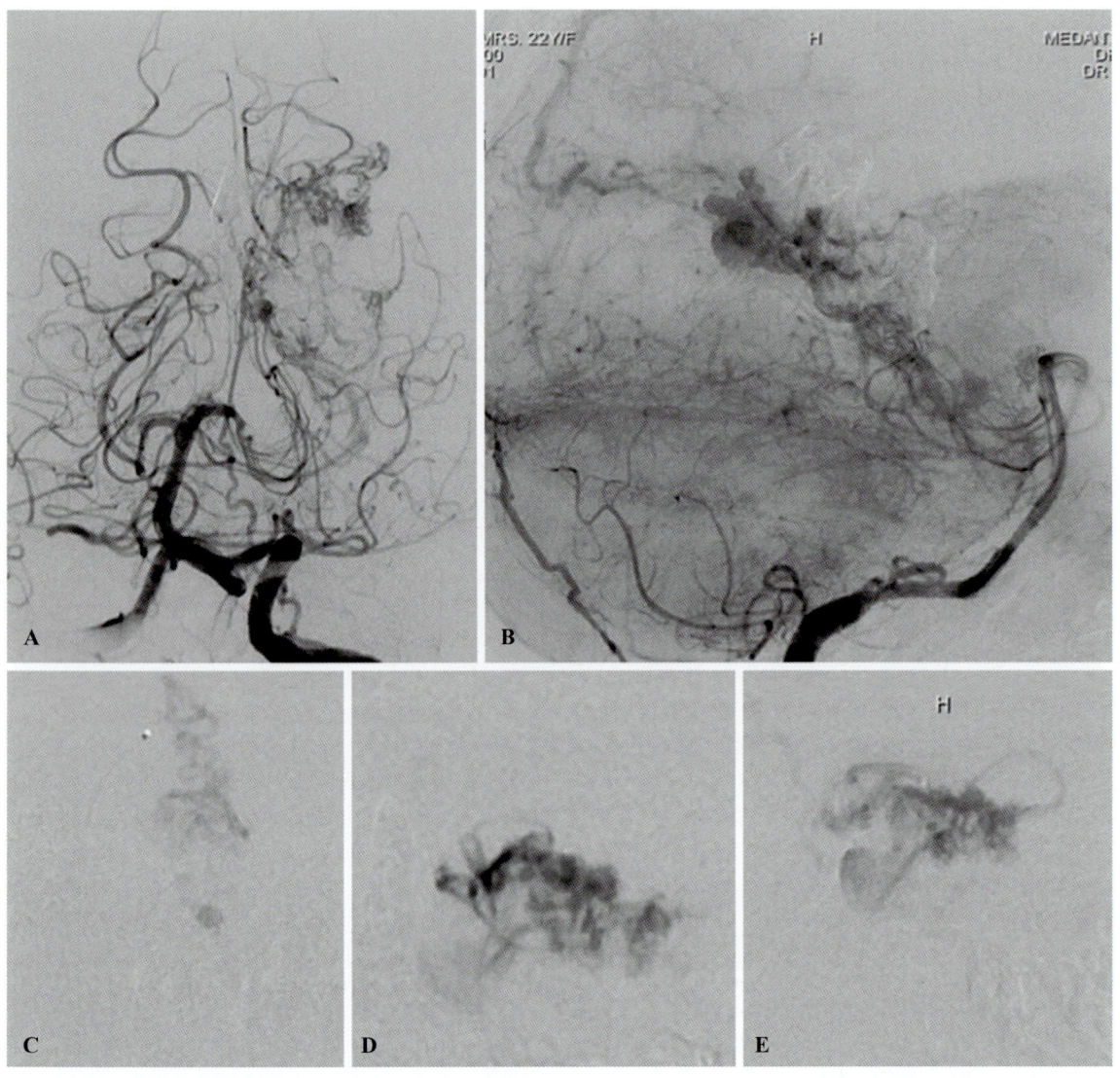

100 个有趣的神经介入病例：提示与技巧
100 Interesting Case Studies in Neurointervention: Tips and Tricks

▲ 图 76-3　A 和 B. 正位（A）和侧位（B）显示残留的 AVM 通过小的皮质静脉引流。直窦不再显影；C 至 E. 微导管在残留供血分支里的超选造影

胶迁移到引流静脉，术后 DynaCT 显示无术后脑内血肿。术后必须要警惕畸形团再出血可能，为此我们咨询了血管神经外科小组是否需要切除 AVM。鉴于 AVM 的位置较深，不建议手术治疗。因此，患者维持麻醉状态，平均动脉血压保持在较低水平。放置脑室外引流，以便再次出血时控制颅内压。患者在 76h 后拔除气管插管，在整个脱机过程中严密监测血压，任何突然增加的血压都会导致出血。在全身麻醉期间，每天进行 CT 扫描。患者没有任何不良事件，EVD 导管在几天后被移除。3 个月后随访血管造影显示有少量残留的 AVM 并行放射外科治疗。

【提示与技巧】

1. 在主引流静脉意外闭塞的情况下，降低并维持较低的平均动脉压，以降低 AVM 畸形巢内压力。此外，逆转肝素的作用以降低颅内再出血的风险。

2. 应尽一切努力栓塞尽可能多的畸形巢，因为这将降低畸形巢内的压力。

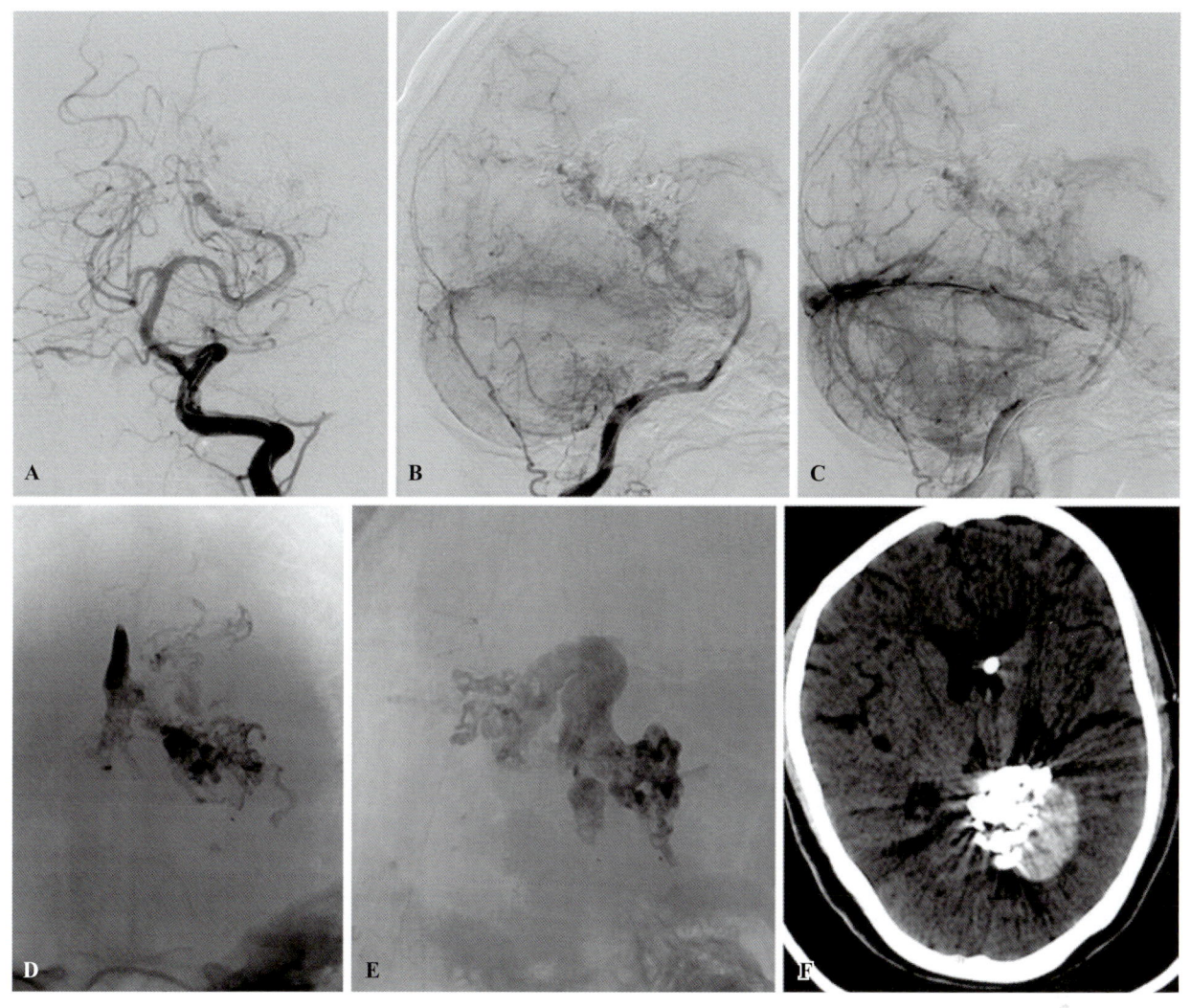

病例 76 脑 AVM 栓塞：引流静脉闭塞引起的术后出血（二）
Cerebral AVM Embolization: Postoperative Bleed Due to Draining Vein Occlusion-2

▲ 图 76-4　A 至 C. 正位（A）和侧位（B 和 C）术后血管造影显示 AVM 几乎完全闭塞；D 和 E. 胶的铸型；F. 栓塞后 CT 无任何新发出血，左额角可见脑室外引流管

3. 我们更倾向对栓塞后出血风险高的患者保持全麻状态和较低的平均动脉血压。脑室外引流管能够监测颅内压，即便颅内再出血时也能降低颅内压。

4. 应采取严格的措施，以保持低血压状态，拔管过程中应避免血压升高。

5. 所有栓塞后再出血风险较高的患者，均应考虑手术切除残余的畸形团和清除血肿。

推荐阅读

[1] Andreou A, Ioannidis I, Nasis N. Transarterial balloonassisted glue embolization of high-flow arteriovenous fistulas. Neuroradiology. 2008;50:267–72. [PubMed].

251

病例 77
Galen 静脉瘤样畸形：心力衰竭状态下急诊栓塞
Vein of Galen Aneurysmal Malformation: Emergency Embolization for Cardiac Failure

Rajsrinivas Parthasarathy　Vipul Gupta　著

【病例概述】

患者为 2 月龄女婴，确诊严重的充血性心力衰竭合并 Galen 静脉瘤样畸形。患儿被转入我中心前需机械辅助通气控制心肺功能衰竭症状。入院时，患儿出现继发于急性肾前性肾功能衰竭的一过性无尿，伴有尿素氮升高，肌酐和肝功能正常，以及充血性心力衰竭所致呼吸衰竭，需辅助通气治疗。超声心动图提示降主动脉逆行血流、肺动脉高压、房间隔缺损、室间隔左偏。腹部超声未见肝大。患儿有一次发作性抽搐，MRI 未见脑软化灶或脑室扩大。新生儿 Bicêtre 评分（BNES）为 9 分（心脏 1 分，脑 2 分，呼吸 1 分，肝 3 分，肾 2 分）。在患儿需辅助通气的难治性心肺衰竭及 BNES9 分情况下决定给予治疗。

【诊疗思路】

1. 决定 VGAM 患儿早期干预而不是晚期干预。
2. 降低辐射量和对比剂用量。
3. 在幼儿中使用小管径导管系统的技术挑战。

【治疗经过】

手术在全麻下进行。将 4F 鞘管置入股动脉，使用 4F 造影导管（MPA, Cook medical, Bloomington, USA）进行全脑血管造影。注意减少对比剂用量并排除气体。全脑血管造影提示脉络膜型 VGAM，供血包括脉络膜前、后动脉，ACA 的脉络膜支及丘脑穿支（图 77-1）。横窦和乙状窦管径正常，未见明显发育异常，也没有颈静脉球部狭窄。未见到经海绵窦引流（未见侧裂静脉向海绵窦引流），未见幕上或幕下软脑膜反流。DSA 图像本身通过使用荧光褪色技术来引导微导管，从而避免了为获取路径图而使用更多的对比剂。使用 Marathon 1.5F（ev3 Inc., Irvine, California, USA）和 80% 浓度胶进行栓塞，闭塞 4 条瘘口。约 30% 病灶在初次栓塞后闭塞。患者初次治疗后仍需辅助通气（静脉压、右心、肺循环压力仍高），于 3 天后以相同方式进行第二次栓塞，最终栓塞达 AVM 病灶 50% 后，心肺功能达到稳定（图 77-2）。

病例 77　Galen 静脉瘤样畸形：心力衰竭状态下急诊栓塞
Vein of Galen Aneurysmal Malformation: Emergency Embolization for Cardiac Failure

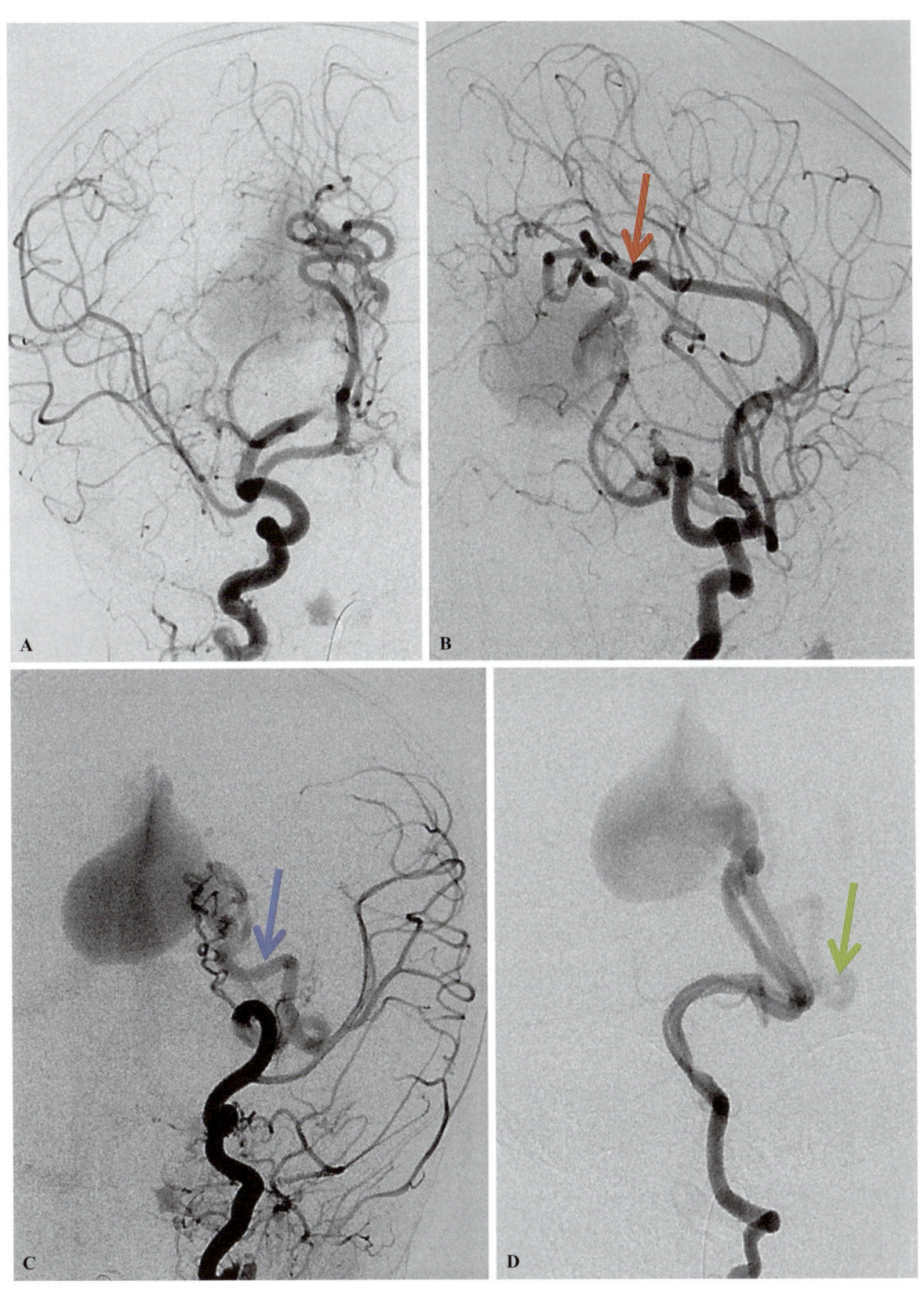

▲ 图 77-1　脑血管造影显示脉络膜型 Galen 静脉瘤样畸形

A 和 B. 右侧 ICA 正位（A）和（B）侧位图显示来自右侧脉络膜前动脉和大脑前动脉的动脉供血（红箭）；C. 左侧 ICA 正位视图显示供血动脉来自左侧脉络膜前、后动脉（蓝箭）；D. 左侧椎动脉正位视图显示左侧脉络膜后动脉和左侧 PCA 供血（绿箭）

253

【提示与技巧】

1. 充血性心力衰竭是新生儿期脉络膜型 VGAM 的最常见表现。血流动力学障碍在新生儿期间并不常见,而在婴儿期以后才会发生。

2. BNES 新生儿评分通过 21 个指标评价患儿的 5 个系统(心脏、大脑、呼吸、肾脏、肝脏)的状态,作为外科干预时间的主要判断依据。BNES < 8 分提示预后不良,是外科治疗禁忌证。BNES 8~12 分是急诊治疗的指征。新生儿和婴儿 BNES > 12 分应尽力药物治疗并于达到 5 月龄时行介入治疗。BNES 评分较高时的早期治疗指征为:①药物难治性心衰;②头围增长快;③ MRI 提示脑室内高压但尚无临床症状;④显著发育延迟(低于正常 > 20%)。

3. 心功能评估应包括以下三个方面:①肺动脉高压;②合并房间隔缺损或动脉导管未闭;③室间隔左偏并降主动脉反流。以上异常表现均可在本例患儿的超声心动图上发现。心功能预后不良的依据包括肺循环压力高于体循环,明显的室间隔左偏,降主动脉舒张期反流。出现以上表现患者的死亡率较高。

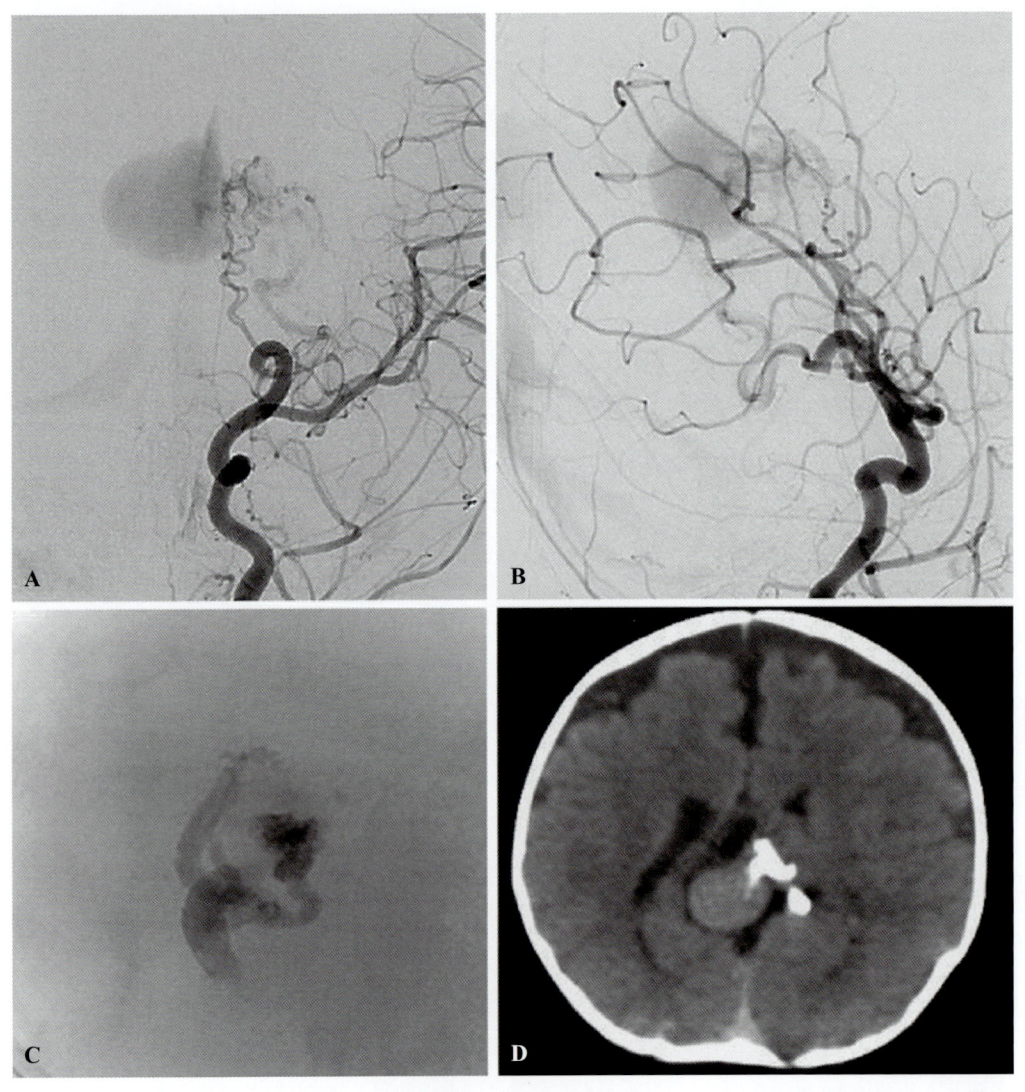

▲ 图 77-2 **A** 和 **B.** 左 ICA 正位(A)和两个疗程后的侧位图(B),瘘的流量明显减少;**C.** 最终胶的铸型;**D.** 术后 CT 头部显示静脉囊缩小

病例 77　Galen 静脉瘤样畸形：心力衰竭状态下急诊栓塞
Vein of Galen Aneurysmal Malformation: Emergency Embolization for Cardiac Failure

4. 通常分期进行血管内治疗，5 个月龄行初次治疗后通常 3～6 个月进行 1 次。诊断性造影和治疗同时进行以减少对比剂用量和避免再次全麻。选择对肾功能影响小的对比剂。

5. 对消瘦的婴儿进行股动脉穿刺较困难，建议有经验的儿科团队加入。用 4F 短鞘置管，选入病灶供血动脉尽可能不要使用导引导管。通过使用荧光褪色技术来引导微导管，从而避免了为获取路线图而使用更多的对比剂。每次打对比剂后回抽排气。

6. 血管造影的描述应包括 VGAM 的类型（脉络膜型 vs. 附壁血栓型）、供血动脉、引流静脉。要确定以下关键特征：①是否有近端脉络膜静脉引流；②软膜静脉反流；③幕下静脉的岩上窦引流；④侧裂静脉的海绵窦引流。病灶的近端引流静脉中若有脉络膜静脉引流，则不易形成病灶内附壁血栓，但容易出现脑室内出血。软膜静脉中若有来自幕上和幕下的皮层静脉反流常提示存在由横窦、乙状窦发育不良造成的静脉高压，常继发于枕窦及边缘窦退化、颅底发育时颈静脉球发育不良及狭窄。侧裂静脉向海绵窦引流可作为病灶的引流之一使静脉压下降，使症状暂时稳定。本患者未见上述高危特征。

【关键点】

1. 血管造影可发现的危险因素包括幕上、幕下皮层静脉反流，横窦、乙状窦发育不全和颈静脉球部发育不良。

2. 对患儿尽可能进行药物治疗直至 5 月龄行介入治疗。

3. BNES 8～12 分，药物难以控制心力衰竭，头围增长过快，MR 提示脑室内高压但暂无临床症状，显著发育延迟（低于正常＞20%）的患儿需尽快手术治疗。

4. 高动力型心力衰竭需有经验的小儿心脏科专家处理。

推荐阅读

[1] Bhattacharya JJ, Thammaroj J. Vein of galen malformations. J Neurol Neurosurg Psychiatry. 2003;74:I42–4.

[2] Jones BV, et al. Vein of Galen aneurysmal malformation: diagnosis and treatment of 13 children with extended clinical follow-up. Am J Neuroradiol. 2002;23(10):1717–24.

病例 78
增殖型脑血管病：鉴别 AVM
Cerebral Proliferative Angiopathy: Differentiation from Arteriovenous Malformation (AVM)

Vipul Gupta　著

【病例概述】

一名 18 岁男性患者，间断头疼并癫痫发作 2 次起病。查体未见神经功能缺失。强化 CT 提示右额一明显强化病灶（图 78-1A 和 B），无占位效应。MRI 提示脑实质内及蛛网膜下腔弥散分布的网状流空影（图 78-1C 至 F）。扩张的血管腔散布在脑实质内。DSA 可见额叶密集的血管显影（图 78-2）及动脉管腔轻度扩张，但未见异常区域的主要供血动脉。造影见动脉期静脉早显，但与病灶的大小相比静脉较少且扩张并不显著，未见动静脉瘘。

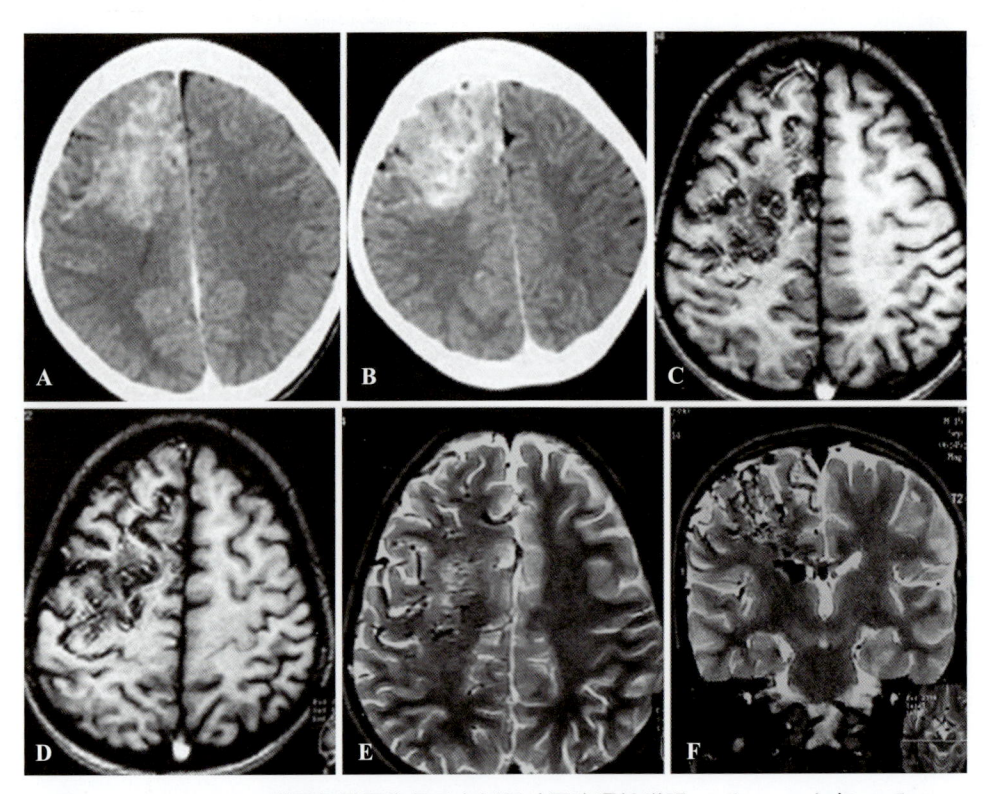

▲ 图 78-1　A 和 B. CT 增强扫描图像显示右侧额叶区弥漫性增强；C 和 D. T_1 加权；E 和 F. T_2 加权 MR 显示右侧额叶区散在的血液流空信号弥散于脑实质内

病例 78 增殖型脑血管病：鉴别 AVM
Cerebral Proliferative Angiopathy: Differentiation from Arteriovenous Malformation (AVM)

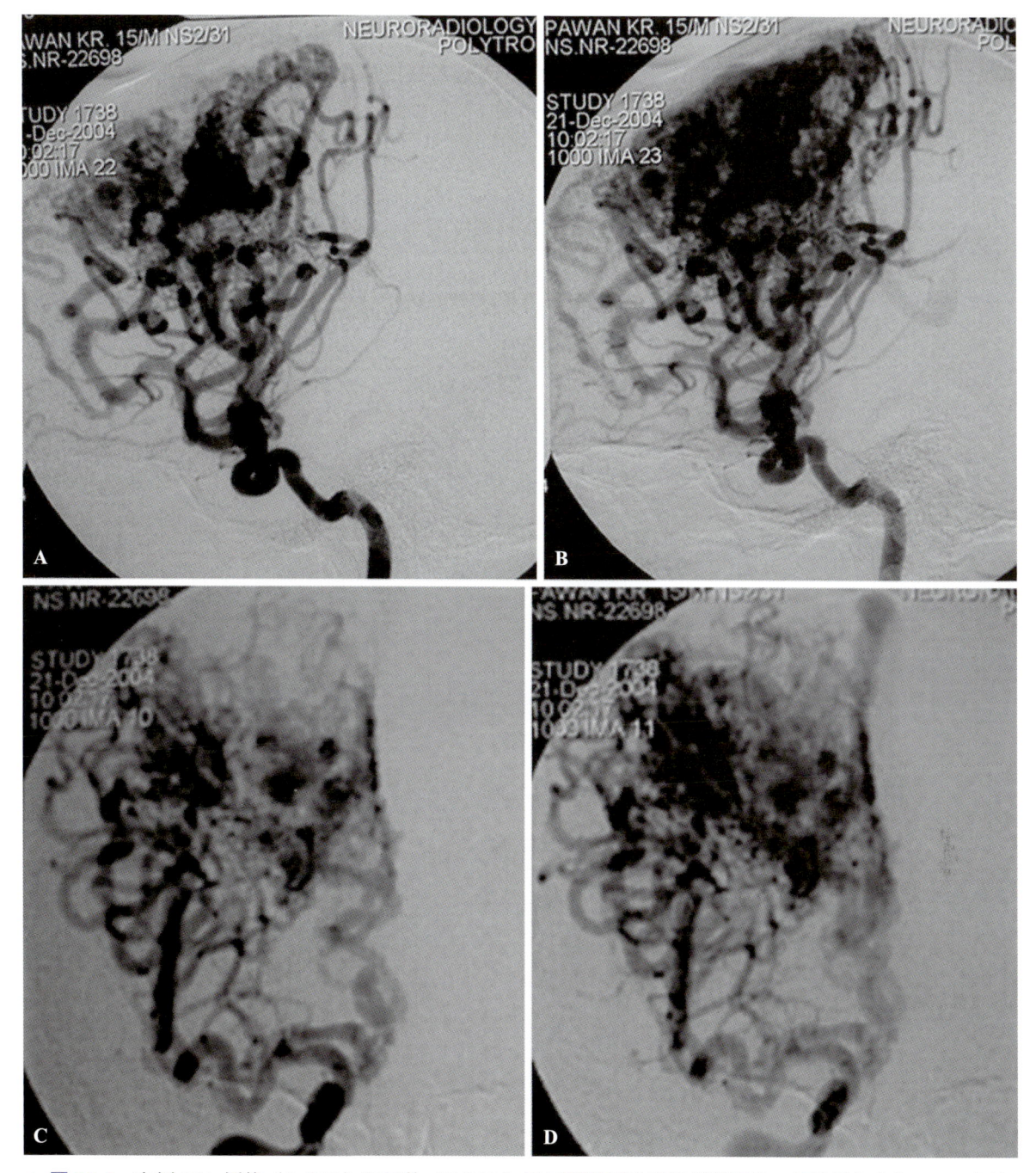

▲ 图 78-2 右侧 ICA 侧位（A 和 B）和正位（C 和 D）显示额叶区弥漫性增强网络，虽然看起来像 AVM 病灶，但与其相比，供血动脉相对较小及静脉相对较少

【诊疗思路】

确定病变的性质和治疗方法。

【治疗经过】

给予患者抗癫痫药治疗。

【提示与技巧】

1. 弥散的脑实质及蛛网膜下腔内的血管网，缺乏动静脉短路，与病灶体积相比，较细小的动脉和少量引流静脉均不支持 AVM 的诊断。
2. "增殖型脑血管病"符合本病例的特点。

257

3. 本病与 AVM 不同，可能与组织缺血及继发弥漫性血管生成有关。

4. 病变血管散在分布于正常脑实质中，任何外科干预均可能导致组织损伤和功能缺损，因此首选对症抗癫痫治疗，本病出血风险较低。

推荐阅读

[1] Lasjaunias PL, Landrieu P, Rodesch G, et al. Cerebral proliferative angiopathy: clinical and angiographic description of an entity different from cerebral AVMs. Stroke. 2008;39(3):878–85.

病例 79
脊髓前动脉动静脉瘘：栓塞技术
Spinal Arteriovenous Fistula from Anterior Spinal Artery: Embolization Technique

Vipul Gupta　著

【病例概述】

一名患者 28 岁，尼日利亚女性，双下肢进展性无力、麻木并尿频 4 年余。查体提示下肢痉挛性轻瘫，锥体束征阳性，感觉平面对应 T_9。MRI 提示下胸段脊髓水肿（图 79-1）。在脊髓腹侧可见迂曲的血管流空影。脊髓血管造影显示扩张的根髓动脉源自右侧 T_9 水平并在 $T_9 \sim T_{10}$ 椎体

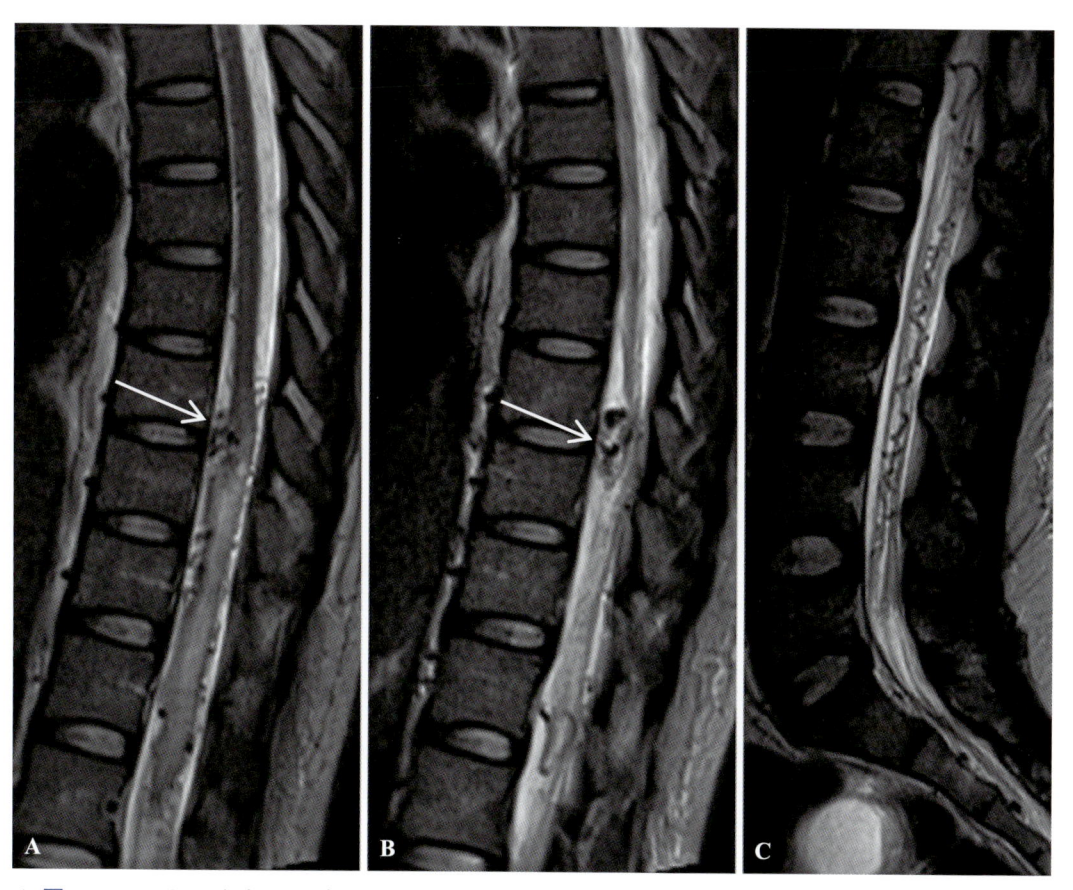

▲ 图 79-1　A 和 B. 矢状 T_2 加权图像显示脊髓尾侧和腰椎区域；C. 特别是脊髓前部有多个明显的血管流空影（箭），圆锥水平可见血管流空影

平面为动静脉瘘供血（图 79-1A）。延长透视时间可见静脉瘤和一下降静脉（图 79-1B）。另一供血动脉发自左侧 T₁₂ 肋间动脉，上升进入动静脉瘘（图 79-2C 至 E）。这两条供血动脉前中线位置中央垂直段为脊髓前动脉。来自 ASA 并供给 AVF 的分支为扩大的沟连合动脉。

【诊疗思路】

1. 栓塞脊髓动静脉瘘同时保护脊髓前动脉。

2. 明确动静脉瘘的血管构筑以便进行栓塞。

【治疗经过】

手术在全麻下进行高帧数造影，向双侧供血动脉注射对比剂（图 79-3A 和 B），显示双侧对比剂汇入同一瘘口。手术计划进入双侧供血动脉的共同通路栓塞瘘口，同时保留 ASA。微导管引入左侧胸 12 肋间动脉，其与供血血管形成小的锐角（图 79-3）。

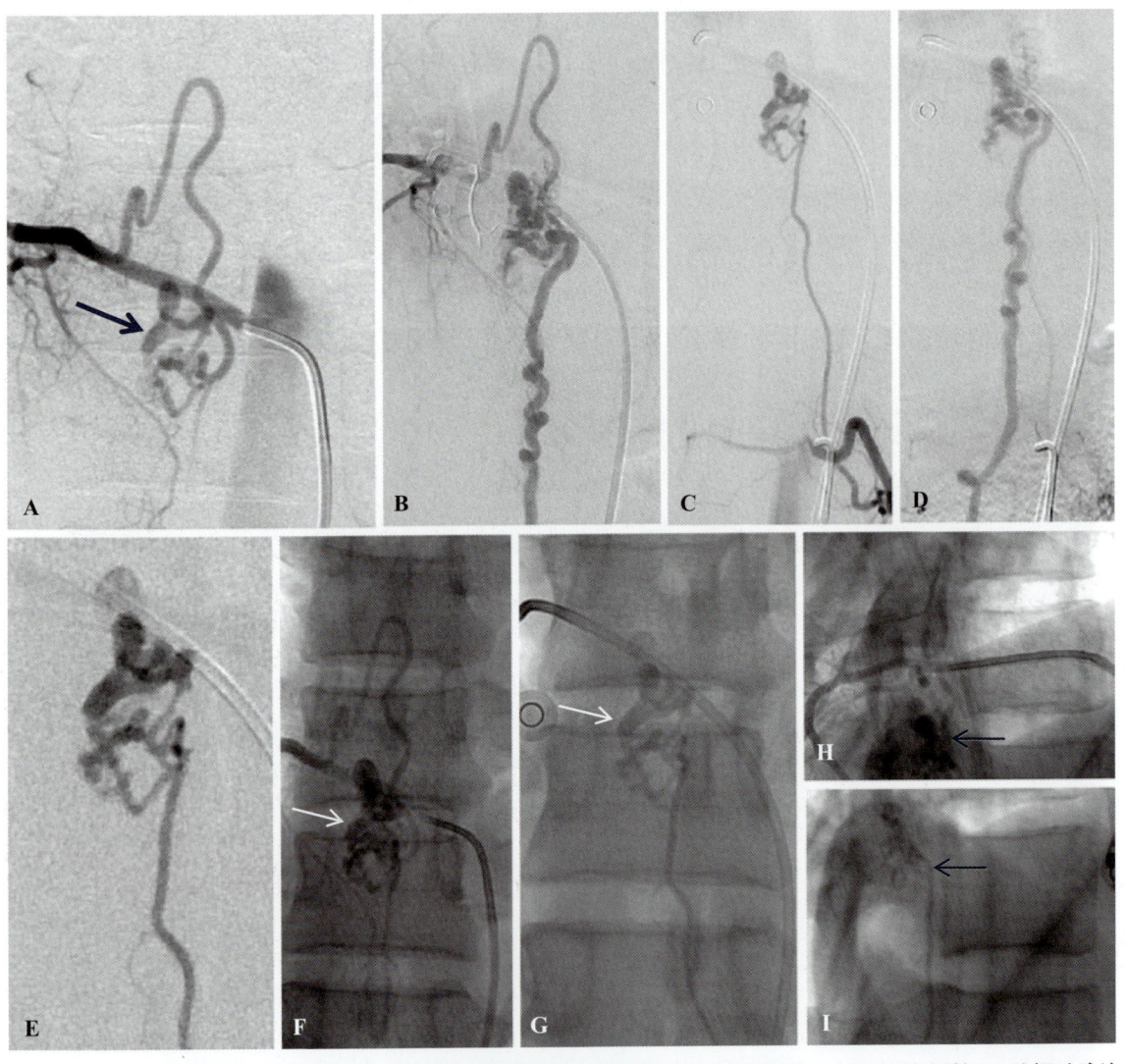

▲ 图 79-2　A 和 B. 右侧第 9 肋间动脉注射显示动静脉瘘伴静脉瘤和单一引流静脉；C 至 E. 右侧第 12 肋间动脉注射显示充盈相同的动静脉瘘，如 E 所示，第 12 肋间动脉和第 9 肋间动脉注射（A，第 9 肋间动脉）显示相同的 AVF 染色；F 和 G. 显示从第 9 肋间（F）和第 12 肋间（G）注射的 AP 视图，显示 AVF 位于第 9 至第 10 椎体腹侧水平，供血动脉在中线位置，第 9 肋间供血动脉在中线形成发夹样结构；H 和 I. 侧位片影像显示动静脉瘘位于椎管前部，对这些血管造影结果分析证实，AVF 位于脊髓腹侧的第 9 至第 10 椎体平面，这两条供血动脉汇入相同的瘘口

病例 79 脊髓前动脉动静脉瘘：栓塞技术
Spinal Arteriovenous Fistula from Anterior Spinal Artery: Embolization Technique

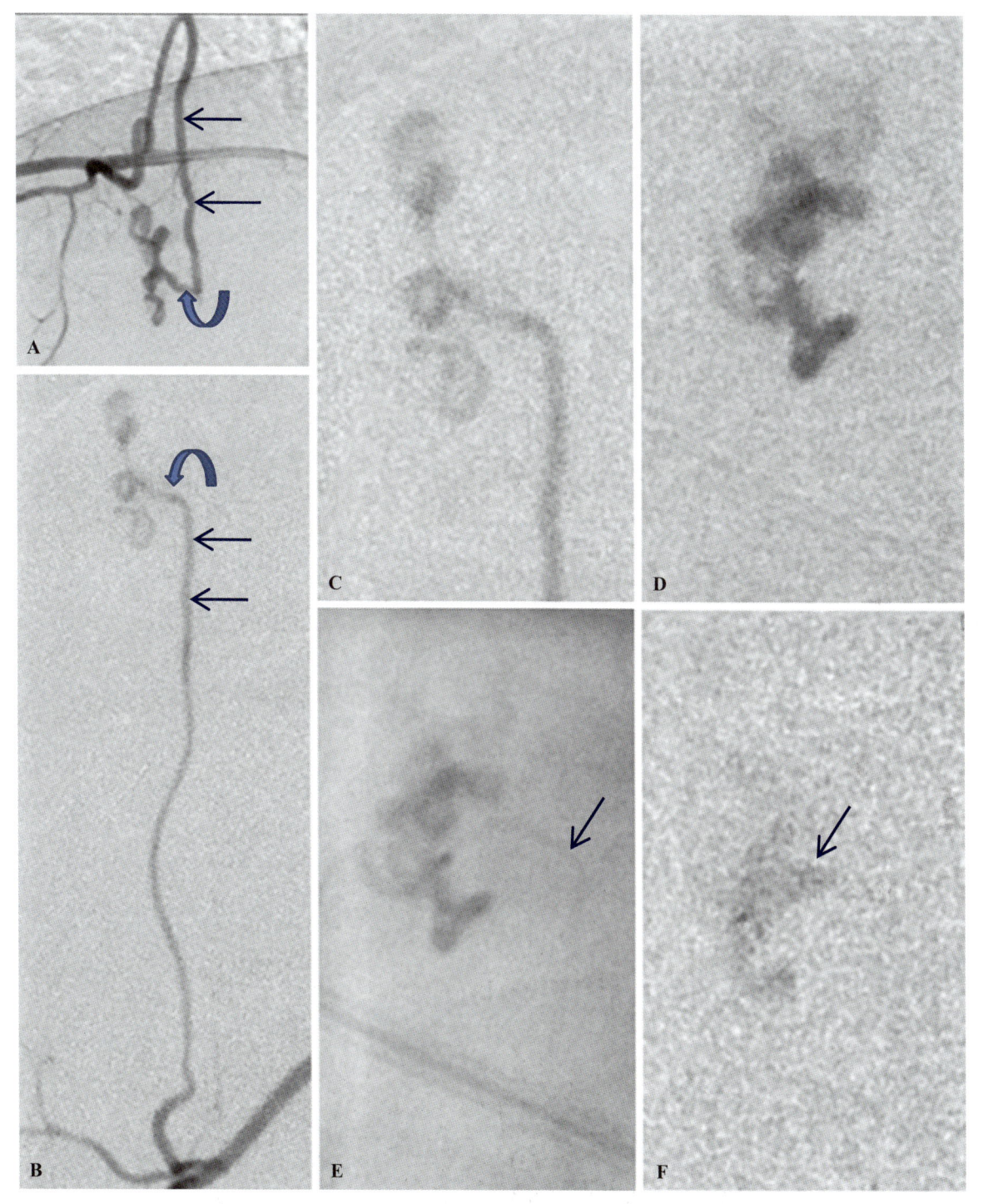

▲ 图 79-3　A 和 B. 栓塞过程。右侧第 9 肋间（A）和第 12 肋间（B）造影早期图像显示两支供血动脉汇合至同一个瘘管（弯箭）。这可能是扩张的沟连合动脉，而瘘管（箭）代表扩大的脊髓腹侧血管。保护脊髓前动脉至关重要。注意到第 12 肋间供血动脉与主瘘管之间的角度不是十分锐利。C. 为图（B）的放大，很好地显示了 AVF。D. 微导管造影显示瘘口。由于脊髓腹侧和沟 – 联合动脉之间的角度合适，导管从较低的第 12 肋间动脉置入。E. 微导管造影原始图像显示微导管从脊柱腹侧进入分支的角度（箭），指示胶反流的极限位置。F. 胶团显示没有反流到主要的脊髓动脉

借助微导丝（Mirage 0.008，ev3 Neurovascular，Irvine，CA；Hybrid 0.008，Balt，Montmorency，France）将微导管（Marathon 1.5F，ev3 Neurovascular，Irvine，CA）超选入供血动脉，注射对比剂显示瘘口引流入单一静脉通道。对比剂可显示 2 条瘘管且中间未见血管巢沟通。因瘘口流量大，使用 80% 胶（2- 氰基丙烯酸正丁酯用碘化油稀释）进行栓塞。注胶栓塞供血动脉及瘘口时注意保护脊髓前动脉，当微导管头出现反流时立刻停止栓塞（图 79-3）。栓塞后行左侧第 12 肋间动脉造影未见动静脉瘘残留。右侧第 9 肋间动脉来源的供血动脉可见反流，证实了 2 条供血动脉进入同一通路向 AVF 病灶供血。血管造影可见供血动脉残端。术后行 DynaCT，可见双侧供血动脉、AVF 及部分引流静脉的胶水铸型（图 79-4）。

患者术后无并发症，神经功能逐渐好转。术后 3 个月，患者下肢肌力恢复至 4 级左右，可无支具行走。

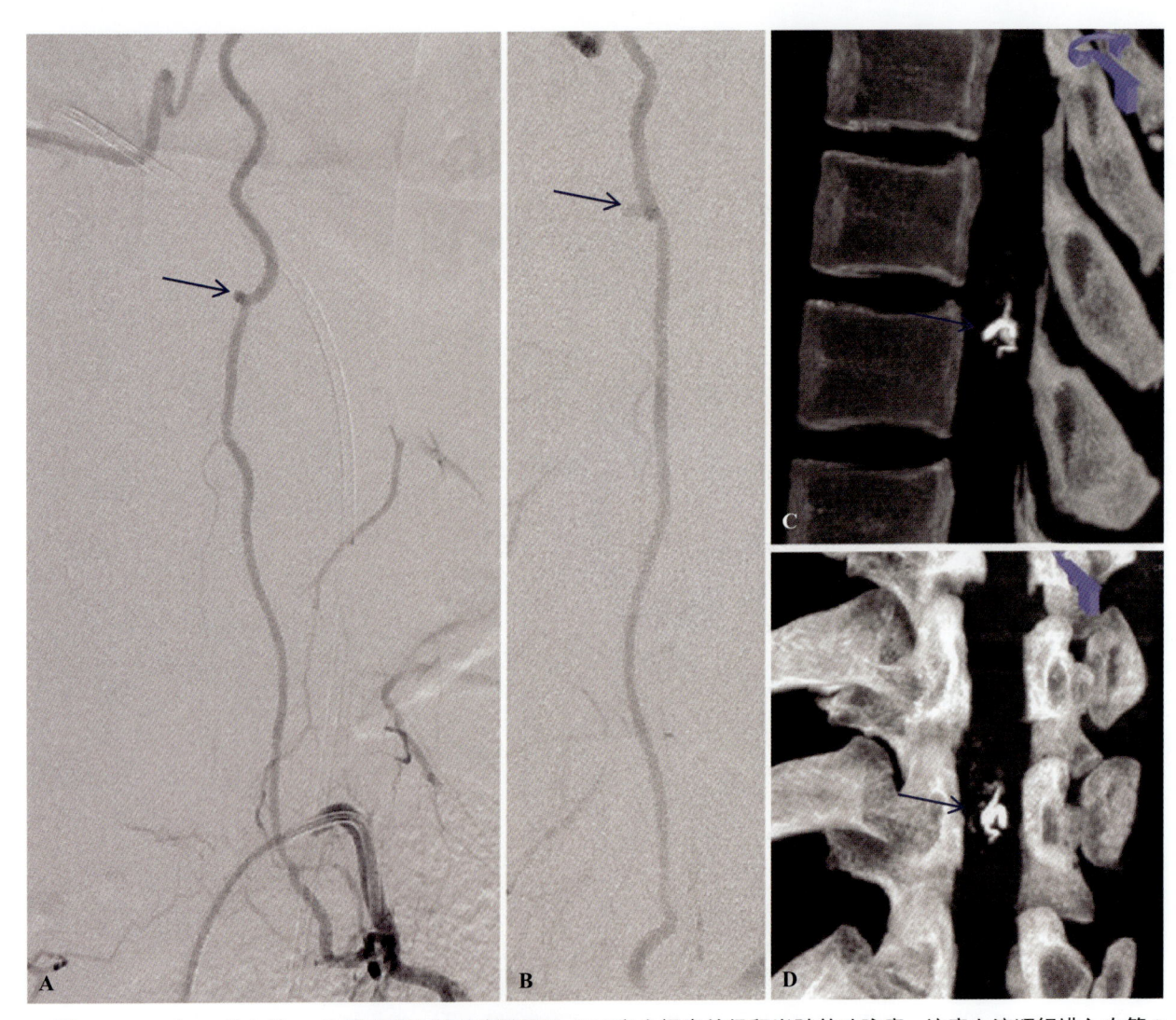

▲ 图 79-4　A 和 B. 从左第 12 肋间动脉注射后造影显示 AVF 完全闭塞并保留脊髓前动脉瘤，注意血流顺行进入右第 9 肋间动脉，箭表示供血动脉闭塞的残端；C 和 D. 胶铸的血管 CT 图像

病例 79 脊髓前动脉动静脉瘘：栓塞技术
Spinal Arteriovenous Fistula from Anterior Spinal Artery: Embolization Technique

【提示与技巧】

1. 脊髓 AVF 治疗中，识别 ASA 来源供血动脉极为重要。蒙片中若见到供血动脉在椎管内中线处呈发夹样弯曲，提示供血动脉可能来自脊髓前动脉，通过侧位相可看到供血动脉位于椎管腹侧。

2. 栓塞脊髓血管畸形前需识别血管构筑非常重要。关注蒙片上不同供血动脉可向血管畸形团的不同部位供血并在椎体背景下观察它们的位置关系。在本病例中，2 支供血动脉汇聚后向同一动静脉瘘供血，这一认识为栓塞策略提供依据。

3. 有供血动脉自 ASA 起源时注意保护脊髓前动脉，脊髓前动脉常在脊髓腹侧正中走行，发自 ASA 的沟连合动脉从后上方上行为脊髓供血或在 AVM 存在的情况下向病灶内供血。若可超选入扩张的沟连合动脉分支并栓塞，同时保留脊髓前动脉，则不太可能出现临床并发症。

4. 如图 79-3 所示，扩张的沟连合动脉发自 ASA 并进入病灶，治疗前需预估胶的反流程度，胶反流进 ASA 将造成灾难性后果，应尽一切可能避免。

5. CTA 有时可观察在荧光透视或蒙片中无法显示的胶铸型。

6. 高流量瘘使用高浓度胶栓塞时，栓塞可使用剪影观察而不使用路径图。

推荐阅读

[1] Andres RH, Barth A, Guzman R, Remonda L, El-Koussy M, Seiler RW, Widmer HR, Schroth G. Endovascular and surgical treatment of spinal dural arteriovenous fistulas. Neuroradiology. 2008;50:869–76.

[2] Willinsky R, terBrugge K, Montanera W, et al. Spinal epidural arteriovenous fistulas: arterial and venous approaches to embolization. AJNR Am J Neuroradiol. 1993;14:812–7.

病例 80
硬脊膜动静脉瘘
Spinal Dural Arteriovenous Fistula (AVF)

Vipul Gupta 著

【病例概述】

一名 50 岁男性患者，双下肢麻木伴大小便失禁 6 个月。患者无外伤史，MRI 可见低位颈髓及胸髓背侧多发血管流空影及下胸髓水肿信号，提示血管畸形（图 80-1）。脊髓血管造影提示 L_4~L_5 硬脊膜 AVF，供血动脉来自骶外侧支（图 80-2）。

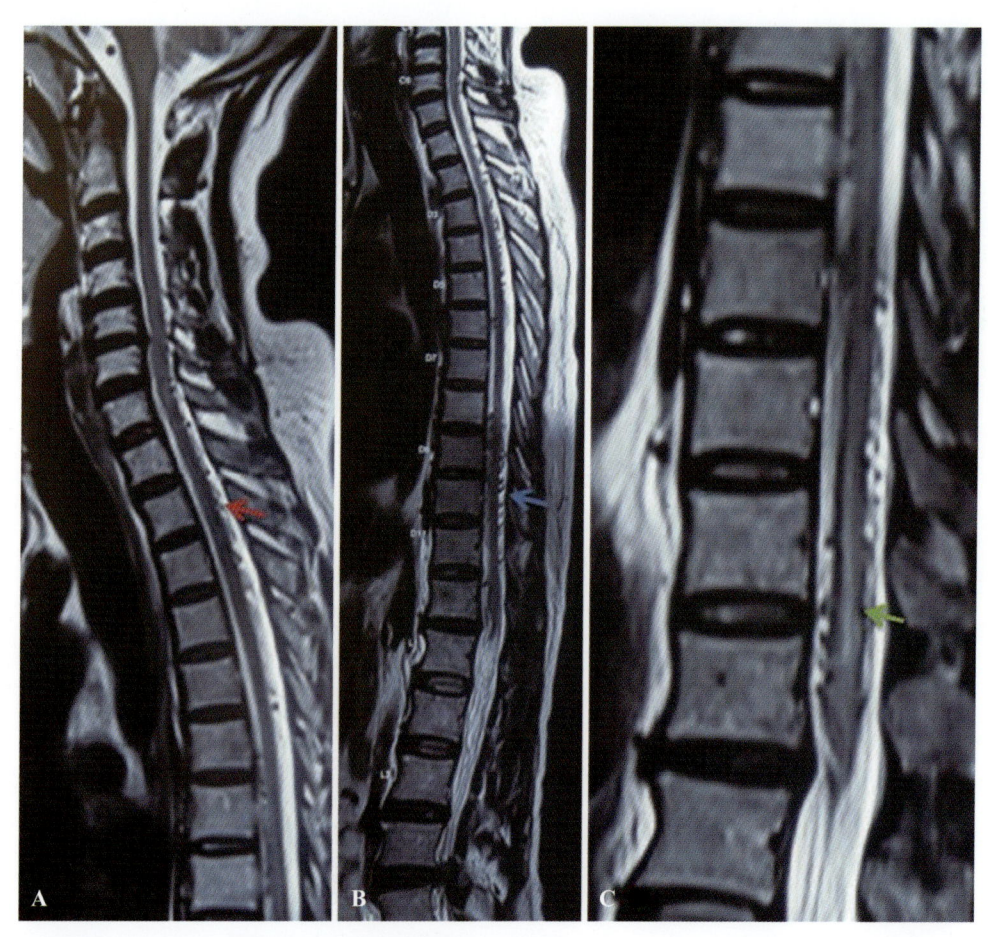

▲ 图 80-1 A 和 B. 脊柱 MRI 显示低位颈段和上胸段（A）（红箭）及下胸段（B）（蓝箭）多个血管流空影；C. 下胸髓明显水肿（绿箭）

病例 80　硬脊膜动静脉瘘
Spinal Dural Arteriovenous Fistula (AVF)

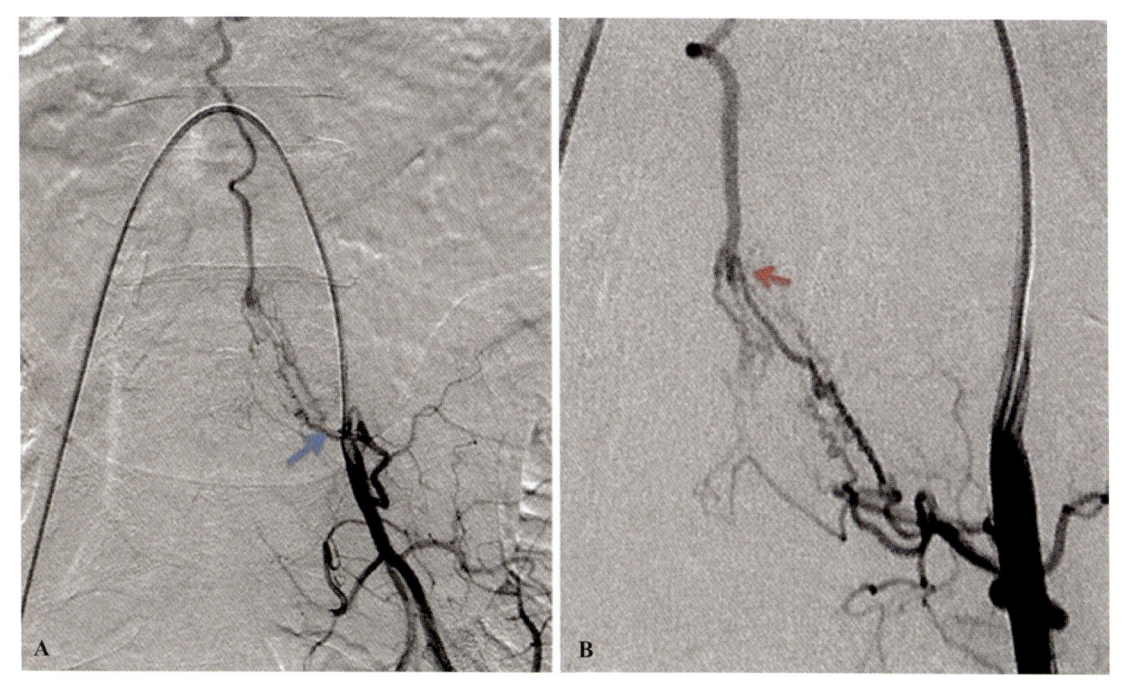

▲ 图 80-2　A. 脊髓血管造影显示 L_4～L_5 水平硬脊膜动静脉瘘，动脉供血来自骶外侧分支（蓝箭）；B. 放大图显示多发弯曲的供血和瘘口部位（红箭）

【诊疗思路】

多发迂曲的小供血动脉。

【治疗经过】

用 1 个 11cm 长的 5F 鞘（Cordis）穿刺右侧股动脉。随后将 5F 诊断导管（Cook）选入左侧髂内动脉，起导引导管作用。随后，Marathon1.5F 微导管（ev3 Neurovascular，Irvine，CA）在 Mirage 0.008 微导丝（ev3 Neurovascular，Irvine，CA）引导下尽可能置于远端血管。因为供血动脉管径细、走行迂曲，微导管无法直接选入瘘口（图 80-3）。

一旦微导管进入供血动脉应使其尽可能接近瘘口，使用 15% 胶栓塞（混合碘油），胶弥散至远端静脉端使瘘口闭塞（图 80-4）。

患者 6 个月后达到临床治愈。

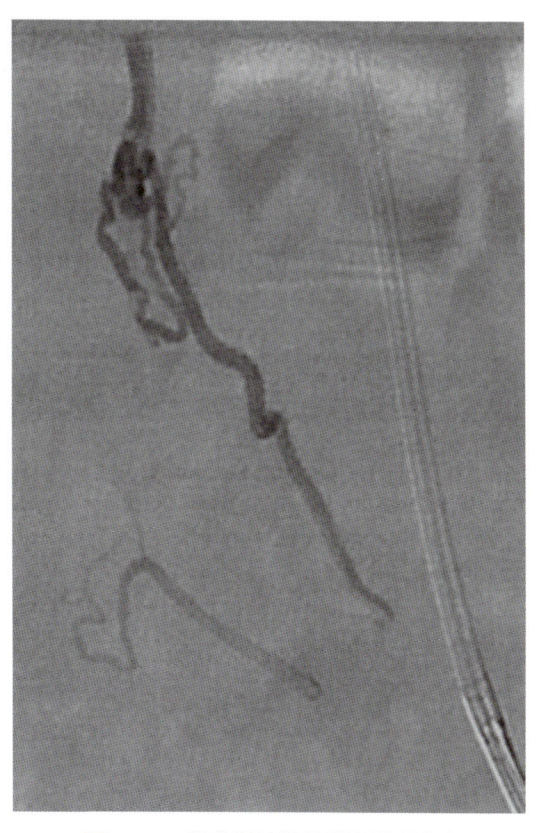

▲ 图 80-3　超选择性微导管造影观察瘘口

265

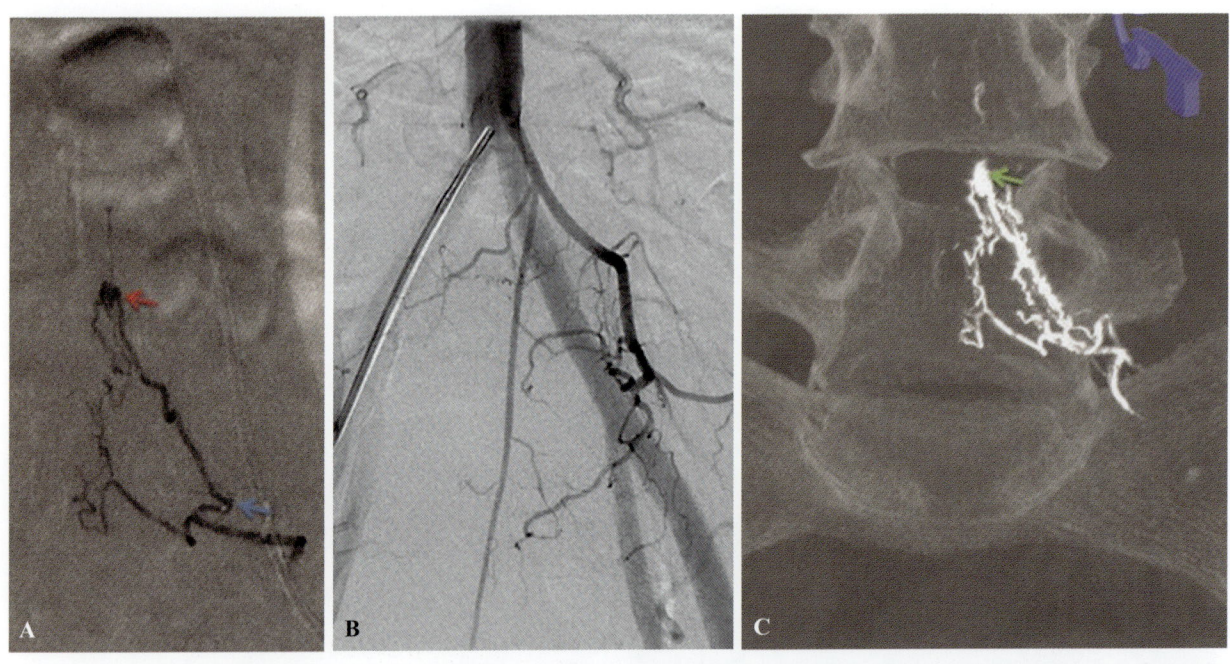

▲ 图 80-4　**A.** 用大量稀释的胶（**15%**）栓塞瘘口，蓝箭表示微导管位置，红箭表示胶进入近端引流静脉；**B.** 栓塞后血管造影显示瘘口完全闭塞；**C.** 术后 **DynaCT**（血管造影 **CT**）显示完整的胶的铸型，更重要的是，静脉端闭塞（绿箭）

【提示与技巧】

1. 治疗硬脊膜动静脉瘘的目标是阻断引流静脉。

2. 瘘口近端动脉闭塞会导致症状的短暂改善，然而，瘘容易从侧支循环中复发。

3. 缓慢连续注射大量稀释的胶（15% 胶和 85% 碘油）有更高概率到达引流静脉并闭塞瘘口。

4. 在怀疑脊髓动静脉瘘的情况下，需行全脑血管及脊髓血管造影，因为瘘的供血动脉可能来自病灶的上端或下端。

5. 建议使用血流引导性微导管。

推荐阅读

[1] Andres RH, Barth A, Guzman R, Remonda L, El-Koussy M, Seiler RW, Widmer HR, Schroth G. Endovascular and surgical treatment of spinal dural arteriovenous fistulas. Neuroradiology. 2008;50:869–76.

[2] Willinsky R, terBrugge K, Montanera W, et al. Spinal epidural arteriovenous fistulas: arterial and venous approaches to embolization. AJNR Am J Neuroradiol. 1993;14:812–7.

下 篇
卒中与颈动脉疾病

Stroke and Carotid Disease

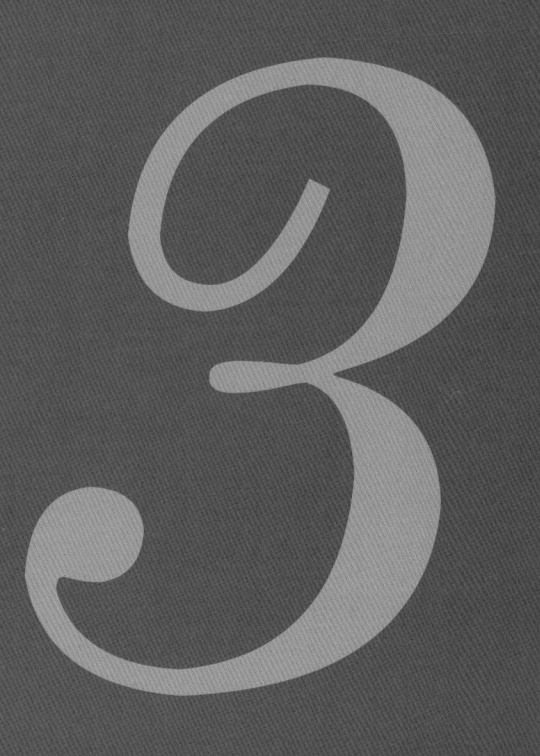

3

病例 81
球囊导引导管辅助下可回收支架的急性机械取栓：近端血流阻滞和逆流
Acute Mechanical Thrombectomy Using Stent Retriever with Balloon Guide Catheter: Proximal Flow Arrest and Reversal

Ajit S. Puri　Aviraj Deshmukh　Rajsrinivas Parthasarathy　著

【病例概述】

一名 71 岁男性患者，右侧肢体偏瘫、失语 4h 入院。入院 NIHSS 评分为 25 分。在多模态成像中，发现其患有颈内动脉末端闭塞，梗死核心区较小。由于患者近期有心肌梗死，静脉 tPA 禁忌，因此拟行直接机械取栓（图 81-1 至图 81-4）。

【诊疗思路】

1. 全身麻醉或局部麻醉。
2. 血栓迁移向远端和新区域的风险。
3. 避免通过血栓时穿入侧支血管，导致血管穿孔。
4. 快速、首次再灌注。

【治疗经过】

患者 NIHSS 评分高，配合差，因此选择全身麻醉下进行手术。于右侧股动脉置入 8F 短鞘；8F 球囊导引导管（BGC）置入左侧颈内动脉近端，造影显示颈内动脉眼动脉段闭塞（图 81-1）。直头支架微导管（XT 27，Stryker Neurovascular）与 0.014 微导丝（Traxcess，Microvention，Tustin, California，USA）一同送入，微导丝尖端成襻用以穿过血块。XT 27 微导管顺导丝穿过血栓。使用"推拉释放"技术释放 4mm×30mm Trevo 支架（图 81-2），可见少量顺行血流（图 81-3），间隔 4min 以使血块包埋入支架。50% 对比剂充盈 BGC 球囊导管，通过 60ml 注射器负压抽吸，将支架与血块一起拉回到导引导管中。支架回收后需再次进行强力抽吸，避免支架回收过程中血凝块脱落。术后血管造影显示，颈内动脉中有 TICI 3 级再灌注，左侧大脑中动脉下干轻微痉挛（图 81-4）。出院时的 NIHSS 评分为 2 分，MRS 评分为 1；90 天时 MRS 评分为 0 分。

【提示与技巧】

1. 使用球囊导引导管阻断近端血流，在支架回收过程中通过侧孔手动或机械抽吸可实现血流逆流，从而避免远端栓塞。
2. 导丝头端成襻有助于避免无意中进入分支血管造成穿孔。
3. 通常颈内动脉栓塞中的血栓负荷很大，因此使用长支架充分覆盖血凝块，并使用大直径支架以提供更强的支撑，从而与血栓更好地结合。

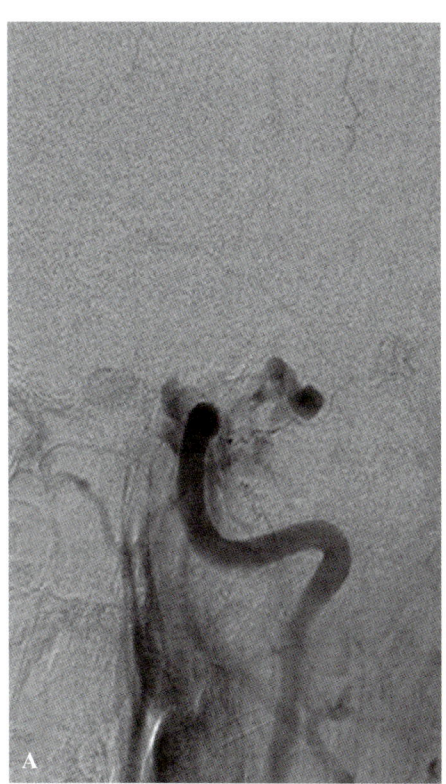

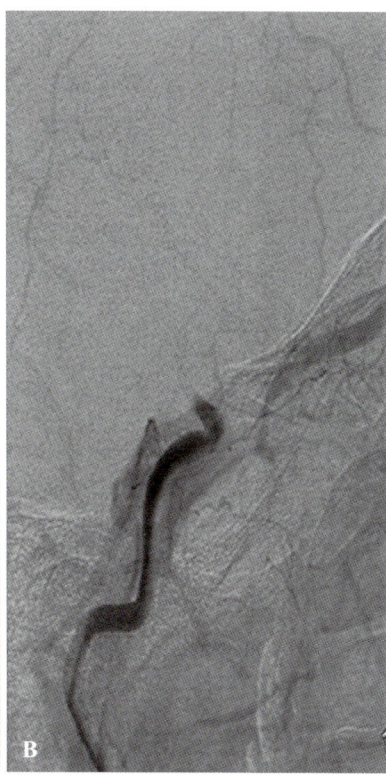

病例 81 球囊导引导管辅助下可回收支架的急性机械取栓：近端血流阻滞和逆流
Acute Mechanical Thrombectomy Using Stent Retriever with Balloon Guide Catheter: Proximal Flow Arrest and Reversal

◀ 图 81-1 左侧 ICA 的正位造影（A）与侧位造影（B），血管造影显示颈内动脉眼动脉段血流淤滞和血管闭塞

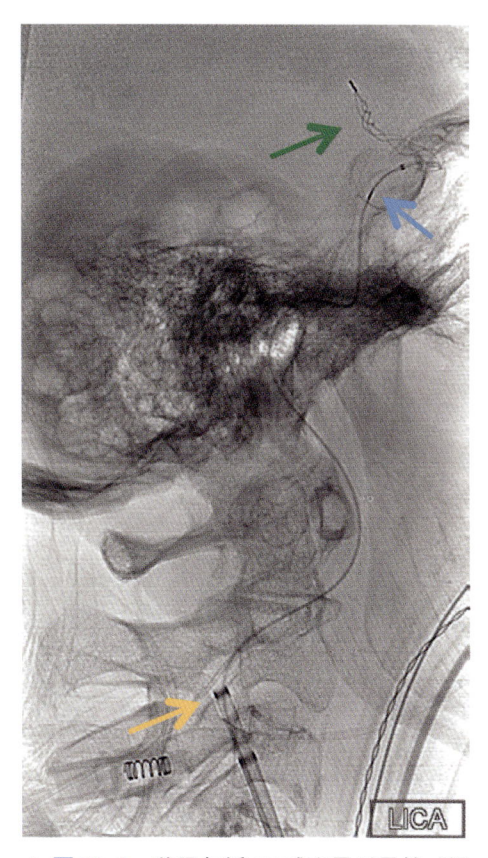

▲ 图 81-2 装置包括 8F 球囊导引导管（橙箭）、支架回收微导管（蓝箭）和可回收支架（绿箭）

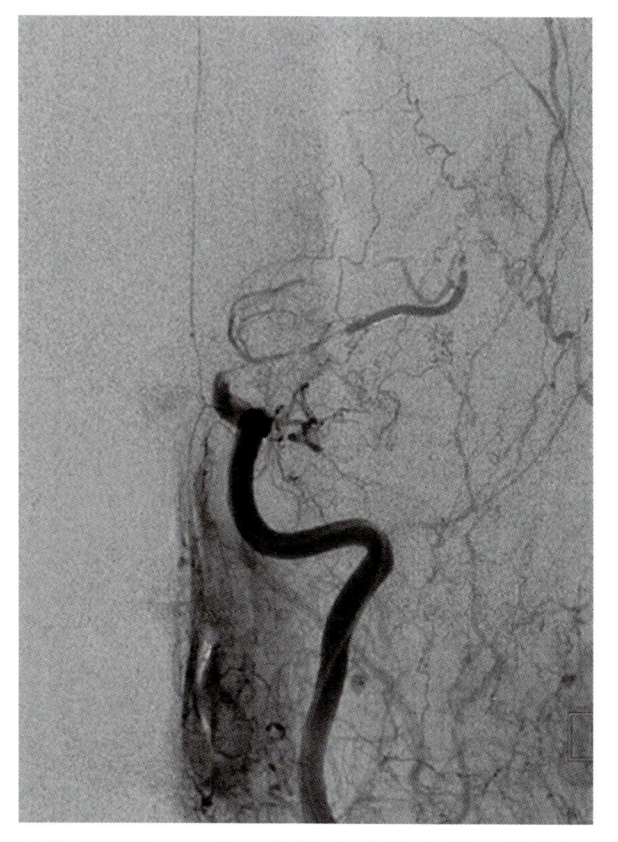

▲ 图 81-3 支架释放后的颈内动脉正位像，显示左侧大脑中动脉细小血流通过

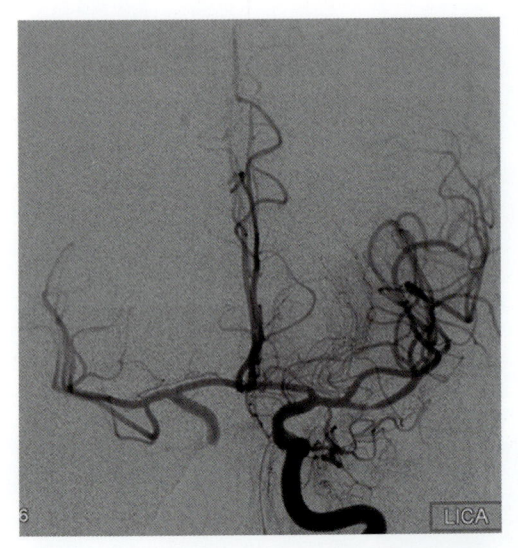

▲ 图 81-4 血栓取出后正位造影，显示 TICI 3 级血管再通，左侧大脑中动脉下干轻度痉挛

4. 若为可解脱支架，在回收过程中微导管应重新套入支架的近端部分，以避免回收过程出现支架脱离。

5. 使用"推拉释放"技术。首先，推出支架的远端部分，支架拓展并锚定在动脉壁上。然后，将支架推出，这样支架导管就可以自行回撤；接着，推送导管和支架使其充分打开。推拉释放技术改善了支架与血管壁和血凝块的接触，因此提高了首过再灌注成功的概率，取栓次数更少，再通率更高。

6. 由于在支架回收过程中可能会有血栓脱落风险，因此必须同时进行强力抽吸。

推荐阅读

[1] Bush CK, et al. endovascular treatment with stentretriever devices for acute ischemic stroke: a metaanalysis of randomized controlled trials. PLoS One. 2016;11(1):e0147287.

[2] Haussen D, et al. Optimizing clot retrieval in acute stroke: the push and fluff technique for closed-cell stentriever. Stroke. 2015;46(10):2838–42.

病例 82
单纯抽吸技术在脑卒中取栓中的应用
ADAPT Technique for Stroke Thrombectomy

Ajit S. Puri　Aviraj Deshmukh　Rajsrinivas Parthasarathy　著

【病例概述 82-1】

一名 88 岁男性患者，觉醒型卒中，检查发现左侧偏瘫和半侧忽视，入院 NIHSS 评分为 17 分。血管造影显示右侧大脑中动脉闭塞。

【诊疗思路】

1. 大尺寸抽吸导管通过迂曲的 ICA 到达远段血栓部位。
2. 防止远端血栓栓塞。

【治疗经过】

手术在局部麻醉下进行。8F 短鞘与 6F Neuron Max 长鞘（Penumbra Inc.）配合使用，以提供良好的远端支撑。将 Neuron Max 导管送至颈内动脉远端。初始造影显示右侧大脑中动脉 M_1 段闭塞（图 82-1A）。然后在 0.014 微丝和 XT 27 微导管（Stryker Neurovascular）同轴引导下送入 5 Max ACE 导管。应使用微导丝而不是微导管穿过血凝块，以避免远端栓塞的危险。当 5 Max ACE 导管的远端到达右侧大脑中动脉 M_1 段血凝块近端（图 82-1B），就将微导丝微导管系统撤出，并将抽吸导管连接到机械抽吸泵上。开始抽吸后观察血液在管道中流动情况良好。缓慢推送抽吸导管，使其进一步与血凝块接合。注意此时的抽吸系统中应该没有血流，这是导管与血凝块接合的标志。然后，再将导管向前推进 1~2mm，以使血栓牢固接合。保持抽吸 2min，然后维持恒定抽吸力将血栓缓慢取出。再次强力抽吸血管鞘，以清除血凝块的碎片。抽吸后造影发现大脑中动脉完全再通（TICI 3 级）（图 82-1C）。出院时 NIHSS 评分为 1 分，MRS 为 0。在 90 天的随访中，NIHSS 为 0 分。

【病例概述 82-2】

65 岁男性，患有冠心病，房颤抗凝治疗中出现四肢瘫痪和嗜睡，CTA 提示基底动脉闭塞。

【治疗经过】

将 8F Neuron Max 导管放置在椎动脉 V_2 段的远端。首次造影显示基底动脉主干中段闭塞（图 82-2A）。将 5 Max 导管连同微导丝 – 微导管同轴送至基底动脉的远端，并如上所述开始抽吸（图 82-2B）。抽吸后血管造影显示双侧大脑后动脉血流良好（图 82-2C）。患者术后症状改善，出院时 NIHSS 为 3 分，MRS 为 1。90 天后随访，NIHSS 为 1 分，MRS 为 0 分。

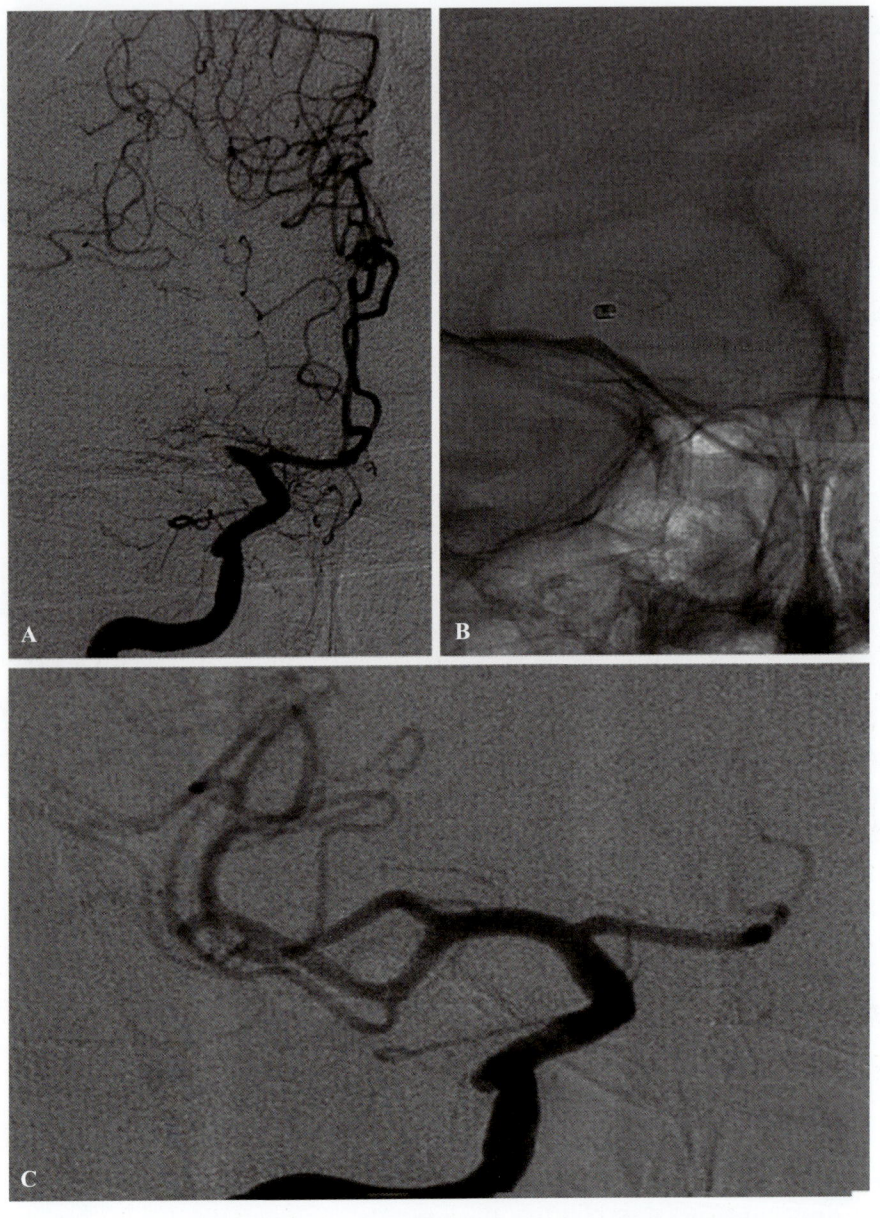

▲ 图 82-1　**A**. 右侧颈内动脉正位血管造影显示右侧大脑中动脉近端闭塞；**B**. 抽吸导管头端位于右侧大脑中动脉；**C**. 血栓清除后正位血管造影显示血管完全再通

【提示与技巧】

1. 始终选择口径最大的抽吸导管，使导管远端产生最大的抽吸力。

2. 将 8F Neuron Max 鞘尽可能引导置于颈内动脉的颈段/岩骨段或椎动脉的 V_2 段远端，为抽吸导管导引导管进入颅内动脉提供足够的支撑。

3. 我们倾向于使用 0.027 微导管和 0.014 微导丝同轴推送 5 Max 导管，因为 0.027 导管为中间导管提供了更好的支撑。

4. 在颈内动脉或椎动脉迂曲的情况下，5 Max 导管可以内套 3 Max 导管通过微导丝-微导管系统同轴推送。

5. 始终只用微导丝而不用微导管穿过血块，以免血凝块向远端迁移。

6. 用抽吸泵最长可以安全地连续抽吸 4min。

病例 82　单纯抽吸技术在脑卒中取栓中的应用
ADAPT Technique for Stroke Thrombectomy

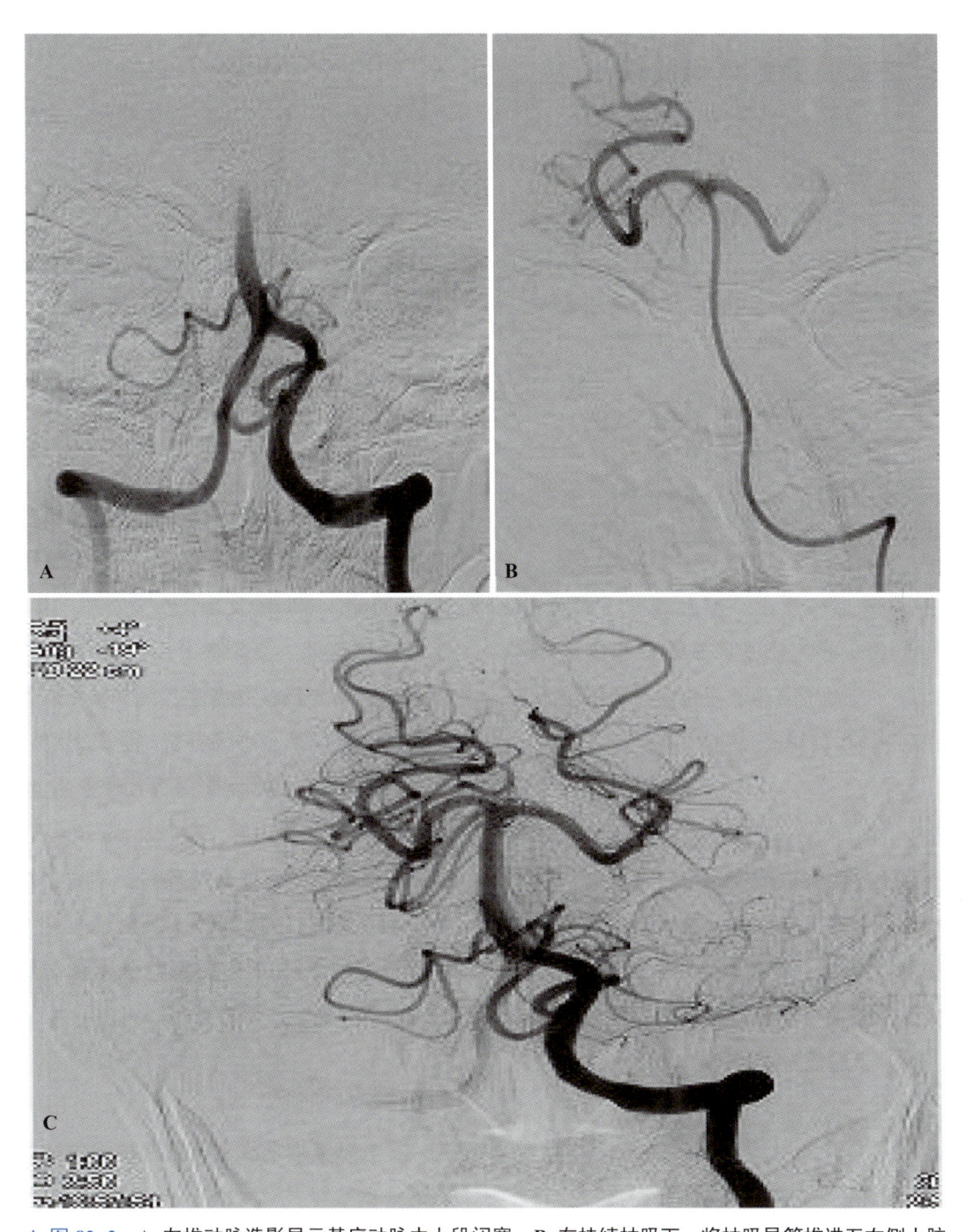

▲ 图 82-2　**A.** 左椎动脉造影显示基底动脉中上段闭塞；**B.** 在持续抽吸下，将抽吸导管推进至右侧大脑后动脉 $P_1 \sim P_2$ 段；**C.** 血管造影显示完全再通

推荐阅读

[1] Stapleton CJ, et al. A direct aspiration first-pass technique vs Stentriever thrombectomy in emergent large vessel intracranial occlusions. J Neurosurg. 2017:1–8.

[2] Turk AS, et al. ADAPT FAST study: a direct aspiration first pass technique for acute stroke thrombectomy. J Neurointerv Surg. 2014;6(4):260–4.

病例 83
中间导管辅助取栓技术
Solumbra Technique

Ajit S. Puri　Aviraj Deshmukh　Rajsrinivas Parthasarathy　著

【病例概述】

一名 53 岁男性患者，左上肢和下肢无力，NIHSS 评分为 8 分。ASPECTS 评分和侧支循环评分均良好。右侧颈内动脉正位血管造影显示右侧大脑中动脉 M_1 段闭塞。

【诊疗思路】

1. 当直接抽吸失败或支架取栓失败时，判断中间导管辅助技术（Solumbra 技术）是否可以作为是一种补救措施。

2. 将大内腔抽吸导管通过迂曲的颈内动脉或椎动脉，引导至远段血凝块部位。

【治疗经过】

手术在局部麻醉下进行。使用 8F 短鞘及 Neuron Max 长鞘。Neuron Max 长鞘（Penumbra Inc.）被推送至颈内动脉颈段。首次血管造影显示右侧大脑中动脉 M_1 段闭塞（图 83-1A）。采用 5 Max 导管（Penumbra Inc.）作为抽吸导管，内套 3 Max 导管和 0.014 微丝同轴送至大脑中动脉 M_1 段血栓近端，弯曲的微导丝与微导管（Prowler 0.021）一起缓慢穿过血块。撤出微导丝，微导管造影确定位置。通过微导管送入 Trevo 4mm×30mm 支架，然后使用"推拉释放"技术释放支架。支架展开后将微导管撤除（图 83-1B）。将 5 Max 导管连接到抽吸系统，将带有血块的支架拉回至中间导管，遇阻力时停止。然后将整个系统在抽吸作用下收回至 Neuron Max 内。撤出中间导管后，对 Neuron Max 进行强力抽吸，以吸出所有血凝块碎片。术后血管造影显示右侧大脑中动脉 TICI 3 级血流（图 83-1C）。在接下来的 2~3 天内患者完全康复，出院时的 NIHSS 为 0 分。

【提示与技巧】

1. 当直接抽吸或支架回收技术失败时，中间导管辅助取栓技术（Solumbra 技术）尤为有效。当血栓负荷大或较硬时，该技术特别有用。

2. 同时使用抽吸导管与支架可增加再通率，且远端栓塞的概率较小。

3. 对于颈内动脉或椎动脉迂曲的患者，释放的支架作为锚定物，有助于抽吸导管通过迂曲血管。

病例 83 中间导管辅助取栓技术
Solumbra Technique

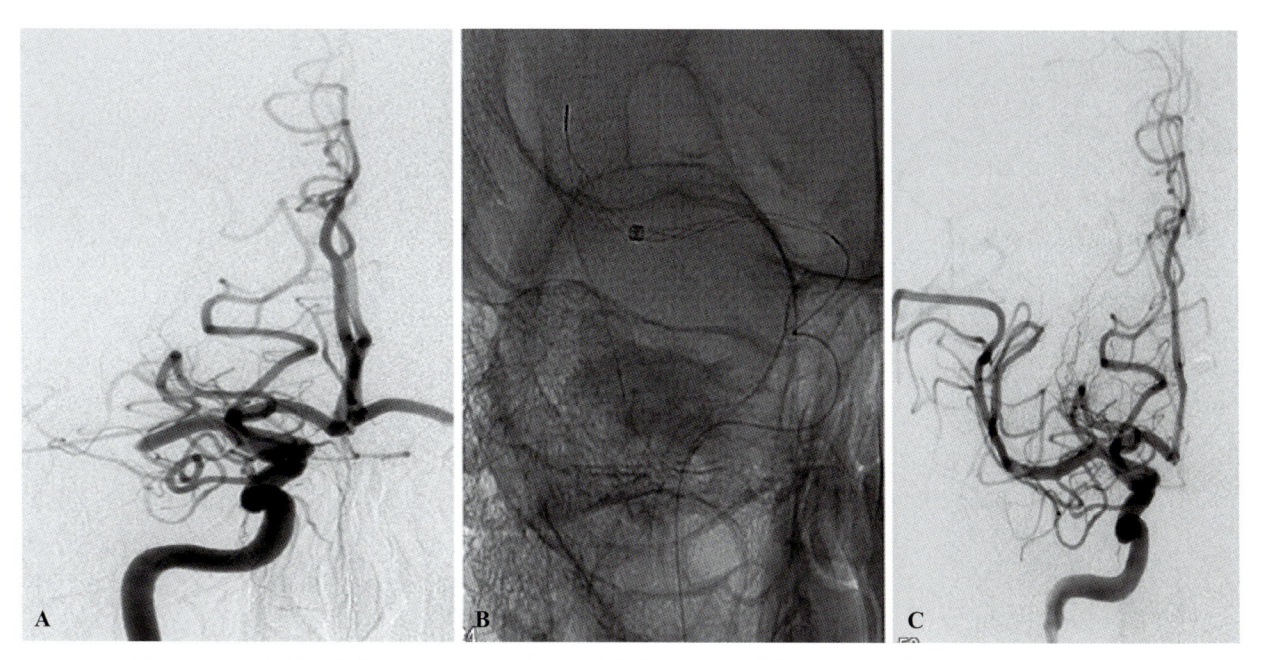

▲ 图 83-1　A. 右侧大脑中动脉闭塞；B. 支架部分释放，中间导管位于血栓近端；C. 实现了 TICI 3 血流

推荐阅读

[1] Delgado Almandoz JE, et al. Comparison of clinical outcomes in patients with acute ischemic strokes treated with mechanical thrombectomy using either Solumbra or ADAPT techniques. J Neurointerv Surg. 2016;8(11):1123–8.

病例 84
脑卒中抽吸取栓术
Aspiration Retriever Technique in Stroke (ARTS)

Ajit S. Puri　Rajsrinivas Parthasarathy　著

【病例概述】

一名 83 岁女性患者，临床表现为急性发作的右侧肢体无力和面瘫。在院外静脉注射 tPA，后转诊至我院，由于该患者情况持续无好转（NIHSS 27 分），多张影像显示左侧 MCA 的 M_1 段闭塞，行机械取栓切除术（图 84-1）。

【诊疗思路】

1. 远端栓子进入新的（ACA）区域，导致侧支血流受损。

2. MCA 区域远端栓塞。

3. 安全引导大口径导管到血栓近端，避免在解剖迂曲部位时出现分离。

4. 快速再灌注。

【治疗经过】

全身麻醉下进行手术。将 8F 短鞘置入右股动脉。随后，将球囊导引导管 MERCI 8F（BGC）置于左侧 ICA 近端。将 Penumbra 5 MAX（Penumbra Inc.）顺 Rebar 27 微导管（ev3，Irvine，USA）推送靠近血凝块。微导丝穿过血凝块，然后将微导

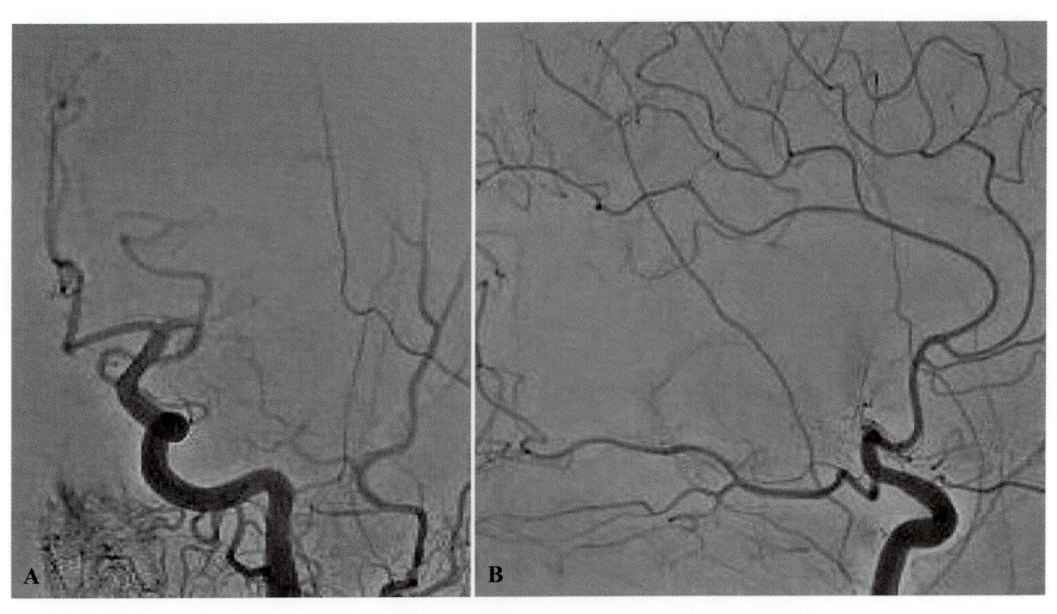

▲ 图 84-1　左侧 ICA 造影显示左侧 MCA 的 M_1 段闭塞

管通过血凝块到达远端。微导丝末端成襻穿过血块，避免进入分支血管造成穿孔。将可回收支架 Solitaire 4mm×40mm（ev3，Irvine，USA）通过血凝块。初次释放支架，使其远端张开并固定在动脉壁上。随后，推出支架，在保持微导管张力的同时推送支架，确保支架充分打开。移除微导管。4min 后，充盈球囊导管以阻断近端血流，并将中间导管连接至抽吸泵。将支架回收至中间导引管中，直到感觉到阻力为止。然后，将整个系统移除，并抽回球囊导引管（图 84-2）。实现了 TICI 3 级再通（图 84-3）。患者在 90 天时的 MRS 为 1。

【提示与技巧】

1. 球囊导管为大口径导管。因此，在导管通过 ICA 弯曲处时应格外小心。严重痉挛和夹层时有发生，因此作者建议在 5F 导管上同轴放置球囊导引导管。

2. 引导大口径导管通过海绵窦段弯曲部位到达血凝块可能是一个挑战，特别是在解剖迂曲时。

3. 如果无法将大口径导管导引到 MCA，请依次考虑如下步骤。

- 0.014 微导丝，0.027 微导管（Rebar 27；XT 27；Velocity 0.025），5 MAX Penumbra（同轴）。
- 在血凝块上展开支架，为 5 MAX 抽吸导管提供必要的锚定支撑。
- 0.014 微导丝，0.017 微导管，3 MAX 及 5 MAX 同轴系统。
- 0.014 微导丝，0.021 微导管，0.038 DAC 及 5 MAX。

4. 球囊导引导管应充分充盈以阻止血流。通过中间导管进行抽吸时，应通过侧孔用 60ml 注射器进行负压抽吸。

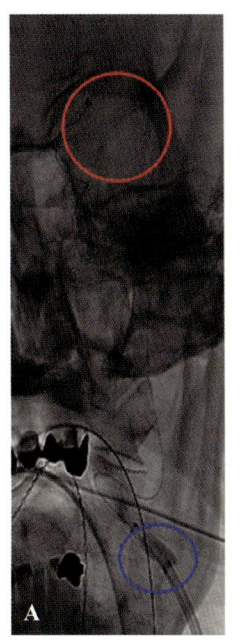

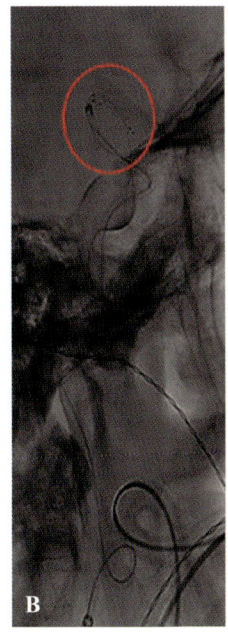

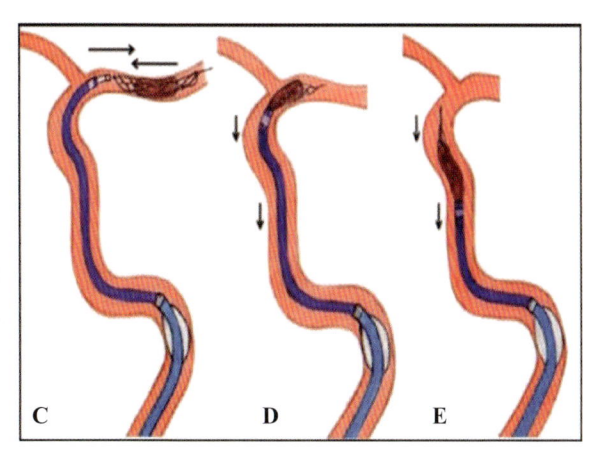

▲ 图 84-2 A 和 B. 充盈的气囊导管（A，蓝圈）；放置支架时，Penumbra 5 MAX 靠近血栓近端；C. ICA 末端的球囊导引导管，可回收支架穿过血凝块释放，注意微导管靠近血凝块；D. 撤出微导管，将 Penumbra 5 MAX 连接至抽吸泵，并将支架近端拉入 5 MAX 中，直到感觉到阻力为止；E. 取出支架和血栓一起被拉出

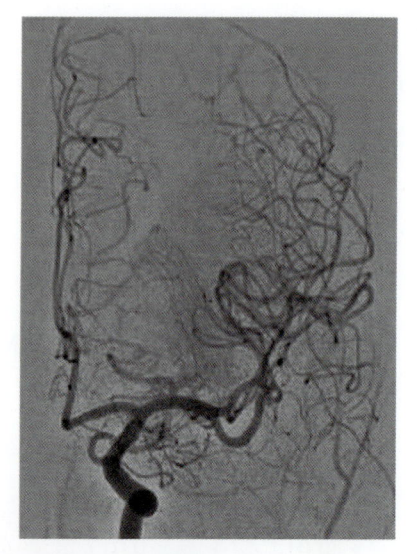

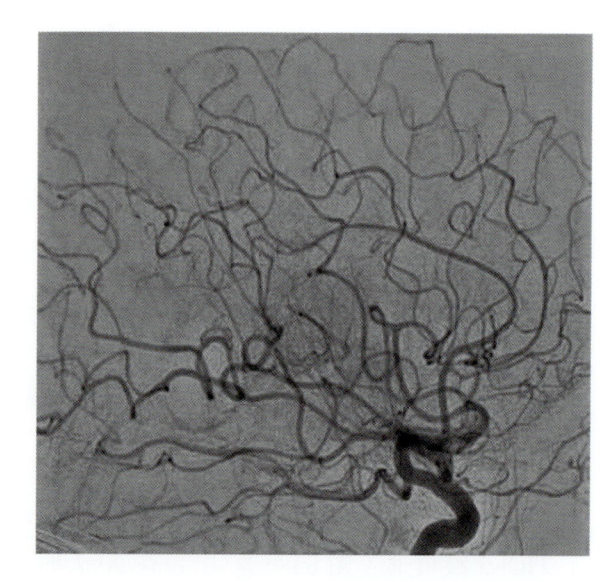

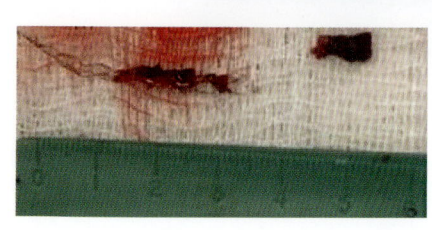

▲ 图 84-3 TICI 3 级再通，取出的支架上有血凝块

推荐阅读

[1] Massari F, et al. ARTS (aspiration-retriever technique for stroke): initial clinical experience. Interv Neuroradiol. 2016;22(3):325–32.

病例 85
颈内动脉末端闭塞：6mm×30mm 可回收支架的应用
Terminal ICA Occlusion: The Utility of 6mm×30mm Retrievable Stents

Mohammed A. Almekhlafi　Mayank Goyal　著

【病例概述】

一名 81 岁女性患者，因左侧肢体无力持续 2h 急诊就诊。NIHSS 评分 17 分，ASPECTS 评分 10 分，CT 血管造影证实存在右侧颅内 ICA 闭塞，但大脑前动脉与中动脉通畅。患者开始接受静脉 tPA 治疗，然后转至血管造影室。

【诊疗思路】

1. 大的血凝块负荷可能难以成功再灌注。
2. 在微导丝导引过程中无法看到 ICA 分支，显著增加手术风险，例如容易造成脉络膜前动脉等分支穿孔。

【治疗经过】

通过诊断导管将 8F 球囊导引导管推送至右侧 ICA 中段，进行 DSA 正位和侧位造影（图 85-1A 和 B）。

通过导引导管直接进行手动抽吸没有产生任何血栓。随后，将微导管和微导丝配合小心地上行至右侧 MCA。从该位置开始，我们首先放置了一枚 4mm×40mm 的 Solitaire 支架（Covidien, Irvine, USA），但未见血流再通（图 85-2）。回收支架，未见血栓也没有再灌注。之后，放置 1 枚 6mm×30mm 的 Solitaire 支架（Covidien, Irvine, USA），观察到有前向血流。因此，将支架置于原处约 3min，然后按操作规范使用 60ml 注射器手动抽吸将其拉出。取出一块较大的血栓，随后血管造影显示右侧 ICA 区域完全再通再灌注，无远端栓塞的迹象。

【提示与技巧】

1. 若为孤立性远端 ICA 闭塞，使用大直径支架可能是一个易于操作的方法，可以避免多次放置操作，并确保成功再通。
2. 考虑到支架的直径，将支架推入常规 0.021 微导管可能会比较困难。

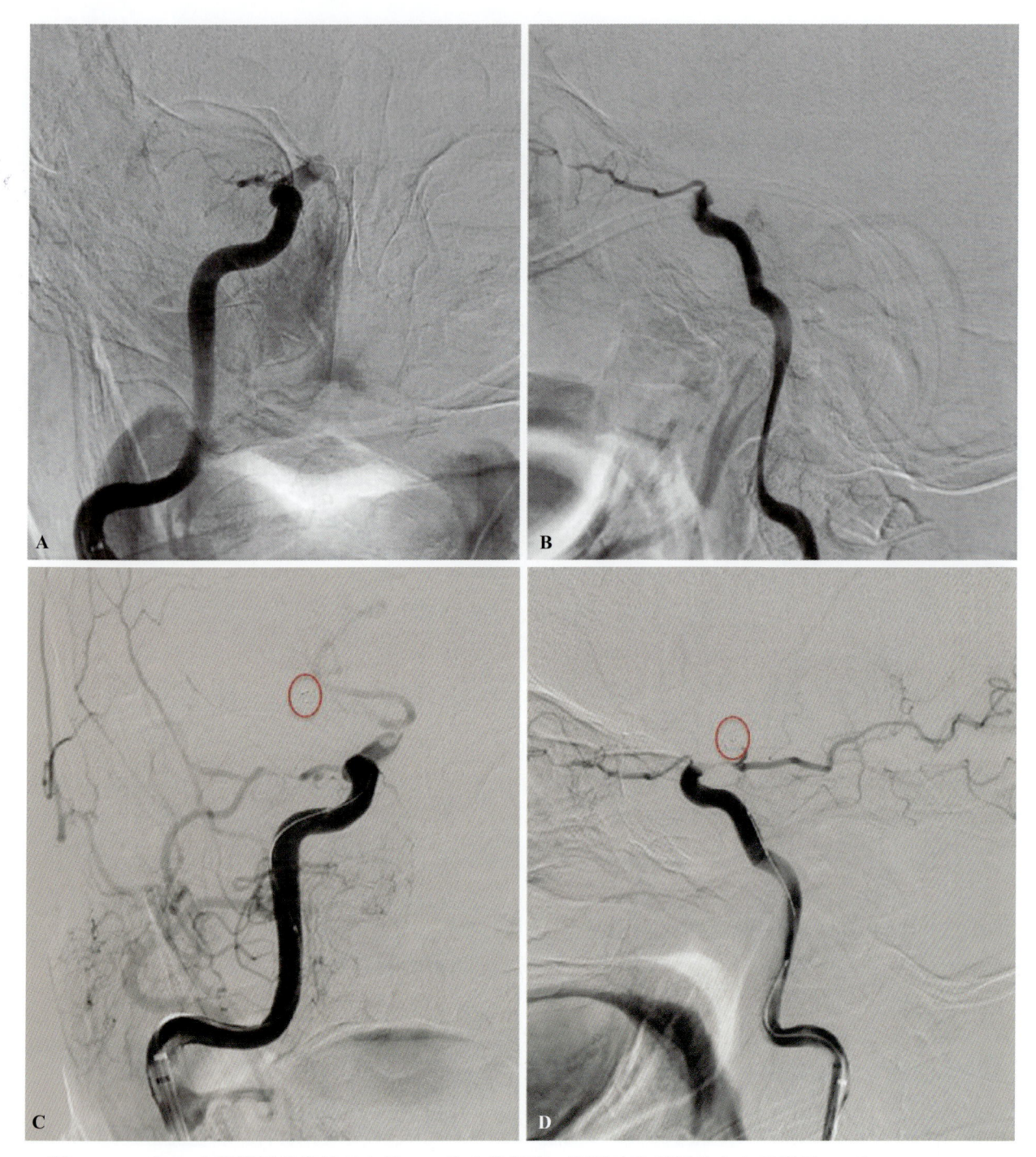

▲ 图 85-1　A 和 B. 血管造影图像显示右侧 ICA 终末段闭塞，而眼动脉以远分支未见显影；C 和 D. 4mm×40mm Solitaire 支架展开时的影像（圆圈处为支架标记点），显示无旁路效应，后交通动脉充盈

病例 85 颈内动脉末端闭塞：6mm×30mm 可回收支架的应用
Terminal lCA Occlusion: The Utility of 6mm×30mm Retrievable Stents

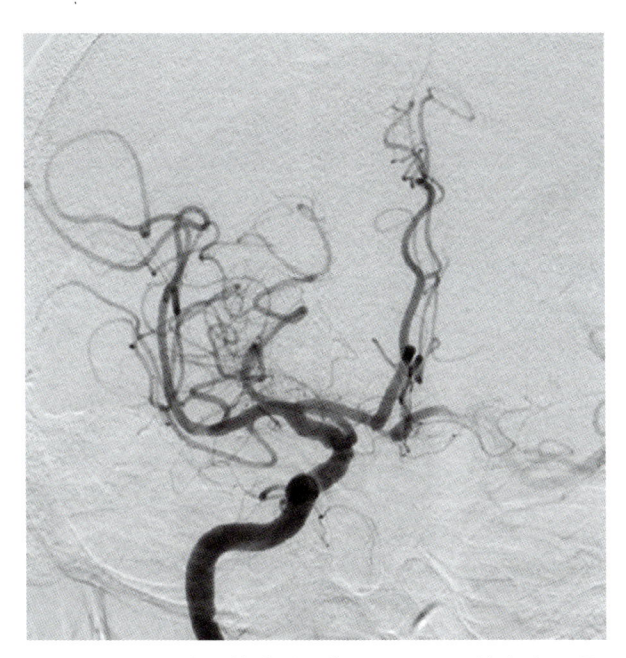

▲ 图 85-2 最终血管造影图像显示 ICA 远端完全再通，目标区域完全再灌注

推荐阅读

[1] Bush CK, et al. Endovascular treatment with stentretriever devices for acute ischemic stroke: a metaanalysis of randomized controlled trials. PLoS One. 2016;11(1):e0147287.

[2] Haussen D, et al. Optimizating clot retrieval in acute stroke: the push and fluff technique for closed-cell stentrievers. Stroke. 2015;46(10):2838–42.

病例 86
动脉粥样硬化性基底动脉闭塞：需将支架释放
Atherosclerotic BA Occlusion: The Need to Detach the Stents

Mohammed A. Almekhlafi　　Mayank Goyal　著

【病例概述】

一名 67 岁女性患者，意识水平下降，左侧肢体无力。头颅非增强 CT 检查显示基底动脉高密度影，CT 血管造影证实基底动脉近端闭塞。双侧椎动脉起始处都存在动脉粥样硬化性中度狭窄。患者开始接受静脉 tPA 治疗，后转诊进行血管内治疗。

【诊疗思路】

基底动脉闭塞的发病率和死亡率较高。除了建立通路较困难之外，对于具有慢性动脉粥样硬化性狭窄基础的急性闭塞患者，实现再通尤其困难。如果狭窄部位未得到治疗，此类患者在成功再通后再次闭塞的风险仍很高。

【治疗经过】

6F 导引导管送至右侧椎动脉 V₂ 段远端。血管造影证实基底动脉闭塞，仅右侧 PICA 显影（图 86-1）。

微导管/微导丝组合穿过闭塞节段，释放一枚 5mm×40mm 的 Solitaire 支架。血管造影检查显示基底动脉再通，伴有右椎-基底动脉交界处残余狭窄（图 86-2，箭），以及左侧 PCA 远端闭塞，此处由于距离太远而无法进行机械取栓（图 86-2，箭头）。

椎-基底动脉交界处狭窄被认为具有高风险，重复血管造影显示基底动脉完全再闭塞，故决定在狭窄部位永久性地置入 Solitaire 支架。在造影床上行 DynaCT 扫描，排除颅内出血。随后给予患者阿昔单抗，后释放并解脱 Solitaire 支架。造影证实左侧 PCA 再通、血流恢复，但观察到右侧 PCA 出现新的闭塞。延迟重复造影确认了基底动脉通畅（图 86-3）。右侧 ICA 的检查结果显示 MCA/PCA 侧支良好。因此，术者认为没有必要对右侧闭塞的 PCA 进行干预。

【提示与技巧】

1. 如怀疑动脉粥样硬化性狭窄引起急性动脉闭塞，即使闭塞段已完全再通，也建议进行延迟重复血管造影，检查是否存在复发性闭塞。

2. 如果观察到复发性闭塞，永久性置入 Solitaire 支架是一种可行的选择，因为反复释放支架可能会造成血管损伤或有支架意外解脱的风险。

3. 在支架解脱之前可以通过鼻胃管或肠胃外途径给予抗血小板药物。建议在使用此类药物之前先行 DynaCT 以排除颅内出血。

病例 86 动脉粥样硬化性基底动脉闭塞：需将支架释放
Atherosclerotic BA Occlusion: The Need to Detach the Stents

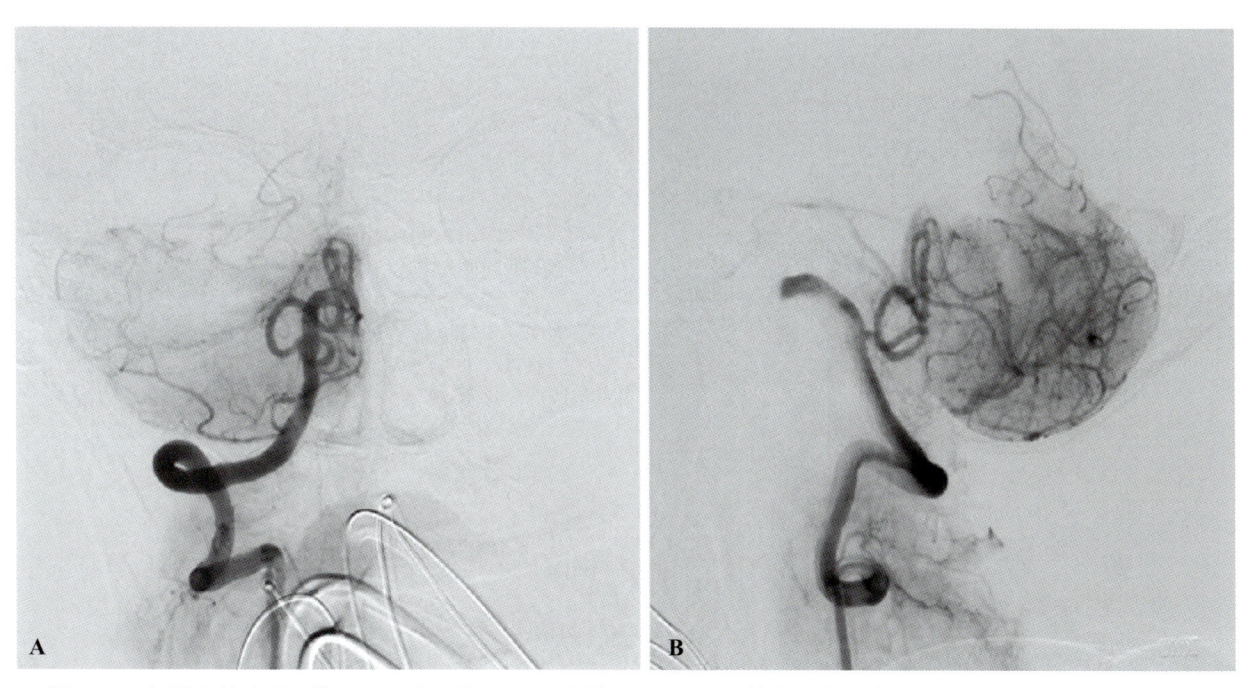

▲ 图 86-1 初始血管造影图像显示，从正位（A）和侧位（B）可见，基底动脉近端闭塞，右侧椎动脉 PICA 以远部分未显影

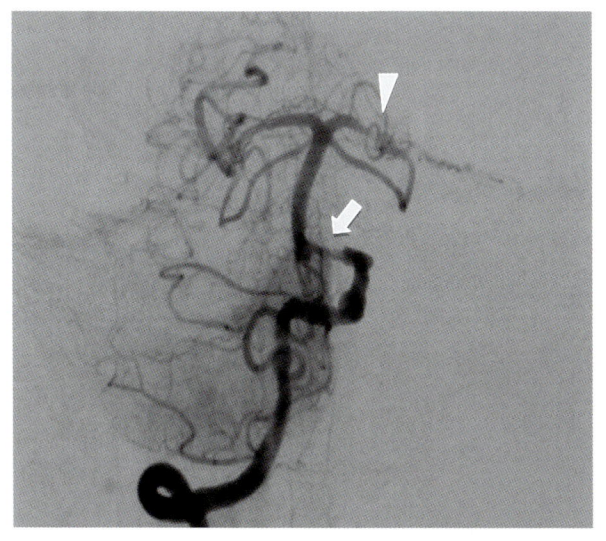

▲ 图 86-2 释放 Solitaire 支架后的血管造影图像显示基底动脉再通，基底动脉近端狭窄（箭）和左侧 PCA 远端闭塞（箭头）

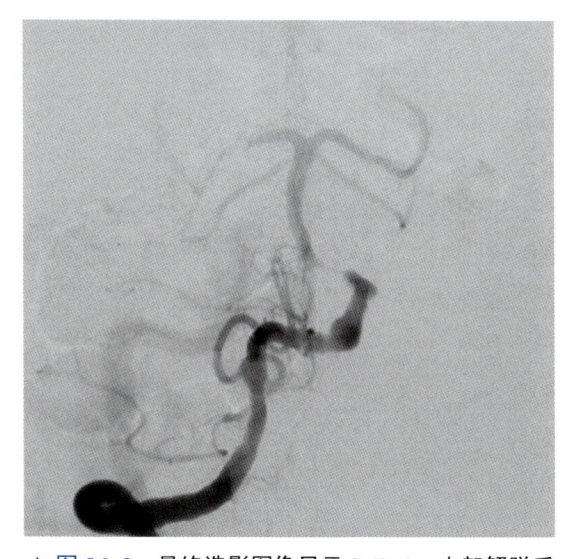

▲ 图 86-3 最终造影图像显示 Solitaire 支架解脱后基底动脉完全再通

推荐阅读

[1] Chong BW, et al. Thrombolysis, angioplasty and stenting of acute basilar artery occlusion in an octogenarian. Radiol Case Rep. 2008;3(2):157.

[2] Yeung TJ, et al. Endovascular revascularization for basilar artery occlusion. Interv Neurol. 2015;3(1):31–40.

病例 87
大脑前动脉分支闭塞
Anterior Cerebral Artery Branch Occlusion

Mohammed A. Almekhlafi　Mayank Goyal　著

【病例概述】

一名 58 岁女性，醒后不久出现完全性失语和右侧偏瘫。CT 血管造影显示左侧大脑前动脉 A_2 段闭塞（图 87-1A 和 B）。该患者接受了静脉 tPA 治疗，然后进行血管内介入治疗。诊断造影显示 ACA 闭塞、右侧后交通动脉动脉瘤（图 87-1C 和 D）。

【诊疗思路】

远端动脉闭塞，如 ACA 的 A_2 段，取栓装置可能很难到达。此外，这些动脉管径细，也会限制装置的安全使用。若在到达闭塞血管的途径中存在未破裂的动脉瘤，必须慎重权衡手术风险与获益。

【治疗经过】

通过 8F 球囊导引导管，在 0.016 微导丝引导下将 Prowler Select Plus 微导管小心送至左 ACA，并通过闭塞部位（图 87-2A）。在该处释放一个 3mm×30mm 的 Solitaire 支架（图 87-2B）。然后回拉并撤出支架，最终的血管造影显示 ACA 完

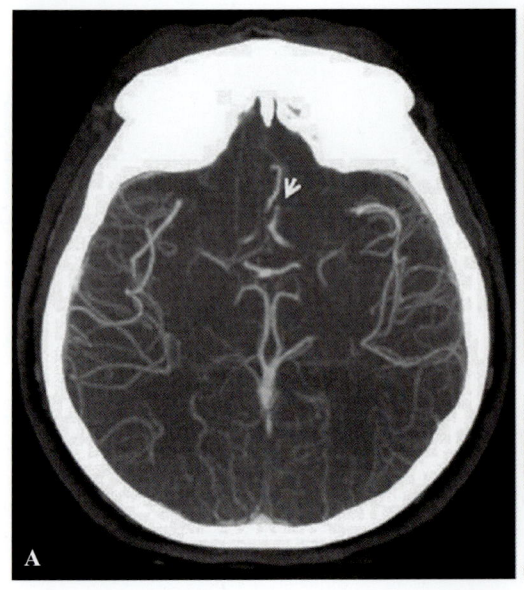

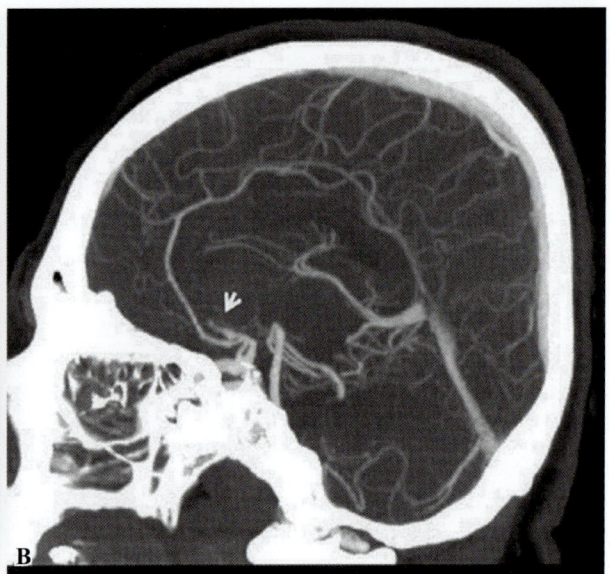

▲ 图 87-1　A 和 B. 入院 CTA 显示左侧 A_2-ACA（箭）在轴位（A）和矢状位（B）均闭塞

病例 87　大脑前动脉分支闭塞
Anterior Cerebral Artery Branch Occlusion

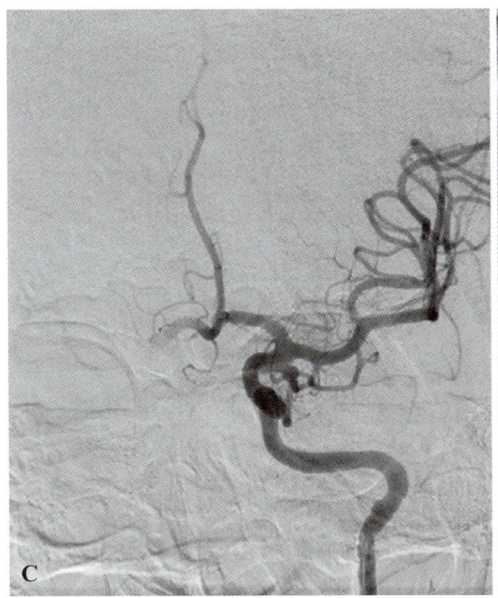

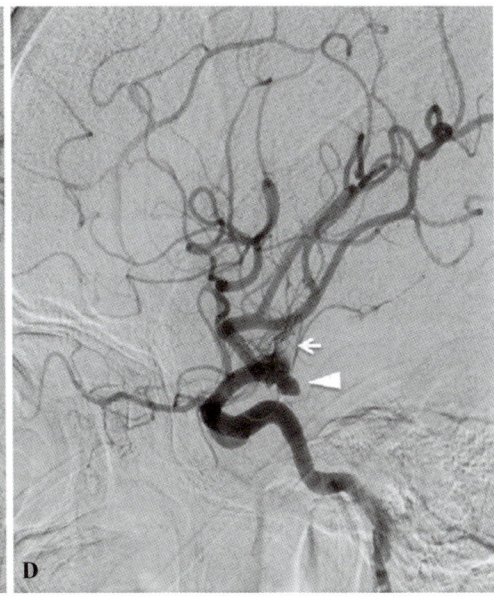

◀ 图 87-1（续）　C. 初始血管造影正位图像仅右侧 ACA 显影，左侧 ACA 未显影；D. 侧位图像可见闭塞部位（箭）及偶然发现的后交通动脉动脉瘤（箭）

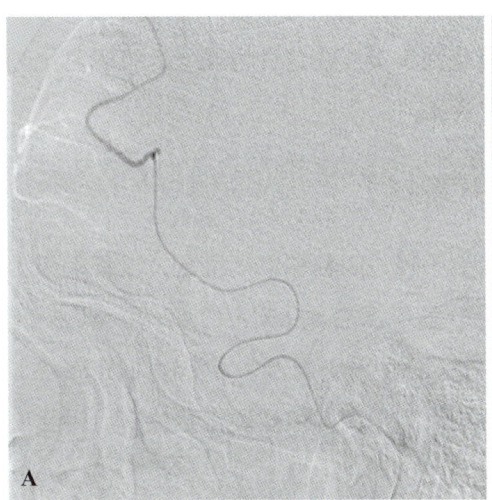

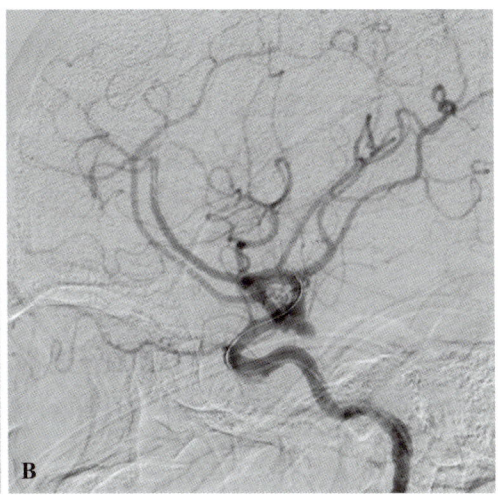

◀ 图 87-2　A. 微导管造影确认血栓远端血管真腔并定位；B. 造影图像显示支架释放过程中和释放后左侧 ACA 前向血流充盈

全再通。

【提示与技巧】

1. 将 0.021 微导管送至远端动脉血管床可能会很困难。

2. 当可回收支架释放在远端或弯曲动脉中时，重新将支架全部或部分收入保护套有助于防止支架意外解脱。

3. 直径较小的支架造成内皮 / 血管壁损伤的可能性较小。

推荐阅读

[1] Dorn F, et al. Mechanical thrombectomy of M2-occlusion. J Stroke Cerebrovasc Dis. 2015;24(7):1465-70.
[2] Pfaff J, et al. Mechanical thrombectomy of distal occlusions in the anterior cerebral artery: recanalization rates, periprocedural complications, and clinical outcome. AJNR Am J Neuroradiol. 2016;37(4):673-8.

病例 88
大脑中动脉重度狭窄导致的进展性卒中
Stroke in Evolution Due to Critical MCA Stenosis

Mohammed A. Almekhlafi　　Mayank Goyal　著

【病例概述】

一名 82 岁老年男性，就诊前 24h 出现右侧大脑中动脉临床症状。CT 血管造影显示右侧 M_1 段远端近全闭塞。急诊头颅 MRI 成像显示右侧 MCA 供血区域严重灌注不足，DWI 成像显示梗死核心较小（图 88-1）。他被转诊接受延迟再灌注治疗。

【诊疗思路】

该患者的症状发作时间超出了常规治疗时间窗。然而，他具有临床与影像学不匹配的证据（DWI 影像无法解释严重的临床表现）。与非闭塞性血栓相比，此例更倾向于具有不稳定斑块的动脉粥样硬化性狭窄。在这种情况下，组织窗比时间窗更有意义。

【治疗经过】

患者给予阿司匹林和氯吡格雷，以备支架置入。血管造影显示右侧 MCA 的 M_1 远端几乎完全闭塞，并且 M_2 分支显影非常缓慢（图 88-2）。狭窄区域被认为是动脉粥样硬化性狭窄，因此决

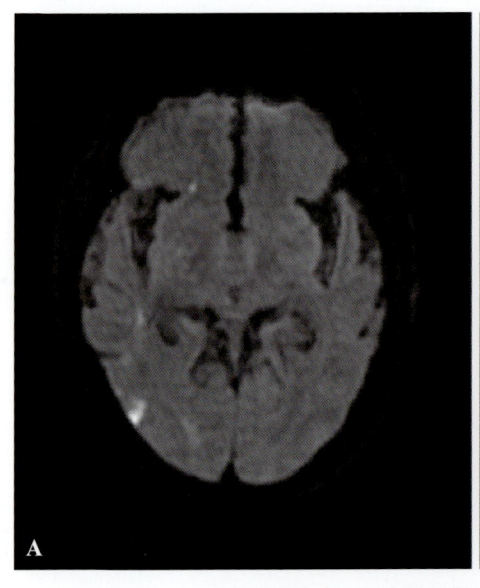

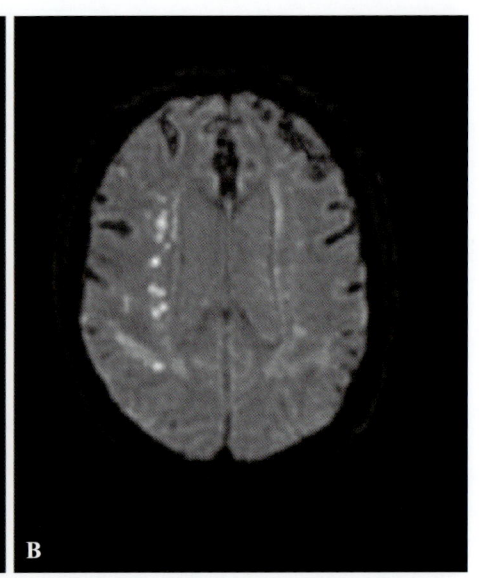

▲ 图 88-1　急性弥散加权 MRI 显示散在的小范围的皮质及深部白质扩散受限

病例 88 大脑中动脉重度狭窄导致的进展性卒中
Stroke in Evolution Due to Critical MCA Stenosis

定永久性置入支架。

根据路径图引导，将 Prowler Select Plus 微导管通过 Transcend Platinum 微导丝穿过狭窄段进入 M₂ 分支。微导管造影确认了支架置入的合适区域，3mm×30mm 的 Solitaire 支架由右侧 MCA 的 M₂ 分支近端至 M₁ 近端置入。右侧大脑半球血流即刻得到显著改善（图 88-3）。随后，支架成功解脱。血管造影显示颅内顺行血流良好，无远端栓塞。该患者临床症状得到显著改善。

【提示与技巧】

1. 仔细筛选的病例中，基于组织窗的范例可扩展治疗时间窗。

2. 当怀疑动脉粥样硬化性狭窄为潜在机制时，术前考虑使用可解脱支架是非常重要的。

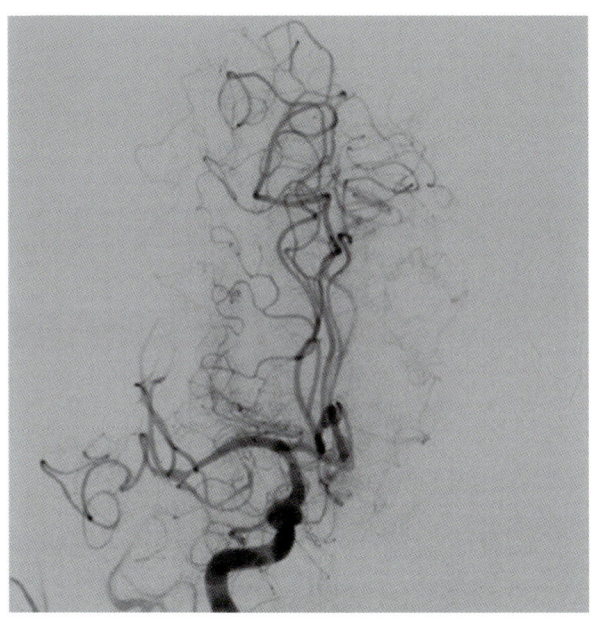

▲ 图 88-2 初始血管造影显示右侧 M₁ 远端逐渐变细变窄，M₂ 分支血流缓慢，相对于 ACA，M₂ 显影延迟

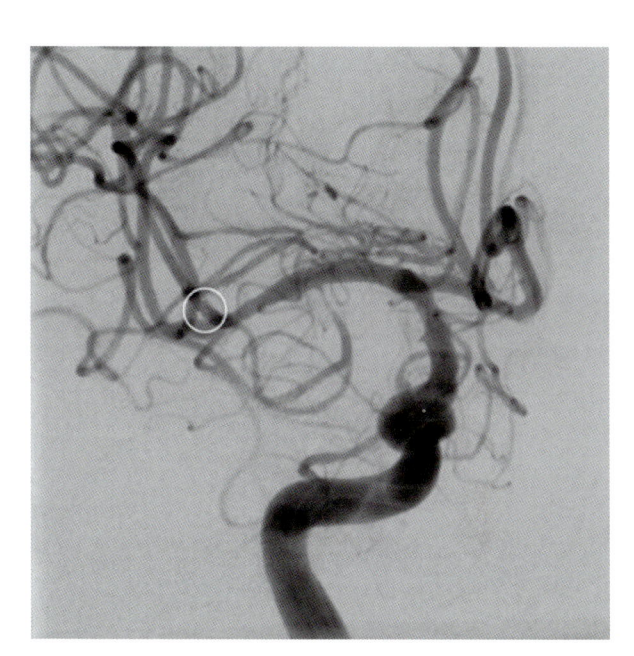

▲ 图 88-3 最终血管造影显示通过支架（圈）内部与 MCA 分支的血流恢复正常

推荐阅读

[1] Ansari S, et al. Intracranial stents for treatment of acute ischemic stroke: evolution and current status. World Neurosurg. 2011;76(6 Suppl):S24–34.

[2] Xavier AR, et al. Safety and efficacy of intracranial stenting for acute ischemic stroke beyond 8 h of symptom onset. J Neurointerv Surg. 2012;4(2):94–100.

病例 89
颅内动脉粥样硬化性疾病：次最大化的血管成形术
Intracranial Atherosclerotic Disease (ICAD): Submaximal Angioplasty

Srinivasan Paramasivam 著

【病例概述】

一名 58 岁男性，有糖尿病、高血压和高脂血症病史。早晨出现左眼视物模糊，经眼科医生检查，排除眼部病变。当天下午，患者在读报时感到意识模糊及阅读困难。随着意识模糊加重，患者于晚 8 点左右入院。MRA 显示左侧 ICA 起始处远端不显影（图 89-1A）。半小时后，患者发展为完全性左侧 MCA 综合征，NIHSS 评分为 22 分。给予患者静脉 tPA 治疗，并转运至神经介入手术室。DSA 图像显示 ICA 起始处远端没有血流（图 89-1C）。Acom 到左侧 ACA 的侧支血流良好（图 89-1B）。

【诊疗思路】

急性症状性限流性/闭塞性颅内狭窄。

【治疗经过】

该手术在局部麻醉下完成。右侧股总动脉留置 6F 鞘，进行左、右侧 CCA 的 DSA 检查，并将导管置于左侧 CCA 中。DSA 检查显示左侧 ICA 无血流，右侧 ICA 血流良好。前交通动脉发育良好，两侧 ACA 血流通畅。左侧 MCA 中未见血流。经 Synchro 2 微导丝将 Excelsior XT 27 微导管选择性置入左侧 ICA，造影发现左侧 ICA 严重狭窄（图 89-1D）。先使用 2mm×20mm 的 Maverick 球囊扩张，再使用 3mm×20mm 的 Maverick 球囊扩张。在球囊血管成形术后，顺行血流建立良好（图 89-1E 和 F）。数日后头颅 MRI 显示多灶性斑块状皮质梗死（图 89-2A 至 C），MRA 显示左侧 ICA 及 MCA 的血流良好（图 89-1G）。该患者接受了双重抗血小板及强化他汀类药物治疗。第 6 周进行随访，血管造影显示左侧 ICA 和 MCA 血流良好（图 89-2D 至 F）。患者无明显症状。

【提示与技巧】

1. 通常急性卒中时 ICA 无血流是由 ICA 远端阻塞所致。需使用微导管微导丝及超选择性血管造影术对 ICA 轻柔地进行检查，以了解阻塞的位置及类型。

2. 在卒中急性期，颅内动脉粥样硬化性疾病可通过球囊血管成形术得到有效治疗。

3. 如果仅球囊血管成形术不能获得再通，可考虑释放支架。

病例 89 颅内动脉粥样硬化性疾病：次最大化的血管成形术
Intracranial Atherosclerotic Disease (ICAD): Submaximal Angioplasty

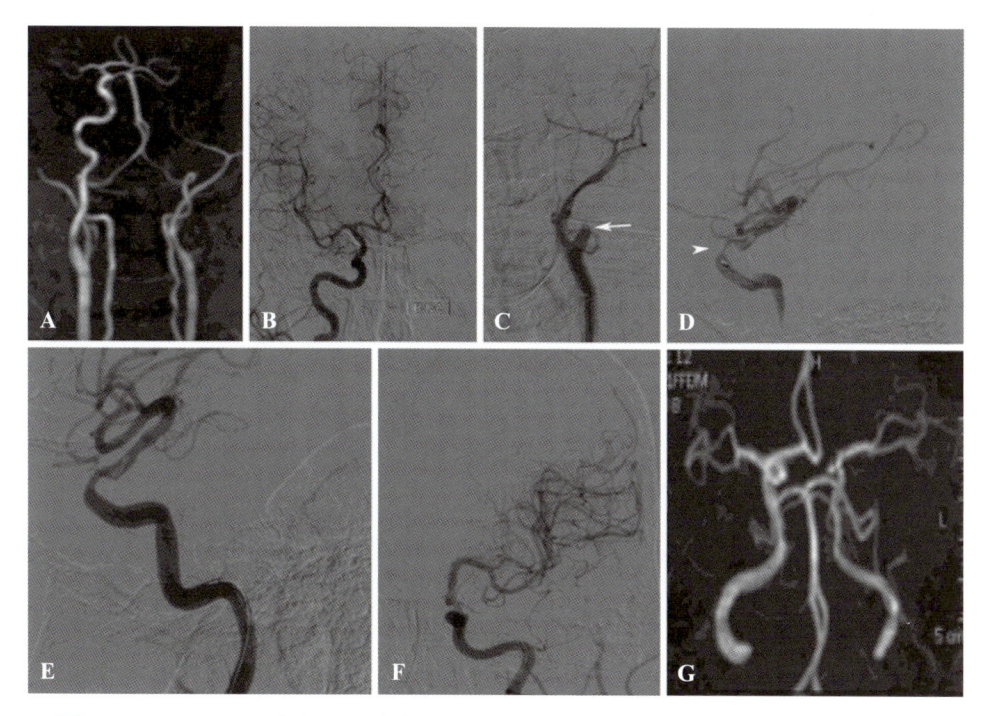

▲ 图 89-1 A. MRA 示左侧颈总动脉分叉后 ICA 中无血流；B 和 C. DSA 显示左 ICA 中无血流，右 ICA 中血流良好，前交通动脉通畅，双侧 ACA 血流良好；D. 使用微导管选择性置入左侧 ICA，DSA 检查显示左侧 ICA 眼段重度狭窄；E 和 F. 行次最大化的球囊血管成形术，术后左侧 MCA 的血流充分建立，A_1 段缺如；G. 患者临床症状完全消除，数日后 MRA 显示，左侧 ICA 及 MCA 血流重新建立

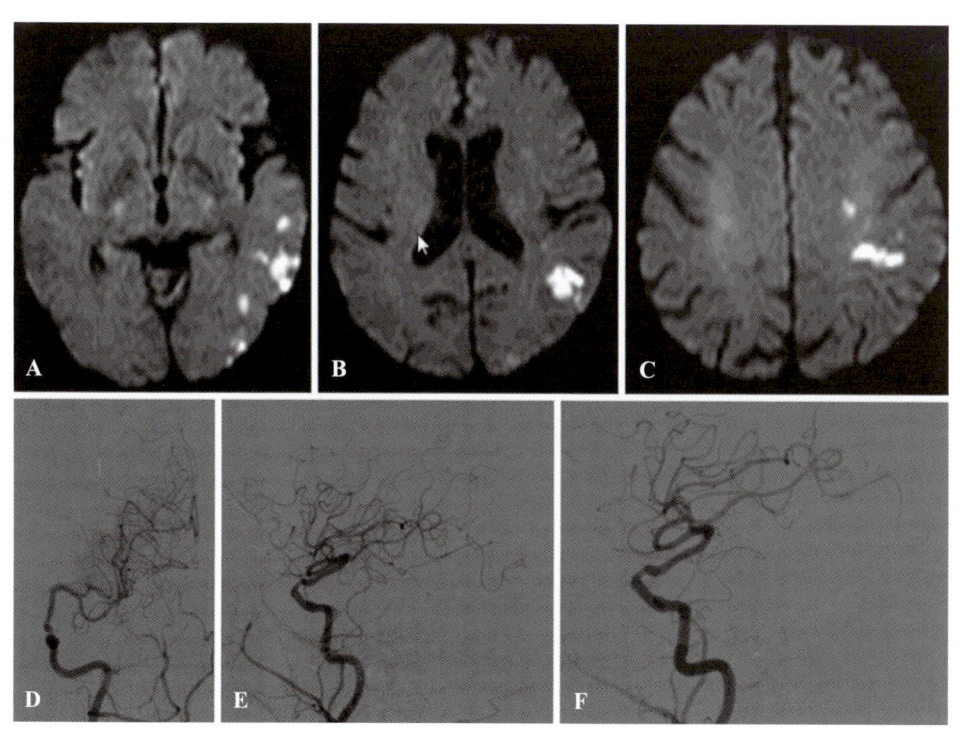

▲ 图 89-2 A 至 C. 术后数日复查 MRI 显示，左侧 MCA 供血区域出现斑块状皮质梗死，但左侧 MCA 供血区域大部分得到保留；D 至 F. 给予患者双重抗血小板药物及强化他汀类药物治疗，术后 6 周血管造影显示左侧 ICA 血流良好，而 ICA 眼段残余狭窄未见血流受限

289

推荐阅读

[1] Connors JJ III, Wojak JC. Percutaneous transluminal angioplasty for intracranial atherosclerotic lesions: evolution of technique and short-term results. J Neurosurg. 1999;91:415–23. https://doi.org/10.3171/jns.1999.91.3.0415.

[2] Dumont TM, Sonig A, et al. Submaximal angioplasty for symptomatic intracranial atherosclerosis: a prospective phase I study. J Neurosurg. 2016;125(4):964–71.

[3] Marks MP, Wojak JC, Al-Ali F, Jayaraman M, Marcellus ML, Connors JJ, et al. Angioplasty for symptomatic intracranial stenosis: clinical outcome. Stroke. 2006;37:1016–20. https://doi.org/10.1161/01.STR.0000206142.03677.c2.

病例 90
串联闭塞：支架顺行优先技术
Tandem Occlusions (Antegrade First Technique with Stent)

Mohammed A. Almekhlafi　Mayank Goyal　著

【病例概述】

一名 70 岁男性，左侧肢体无力持续 5h。NIHSS 评分为 17 分，患者有串联闭塞。右侧 ICA 起始处重度狭窄，伴有 MCA 的 M_1 段闭塞。侧支循环良好，梗死核心较小（图 90-1）。

【诊疗思路】

1. 顺行或逆行入路。
2. 通过重度狭窄区域——Dotter 法或微导丝联合微导管/球囊血管成形术。
3. 硬件选择及使用栓塞保护装置的时机。
4. 抗血小板方案。

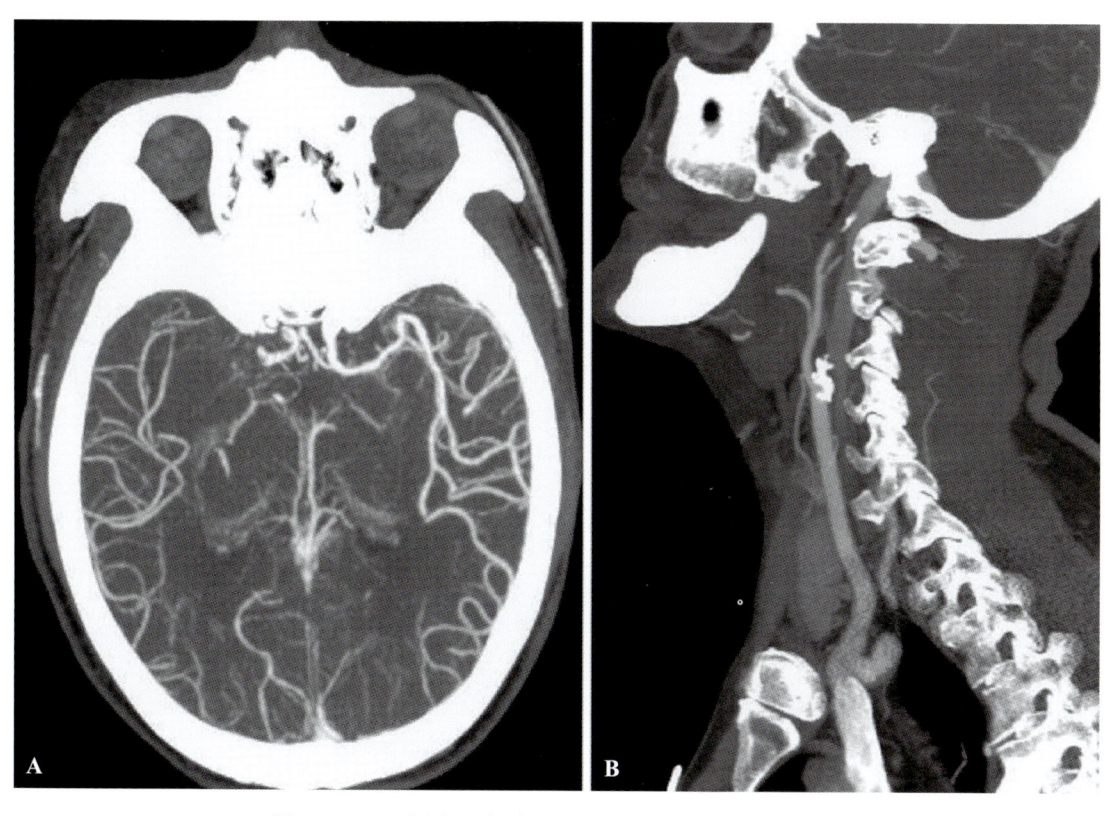

▲ 图 90-1　A. 右侧 M_1 闭塞；B. 右侧 ICA 闭塞伴血管壁钙化

【治疗经过】

该手术在局部麻醉下进行。采取了顺行方法。右股动脉置入 8F 短鞘，然后将 8F Neuron Max（Penumbra Inc.）导引至右 CCA 远端，在 0.014 Traxcess 微导丝引导下将微导管通过狭窄处，进行微导管造影以明确其位于真腔内。采用 2.5mm×15mm 快速交换球囊进行球囊血管成形术。随后，将 Xact 6-8/30mm 支架置于狭窄部位，支架置入后用 4mm×20mm 快速交换球囊行血管成形术（图 90-2）。维持导丝通路，将导引导管（6F DAC，Stryker Neurovascular）穿过支架，远端闭塞通过支架机械取栓。输送颈动脉支架时，通过鼻胃管给予 300mg 阿司匹林。术后 DynaCT 显示，基底节区有小面积梗死，无出血迹象，因此给予患者 600mg 氯吡格雷。

【提示与技巧】

1. 在顺行操作中，首先对近端狭窄部位进行血管重建。以可控的方式处理近端病变的关键优势在于远端可采用大直径导管处理颅内闭塞，但该方法可能导致大脑再灌注延迟。

2. 使用 8F Neuron Max 或 6F 鞘，因为其内径可以输送 Xact 支架和 Protégé 支架系统。Merci 球囊导管内径不允许支架输送系统通过。但是，9F Cello 或 FlowGate（Stryker Neurovascular）球

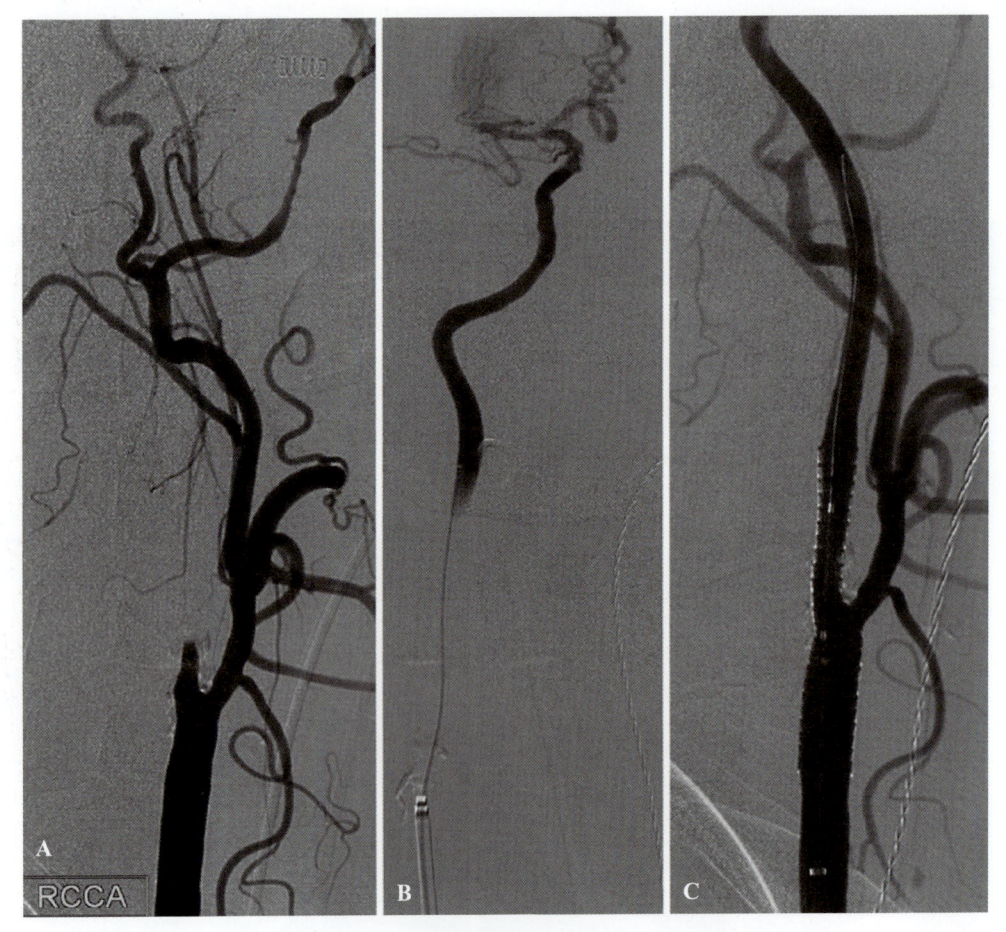

▲ 图 90-2 血管造影侧位片证实颈动脉闭塞

A. 使用 Traxcess 导丝引导 SL10 微导管穿过病灶；B. 微导管造影确认真腔及远端 MCA 闭塞；C. 置入颈动脉支架，并将导引导管推进至颈动脉支架的远端，之后进行机械取栓

囊导管可以输送上述支架系统。

3. 用微导丝结合微导管通过狭窄部位可以确定远端动脉的通畅程度，确定位置（即是否为真腔）并进行球囊血管成形术。

4. 通过球囊血管成形术进行可控性扩张，该方法比引导大直径导管通过狭窄处更好。后者可能会进一步导致斑块破碎，使血栓迁移到新的区域。

5. M_1 或 M_2 远端闭塞的患者可考虑使用栓塞保护装置，因为任何进一步的栓塞都可能导致新区域的闭塞或增加血栓负荷。

6. Traxcess 0.014 微导丝可穿过病灶，并引导导管穿过支架。即使支架置入后，也要保持导丝通路畅通，因为如果患者术前未接受过抗血小板治疗，在急性支架置入术中存在支架内血栓闭塞的风险。

7. 将 6F 导引导管送至支架远端，并行支架取栓。建议始终将导引导管置于颈动脉支架远端，以防止颈动脉支架因 Solitaire 支架而产生移位。由于无法阻滞近端血流，因此存在远端或新区域栓塞的风险。

8. 为避免远端栓塞，可以尝试使用 5 MAX ACE 导管的 ADAPT 技术。

9. 抗血小板治疗应视情况而定。一般而言，对于未接受溶栓治疗的小梗死核心灶患者，静脉注射负荷剂量的 GP Ⅱb/Ⅲa 抑制药。6h 后进行 NCCT 扫描，如果未出现血肿、再灌注损伤或中线移位的迹象，则进行双重抗血小板治疗。另一方面，如果患者接受了溶栓治疗，则需给予负荷剂量的 GP Ⅱb/Ⅲa 抑制药。6h 后，如果 NCCT 扫描未显示任何危险信号，则给予负荷剂量阿司匹林；24h 后，如果脑 NCCT 扫描没有不良迹象，则给予负荷剂量氯吡格雷。

推荐阅读

[1] Marnat G, et al. Endovascular management of tandem occlusion stroke related to internal carotid artery dissection using a distal to proximal approach: insight from the RECOST study. AJNR Am J Neuroradiol. 2016;37(7):1281–8.

[2] Spiotta AM, et al. Proximal to distal approach in the treatment of tandem occlusions causing an acute stroke. J Neurointerv Surg. 2015;7(3):164–9.

病例 91
颅内动脉闭塞合并串联颈动脉狭窄：远端至近端入路
Intracranial Occlusion with Tandem Carotid Stenosis: Distal to Proximal Approach

Ajit S. Puri　Rajsrinivas Parthasarathy　著

【病例概述】

一名 61 岁男性表现为右侧偏瘫和失语症。NIHSS 评分 20 分，ASPECTS 评分 9 分，CTA 表现为左侧颈内动脉起始部闭塞合并左侧大脑中动脉 M_1 段闭塞。他接受了 tPA 静脉溶栓并转至血管内治疗。

【诊疗思路】

超过 20% 的急性缺血性脑卒中病例可见颈动脉狭窄或闭塞合并颅内动脉闭塞的串联病变。

这种情况下颈动脉狭窄的最佳处理方案仍存在争议。治疗方法包括先支架置入颈内动脉，然后治疗颅内动脉闭塞，或者先通过闭塞/狭窄段治疗颅内动脉闭塞，然后同期治疗颈动脉狭窄或者分期治疗。

【治疗经过】

将同轴系统包括 6F 股动脉鞘和 5F VERT 导管置入左侧颈总动脉中段，颈总动脉造影显示，颈内动脉颈段重度狭窄（图 91-1A）合并远端大脑中动脉 M_1 段闭塞的串联病变（图 91-1B）。

将 Prowler Select Plus 微导管超选越过大脑中动脉闭塞段进入 M_2 段分支，将 4mm×20mm Solitaire 支架释放，回收支架，闭塞完全再通（图 91-2）。

随后，通过穿刺鞘，放置远端栓塞保护装置后，置入颈动脉支架（图 91-3）。

【提示与技巧】

1. 颈动脉合并颅内动脉串联病变的病例，我们倾向于首先处理颅内动脉，使血液通过颈动脉或 Willis 环侧支流向大脑来延缓缺血性脑卒中的进展。

2. 有时，颈动脉颅内段终末段闭塞造影示颈动脉逐渐变细，呈火焰征，颈动脉颈段闭塞是与血流相关的现象，但这并不是真正的闭塞。这种情况下，在颈总动脉，用 60ml 注射器通过球囊导引导管抽吸可以成功清除血栓，并将 T/L 型颈内动脉末端闭塞转化为 M_1 段闭塞。

3. 择期行支架置入术的优势是避免患者应用双重抗血小板的负荷量。

4. 如果考虑同期行支架置入术，应个性化应用抗血小板药物方案，总体而言，没接受静脉溶

病例 91　颅内动脉闭塞合并串联颈动脉狭窄：远端至近端入路
Intracranial Occlusion with Tandem Carotid Stenosis: Distal to Proximal Approach

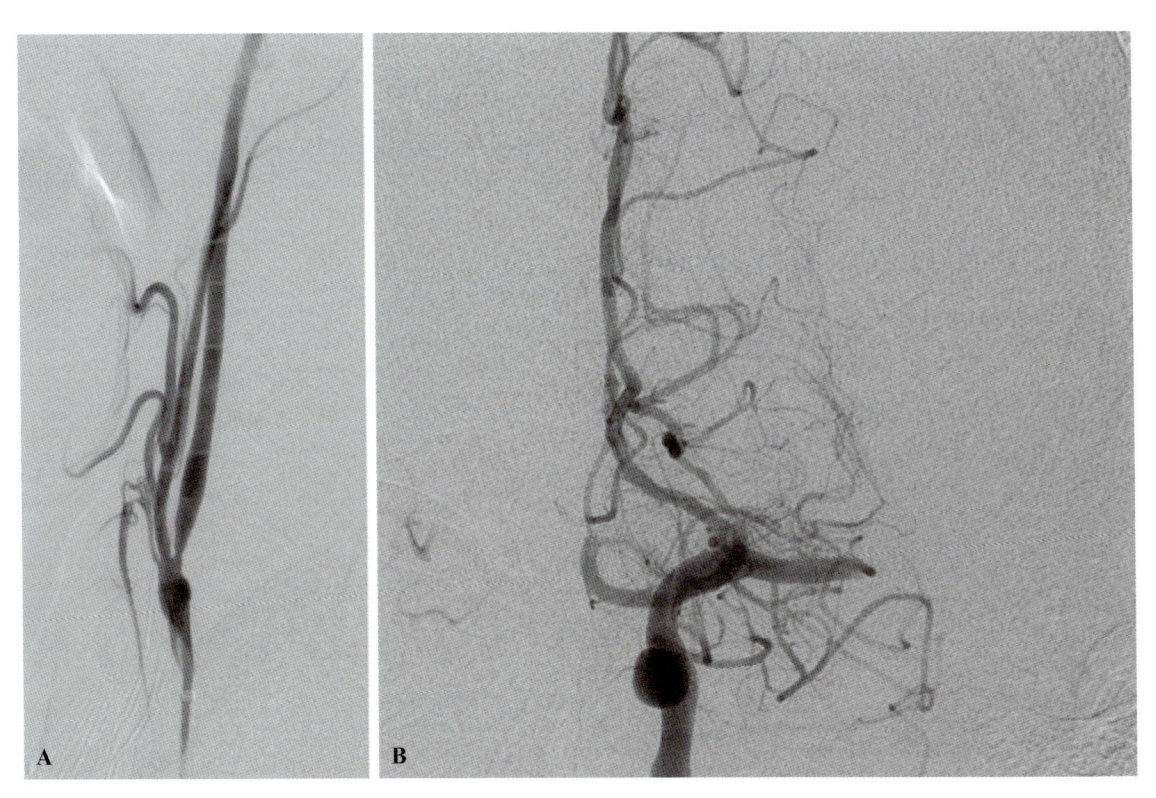

▲ 图 91-1　左侧颈总动脉造影
A. 左侧颈内动脉起始重度狭窄；B. 同侧大脑中动脉 M_1 段远端闭塞

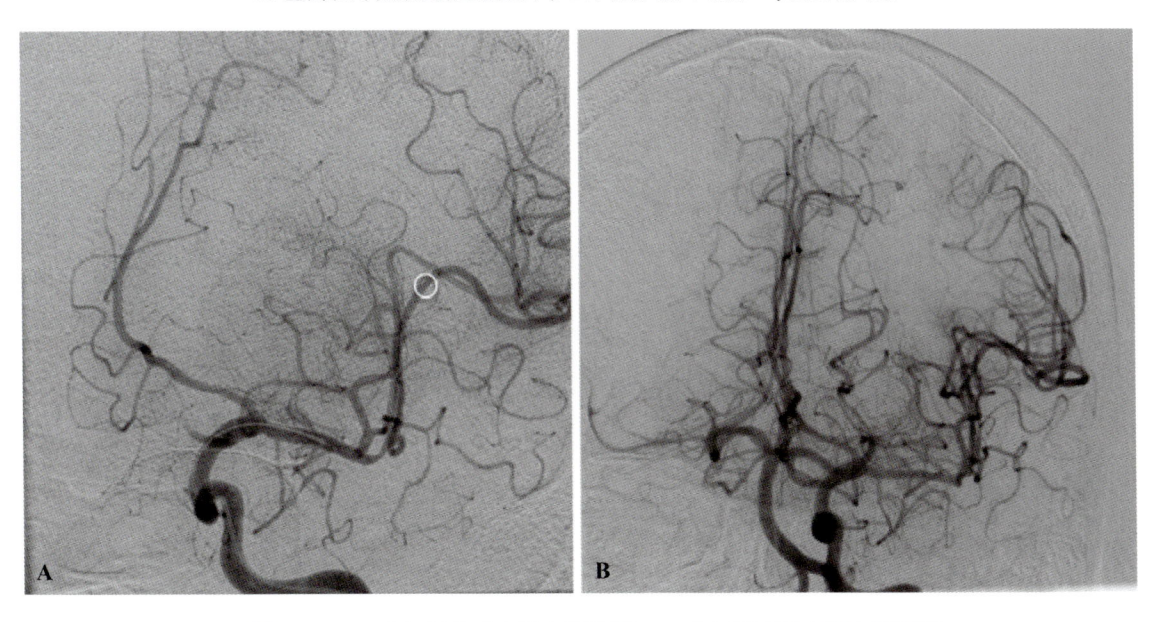

▲ 图 91-2　A. 支架释放后立即血管造影；B. 支架取出后立即血管造影

栓的患者，可静脉给予负荷量的 GP Ⅱb/Ⅲa 抑制药。术后 6h 应行 NCCT 扫描，如果没有血肿、再灌注损伤或中线移位，则行双抗负荷量治疗。另外，如果患者接受溶栓治疗，给予负荷量的 GP Ⅱb/Ⅲa 抑制药，6h 后，如果 NCCT 扫描没有出现血肿、再灌注损伤或中线移位，应给予负荷量的阿司匹林。24h 后如果颅脑 NCCT 无不良表现，可给予负荷量的氯吡格雷。

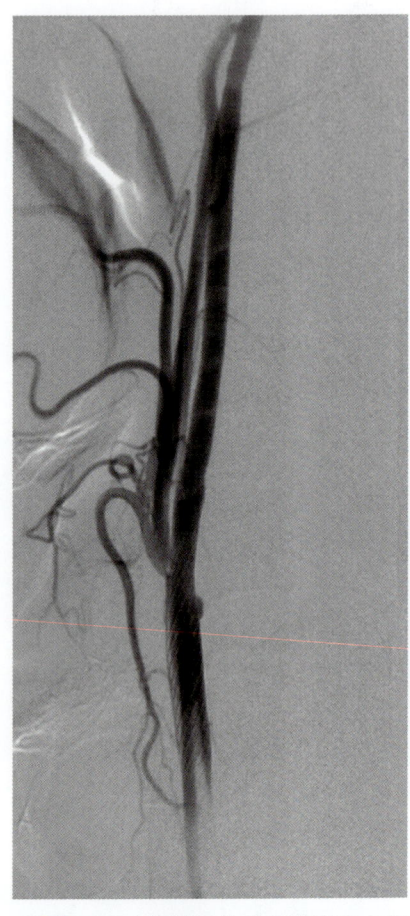

▲ 图 91-3 左侧颈总动脉造影示支架置入术后无残余狭窄

推荐阅读

[1] Marnat G, et al. Endovascular management of tandem occlusion stroke related to internal carotid artery dissection using a distal to proximal approach: insight from the RECOST study. AJNR Am J Neuroradiol. 2016;37(7):1281–8.

[2] Rangel-Castilla L, et al. Management of acute ischemic stroke due to tandem occlusion: should endovascular recanalization of the extracranial or intracranial occlusive lesion be done first? Neurosurg Focus. 2017;42(4):E16.

[3] Spiotta AM, et al. Proximal to distal approach in the treatment of tandem occlusions causing an acute stroke. J Neurointerv Surg. 2015;7(3):164–9.

病例 92
颅内动脉闭塞合并串联颈动脉狭窄：保留保护伞
Intracranial Occlusion with Tandem Carotid Stenosis: Retained Filter

Rajsrinivas Parthasarathy　　Vipul Gupta　　著

【病例概述】

一名 79 岁糖尿病和高血压患者，以右侧肢体无力和言语不清 2h 入院。体格检查表明右侧肢体肌力弱，完全混合性失语，NIHSS 评分 19 分。NCCT 显示小梗死核心和 MCA 高密度征（图 91-1）。CTA 示左侧颈内动脉起始合并大脑中动脉 M_1 段串联闭塞。

【诊疗思路】

1. 越过近端闭塞：Dotters 技术或球囊血管成形术。

2. 串联闭塞：远端到近端或近端到远端方法行 ICA 支架置入术。

【治疗经过】

将同轴系统包括 6F 股动脉鞘和 5F VERT 导管置入左侧颈总动脉中段。在此位置行脑血管造影示左侧颈内动脉起始部重度狭窄，无顺行血流（图 92-2A）。神经导引导管在 0.035 Terumo 导丝的引导下置入左侧颈内动脉颈段（图 92-2B）（Dotters 技术）。颈内动脉颈段远端和颈内动脉剩余节段均开放，并伴有大脑中动脉 M_1 段闭塞（图 92-2C 和 D）。首先行颅内动脉闭塞支架取栓术。

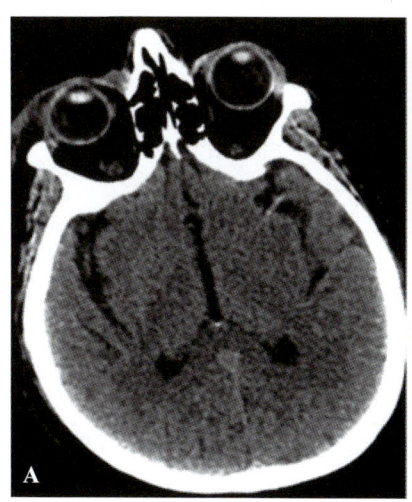

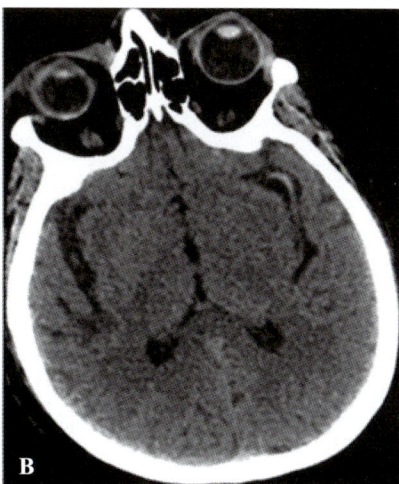

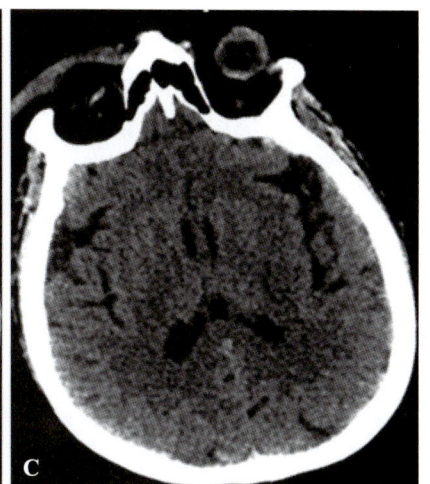

▲ 图 92-1　头颅 CT 平扫示小梗死核心和大脑中动脉高密度征

血管再通，血流等级为 TICI 3 级（图 92-3）。然后，通过 Traxcess 0.014 微导丝（Microvention, Inc.）来维持微导丝通路（图 92-4A 和 B），然后置入远端保护装置后行支架置入术（图 92-4C）。保护伞放置后马上发现左侧颈内动脉颈段，尤其是保护伞周围血栓形成（图 92-4C 和 D）。支架放置后即刻造影发现颈内动脉起始部已完全闭塞（图 92-4E）。但经前交通动脉和后交通动脉血流形成较好的侧支代偿（图 92-5A 和 B）。感觉颈内动脉有明显的血栓负荷，因此决定不回收保护伞。将保护伞导丝在腹股沟处切断（图 92-5C 和 F）。术后 NCCT 示无出血且梗死区无扩大，患者完全康复。

【提示与技巧】

1. 颈动脉颈段合并颅内动脉串联闭塞的病例，我们倾向于首先处理颅内动脉，使血液通过颈动脉或 Willis 环侧支代偿来延缓缺血性脑卒中的进展。

2. 越过近端闭塞——Dotter 技术：先不行血管成形术，导引导管在 0.035 Terumo 导丝的引导下通过狭窄段。在颈内动脉处行强有力的抽吸。大口径的导引导管紧贴狭窄段，使其周围无空间，使血流停止，然后行支架取栓术。

3. 如果行紧急支架置入术，应该仔细考虑，由于患者没有接受抗血小板药物治疗，有很大的概率在保护伞周围和支架内形成急性血栓。

4. 这个病例，左侧颈内动脉内有进展性血栓形成，最初血栓在保护伞周围，然后颈内动脉完全闭塞。侧支代偿评估，血液经前交通动脉和后交通动脉良好代偿左侧颈内动脉供血区，并且无静脉期延迟。取出保护伞的风险是远端供血区栓塞。颈内动脉无前向血流。因此决定将保护伞留置体内，并且在腹股沟处切断导丝。必须认真考虑到颈动脉血流重建的利与弊，因为当颅内动脉血流已经通过侧支循环建立，尝试血管重建可能是有风险的。

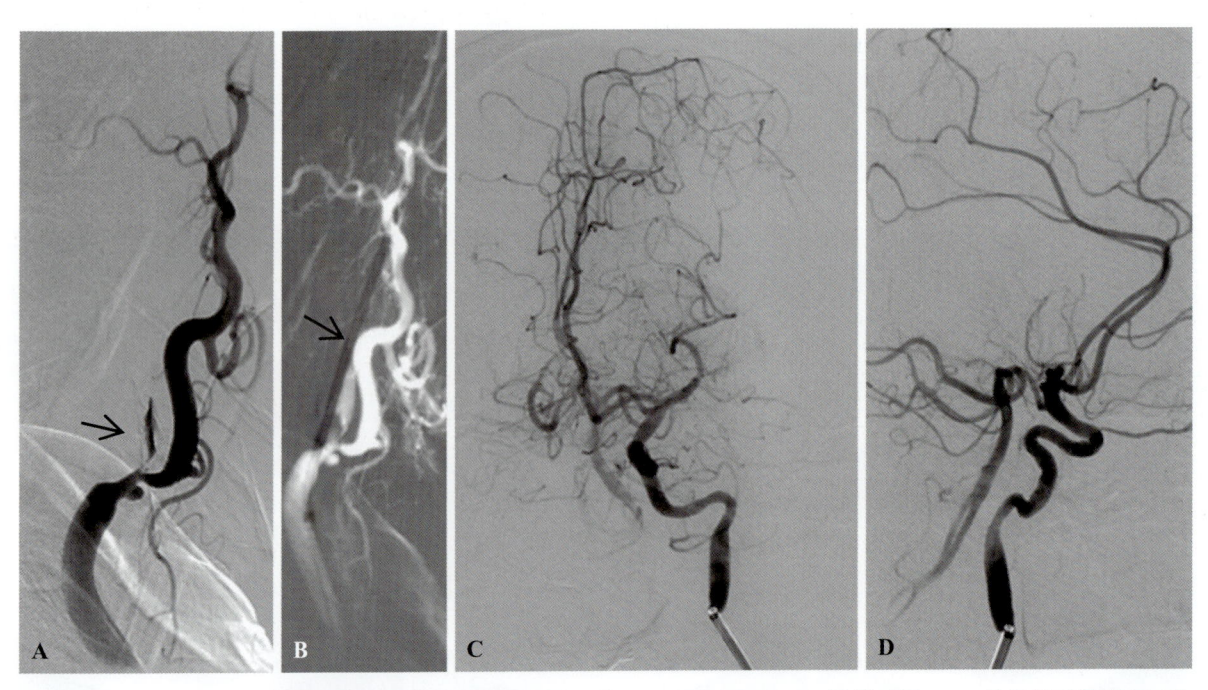

▲ 图 92-2 **A.** 颈内动脉起始处重度狭窄，无顺向血流（箭）；**B.** 0.035 Terumo 导丝引导下 6F 神经导引导管穿过狭窄段；**C 和 D.** 正侧位造影示左侧大脑中动脉 M_1 段闭塞，软脑膜侧支代偿差

病例 92 颅内动脉闭塞合并串联颈动脉狭窄：保留保护伞
Intracranial Occlusion with Tandem Carotid Stenosis: Retained Filter

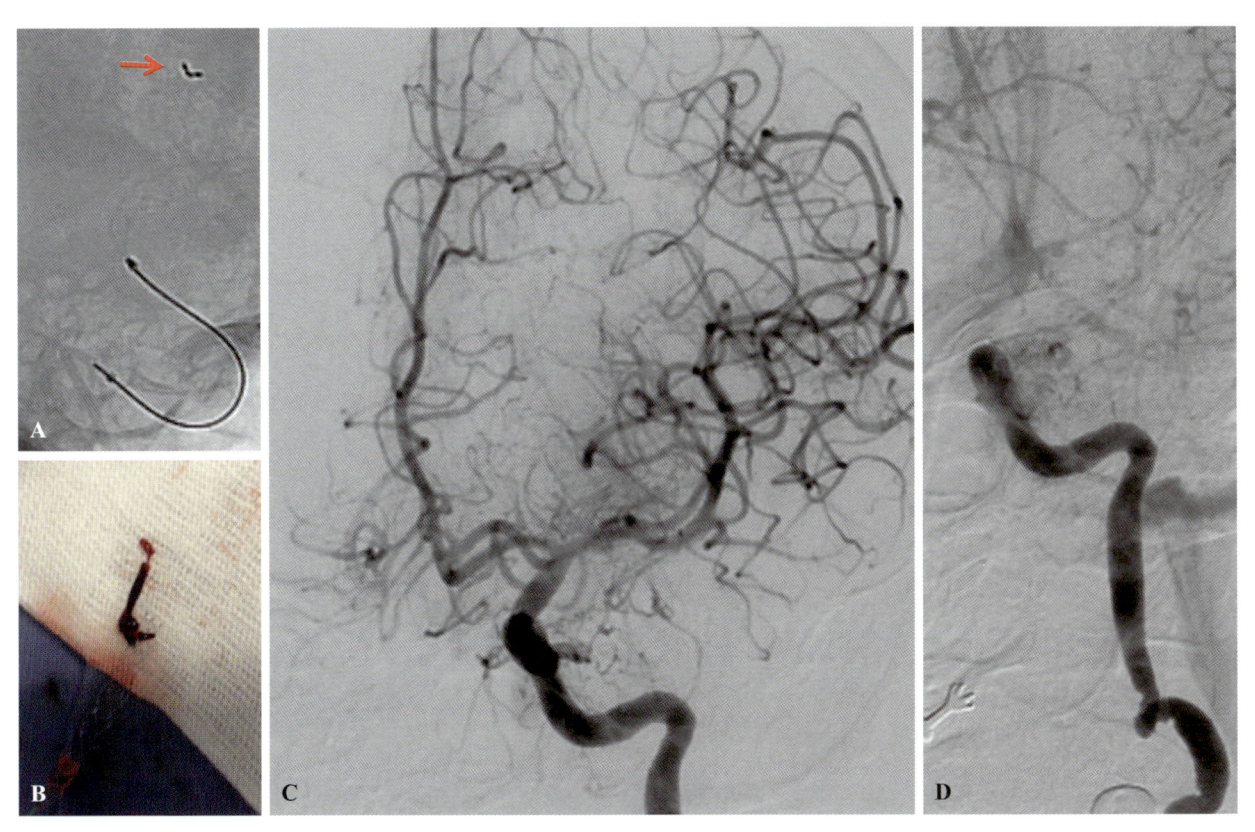

▲ 图 92-3 A. 穿过血栓释放 Solitaire 4mm×40mm 支架；B. 附着在支架内的血栓；C. TICI 3 级再灌注；D. 近端狭窄导致左侧颈内动脉血流停滞

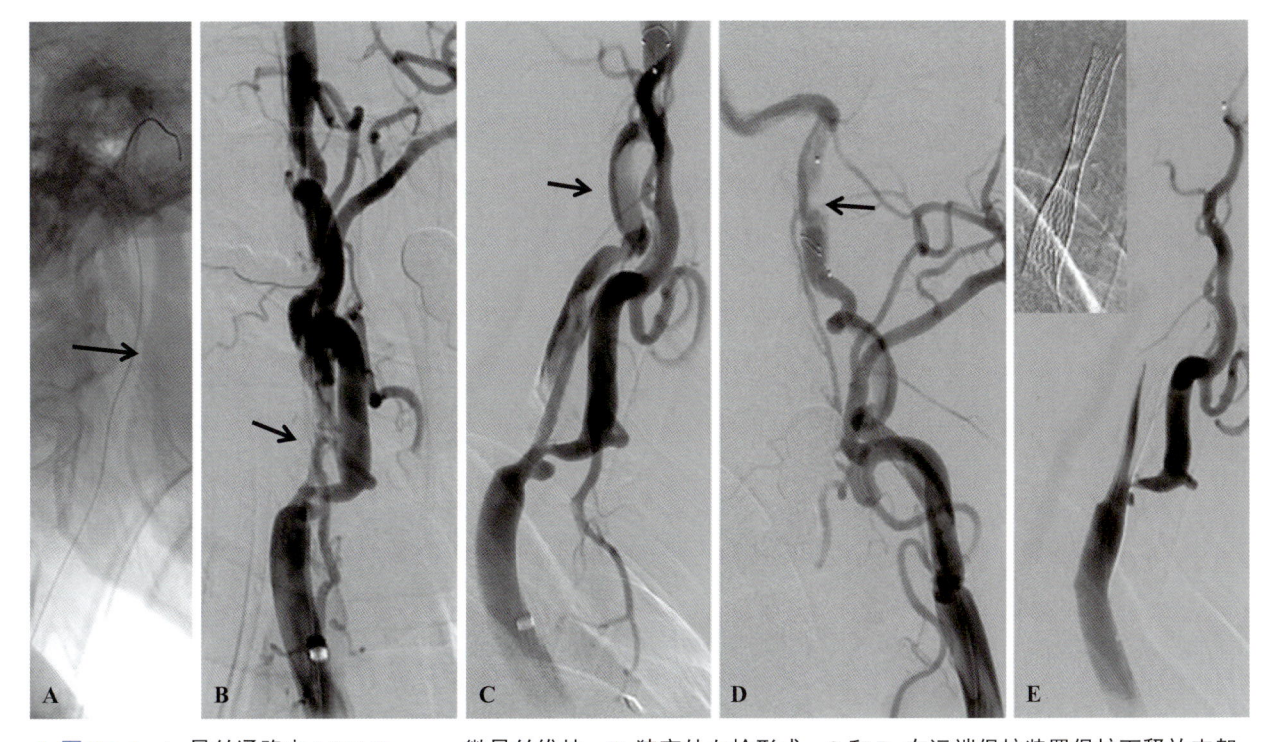

▲ 图 92-4 A. 导丝通路由 0.014 Traxcess 微导丝维持；B. 狭窄处血栓形成；C 和 D. 在远端保护装置保护下释放支架，可见保护伞周围和颈内动脉颈段进展性血栓形成；E. 闭塞的颈内动脉起始见大量的血栓负荷，插图显示原位支架

299

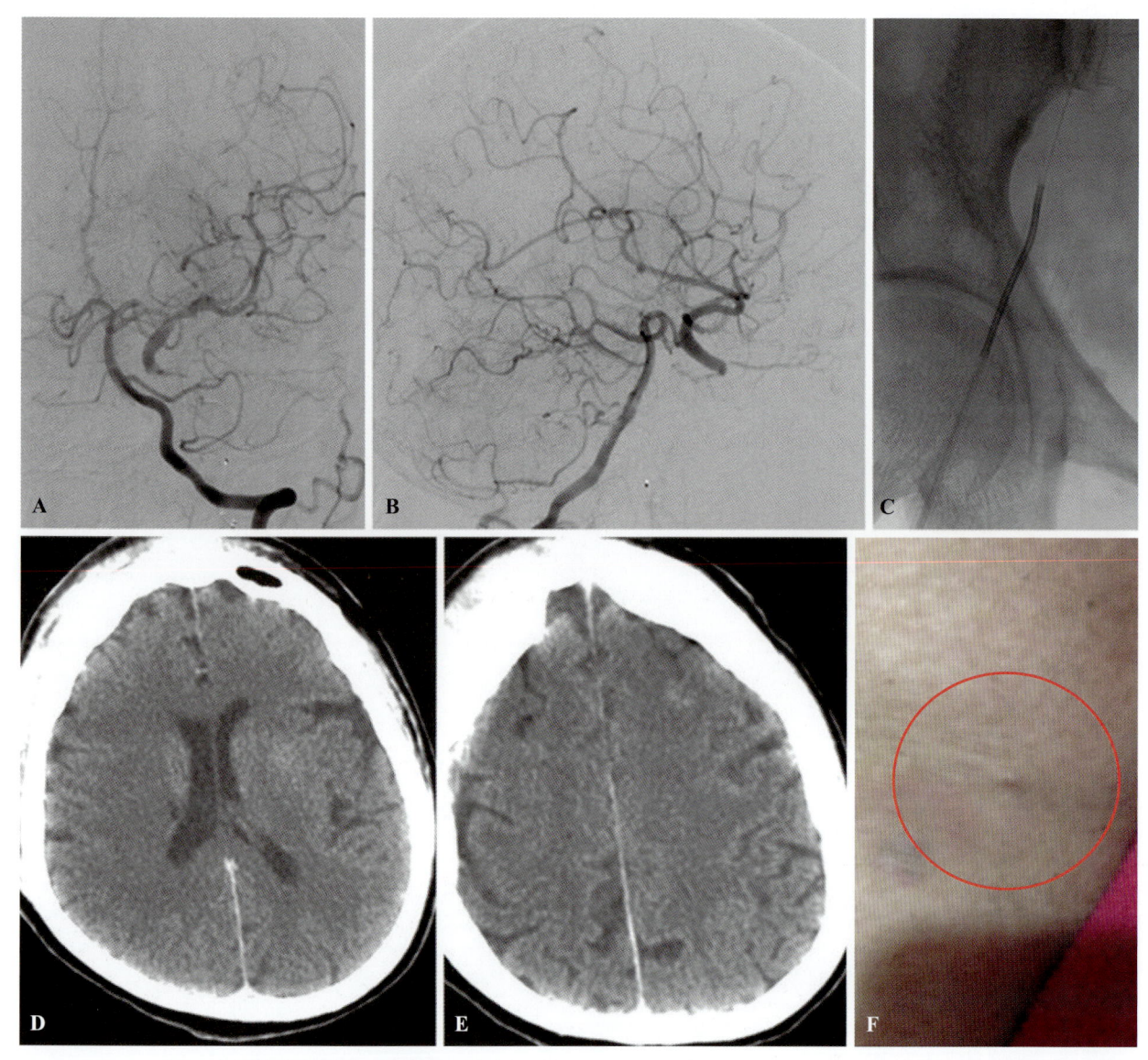

▲ 图 92-5 A 和 B. 左侧椎动脉血流经后交通动脉良好代偿左侧颈内动脉供血区域；C 和 F. 保护伞导丝在腹股沟处切断；D 和 E. 术后 DynaCT 显示无出血和新发梗死

推荐阅读

[1] Marnat G, et al. Endovascular management of tandem occlusion stroke related to internal carotid artery dissection using a distal to proximal approach: insight from the RECOST study. AJNR Am J Neuroradiol. 2016;37(7):1281–8.

[2] Rangel-Castilla L, et al. Management of acute ischemic stroke due to tandem occlusion: should endovascular recanalization of the extracranial or intracranial occlusive lesion be done first? Neurosurg Focus. 2017;42(4):E16.

[3] Spiotta AM, et al. Proximal to distal approach in the treatment of tandem occlusions causing an acute stroke. J Neurointerv Surg. 2015;7(3):164–9.

病例 93
急性颈内动脉夹层：支架辅助再通
Acute ICA Dissection: Stent-Assisted Recanalization

Vipul Gupta Rajsrinivas Parthasarathy 著

【病例概述】

一名48岁男性表现为蛛网膜下腔出血（Hunt-Hess Ⅱ级，Fisher Ⅲ级）。脑血管造影显示左侧颈内动脉床突上段不规则宽基底突起，提示为血泡动脉瘤（图93-1B）。颈动脉3D旋转造影也提示该诊断。旋转造影后，患者发生抽搐并发生意识障碍。气管插管后重复造影（图93-1D）示左侧颈内动脉完全闭塞，闭塞端为火焰状锥形边缘，提示夹层可能。DynaCT（Siemens，Germany）示没有新发颅内出血。

【诊疗思路】

1. 缺血问题，急性颈内动脉闭塞的治疗。
2. 出血问题，在这种情况下血泡动脉瘤的治疗。

【治疗经过】

患者DynaCT未见任何新发出血。颈动脉血管造影和3D旋转造影示急性夹层。

鉴于此，需要评估左侧大脑半球的侧支血流。右侧颈动脉造影（图93-2A）和左侧椎动脉造影未见任何交通动脉。因此决定尝试对左侧颈内动脉进行再通。6F长鞘置入左侧颈总动脉，微导管（Excelsior SL 10，Stryker Neurovascular）在微导丝（Transend 14，Stryker Neurovascular）引导下穿过闭塞段。微导管造影示颈内动脉颅内段包括岩骨段未闭塞（图93-2B）。微导管由300cm长交换微导丝（Transcend，Stryker Neurovascular）交换，将两枚自膨支架（XACT，Abbott，US）部分重叠放置在颈内动脉颈段，从而使颈内动脉完全再通（图93-2C和D）。通过胃管给予患者负荷量的双重抗血小板药物治疗（阿司匹林300mg和氯吡格雷450mg）。

既然给予患者抗血小板药物治疗，那必须治疗血泡动脉瘤。如图93-3A所示，决定重叠置入两枚支架（Enterprise，Codman Neurovascular，Johnson和Johnson US）。将导引导管置于颈内动脉颈段支架内（Neuron，Penumbra，Alameda，California，USA）。支架放置后造影显示动脉瘤内血流轻度滞留（图片未展示）。对患者观察30min，看是否有任何血栓形成。再次复查CT未见新发出血，并且患者在完全神志清楚的状况下拔管。随访DSA（图93-3B和C）示动脉瘤几乎完全闭塞，颈内动脉颈段支架内中度狭窄。由于患者没有症状，因此决定不再进一步干预。

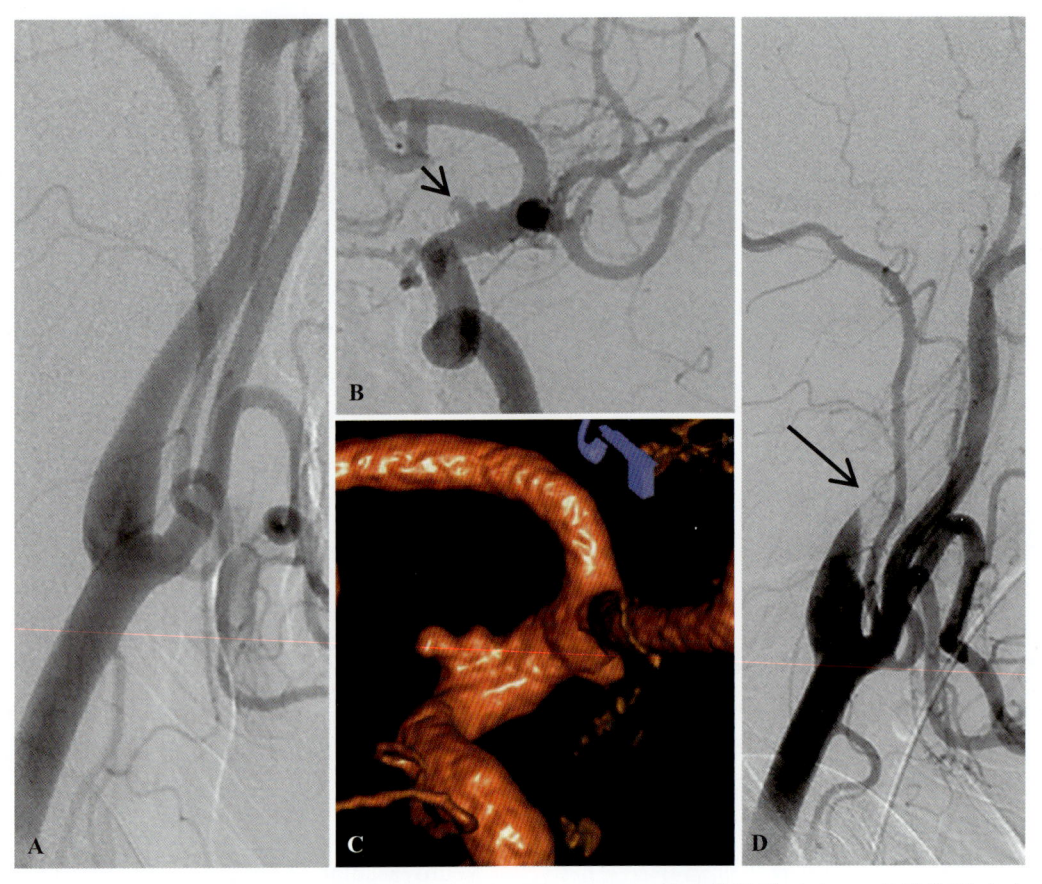

▲ 图 93-1 A. 左侧颈总动脉造影示正常的颈内动脉；B 和 C. 脑血管造影（B）3D 旋转造影（C）示颈内动脉床突上段血泡动脉瘤（短箭）；D. 患者病情恶化后造影示颈内动脉完全闭塞，闭塞端为锥形（长箭），提示夹层可能

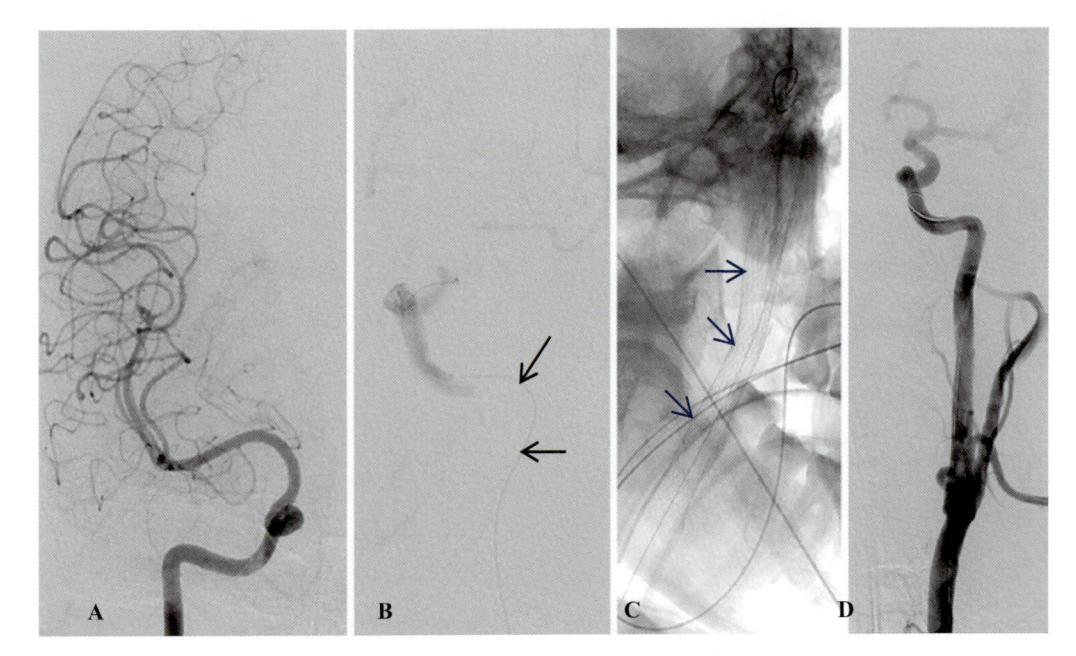

▲ 图 93-2 A. 右侧颈内动脉造影示右侧 ACA 的 A_1 段发育不良/缺如，无侧支流入左侧；B. 左侧颈内动脉海绵窦段微导管造影示未闭的颈内动脉血流逆流至岩骨段；C. 在左侧颈内动脉颈段双支架部分重叠置入；D. 支架置入后 DSA 显示颈内动脉显影良好

病例 93　急性颈内动脉夹层：支架辅助再通
Acute ICA Dissection: Stent-Assisted Recanalization

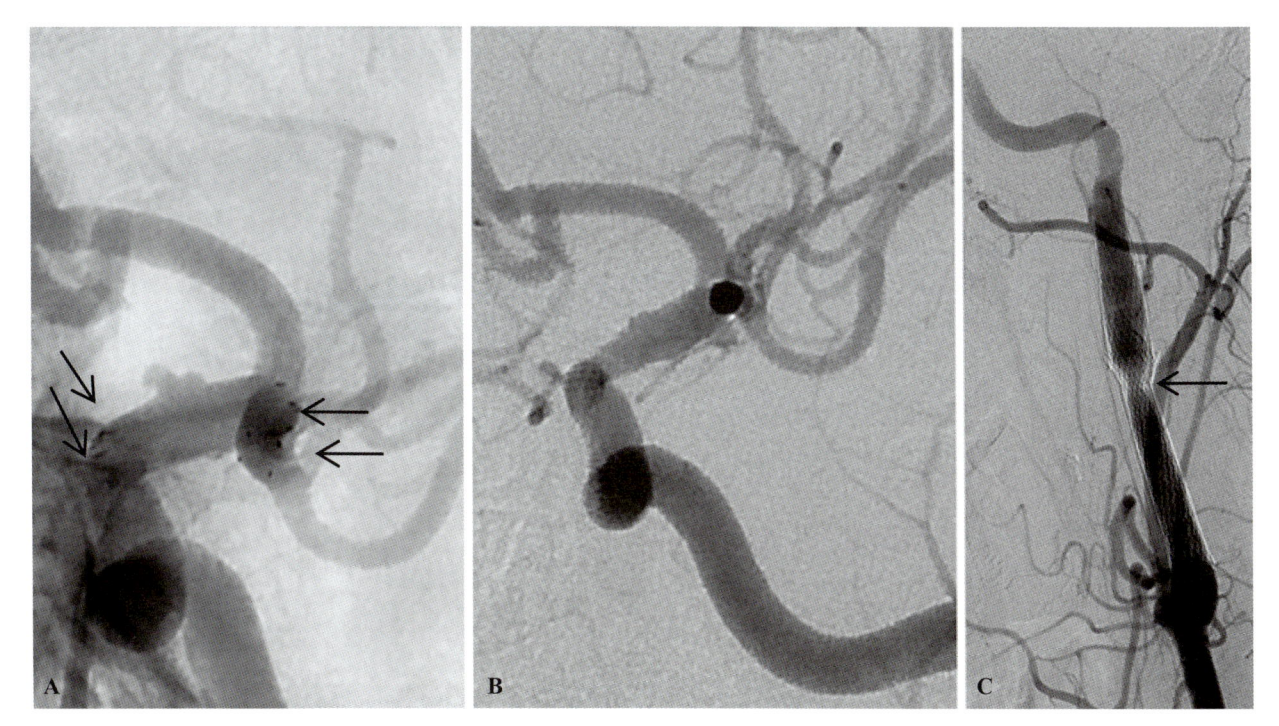

▲ 图 93-3　A. 跨血泡动脉瘤重叠置入两枚支架；B 和 C. 6 个月随访动脉瘤几乎完全闭塞；C. 左侧颈内动脉颈段中度狭窄（箭）

【提示与技巧】

1. 经导管造影可能导致颈内动脉夹层。通常这些都是非闭塞性的，可以通过抗凝或抗血小板来治疗。极少数情况下，夹层会导致严重的狭窄或闭塞，这可能需要再通治疗。

2. 谨慎评估侧支循环，如果存在良好的侧支血流，则可以保守治疗。

3. 颈内动脉夹层经常起于颈内动脉起始，终止于颈段和岩骨段连接处的颈内动脉远端。在这些情况下，需要支架再通，球囊扩张血管成形术几乎从未成功。微导丝通常容易通过夹层，到达远端真腔后，可行支架置入术。

推荐阅读

[1] Fisher CM, Ojemann RG, Roberson GH. Spontaneous dissection of cervico-cerebral arteries. Can J NeurolSci. 1978;5(1):9–19.

[2] Meling TR, Sorteberg A, Bakke SJ, Slettebo H, Hernesniemi J, Sorteberg W. Blood blister-like aneurysms of the internal carotid artery trunk causing subarachnoid hemorrhage: treatment and outcome. J Neurosurg. 2008;108:662–71.

[3] Ogawa A, Suzuki M, Ogasawara K. Aneurysms at nonbranching sites in the surpaclinoid portion of the internal carotid artery: internal carotid artery trunk aneurysms. Neurosurgery. 2000;47:578–83. Discussion 583–586.

[4] Ojemann RG, Fisher CM, Rich JC. Spontaneous dissecting aneurysm of the internal carotid artery. Stroke. 1972;3(4):434–40.

[5] Pham MH, Rahme RJ, Arnaout O, et al. Endovascular stenting of extracranial carotid and vertebral artery dissections: a systematic review of the literature. Neurosurgery. 2011;68(4):856–66. [discussion:866].

病例 94
多枚支架置入治疗长节段症状性夹层
Extensive Stent Reconstruction for Long-Segment Symptomatic Dissections

Ajit S. Puri   Rajsrinivas Parthasarathy   著

【病例概述】

一名 50 岁左右的女性患者因突发左侧偏瘫到急诊就诊。NIHSS 评分 16 分。CTA 示右侧颈总动脉起始处接近闭塞。急诊 MRI/MRA 示右侧大脑半球多发小栓塞，并且右侧颈总动脉和颈内动脉未见显影（图 94-1A 和 B）。MRI 灌注成像显示右侧大脑半球大片缺血半暗带（图 94-1C 和 D）。患者拟全麻下急诊行血管重建术。

【诊疗思路】

1. 跨长段夹层支架的选择，特别是必须跨越颈内动脉岩骨段弯曲时支架的选择。
2. 抗血小板药物的策略。

【治疗经过】

手术在全麻下进行。左侧颈内动脉和后循环的血管造影显示右侧大脑半球的侧支循环不良。

6F 导引导管置入右侧颈总动脉近端；血管造影示右侧颈总动脉近端不显影，腔内有充盈缺损（图 94-2A）。微导丝和小口径的微导管（SL 10，Stryker neurovascular）穿过夹层节段。微导管造影确认在真腔内，并且确认夹层病变远端位置。此后，在 0.014 微导丝的引导下由远及近释放多枚支架。在颈内动脉岩骨段弯曲处释放球扩支架，然后套叠释放自膨支架（图 94-2）。最后的血管造影显示支架重建整个右侧颈总动脉和颈内动脉至岩段的血供，建立了正常的颅内血供。

【提示与技巧】

1. 弯曲的解剖结构上治疗长节段夹层尤其具有挑战性。
2. 微导管在头端成襻微导丝的引导下穿过夹层段，微导丝头端应在真腔内。
3. 一旦微导管穿过，就要进行微导管造影，以确认血管腔内位置，并确定闭塞性夹层病变的远端。
4. 当夹层延伸到岩段时，应该使用不太可能在岩部弯曲处扭曲的支架。
5. Enterprise 支架（Codman Neurovascular）比 Soltaire（Medtronic）支架更容易贴壁。然而，两种支架都可以弯曲 90°。Solitaire 支架的优势是支架释放后可行 DynaCT 来查看是否扭曲。如果发现贴壁不好可部分或全部回收到鞘内再次释放。
6. 为了克服扭曲的风险，我们可以用心脏球扩支架。在弯曲的解剖结构中，球扩支架走行可能是困难的。然而，当球囊扩张释放支架时扭曲

病例 94　多枚支架置入治疗长节段症状性夹层
Extensive Stent Reconstruction for Long-Segment Symptomatic Dissections

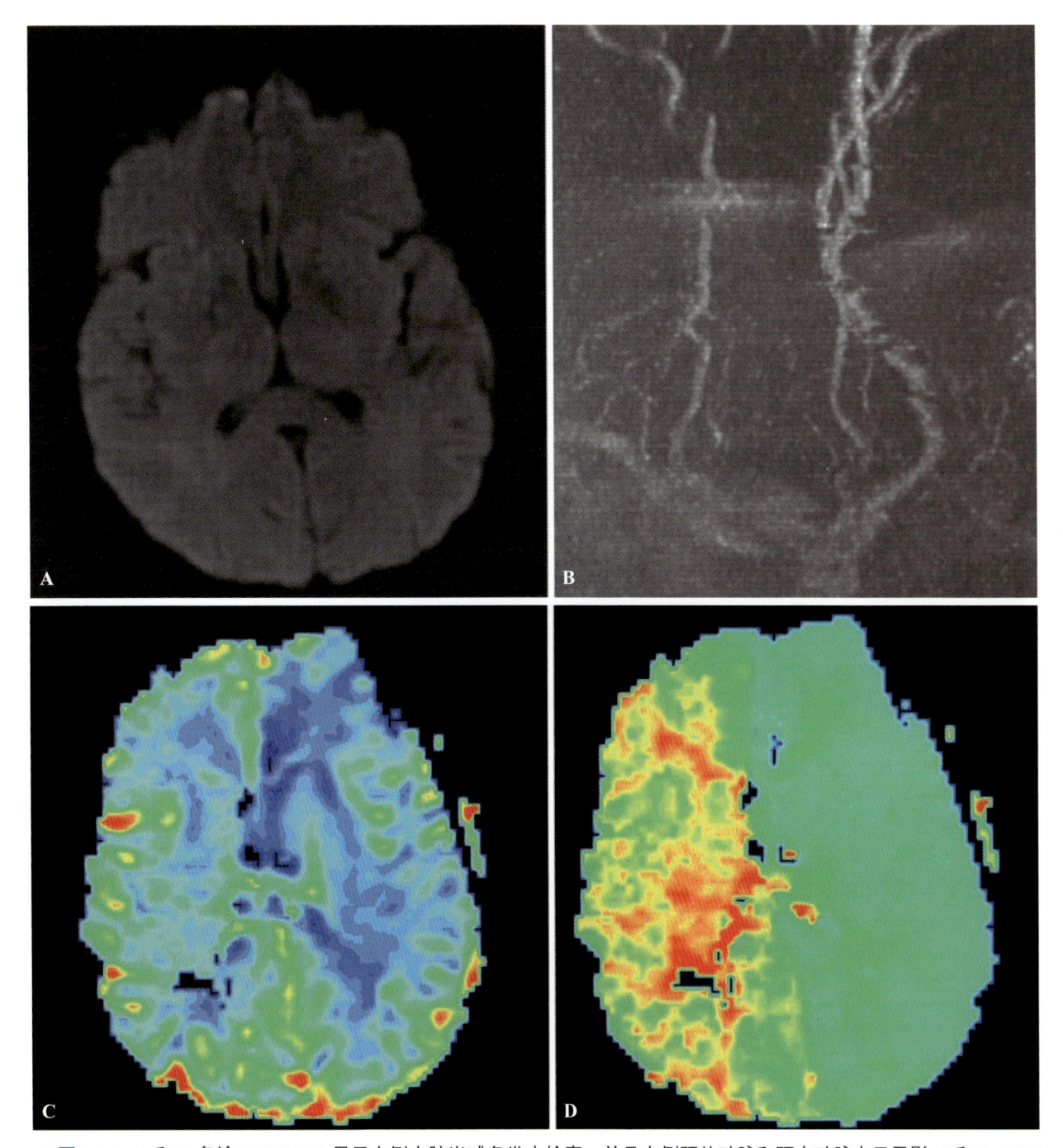

▲ 图 94-1　**A** 和 **B**. 急诊 MRI/MRA 显示右侧大脑半球多发小栓塞，并且右侧颈总动脉和颈内动脉未见显影；**C** 和 **D**. MRI 灌注成像显示右侧大脑半球大片缺血半暗带

导致影响血流的可能性可以忽略不计。作者更喜欢在岩骨段用球扩支架。

7. 对于长节段夹层，可以在平直段使用 Wallstent 支架，因为这类支架有更长的型号可供选择。

8. 当梗死核心很小，我们可以在手术台上给予患者 300mg 阿司匹林，手术后立即给予患者 300～600mg 氯吡格雷。如果手术过程中血栓形成，应给予患者 GP Ⅱb/Ⅲa 抑制药。

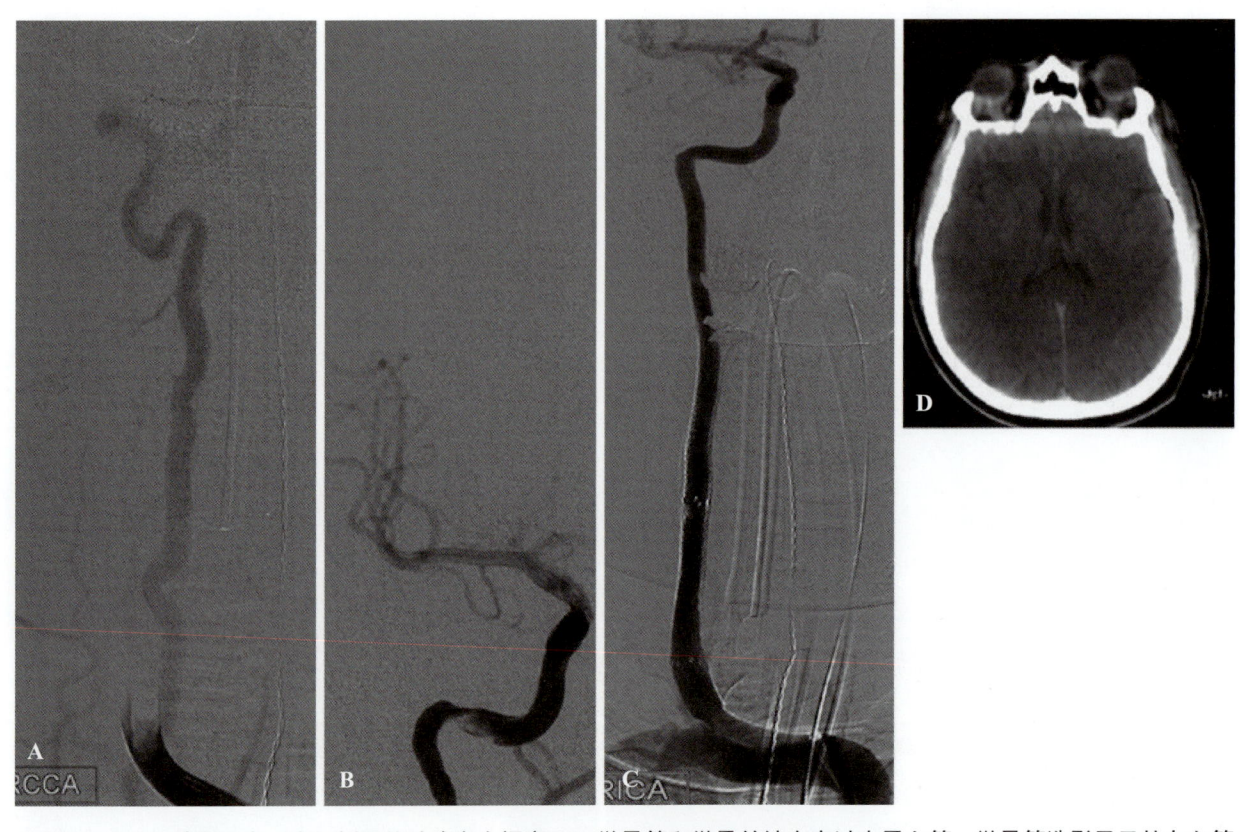

▲ 图 94-2　**A.** 造影示左（右）侧颈总动脉完全闭塞；**B.** 微导管和微导丝结合穿过夹层血管，微导管造影显示其在血管真腔，应用长交换导丝，自膨支架，球扩支架和（或）颈动脉支架由远及近覆盖病变节段；**C.** 支架释放后动脉管腔完全重建；**D.** 手术后 NCCT 检查无大梗死或出血

推荐阅读

[1] Cohen JE, et al. Emergent stenting to treat patients with carotid artery dissection. Stroke. 2003;34:e254–7.

[2] Kadkhodayan Y, et al. Angioplasty and stenting in carotid dissection with or without associated pseudoaneurysm. Am J Neuroradiol. 2005;26(9):2328–35.

病例 95
颈动脉狭窄伴血栓形成
Carotid Stenosis with Thrombus

Vipul Gupta　Swati D. Chinchure　著

【病例概述】

一名 44 岁男性患者，有吸烟史和高胆固醇血症，突然出现言语不能症状。MRI 显示左侧颞叶多发急性小梗死灶（图 95-1A）。几天后失语症状好转。CTA 示左侧颈内动脉重度狭窄（图 95-1B）。脑血管造影示左侧颈内动脉起始处近闭塞（图 95-1B 和 C，蓝箭）。一个长的充盈缺损从斑块延伸到颈内动脉颈段的中 1/3 处（图 95-1B 和 C，红箭），提示与斑块破裂的血栓形成有关。

【诊疗思路】

斑块破裂可导致血栓形成，而这种与颈动脉狭窄相关的不稳定血栓可导致栓塞和脑卒中。在这种情况下，颈动脉内置入支架可能与血栓栓塞有关。

【治疗经过】

鉴于血栓的长度较长，即使尝试颈动脉内膜切除术，也存在栓塞的可能性。患者接受抗血小板药物（阿司匹林每天 150mg）和抗凝血药（低

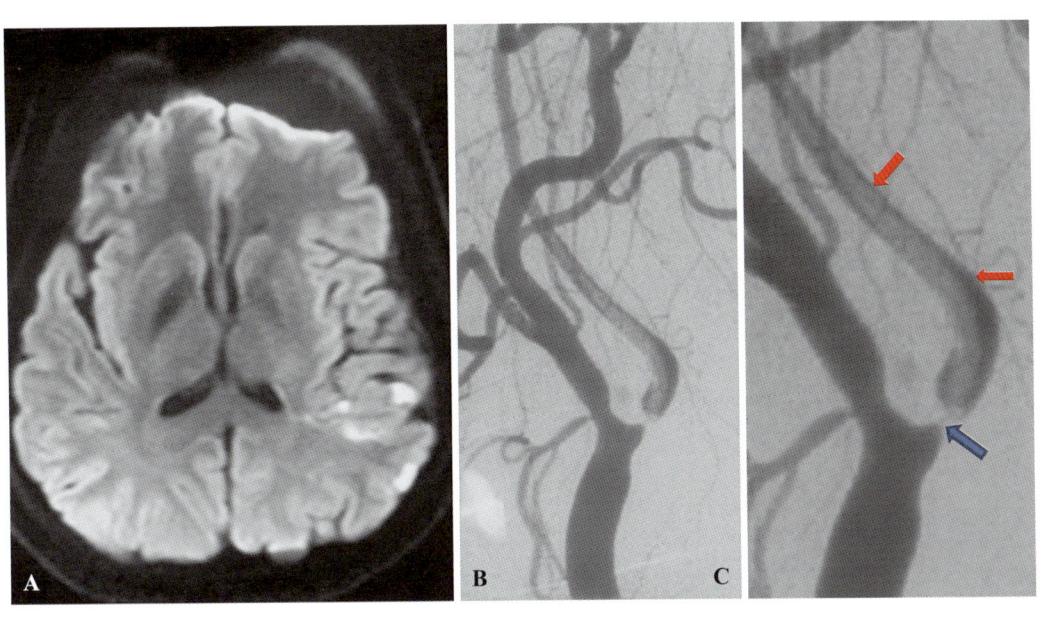

▲ 图 95-1　A. DWI 影像示左侧颞叶小栓塞梗死灶；B 和 C. DSA 示左侧颈内动脉重度狭窄（C，蓝箭）伴随左侧颈内动脉长段充盈缺损（C，红箭），提示血栓

分子肝素，皮下注射，每天2次，每次0.4ml）。脑卒中2周后复查CTA示血栓完全消退。停用抗凝药物，开始双重抗血小板治疗（阿司匹林每天150mg，氯吡格雷每天75mg），并制定支架置入计划。DSA确认血栓消退（图95-2A和B）后，行颈动脉支架置入术。将保护伞装置（SpiderFX，ev3 Inc.，USA）放置在颈内动脉上颈段，用2.5mm球囊进行预扩张，支架置入（XACT，Abbot Vascular，USA）后用4mm球囊后扩。最终血管造影显示狭窄完全消失（图95-2C和D）。

【提示与技巧】

1. 我们必须密切观察与颈动脉狭窄有关的血栓，如果怀疑无创性血管成像的结果，必要时可应用导管造影来确认诊断。小的不规则充盈缺损可以确认狭窄部位有新鲜血栓。

2. 与颈动脉狭窄相关的不稳定血栓有很高的栓塞和脑卒中风险。在这种情况下颈动脉支架置入与血栓栓塞有关，因而是禁忌。颈动脉内膜剥脱术是此类情况更好的选择。

3. 如果颈动脉内膜剥脱术是不可行的，那么患者最好用抗凝血药治疗。作者的做法是在肝素的基础上加用一种抗血小板药物（阿司匹林或氯吡格雷），并在1~2周内复查。如果血栓已经溶解，就可进行支架置入术。

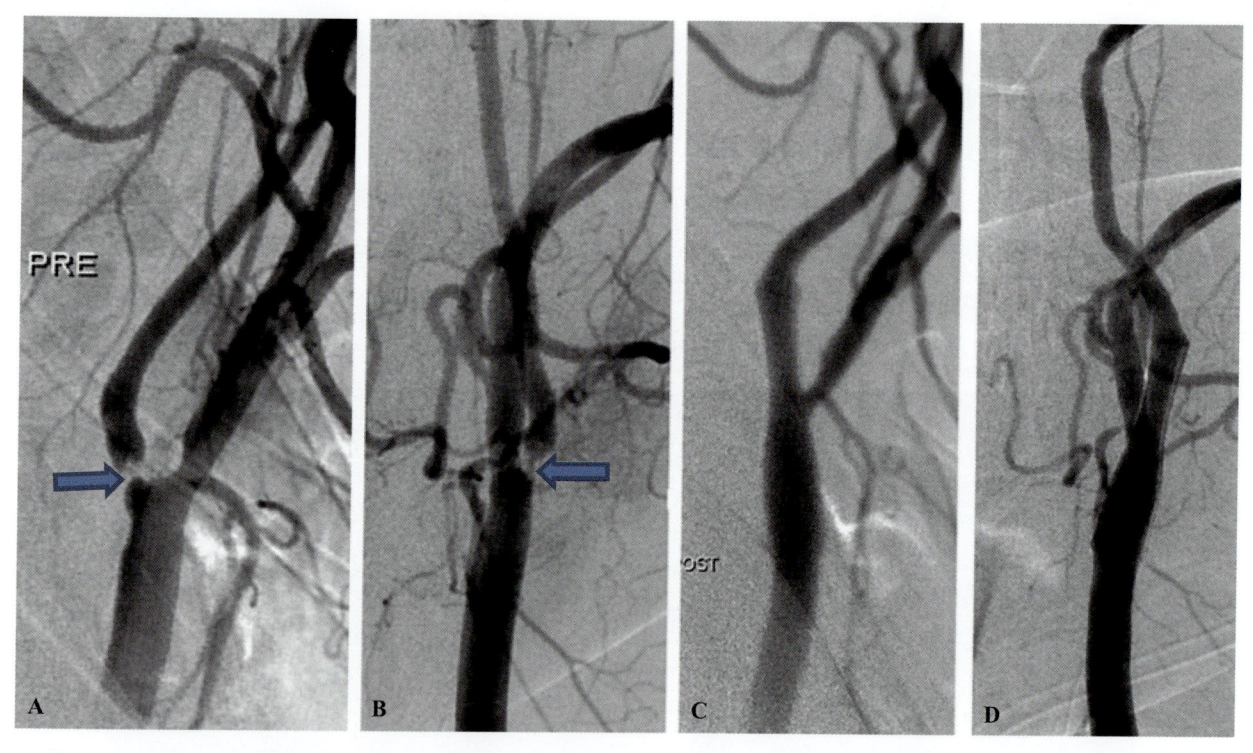

▲ 图95-2 **A和B.** 左侧颈动脉造影示左侧颈内动脉重度狭窄（蓝箭）血栓已完全消失；**C和D.** 支架置入后的血管造影示左侧颈内动脉完全血管重建

推荐阅读

[1] Sallustio F, et al. Floating carotid thrombus treated by intravenous heparin and endarterectomy. J Vasc Surg. 2011;53(2):489–91.

病例 96
难以通过的颈动脉狭窄：微导管交换技术
Difficult to Cross Carotid Stenosis: Microcatheter Exchange Technique

Vipul Gupta　著

【病例概述】

一名 54 岁男性患者，表现为一过性右手无力 2min。MRI 没有任何脑实质损伤，MRA 示左侧颈内动脉严重溃疡性狭窄。拟行支架手术。

【诊疗思路】

在穿过溃疡性狭窄的过程中避免斑块损伤。

【治疗经过】

手术拟在局部麻醉下实施。6F 长鞘（Flexor, Tuohy-Borst SideArm Introducer, Shuttle Select, Cook medical, Bloomington, USA）里置入长 5F Vert 导管（Cook medical, Bloomington, USA）和 0.035 in Terumo 导丝，使用同轴技术置入左侧颈总动脉。DSA 示左侧颈内动脉重度狭窄伴溃疡斑块形成（图 96–1）。

0.014 Traxcess 微导丝（Microvention, Tustin, California, USA）尝试通过狭窄部位，置入保护伞装置（Spider FX, ev3 Inc., Irvine, California, USA）。然而，由于狭窄部位弯曲并且在弯曲处存在溃疡斑块，导致导丝头端反复进入溃疡。多次尝试，仍不能跨过狭窄段（图 96–2）。因此决定用微导管跨过病变。微导管头端塑小弯，头端置于狭窄近端。导丝头端塑弯，在溃疡水平扭转并通过狭窄（图 96–3）。微导管通过狭窄到达颈内动脉颈段上端，置入 Transcend 0.014 交换导丝（Stryker Neurovascular, CA, USA）后撤出微导管（图 96–4A）。保护伞通过交换导丝置入颈内动脉颈段（图 96–4B）。先使用 3mm 球囊进行预扩，然后行支架置入术（XACT, Abbott Vascular, CA, USA）。再用 4mm 冠脉球囊进行后扩（图 96–4C），然后回撤保护伞。最后造影显示支架位置良好，溃疡消失（图 96–4D）。患者术中和术后病情平稳。

【提示与技巧】

1. 有一长段不规则管腔的情况下，导丝可能很难通过狭窄。过度操作可能会导致斑块损伤和栓塞，特别是在该病例中的溃疡斑块。

2. 这种情况下，谨慎的做法是用微导管通过病变，微导管塑形的弯可以纠正血管弯曲并且有助于在狭窄中扭转导丝。微导管越过病变后，通过交换放置保护伞。

3. 这样的病变，我们一般选择类似于 Spider FX 拥有独立导丝的器械。

4. 对于重度狭窄合并溃疡应使用高质量的路径图，以避免斑块损伤。

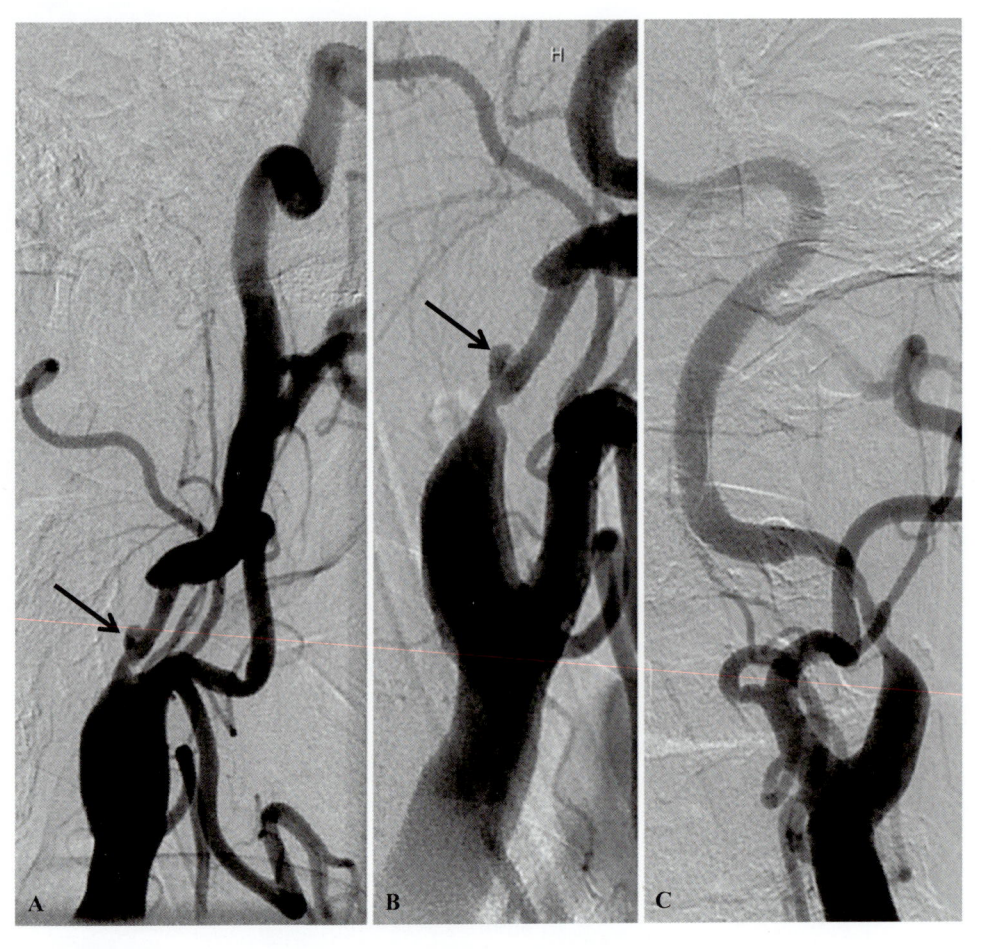

100 个有趣的神经介入病例：提示与技巧
100 Interesting Case Studies in Neurointervention: Tips and Tricks

◀ 图 96-1 A. 左侧颈总动脉造影（侧位）示左侧颈内动脉重度狭窄，可见狭窄处溃疡；B. 显示狭窄段溃疡的放大视图（箭）；C. 斜位血管造影显示颈内动脉狭窄和轻度迂曲

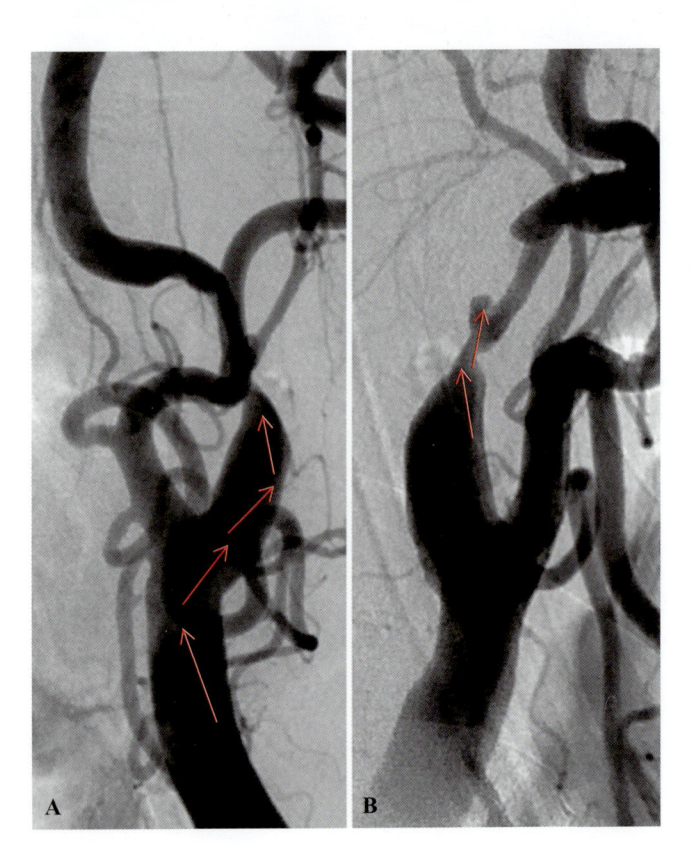

◀ 图 96-2 箭描绘了在斜位（A）和侧位（B）造影中微导丝试图通过病变的过程，由于病变血管和狭窄段的弯曲，导丝反复进入溃疡，不能通过狭窄

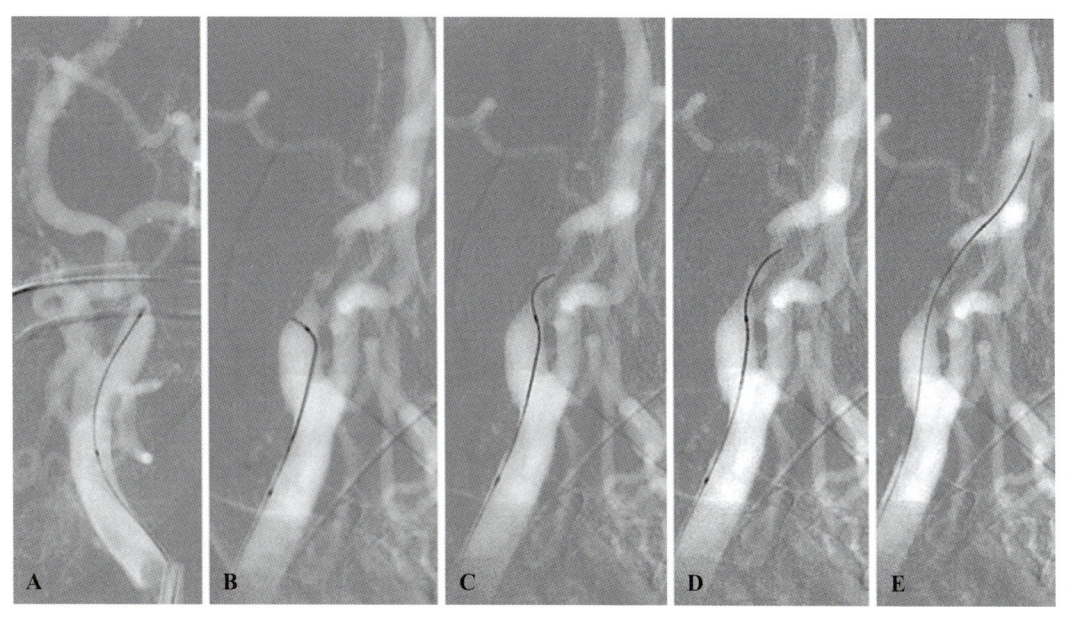

病例 96 难以通过的颈动脉狭窄：微导管交换技术
Difficult to Cross Carotid Stenosis: Microcatheter Exchange Technique

▲ 图 96-3 路径图显示使用微导管通过颈内动脉狭窄

A 和 B. 斜位（A）和侧位（B）显示微导管在狭窄下端；C 和 D. 微导丝通过狭窄处；E. 微导管在微导丝引导下送至颈内动脉颈段上端

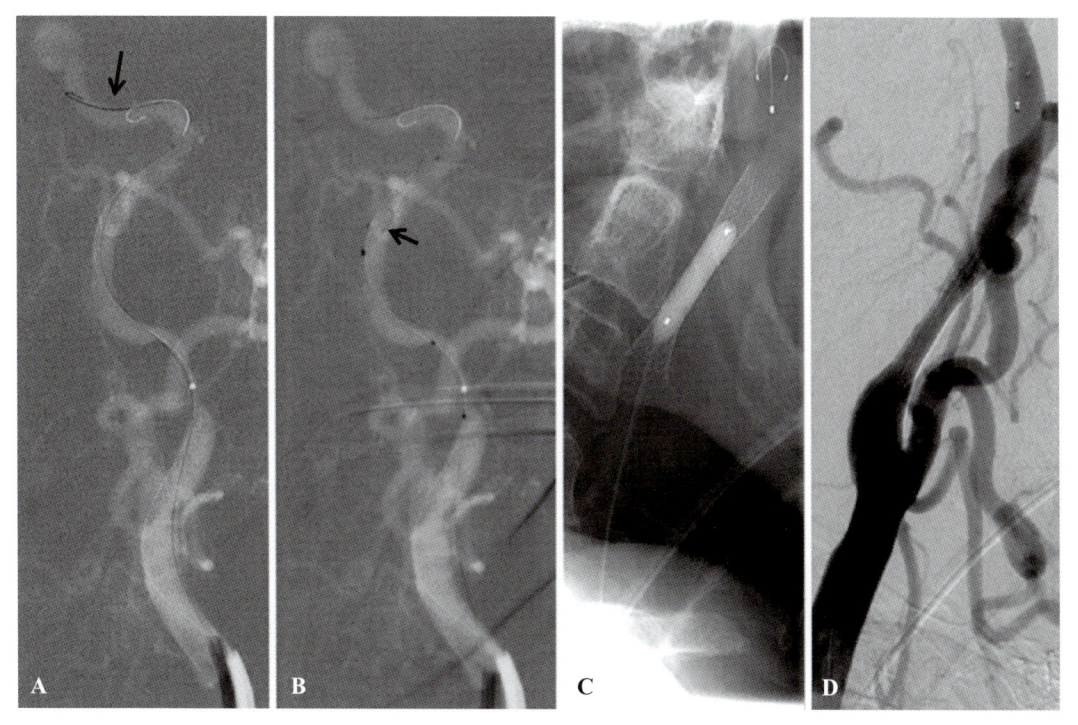

▲ 图 96-4 A. 路径图显示交换导丝（箭）通过微导管；B. 路径图影像显示保护伞在颈内动脉颈段上段；C. 支架血管成形术后图像；D. 最终造影显示血管再通

推荐阅读

[1] Parodi FE, Schonholz C, Parodi JC. Minimizing complications of carotid stenting. Persp Vasc Surg Endovasc Ther. 2010;22:117–22.

311

病例 97
迂曲主动脉弓的颈动脉支架置入术
Carotid Stenting with Tortuous Arch

Vipul Gupta　著

【病例概述】

一名 82 岁女性患者，以一过性右上肢无力入院。颅脑 MRI 正常。然而，MRA 示双侧颈内动脉重度狭窄（图 97-1A 和 B）。左侧颈总动脉起自头臂动脉以锐角上升（图 97-1C）。患者 12 年前接受过喉癌的颈部放疗。由于左侧颈内动脉狭窄是症状性的，拟行血管重建术。由于既往接受过放射治疗，血管内治疗优于内膜剥脱术。

【诊疗思路】

1. 难以在左侧颈总动脉放置稳定的导引导管。
2. 避免老年女性弯曲的主动脉弓发生血栓栓塞事件。

【治疗经过】

手术在局部麻醉下进行。计划将一根长

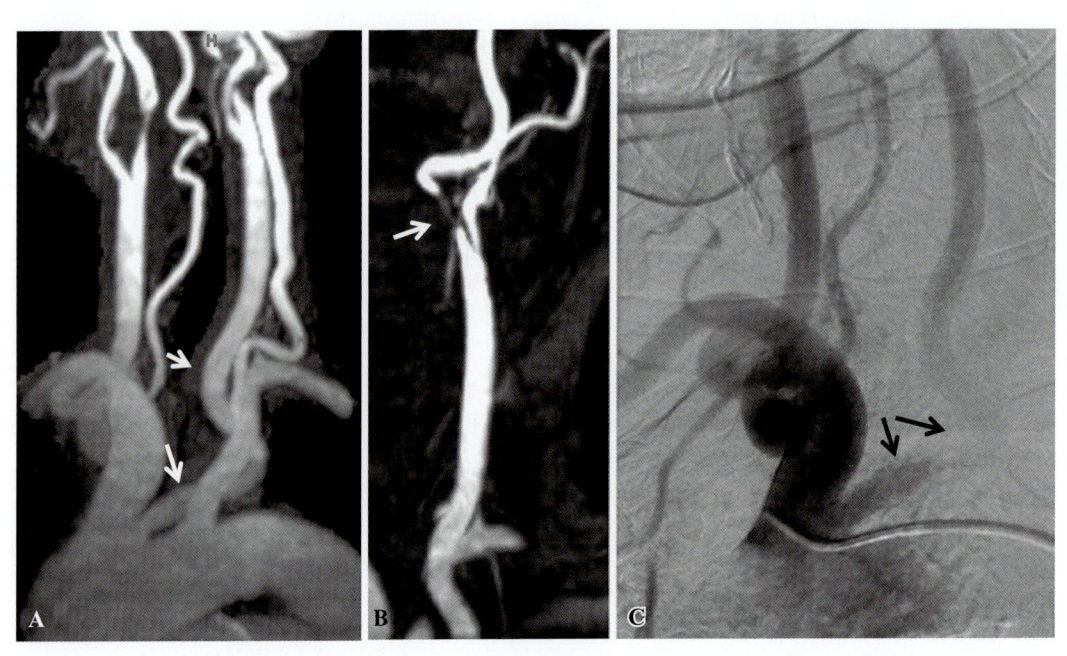

▲ 图 97-1　**A.** 主动脉弓 MRA 显示左侧颈总动脉成锐角发出（箭），可见双侧颈内动脉狭窄；**B.** MRA 显示左侧颈内动脉起始重度狭窄（箭）；**C.** DSA 显示左侧颈总动脉走行迂曲，起自牛角形主动脉弓

病例 97 迂曲主动脉弓的颈动脉支架置入术
Carotid Stenting with Tortuous Arch

（125cm）软头的 5F VERT 导管（Cook medical，Bloomington，USA）置入 8F 导引导管中，通过同轴技术将导引导管置于左侧颈总动脉上端。由于左侧颈总动脉与主动脉弓成锐角，导管难以进入左侧颈总动脉（图 97-1C）。因此决定使用 Simmons 2 导管进行交换操作（图 97-2）。Simmons 导管在钩住头臂干后逆时针旋转。这有助于导丝（Terumo 035）置入左侧颈总动脉（图 97-2A 和 B）。随后导管以顺时针方向旋转，进入颈总动脉（图 97-2C 和 D）。

然后，一根长（260cm）交换 Amplatz 超硬导丝（Cook medical，Bloomington，USA）被放置于左侧颈总动脉上端，撤出 Simmons 导管（图 97-2E）。随后，VERT 导管在 Amplatz 导丝

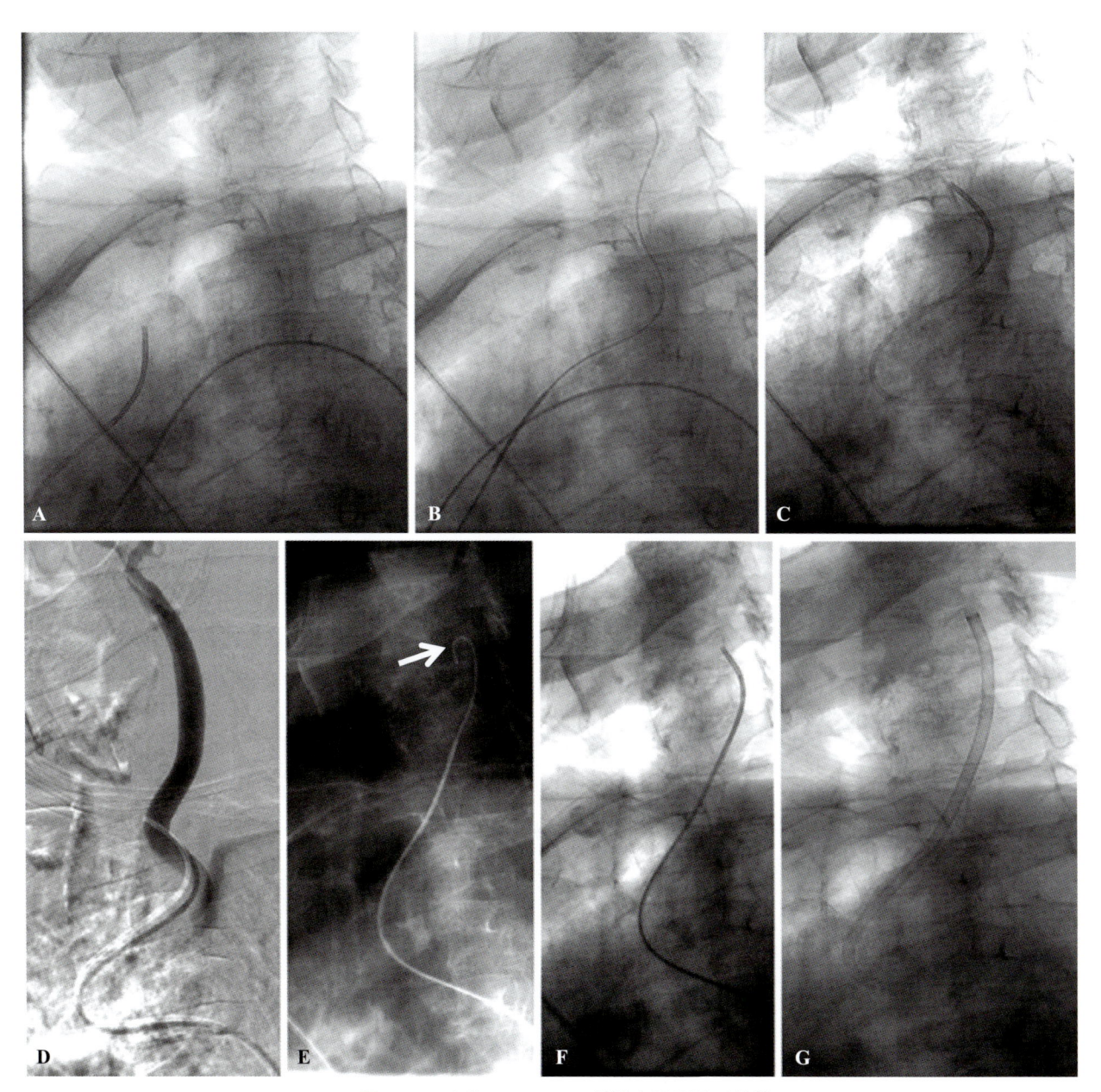

▲ 图 97-2 交换 Simmons 2 导管来放置导引导管
A. 透视下 Simmons 2 导管置于头臂干起始处；B. 导管旋转钩住左侧颈总动脉；C. 导管在左侧颈总动脉；D. 左侧颈总动脉造影；E. 交换长加硬 Amplatz 导丝进入 Simmon 导管置入颈总动脉上段；F. 进行交换操作，将 VERT 导管同轴穿过鞘管置入颈总动脉（Amplatz 导丝仍在导管内以提供支撑）；G. 在 Vert 导管和 Amplatz 导丝的支撑下，导引导管置入颈总动脉

引导下进入颈总动脉（图 97-2F）。导引导管被 VERT 导管引导以同轴方式上行（图 97-2G）。将 VERT 导管放置在颈外动脉内，并将超硬导丝留在导管内，以提供足够的支撑力来引导导引导管。将保护伞（Spider FX，ev3 Inc.，Irvine，California，USA）放置在颈内动脉上颈段（图 97-3B）。先用 3mm 的冠状动脉球囊进行预扩张，然后放置支架（XACT，Abbott Vascular，CA，USA），再使用 4mm 的冠状动脉球囊进行后扩张。此后，回收保护伞装置。最终血管造影结果令人满意（图 97-3C）。导引导管与 VERT 导管同轴撤除。患者顺利康复。

【提示与技巧】

1. 对于主动脉弓极度迂曲的患者，颈动脉支架置入术是一个可行的选择，特别是在有颈动脉内膜切除术禁忌证的情况下。

2. 在这些情况下，应该有一个明确的方案来对曲折的血管进行置管，并且应该避免在主动脉弓内进行长时间的操作。特别是老年患者，主动脉弓内的操作是血栓栓塞事件的主要原因。

3. 我们更喜欢 Simmons 导管和 Amplatz 超硬导丝进行交换操作。Simmons 导管是钩住难以置管的血管最便捷的工具，Amplatz 导丝提供了足够的支撑以放置相对较硬的导引导管或长鞘来执行手术。根据我们的经验，使用 Simmons 导管与较软的导丝（如 Terumo 035/038）进行交换是相

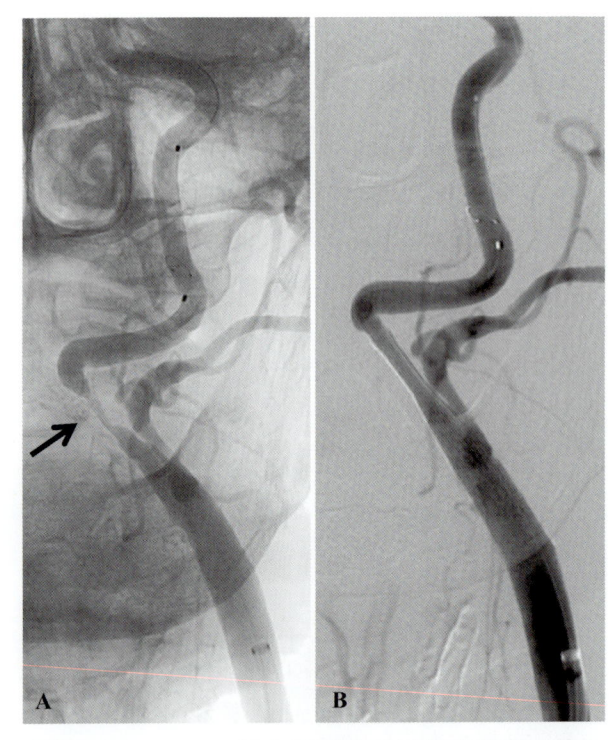

▲ 图 97-3　A. DSA 示左侧颈内动脉重度狭窄（箭），保护伞在颈内动脉上颈段；B. DSA 示术后颈内动脉血管重建

对困难的。

4. Amplatz 导丝头端塑弯可帮助避免内膜损伤。

5. 5F 长导管同轴技术的使用有助于在置入导引导管的同时，避免过多的内膜或斑块损伤。

6. 应注意避免在狭窄部位操作导丝或导管，在交换过程中应使用路径图。

7. 我们倾向在比较难的主动脉弓手术开始时给予患者负荷量的肝素（50～70U/kg）。

推荐阅读

[1] Choi HM, Hobson RW II, Goldstein J, Chakhtoura E, Lal BK, Haser PB, et al. Technical challenges in a program of carotid artery stenting. J Vasc Surg. 2004;40:746–51.

[2] Verzini F, DeRango P, Parlani G, Panuccio G, Cao P. Carotid artery stenting: technical issues and role of operator's experience. Perspect Vasc Surg Endovasc Ther. 2008;20:247–57.

病例 98
颈动脉支架急性血栓形成
Acute Thrombosis of Carotid Stent

Vipul Gupta 著

【病例概述】

一名 63 岁女性患者，有高血压和糖尿病病史，表现为短暂性脑缺血发作，累及右侧大脑中动脉供血区域。MRA 示右侧颈内动脉起始处重度狭窄。左侧颈内动脉起始处闭塞。患者计划进行右侧颈内动脉狭窄的支架置入术。患者术前接受双重抗血小板治疗（阿司匹林每天 150mg，氯吡格雷每天 75mg），疗程 5 天。

【诊疗思路】

支架内血栓形成。

【治疗经过】

手术在局麻下进行。DSA 示右侧颈内动脉起始处重度（超过 90%）狭窄（图 98-1A 和 B）。6F 长鞘置入颈总动脉，颈内动脉上颈段置入保护装置。采用直径 3mm 的球囊进行预扩，然后放置支架（Xact，Abbott，US），再使用 4mm 球囊进行后扩。支架置入后不久，可见支架边缘不规则（图 98-1C），追加肝素 2000U（根据我们的方案，在手术开始时静脉注射 5000U 肝素，然后在支架置入之前再静脉给予 1500U）。然而，复查血管造影显示可疑的进展性血栓形成，几乎整个支架内都弥漫模糊（图 98-1D）。动脉内注射阿昔单抗（6mg），通过长鞘给药超过 5min，血栓几乎完全溶解（图 98-1E）。撤掉保护装置。患者在手术过程中状态平稳。术后 24h 内给予患者低分子肝素 2 次，患者出院后每日 2 次口服氯吡格雷。

【提示与技巧】

1. 谨慎的做法是在手术后 15～30min 进行血管造影，检查支架内是否有血栓形成。

2. 这很可能是由血小板聚集所致，动脉内注射 GP Ⅱb/Ⅲa 抑制药等药物通常会导致血栓的溶解。我们不能确定血栓形成背后的原因，然而，一种可能性是对抗血小板药物产生抵抗，尤其是氯吡格雷。

3. 急性血栓形成可能是手术完成后导致脑卒中的原因之一。

4. 在血栓形成过多的情况下，可以静脉输注 GP Ⅱb/Ⅲa 抑制药，并可以改用替格瑞洛等药物，这种药物比氯吡格雷的耐药性要小得多。

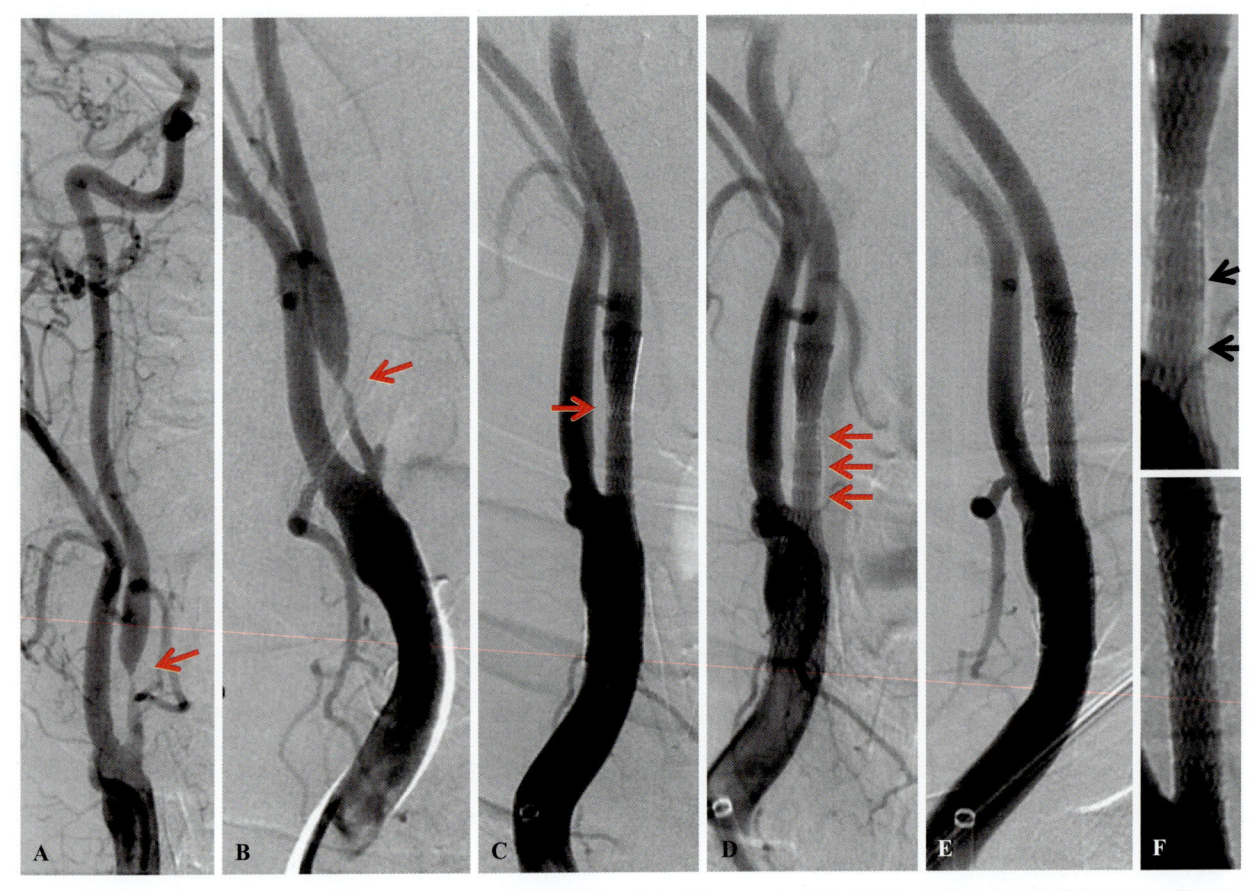

▲ 图 98-1 A 和 B. 右颈动脉造影显示右侧颈内动脉起始处重度狭窄；C. 在保护装置的帮助下成功地进行了颈动脉支架置入术，支架置入后不久，可见支架内有小的不规则充盈缺损（箭），故追加肝素；D. 复查血管造影显示支架内弥漫性模糊影（箭）；H. 经导管给予阿昔单抗 6mg，血栓基本完全溶解；E 和 F. 支架的放大图像，显示支架内的模糊影（F，箭）；G. 血栓在使用阿昔单抗后消除

推荐阅读

[1] Bush RL, Bhama JK, Lin PH, Lumsden AB. Transient ischaemic attack due to early carotid stent thrombosis: successful rescue with rheolytic thrombectomy and systemic abciximab. J Endovasc Ther. 2003;10:870–4.

[2] Xiromeritis K, Dalainas I, Stamatakos M, Katsikas V, Martinakis V, Stamatelopoulos K. Acute carotid stent thrombosis after carotid artery stenting. Eur Rev Med Pharmacol Sci. 2012;16(3):355–62.

病例 99
合并反复 TIA 的颈动脉狭窄：急诊支架置入
Carotid Stenosis with Recurrent TIA's: Emergency Stenting

Vipul Gupta 著

【病例概述】

一名 58 岁男性患者，有多次左臂无力和麻木的病史。他因左臂无力 1h 被送进急诊室。多模态 CT 示右侧中央前回 MTT 延长，血容量保留（图 99-1A 至 C），CTA 示右侧颈内动脉起始处狭窄，MRI 示右侧大脑前动脉 - 大脑中动脉和大脑中动脉 - 大脑后动脉分水岭区多个弥散受限区域（图 99-1D 至 F）。

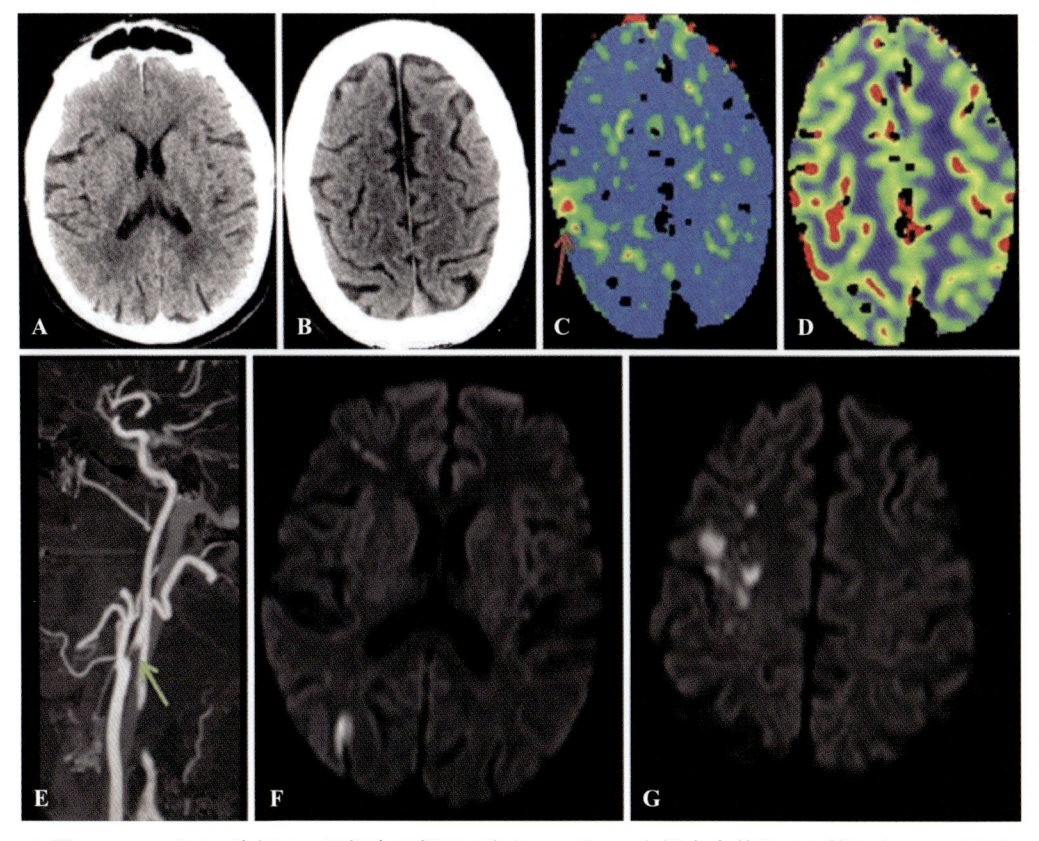

▲ 图 99-1　A 和 B. 头颅 CT 平扫未见梗死 / 出血；C 和 D. 右侧中央前回（红箭）有 MTT 延长，CBV 图无缺血半暗带；E. CTA 示右侧颈内动脉起始处 90% 狭窄；F 和 G. 在右侧 ACA-MCA 和右侧 MCA-PCA 分水岭和右侧中央前回可见多个弥散受限区域

【治疗经过】

20min 后患者症状改善。考虑到狭窄的严重程度，他接受了双重抗血小板治疗。后来他的左臂又发作了两次短暂性麻木。鉴于多次反复缺血发作，他接受了紧急支架置入术（图 99-2 和图 99-3）。

患者没有神经功能缺损，没有新的症状，1 天后出院。

【提示与技巧】

1. 伴有溃疡斑的颈动脉狭窄治疗起来比较棘手。如果不采取适当的预防措施，远端栓塞的风险可能很高。在血管造影上识别血栓是基本的前提，所有反复短暂性脑缺血发作的患者都应该仔细评估。

2. 在这些情况下，必须使用保护伞，Spider 保护伞是一个很好的选择，它可以使用柔软的 014 或 010 微导丝来安全地通过斑块。

3. 需要进行球囊预扩的情况下，应选择尺寸较小的球囊，并应缓慢充气，以避免血凝块移位。在这种情况下，建议使用闭环支架，这样斑块 / 血凝块就不会从支架的网孔中挤出来。术后球扩也同样应该缓慢充气。

4. 常规准备取栓支架和溶栓药物，如果发生远端栓塞，可便于清除 / 溶解血栓。

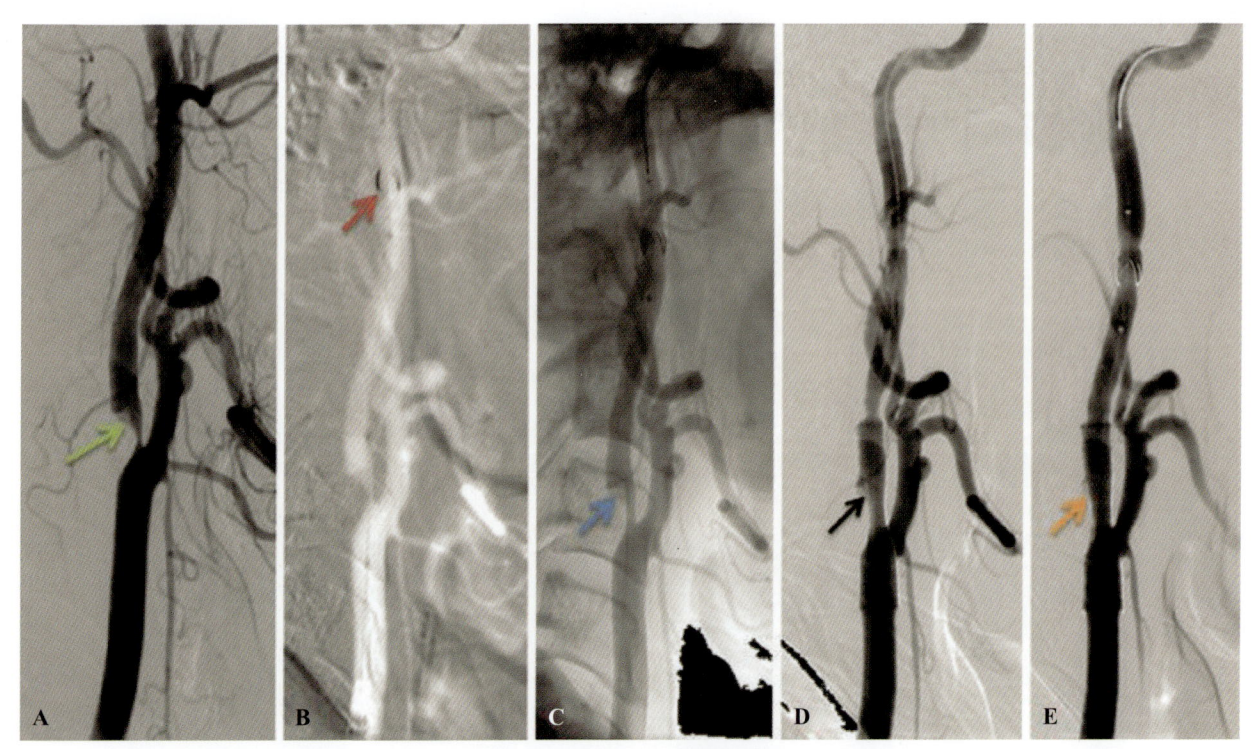

▲ 图 99-2 数字减影脑血管造影

A. 选择性右颈总动脉造影确认右侧颈内动脉起始处 90% 狭窄，狭窄上方有可疑血凝块（绿箭）；B. NAV6 保护伞通过狭窄处，注意不要干扰血凝块；C. 用 3mm×20mm 小球囊进行温和的预扩，发现血凝块没有变化（蓝箭）；D. 放置闭环支架 Xact（6~8）mm×30mm，支架置入后，血凝块被压在血管壁和支架之间（黑箭）；E. 球囊后扩确保支架完全打开

病例 99　合并反复 TIA 的颈动脉狭窄：急诊支架置入
Carotid Stenosis with Recurrent TIA's: Emergency Stenting

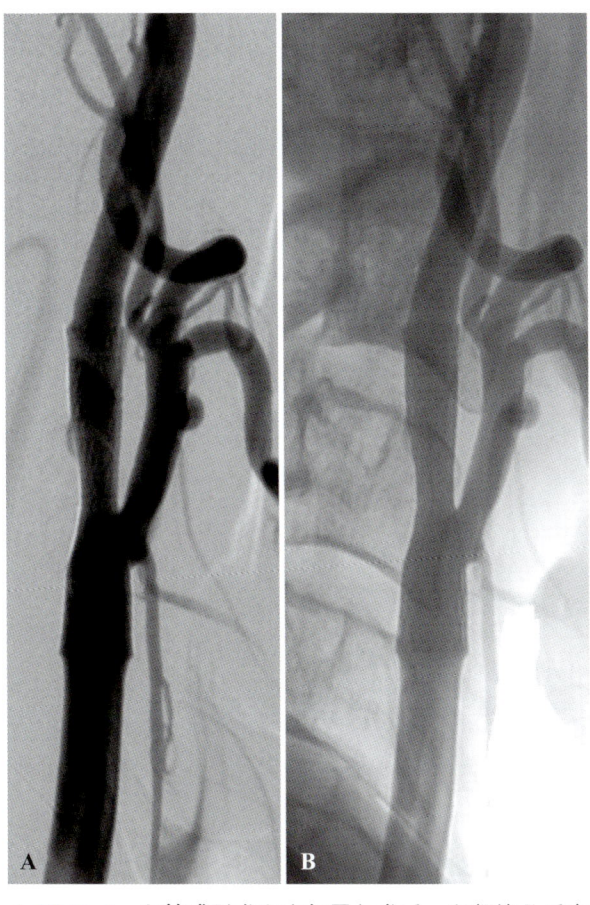

▲ 图 99-3　血管成形术和支架置入术后，血凝块几乎完全消失

推荐阅读

[1] Diener HC, Bogousslavsky J, Brass LM, et al. MATCH investigators – aspirin and clopidogrel compared with clopidogrel alone after recent ischaemic stroke or transient ischaemic attack in high-risk patients (MATCH): randomised, double-blind, placebo-controlled trial. Lancet. 2004; 364(9431):331–7.

[2] Rothwell PM, Giles MF, Chandratheva A, et al. Early use of existing preventive strategies for stroke (EXPRESS) study effect of urgent treatment of transient ischaemic attack and minor stroke on early recurrent stroke (EXPRESS study): a prospective population-based sequential comparison. Lancet. 2007;370(9596):1432–14.

病例 100
近闭塞性颈动脉狭窄合并术中形成的颈动脉颈段限流性夹层
Sub-occlusive Carotid Stenosis with Slow Flow in ICA with Dissection of Cervical ICA During the Procedure

Vipul Gupta 著

【病例概述】

一名70岁男性，患有高血压和冠心病，冠状动脉搭桥术后，1个月前出现一过性左侧肢体无力和言语含糊。头颅MRI示右侧大脑中动脉供血区小梗死灶。CT血管造影示右侧颈内动脉起始处95%狭窄。DSA证实颈内动脉起始重度狭窄伴远端血流缓慢（图100-1）。

【诊疗思路】

1. 难以通过极重度狭窄段。
2. 避免过度灌注出血。
3. 术中出现上颈段夹层。

【治疗经过】

股动脉穿刺置入8F短鞘（Codman & Shurtleff, Inc., USA），然后将8F导引导管在125cm多功能造影管的引导下置入右侧颈总动脉。0.014 Traxcess微导丝通过狭窄（MicroVention, Tustin, California, USA）（图100-2A）。1.5mm×15mm球囊预扩。通过狭窄并释放Spider保护伞（ev3 Inc., Irvine, California, USA）。随后置入（6~8）mm×40mm支架（Protégé, ev3 Inc., Irvine, California, USA），再行支架内球囊后扩（图100-2E）。

术后血管造影显示右侧颈内动脉狭窄再通良好，顺行血流良好（图100-3）。然而，颈内动脉颈段由于操纵导丝通过颈内动脉弯曲段或由于保护伞而形成夹层（图100-4A）。由于真腔明显变窄，因此决定在夹层部位放置支架。在微导丝的引导下将Rebar-18微导管（ev3 Inc., Irvine, California, USA）通过夹层（图100-4B）。为了预防血管闭塞和血栓栓塞，释放了一枚4mm×40mm的Solitaire支架（ev3, ev3 Inc., Irvine, California, USA）（图100-4C和D）。术中无临床并发症发生。患者没有神经功能缺损，1天后出院。

【提示与技巧】

1. 重度的颈动脉狭窄可能很难治疗。Spider保护伞使我们能够用一根柔软的0.014微导丝通过病变。可以使用球囊预扩张病变后再输送保护伞到达指定的位置。

2. 支架置入前的球囊预扩张可使保护伞和支架安全通过狭窄，并建立顺行血流。

3. 在狭窄程度较重的情况下，微导丝本身可以使狭窄处闭塞。认识和预估是至关重要的。

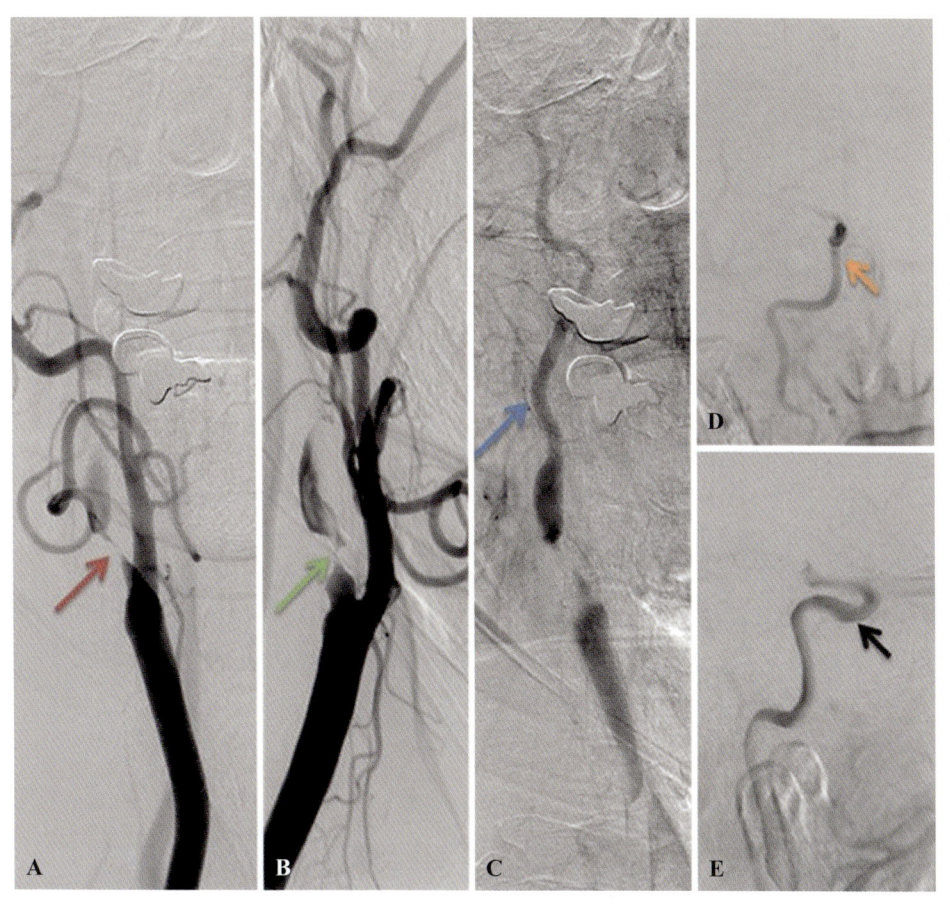

病例 100　近闭塞性颈动脉狭窄合并术中形成的颈动脉颈段限流性夹层
Sub-occlusive Carotid Stenosis with Slow Flow in ICA with Dissection of Cervical ICA During the Procedure

◀ 图 100-1　A 和 B. 右颈总动脉造影显示右侧颈内动脉起始处 95% 的极重度狭窄，顺行血流非常缓慢；C. 由于严重狭窄，右侧颈内动脉对比剂滞留；D 和 E. 右侧颈内动脉非常缓慢的顺行血流

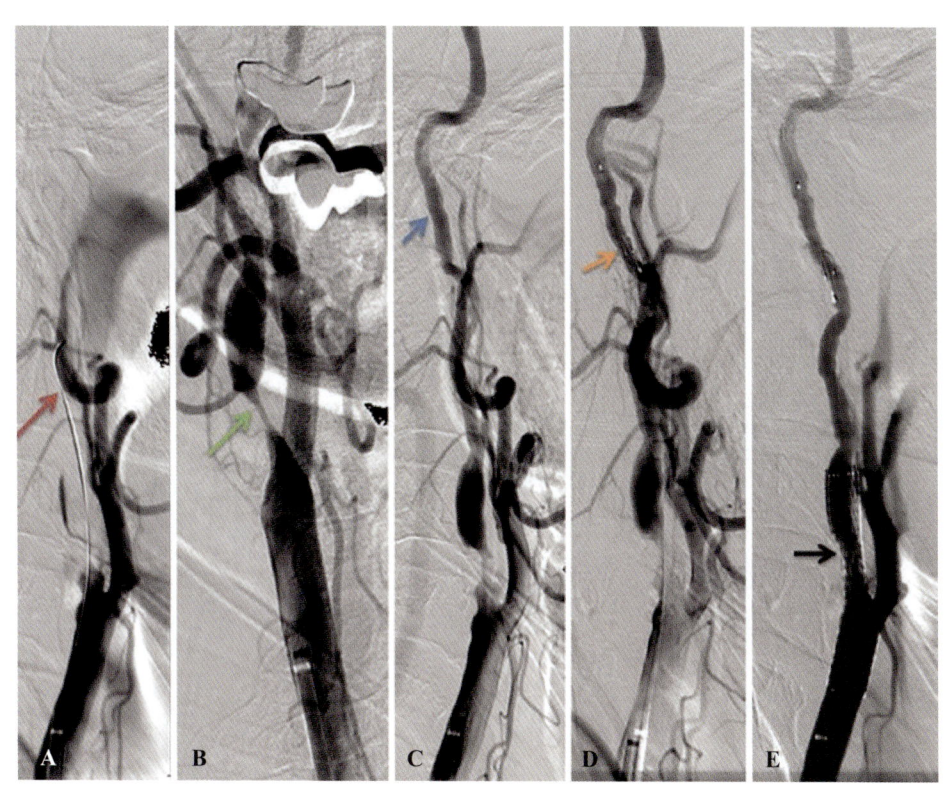

◀ 图 100-2　A. 使用 014 Traxcess 微导丝（MicroVention）通过狭窄；B. 使用 1.5mm×15mm 球囊进行预扩张；C. 即刻建立良好的顺行血流；D. 输送 Spider 保护伞（Ev3）通过狭窄处并打开；E. 放置（6～8）mm×40mm Protégé 支架（ev3），然后对支架进行球囊后扩张

321

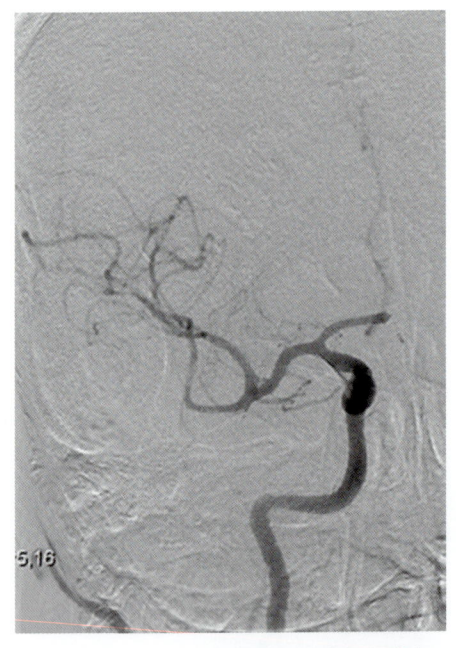

▲ 图 100-3 右侧狭窄颈内动脉再通良好，前向血流良好

4. 特别是在迂曲的解剖结构中难以通过系统的情况下，术后血管造影应仔细评估夹层情况。

5. 颈动脉夹层是颈动脉支架置入术少见但重要的并发症，可能导致这种并发症的因素如下。

- 颈内动脉严重的"弯曲"或"扭结"。
- 颈内动脉内的有创性器械（导丝、球囊导管、支架）操作。
- 颈内动脉内支架远端边缘后扩张。
- 对导管鞘尖的侵略性操作，通常位于颈动脉。

6. 应识别痉挛、假性痉挛和远端移位弯曲，必须避免在这些情况下行支架置入术。

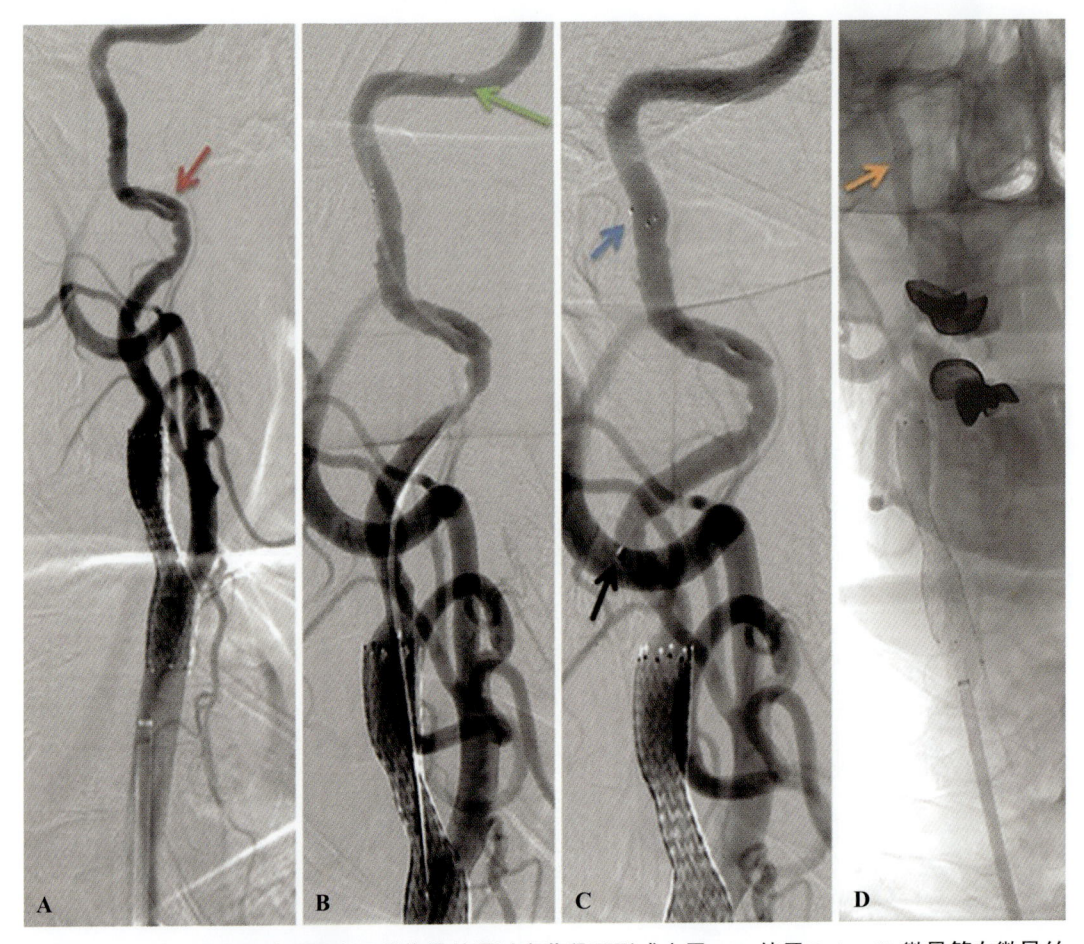

▲ 图 100-4 A. 颈内动脉颈段由于操作导丝通过弯曲段而形成夹层；B. 使用 Rebar18 微导管在微导丝的引导下通过夹层；C 和 D. 置入 4mm×40mm 的 Solitaire 支架

病例 100　近闭塞性颈动脉狭窄合并术中形成的颈动脉颈段限流性夹层
Sub-occlusive Carotid Stenosis with Slow Flow in ICA with Dissection of Cervical ICA During the Procedure

7. 通常在撤出导引导管/鞘之前，夹层需要额外的支架治疗。当怀疑存在颈动脉夹层时，必须保持导丝位置不变，直到完成最终的血管造影评估并确定有无夹层为止。

8. 在这种情况下，使用可解脱式支架是非常有帮助的，有真腔的小夹层可以内科处理。然而，当动脉内有明显的管腔狭窄或血流迟缓时，必须考虑支架再通。

推荐阅读

[1] Jauch EC, et al. Guidelines for the early management of patients with acute ischemic stroke: a guideline for healthcare professionals from the American Heart Association/American Stroke Association. Stroke. 2013;44(3):870–947.

[2] Siddiqui AH, Natarajan SK, Hopkins LN, Levy EI. Carotid artery stenting for primary and secondary stroke prevention. World Neurosurg. 2011;76(6 Suppl):S40–59.

附录 缩略语
Abbreviations

2D	two-dimensional	二维
3D	three-dimensional	三维
ACA	anterior cerebral artery	大脑前动脉
ACOM	anterior communicating artery	前交通动脉
AICA	anterior inferior cerebellar artery	小脑前下动脉
BA	basilar artery	基底动脉
CCA	common carotid artery	颈总动脉
ECA	external carotid artery	颈外动脉
EVD	external ventricular drain	脑室外引流
FD	flow diverter	血流导向装置
ICA	internal carotid artery	颈内动脉
LVA	left vertebral artery	左侧椎动脉
MCA	middle cerebral artery	大脑中动脉
MRI	magnetic resonance imaging	磁共振成像
PCA	posterior cerebral artery	大脑后动脉
PCOM	posterior communicating artery	后交通动脉
PICA	posterior inferior cerebellar artery	小脑后下动脉
RVA	right vertebral artery	右侧椎动脉